眼科功能影像检查

Ophthalmic Imaging

主　编　刘汉生　唐罗生
副主编　李绍伟　吴建华　赵　平
　　　　曾庆延　方学军　张　莹

科学出版社
北　京

内 容 简 介

眼科功能影像检查的仪器品类众多,功能非常强大,操作较为繁杂。本书根据仪器类别和检查内容设置25章,详细介绍了眼表综合分析仪、数码裂隙灯、角膜地形图仪、超声角膜测厚仪、角膜激光共聚焦显微镜、角膜内皮镜、波前像差检测仪、三维眼前节分析仪、视觉功能分析仪、超声生物显微镜、光学生物测量仪、激光扫描检眼镜、眼底光学相干断层扫描、眼前节光学相干断层扫描、光学相干断层扫描血管成像、眼底血管造影、多光谱眼底成像、微视野计、对比敏感度检测仪、同视机、综合验光仪等眼科功能影像检查仪器的原理、操作方法、临床应用和注意事项,涵盖了眼科常见的功能影像检查,并配有彩色插图1000余幅。本书可供各级眼科医师、眼科功能影像医师及相关专业人员阅读参考。

图书在版编目(CIP)数据

眼科功能影像检查/刘汉生,唐罗生主编.—北京:科学出版社,2022.1
ISBN 978-7-03-070306-4

Ⅰ.①眼⋯ Ⅱ.①刘⋯②唐⋯ Ⅲ.①眼病-影像诊断 Ⅳ.①R770.43

中国版本图书馆CIP数据核字(2021)第217392号

责任编辑:郭 颖/责任校对:郭瑞芝
责任印制:赵 博/封面设计:龙 岩

版权所有,违者必究,未经本社许可,数字图书馆不得使用

科学出版社 出版
北京东黄城根北街16号
邮政编码:100717
http://www.sciencep.com

三河市春园印刷有限公司 印刷
科学出版社发行 各地新华书店经销

*

2022年1月第 一 版 开本:787×1092 1/16
2022年1月第一次印刷 印张:37 1/2
字数:868 000

定价:398.00元
(如有印装质量问题,我社负责调换)

编者名单

主　编

刘汉生　唐罗生

副　主　编

李绍伟　吴建华　赵　平　曾庆延　方学军　张　莹

编　者

（以姓氏汉语拼音为序）

安　宁	巴新江	陈　春	陈　敏	丁　蕾	高小明
谷　威	郭子铭	韩贤奎	贺永宁	黄　蕾	江　露
姜　黎	李　桥	李　莹	李东慧	李雪婷	刘　畅
刘勇（合肥）	刘勇（武汉）	刘艳红	马　苗		
马代金	马菲妍	马红婕	秦　惠	石　帅	苏月艳
孙　鹏	王　漫	王　颖	王　勇	王金芬	王启常
王世宏	杨　兰	于仁惠	张林春	张嫄嫄	周文宗
卓优儿					

序 一

视觉是人类感受周围世界并互相交流的最重要知觉。由眼球、视路到大脑视皮质所组成的视觉系统具有最完美的光学结构与视觉传导通路,承载着从搜索目标到在大脑形成完整映像的功能。

视觉系统的任何病变,都会影响人的视觉和感受。对于眼科医师来说,能在患者就诊时给予适当的检查,做出正确的诊断及进行合理的处置,一直是孜孜以求的。传统的解剖学、组织学和病理学,已在组织与细胞层次上对视觉系统有深入了解;现代的光学仪器已能在活体上对眼球的大部分层次、结构进行观测;通过视觉电生理、视觉心理物理方面的检查,能将视功能进行客观记录和精确评价;通过辅以染料进行的血管造影或光学相干断层扫描的血管成像技术,能将虹膜、眼底的血管及发生的病变清晰地显现。所有这些,为眼病的辅助诊断、治疗效果的评价提供了非常可靠的工具。

眼科学的发展与科技的进步息息相关,随着光学、电子学、计算机与人工智能等不断地融入眼科功能影像检查中,一些集成化、多功能、便于结果判读及图像存储与传输的数字化眼科功能影像检查设备不断产生。近40年来,我国的眼科学随着国家改革开放的进程迅速发展。我国一些大的眼科医疗机构,有了十分齐全的眼科功能影像检查设备。但对于众多医师来说,还需要不断地对功能影像检查设备有所了解,正确运用检查结果。在眼科功能影像检查仪器品类众多的今天,了解这些现代化、多功能的检查仪器的功能与原理,熟悉仪器检查结果的评判,尤为重要。

爱尔眼科医院集团医疗管理中心刘汉生、唐罗生教授结合他们几十年眼科临床工作的经验,组织眼科专家、功能影像专家及专业工作者编写了本书,对现代眼科功能影像检查设备的基本原理、操作流程、结果判读及临床应用范围等做了较为全面的阐述,实属难得。本书将成为眼科医师、眼科功能影像医师及相关专业人员工作学习的有益参考书。

亚非眼科学会 主席

序 二

视觉系统是异常复杂但极为精准的人体感觉的一部分，其包括了有完美的光学结构和感光组织的眼球、视神经及视觉传导系统，最终使外界的物体在大脑视皮质形成完整的映像。正常的血管组织及供血是维持视觉系统运转的必备条件。对于眼科医师来说，能在患者就诊时给予适当的检查，做出正确的诊断及进行合理的处置，一直是大家孜孜以求的。目前，通过一些光学仪器，眼球的大部分层次、结构可以各种图像显示；通过视觉电生理、视觉生物物理及心理物理方面的检查，可以记录从眼至视皮质不同层面的功能；通过染料进行的血管造影及通过光学相干断层扫描的血管成像技术，虹膜、眼底的血管都可以很好地显现，相关的血管病变也得以发现。

眼科学的发展与科技的进步息息相关，随着光学、电子学、计算机与人工智能等不断地融入眼科功能影像检查中，一些集成化、多功能、便于结果判读及图像存储与传输的数字化眼科功能影像检查设备不断产生。近40年来，得益于眼科功能影像检查设备的不断推陈出新，我国的眼科学随着改革开放的进程而发展迅速。在国内，有些眼科医疗机构已拥有齐全的眼科功能影像检查设备，有些医院的眼科在逐步增添这类设备。因此，对这些品类众多、功能强大的仪器，如何做到检查流程优化，操作规范，报告可靠，并能与临床相结合，提供在诊断、治疗、随访及科研需求等方面有依据、有参考意义的著作，已成为眼科医师与眼科功能影像医师的需求和期待。

为了实现以上目标，爱尔眼科医院集团医疗管理中心刘汉生、唐罗生教授充分发挥集团优势，结合他们几十年眼科临床工作的经验，组织集团资深的眼科专家及功能影像专家编写了本书。该书内容几乎包括了当前所有类别的眼科功能和影像检查，阐述了各类仪器的基本原理、操作要点、结果判读及临床应用，内容丰富，图文并茂，实属难得。它一定能成为眼科医师、眼科功能影像医师及相关专业人员学习、工作时的重要参考书。

中山大学眼科中心　博导

前 言

眼是人体的一个重要且复杂的感官，"看得见"是人眼的基本功能。在光的作用下，外界物体的影像通过角膜、前房、晶状体、玻璃体，在视网膜各种细胞的参与下，由光信号转变为电信号（神经冲动），经视神经、视交叉、视束、外侧膝状体，视放射，最终在大脑的枕叶皮质形成相应"看得见"的影像。眼科功能影像检查的目的是了解眼部结构的形态与功能是否异常，为眼科医师对患者做出合理、正确的诊断提供依据。

从有文献记录以来，眼科医师及相关的研究者们都为如何细致、深入地了解人类的眼睛矢志不渝地探索着。早期，人们利用一些能发光、能反光的器具来检查眼睛是否有异常，譬如，用烛光检查眼的光感、光定位及烛光在角膜上的映像了解眼位是否偏斜，这些检查沿用至今，仍然简单实用；用一定大小的玻璃球与角膜对窗格的映像是否相同类比角膜的曲率，随后产生了角膜曲率计；将同心圆环组成的Placido盘投射在角膜以了解角膜表面是否规则，其原理更是应用于不少现代眼前节检查仪器。

随着科技的进步，眼科多功能、便于结果判读及图像存储与传输的数字化功能影像检查仪器不断产生，而一些功能单一、不便于结果判读及无法进行图像存储与传输的仪器随之被合并或淘汰。目前，眼科功能影像检查仪器的品类众多、功能非常强大，操作较为繁杂，作为眼科功能影像医师与眼科医师，对此很难全面了解，更谈不上熟知。其结果，就是眼科功能影像医师的检查操作不熟练、不全面、不准确，一些多功能的检查仪器也只做少数几项应用，大多功能闲置；眼科医师对仪器不了解，患者有问题也不知如何去检查，检查的目的不明确，所做的检查不能很好地判读，最终影响检查效果，仪器利用率与效益低下。

为了让眼科医师与眼科功能影像医师全面、深入了解现有的，特别是现代的、新的眼科功能影像检查仪器的原理、操作方法和临床应用，我们编写了本书。全书共25章，几乎包括眼科所有类别的功能影像检查仪器，可作为眼科医师、眼科功能影像医师及相关专业人员在学习、工作时参考。应当说明的是，来源于不同生产厂商的相同类别的功能影像检查仪器，其基本原理大致相同，本书中仅以部分为例来阐述，难以周全。参与本书的编写人员，都是有丰富经验的眼科专家及功能影像专家，大家尽心尽力，真切希望能更全面、更细致、更深入地讲清楚各种仪器的基本原理、操作方法与临床应用。由于各位作者看问题的角度与深度不完全一致，各章节从形式上可能有些差别，内容挂一漏万也在所难免，有些不足甚至谬误之处，还请广大读者指正。

本书的编写与出版是在爱尔集团领导的大力支持下进行的，得到了集团医疗管理中心、集团设备部及编者们所在医院领导们的大力支持。在编写的过程中，集团医疗管理中心培训部的同事协助进行各种协调、组织、校对等工作；各仪器生产厂商也积极提供相关仪器的资料，在此表示衷心的感谢！更为荣幸的是，本书得到了著名眼科专家、亚太眼科学会主席、中山眼科中心吴乐正教授及著名眼科功能影像专家、中山眼科中心吴德正教授的热心支持与指导，并为本书作序，在此，特向两位前辈表示诚挚的敬意与衷心的感谢！

刘汉生　唐罗生

于长沙

目　录

第1章　眼表综合分析仪 ··· 1
　第一节　概述 ··· 1
　第二节　OCULUS Keratograph 5M 眼表综合分析仪 ·· 1
　　一、仪器特征 ··· 1
　　二、操作流程 ··· 1
　　三、注意事项 ··· 9
　第三节　OCULUS Keratograph 5M 眼表综合分析仪的结果判读与临床应用 ······················ 10
　　一、结果判读 ·· 10
　　二、临床应用 ·· 12

第2章　数码裂隙灯照相 ·· 17
　第一节　概述 ··· 17
　第二节　数码裂隙灯的结构和原理 ··· 18
　　一、照明系统 ·· 18
　　二、显微镜 ··· 20
　　三、图像采集系统 ·· 21
　　四、几款常用的产品软件介绍 ··· 21
　　五、其他部件 ·· 23
　第三节　操作方法及临床应用 ··· 24
　　一、操作前准备 ··· 24
　　二、操作参数设置 ·· 25
　　三、裂隙灯显微镜的检查方法 ··· 25
　　四、注意事项 ·· 29
　　五、临床应用 ·· 29

第3章　角膜地形图 ·· 31
　第一节　概述 ··· 31
　　一、角膜成像技术的发展历史 ··· 31
　　二、角膜地形图的优点和缺点 ··· 35
　第二节　TMS-4N 角膜地形图仪 ··· 36
　　一、TMS-4N 角膜地形图仪系统概述 ·· 36
　　二、TMS-4N 角膜地形图操作流程 ··· 36
　　三、TMS-4N 角膜地形图的结果判读 ·· 36
　第三节　Medmont E300 角膜地形图仪 ··· 43
　　一、Medmont E300 角膜地形图仪系统概述 ·· 43

二、Medmont E300 角膜地形图仪检查操作流程 ⋯⋯⋯⋯⋯⋯⋯⋯⋯⋯⋯⋯⋯⋯⋯⋯⋯ 43
　三、结果判读 ⋯⋯⋯⋯⋯⋯⋯⋯⋯⋯⋯⋯⋯⋯⋯⋯⋯⋯⋯⋯⋯⋯⋯⋯⋯⋯⋯⋯⋯⋯⋯⋯ 47
第四节　ALLEGRO Topolyzer VARIO 角膜地形图仪 ⋯⋯⋯⋯⋯⋯⋯⋯⋯⋯⋯⋯⋯⋯⋯⋯ 48
　一、ALLEGRO Topolyzer VARIO 角膜地形图仪系统概述 ⋯⋯⋯⋯⋯⋯⋯⋯⋯⋯⋯⋯ 48
　二、ALLEGRO Topolyzer VARIO 角膜地形图仪操作流程 ⋯⋯⋯⋯⋯⋯⋯⋯⋯⋯⋯⋯ 49
　三、结果判读 ⋯⋯⋯⋯⋯⋯⋯⋯⋯⋯⋯⋯⋯⋯⋯⋯⋯⋯⋯⋯⋯⋯⋯⋯⋯⋯⋯⋯⋯⋯⋯⋯ 52
第五节　OCULUS Keratograph D 角膜地形图仪 ⋯⋯⋯⋯⋯⋯⋯⋯⋯⋯⋯⋯⋯⋯⋯⋯⋯ 61
　一、OCULUS Keratograph D 角膜地形图仪系统概述 ⋯⋯⋯⋯⋯⋯⋯⋯⋯⋯⋯⋯⋯⋯ 61
　二、操作流程 ⋯⋯⋯⋯⋯⋯⋯⋯⋯⋯⋯⋯⋯⋯⋯⋯⋯⋯⋯⋯⋯⋯⋯⋯⋯⋯⋯⋯⋯⋯⋯⋯ 61
　三、结果判读 ⋯⋯⋯⋯⋯⋯⋯⋯⋯⋯⋯⋯⋯⋯⋯⋯⋯⋯⋯⋯⋯⋯⋯⋯⋯⋯⋯⋯⋯⋯⋯⋯ 62
第六节　ZEISS ATLAS™ 9000 角膜地形图仪 ⋯⋯⋯⋯⋯⋯⋯⋯⋯⋯⋯⋯⋯⋯⋯⋯⋯⋯ 71
　一、ZEISS ATLAS™ 9000 角膜地形图仪系统概述 ⋯⋯⋯⋯⋯⋯⋯⋯⋯⋯⋯⋯⋯⋯⋯ 71
　二、检查操作 ⋯⋯⋯⋯⋯⋯⋯⋯⋯⋯⋯⋯⋯⋯⋯⋯⋯⋯⋯⋯⋯⋯⋯⋯⋯⋯⋯⋯⋯⋯⋯⋯ 72
　三、结果判读 ⋯⋯⋯⋯⋯⋯⋯⋯⋯⋯⋯⋯⋯⋯⋯⋯⋯⋯⋯⋯⋯⋯⋯⋯⋯⋯⋯⋯⋯⋯⋯⋯ 76
第七节　角膜地形图仪检查的注意事项 ⋯⋯⋯⋯⋯⋯⋯⋯⋯⋯⋯⋯⋯⋯⋯⋯⋯⋯⋯⋯⋯⋯ 81
第八节　角膜地形图仪的临床应用 ⋯⋯⋯⋯⋯⋯⋯⋯⋯⋯⋯⋯⋯⋯⋯⋯⋯⋯⋯⋯⋯⋯⋯⋯ 82
　一、散光分析 ⋯⋯⋯⋯⋯⋯⋯⋯⋯⋯⋯⋯⋯⋯⋯⋯⋯⋯⋯⋯⋯⋯⋯⋯⋯⋯⋯⋯⋯⋯⋯⋯ 82
　二、角膜接触镜验配中的应用 ⋯⋯⋯⋯⋯⋯⋯⋯⋯⋯⋯⋯⋯⋯⋯⋯⋯⋯⋯⋯⋯⋯⋯⋯⋯ 83
　三、圆锥角膜的诊断和治疗评价 ⋯⋯⋯⋯⋯⋯⋯⋯⋯⋯⋯⋯⋯⋯⋯⋯⋯⋯⋯⋯⋯⋯⋯⋯ 84
　四、屈光手术中的应用 ⋯⋯⋯⋯⋯⋯⋯⋯⋯⋯⋯⋯⋯⋯⋯⋯⋯⋯⋯⋯⋯⋯⋯⋯⋯⋯⋯⋯ 85
　五、角膜移植手术中的应用 ⋯⋯⋯⋯⋯⋯⋯⋯⋯⋯⋯⋯⋯⋯⋯⋯⋯⋯⋯⋯⋯⋯⋯⋯⋯⋯ 86
　六、其他眼病中的应用 ⋯⋯⋯⋯⋯⋯⋯⋯⋯⋯⋯⋯⋯⋯⋯⋯⋯⋯⋯⋯⋯⋯⋯⋯⋯⋯⋯⋯ 87

第 4 章　超声角膜测厚仪 88

第一节　概述 ⋯⋯⋯⋯⋯⋯⋯⋯⋯⋯⋯⋯⋯⋯⋯⋯⋯⋯⋯⋯⋯⋯⋯⋯⋯⋯⋯⋯⋯⋯⋯⋯⋯⋯ 88
第二节　Tomey SP-3000 超声角膜测厚仪检查 ⋯⋯⋯⋯⋯⋯⋯⋯⋯⋯⋯⋯⋯⋯⋯⋯⋯⋯ 88
　一、仪器特征 ⋯⋯⋯⋯⋯⋯⋯⋯⋯⋯⋯⋯⋯⋯⋯⋯⋯⋯⋯⋯⋯⋯⋯⋯⋯⋯⋯⋯⋯⋯⋯⋯ 88
　二、操作流程 ⋯⋯⋯⋯⋯⋯⋯⋯⋯⋯⋯⋯⋯⋯⋯⋯⋯⋯⋯⋯⋯⋯⋯⋯⋯⋯⋯⋯⋯⋯⋯⋯ 89
第三节　Sonomed 300AP+ 超声角膜测厚仪 ⋯⋯⋯⋯⋯⋯⋯⋯⋯⋯⋯⋯⋯⋯⋯⋯⋯⋯⋯ 92
　一、仪器特征 ⋯⋯⋯⋯⋯⋯⋯⋯⋯⋯⋯⋯⋯⋯⋯⋯⋯⋯⋯⋯⋯⋯⋯⋯⋯⋯⋯⋯⋯⋯⋯⋯ 92
　二、操作流程 ⋯⋯⋯⋯⋯⋯⋯⋯⋯⋯⋯⋯⋯⋯⋯⋯⋯⋯⋯⋯⋯⋯⋯⋯⋯⋯⋯⋯⋯⋯⋯⋯ 92
第四节　检查注意事项 ⋯⋯⋯⋯⋯⋯⋯⋯⋯⋯⋯⋯⋯⋯⋯⋯⋯⋯⋯⋯⋯⋯⋯⋯⋯⋯⋯⋯⋯ 97
第五节　结果判读及临床应用 ⋯⋯⋯⋯⋯⋯⋯⋯⋯⋯⋯⋯⋯⋯⋯⋯⋯⋯⋯⋯⋯⋯⋯⋯⋯⋯ 98
　一、结果判读 ⋯⋯⋯⋯⋯⋯⋯⋯⋯⋯⋯⋯⋯⋯⋯⋯⋯⋯⋯⋯⋯⋯⋯⋯⋯⋯⋯⋯⋯⋯⋯⋯ 98
　二、角膜厚度测量的临床应用 ⋯⋯⋯⋯⋯⋯⋯⋯⋯⋯⋯⋯⋯⋯⋯⋯⋯⋯⋯⋯⋯⋯⋯⋯⋯ 98

第 5 章　角膜激光共聚焦显微镜 101

第一节　仪器概述与工作原理 ⋯⋯⋯⋯⋯⋯⋯⋯⋯⋯⋯⋯⋯⋯⋯⋯⋯⋯⋯⋯⋯⋯⋯⋯⋯⋯ 101
　一、共聚焦显微镜的发展简史 ⋯⋯⋯⋯⋯⋯⋯⋯⋯⋯⋯⋯⋯⋯⋯⋯⋯⋯⋯⋯⋯⋯⋯⋯⋯ 101
　二、IVCM 的基本原理 ⋯⋯⋯⋯⋯⋯⋯⋯⋯⋯⋯⋯⋯⋯⋯⋯⋯⋯⋯⋯⋯⋯⋯⋯⋯⋯⋯⋯ 101
第二节　IVCM 的检查操作 ⋯⋯⋯⋯⋯⋯⋯⋯⋯⋯⋯⋯⋯⋯⋯⋯⋯⋯⋯⋯⋯⋯⋯⋯⋯⋯⋯ 102
　一、适应证与禁忌证 ⋯⋯⋯⋯⋯⋯⋯⋯⋯⋯⋯⋯⋯⋯⋯⋯⋯⋯⋯⋯⋯⋯⋯⋯⋯⋯⋯⋯⋯ 102

二、IVCM 操作方法 ……………………………………………………………… 103
　　三、注意事项 …………………………………………………………………… 115
第三节　IVCM 在眼科的临床应用 …………………………………………………… 116
　　一、正常眼部组织的 IVCM 检查 ……………………………………………… 116
　　二、IVCM 在感染性角膜病中的应用 ………………………………………… 121
　　三、IVCM 在角膜变性类疾病中的应用 ……………………………………… 125
　　四、IVCM 在角膜营养不良中的应用 ………………………………………… 128
　　五、IVCM 在免疫性及全身疾病相关角膜病变中的应用 …………………… 135
　　六、IVCM 在角膜移植术后的应用 …………………………………………… 136
　　七、IVCM 在干眼症中的应用 ………………………………………………… 137
　　八、IVCM 在睑缘疾病中的应用 ……………………………………………… 138
　　九、IVCM 在眼表肿瘤中的应用 ……………………………………………… 140

第 6 章　角膜内皮镜 ………………………………………………………………… 143
第一节　概述 …………………………………………………………………………… 143
第二节　角膜内皮镜的基本原理 ……………………………………………………… 143
第三节　角膜内皮镜的操作 …………………………………………………………… 145
　　一、Nidek CEM-530 角膜内皮镜检查 ………………………………………… 145
　　二、Topcon SP-1P 角膜内皮镜检查 …………………………………………… 148
　　三、Tomey EM-4000 角膜内皮镜检查 ………………………………………… 152
　　四、Konan NSP-9900 Ⅱ角膜内皮镜检查 ……………………………………… 156
　　五、四种人体角膜内皮镜的主要参数比较 …………………………………… 157
　　六、角膜内皮镜检查的注意事项 ……………………………………………… 158
第四节　角膜内皮镜的临床应用 ……………………………………………………… 158
　　一、手术对角膜内皮细胞的影响 ……………………………………………… 159
　　二、术中用药对角膜内皮细胞的影响 ………………………………………… 161
　　三、角膜接触镜对角膜内皮细胞的影响 ……………………………………… 162
　　四、眼部疾病对角膜内皮细胞的影响 ………………………………………… 162
　　五、全身疾病对角膜内皮细胞的影响 ………………………………………… 163
　　六、眼外伤对角膜内皮细胞的影响 …………………………………………… 163
　　七、种族对角膜内皮细胞的影响 ……………………………………………… 163
　　八、针对角膜内皮镜自身进行的研究 ………………………………………… 163
　　九、光学角膜内皮镜的局限性 ………………………………………………… 163

第 7 章　波前像差检查 ……………………………………………………………… 169
第一节　概述 …………………………………………………………………………… 169
　　一、像差与波前像差 …………………………………………………………… 169
　　二、眼波前像差检测仪的历史及原理 ………………………………………… 170
第二节　Bausch & Lomb 的 Zywave 像差仪 ………………………………………… 172
　　一、Bausch & Lomb 的 Zywave 像差仪系统概述 …………………………… 172
　　二、Bausch & Lomb 的 Zywave 像差仪检查操作 …………………………… 172
　　三、Bausch & Lomb 的 Zywave 像差仪的临床应用 ………………………… 177

第三节　Keratron Scout 角膜像差仪 …………………… 178
     一、Keratron Scout 角膜像差仪系统概述 ……………… 178
     二、Keratron Scout 角膜像差仪检查操作 ……………… 178
     三、Keratron Scout 角膜像差仪的临床应用 …………… 179
   第四节　OPD-Scan Ⅲ波前像差仪 ………………………… 184
     一、OPD-Scan Ⅲ波前像差系统概述 …………………… 184
     二、OPD-Scan Ⅲ的基本原理 …………………………… 184
     三、OPD-Scan Ⅲ的检查操作 …………………………… 184
     四、OPD-Scan Ⅲ在眼科的临床应用 …………………… 187

第8章　三维眼前节分析仪 194
   第一节　概述 ………………………………………………… 194
   第二节　Pentacam 三维眼前节分析仪 …………………… 195
     一、Pentacam 三维眼前节分析仪特性 ………………… 195
     二、Pentacam 三维眼前节分析仪操作流程 …………… 195
     三、操作注意事项 ………………………………………… 198
     四、临床应用 ……………………………………………… 199
   第三节　Orbscan 三维眼前节分析仪 ……………………… 212
     一、Orbscan 三维眼前节分析仪特性与基本原理 …… 212
     二、Orbscan 三维眼前节分析仪检查操作方法 ……… 213
     三、结果判读与临床应用 ………………………………… 217

第9章　视觉功能分析仪 223
   第一节　概述 ………………………………………………… 223
     一、视觉功能分析仪的历史 ……………………………… 223
     二、视功能分析仪的基本原理 …………………………… 224
   第二节　视功能分析仪的检查操作 ………………………… 224
     一、iTrace 仪器概述 ……………………………………… 225
     二、iTrace 的操作流程 …………………………………… 225
     三、iTrace 视功能分析仪检查的注意事项 ……………… 229
   第三节　视功能分析仪在眼科的临床应用 ………………… 229
     一、开放式验光 …………………………………………… 229
     二、对视觉质量进行分析 ………………………………… 229
     三、在屈光手术中的应用 ………………………………… 230
     四、在白内障手术中的应用 ……………………………… 231

第10章　眼超声生物显微镜检查 233
   第一节　概述 ………………………………………………… 233
     一、超声生物显微镜的基本原理 ………………………… 233
     二、超声生物显微镜的设备构成 ………………………… 233
     三、超声生物显微镜的性能参数 ………………………… 234
   第二节　超声生物显微镜的检查技术 ……………………… 234
     一、检查前准备 …………………………………………… 234

二、检查方法 235
　　三、检查流程 236
　　四、检查注意事项 236
　第三节　正常眼前段结构超声生物显微镜表现 237
　　一、正常角膜的超声生物显微镜表现 237
　　二、正常结膜 UBM 表现 237
　　三、正常巩膜的 UBM 表现 237
　　四、正常前房和前房角的 UBM 表现 237
　　五、正常虹膜的 UBM 表现 239
　　六、正常睫状体的 UBM 表现 239
　　七、正常后房 UBM 表现 239
　　八、正常晶状体及悬韧带 UBM 表现 240
　　九、正常周边玻璃体 UBM 表现 241
　第四节　超声生物显微镜的临床应用 241
　　一、青光眼 241
　　二、角结膜疾病 248
　　三、晶状体疾病及人工晶体眼 251
　　四、玻璃体视网膜葡萄膜疾病 254
　　五、眼外伤 258
　　六、眼前段肿瘤 263

第11章　眼科超声波检查 266
　第一节　概述 266
　第二节　仪器操作 268
　　一、A 超检查 268
　　二、B 超检查 271
　第三节　结果判读与临床应用 274
　　一、结果判读 274
　　二、临床应用 277

第12章　光学生物测量仪 281
　第一节　概述 281
　　一、基于部分相干干涉测量 281
　　二、基于低相干反射 281
　　三、基于扫频光学相干断层成像 282
　第二节　光学生物测量仪的操作方法 282
　　一、部分相干干涉测量仪 IOL-Master 500 282
　　二、部分相干干涉测量仪 AL-Scan 288
　　三、低相干反射测量仪 Lenstar LS900 297
　　四、扫频光学相干断层成像测量仪 OA-2000 307
　　五、扫频光学相干断层成像测量仪 IOL-Master 700 311
　第三节　光学生物测量仪结果判读与临床应用 320

一、正常表现及测量结果的判定 ………………………………………… 320
二、临床应用 ………………………………………………………… 321

第13章 激光扫描检眼镜 ……………………………………………… 325

第一节 概述 ……………………………………………………… 325
一、海德堡炫彩（Multi-Color）成像系统 ……………………………… 325
二、欧堡200º超广角眼底成像系统 ……………………………………… 325

第二节 欧堡200°超广角眼底成像系统 ………………………………… 327
一、200°超广角眼底成像原理 ………………………………………… 327
二、200°超广角眼底成像系统的操作及应用 …………………………… 328

第三节 200°超广角眼底成像临床应用及实例 ………………………… 335
一、眼底病患者 ……………………………………………………… 335
二、白内障患者 ……………………………………………………… 335
三、屈光手术患者 …………………………………………………… 335
四、视光初诊患者 …………………………………………………… 335
五、其他 …………………………………………………………… 335

第14章 眼底光学相干断层扫描 ……………………………………… 337

第一节 概述 ……………………………………………………… 337
一、OCT的历史 ……………………………………………………… 337
二、OCT的基本原理 ………………………………………………… 337

第二节 眼底OCT的检查操作 …………………………………………… 340
一、基本操作程序 …………………………………………………… 340
二、CIRRUS™ HD-OCT ……………………………………………… 340
三、RTVue XR Avanti OCT …………………………………………… 347
四、Heidelberg Spectralis OCT ………………………………………… 352
五、DRI OCT Triton ………………………………………………… 358
六、OCT扫描图像显示设置 …………………………………………… 361
七、眼底OCT检查的注意事项 ………………………………………… 362

第三节 OCT检查的结果判读与临床应用 ……………………………… 363
一、OCT检查的结果判读 ……………………………………………… 363
二、眼底OCT的临床应用 ……………………………………………… 375

第15章 眼前节光学相干断层扫描 …………………………………… 381

第一节 概述 ……………………………………………………… 381

第二节 TOMEY CASIA OCT SS1000的检查操作 ……………………… 381
一、仪器简介 ……………………………………………………… 381
二、工作原理 ……………………………………………………… 381
三、仪器操作 ……………………………………………………… 383
四、图像分析 ……………………………………………………… 392

第三节 眼前节OCT的临床应用 ………………………………………… 398
一、在角结膜疾病中的应用 …………………………………………… 398
二、在屈光手术诊疗中的应用 ………………………………………… 406

三、在青光眼诊疗中的应用…………………………………………………………… 408
四、在白内障诊疗中的应用…………………………………………………………… 409

第16章 光学相干断层扫描血管成像 ………………………………………………… 414
第一节 概述……………………………………………………………………………… 414
一、OCTA 的历史………………………………………………………………………… 414
二、OCTA 的原理………………………………………………………………………… 414
第二节 OCTA 的检查操作……………………………………………………………… 415
一、检查流程……………………………………………………………………………… 415
二、几种不同 OCTA 检查仪器的具体操作…………………………………………… 416
第三节 OCTA 在眼科的临床应用……………………………………………………… 441
一、糖尿病视网膜病变…………………………………………………………………… 442
二、视网膜静脉阻塞……………………………………………………………………… 442
三、湿性年龄相关性黄斑变性和脉络膜新生血管…………………………………… 443
四、中心性浆液性脉络膜视网膜病变………………………………………………… 444
五、特发性息肉样脉络膜血管病变……………………………………………………… 446
六、青光眼及视神经疾病………………………………………………………………… 446

第17章 眼底血管造影 …………………………………………………………………… 449
第一节 概述……………………………………………………………………………… 449
一、眼底血管造影的历史………………………………………………………………… 449
二、眼底血管造影的基本原理…………………………………………………………… 449
第二节 眼底血管造影操作……………………………………………………………… 451
一、操作准备……………………………………………………………………………… 451
二、荧光素钠过敏试验…………………………………………………………………… 451
三、操作方法……………………………………………………………………………… 452
四、眼底血管造影的不良反应…………………………………………………………… 462
五、眼底血管造影注意事项……………………………………………………………… 463
第三节 FFA 与 ICGA 在眼科的临床应用……………………………………………… 464
一、眼底血管造影分期…………………………………………………………………… 464
二、异常荧光……………………………………………………………………………… 465
三、炫彩成像……………………………………………………………………………… 466
四、自发荧光……………………………………………………………………………… 467

第18章 多光谱眼底成像 ………………………………………………………………… 468
第一节 概述……………………………………………………………………………… 468
第二节 多光谱眼底成像的基本原理…………………………………………………… 468
一、光源系统……………………………………………………………………………… 468
二、图像采集系统………………………………………………………………………… 468
三、图像分析系统………………………………………………………………………… 469
第三节 多光谱眼底照相机检查操作…………………………………………………… 469
一、MSI C2000 多光谱眼底照相机系统概述………………………………………… 469
二、MSI C2000 多光谱眼底照相机操作流程………………………………………… 469

第四节　多光谱眼底成像的临床应用 471
一、视盘疾病 471
二、糖尿病视网膜病变 472
三、黄斑疾病 474
四、视网膜疾病 477
五、脉络膜疾病 478

第 19 章　微视野计 480
第一节　概述 480
一、微视野计的发展 480
二、微视野计的工作原理 481
第二节　MAIA 微视野计的检查操作 482
一、检查前准备 482
二、MAIA 微视野计的操作流程 483
三、检查时的注意事项 490
第三节　MAIA 微视野计的结果判读与临床应用 491
一、结果判读 491
二、临床应用 492

第 20 章　视野检查 496
第一节　概述 496
一、视野检查原理 496
二、常用的视野检查方法 497
第二节　ZEISS Humphrey 自动视野计检查操作 498
一、自动视野计检查方法分类 498
二、操作前准备 500
三、操作方法 500
四、注意事项 509
第三节　视野检查的临床应用 509
一、视野报告解读 509
二、青光眼进展分析 512
三、自动视野计结果判读要点 512
四、视野缺损示例 513

第 21 章　对比敏感度检测仪 516
第一节　概述 516
一、对比敏感度检测的历史 516
二、基本原理 517
第二节　对比敏感度仪检查操作 518
一、CSV-1000 眩光对比敏感度仪 518
二、OPTEC 6500 眩光对比敏感度测试仪 521
三、OCULUS 62800 对比敏感度仪 526
第三节　对比敏感度检测仪的临床应用 530

一、在白内障中的应用 ……………………………………………………………… 530
　　二、在高眼压与青光眼中的应用 …………………………………………………… 531
　　三、在屈光不正中的应用 …………………………………………………………… 532
　　四、在斜视、弱视诊断中的应用 …………………………………………………… 533
　　五、在眼底病诊断中的应用 ………………………………………………………… 533
　　六、在视神经病变中的应用 ………………………………………………………… 534

第22章　视觉电生理检查 …………………………………………………………… 536
第一节　概述 ………………………………………………………………………… 536
　　一、视觉电生理的发展史及国际标准 ……………………………………………… 536
　　二、临床视觉电生理检查分类 ……………………………………………………… 537
　　三、临床视觉电生理检查设备 ……………………………………………………… 537
　　四、临床视觉电生理检查室的要求及注意事项 …………………………………… 537
　　五、临床视觉电生理电极使用及安装注意事项 …………………………………… 538
　　六、视觉电生理检查的读图要点 …………………………………………………… 540
第二节　罗兰视觉电生理系统 ……………………………………………………… 540
　　一、设备的基本结构及性能 ………………………………………………………… 540
　　二、视觉诱发电位 …………………………………………………………………… 541
　　三、视网膜电图 ……………………………………………………………………… 545
　　四、多焦视网膜电图 ………………………………………………………………… 548
　　五、眼电图 …………………………………………………………………………… 549
第三节　Espion电生理系统 ………………………………………………………… 550
　　一、仪器的基本结构及性能 ………………………………………………………… 550
　　二、视觉诱发电位 …………………………………………………………………… 551
　　三、视网膜电图 ……………………………………………………………………… 551
　　四、多焦视网膜电图 ………………………………………………………………… 552
　　五、眼电图 …………………………………………………………………………… 553

第23章　同视机 ……………………………………………………………………… 554
第一节　同视机结构与功能 ………………………………………………………… 554
　　一、主机部分 ………………………………………………………………………… 554
　　二、画片 ……………………………………………………………………………… 555
第二节　检查方法及内容 …………………………………………………………… 558
　　一、检查前准备 ……………………………………………………………………… 558
　　二、检查方法 ………………………………………………………………………… 558
　　三、检查的注意事项 ………………………………………………………………… 562
第三节　同视机的临床应用 ………………………………………………………… 563
　　一、在斜视检查中的应用 …………………………………………………………… 563
　　二、在弱视检查和治疗中的应用 …………………………………………………… 564

第24章　Hess屏 ……………………………………………………………………… 567
第一节　概述 ………………………………………………………………………… 567
第二节　Hess屏系统及检查操作 …………………………………………………… 567

  第三节　结果判读与临床应用 569
   一、Hess 屏图纸分析 569
   二、Hess 屏的临床应用 571

第 25 章　综合验光仪 573
 第一节　概述 573
 第二节　综合验光仪检查 573
  一、仪器简介 573
  二、操作前准备 576
  三、验光步骤 577
  四、检查的注意事项 579
 第三节　结果判读与临床应用 579
  一、检查结果表达与判读 579
  二、综合验光仪的临床应用 580

第 1 章

眼表综合分析仪

第一节 概述

目前，随着人们工作生活方式和用眼习惯的改变，眼表健康问题日益突出，而临床上对眼表的健康评估和相关疾病的早期诊断尚有一定的困难。眼表综合分析仪以数字化、图形化、标准化的方式为眼表疾病尤其是干眼的快速诊断提供了有力依据。眼表综合分析是一种非接触性、无创、可重复性强、客观量化的快速检测手段，通过泪河高度、非侵入式泪膜破裂时间、眼红分析、睑板腺拍照、荧光素钠染色等检查项目来检查、分析患者眼表情况。泪河高度测量可代替传统的泪液分泌试验，将 5min 的检查时间缩短为几秒钟；眼表染色检查逐渐替代了裂隙灯下染色观察，通过拍摄照片、视频，客观评估角膜情况；设备还可以自动分析球结膜及睫状充血，自动分级。检查过程突破传统方法，不需要药物、无刺激，在舒适的状态下快速完成所有检查。该检查帮助医师从源头进行诊断并制订个性化治疗方案，提供全治疗过程的监督。

OCULUS Keratograph 5M 眼表综合分析仪将角膜前表面分析程序和角膜地形图结合在一起。角膜前表面的测得值是由 Placido 环照射在角膜上反射回的光测得的。Placido 盘的像反射到患者的眼睛上，眼睛的虚像被一个精密、客观的高分辨率彩色相机拍摄得到。患者眼睛不同的曲率半径导致了投射到眼睛上的环的扭曲，这在测量过程中是可视的。模拟图像首先由测量装置分析，然后在计算机中被数字化和压缩，当计算机收到测量图像各自的数据组时，它根据测量到的数据生成了角膜地形图，系统将测量的结果以彩图、曲线图和空间立体图的形式显示出来。

第二节 OCULUS Keratograph 5M 眼表综合分析仪

一、仪器特征

OCULUS Keratograph 5M 眼表综合分析仪（图 1-2-1）是一款眼表成像设备，主要由一个 Placido 盘、一个操纵杆及一台安装有 Phoenix 软件的电脑所组成。针对眼表面结构的综合分析，可用于捕捉、存档、操作和存储眼表面的泪河高度、泪膜破裂时间、脂质层观察、睑板腺开口观察及拍照、眼红分级、角膜点染观察及分级，从而对眼表结构进行视觉监测和成像记录。

二、操作流程

（一）操作准备

1. 开启电脑，打开 Keratograph 5M 的设备电源开关。

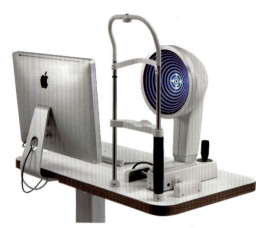

图 1-2-1　OCULUS Keratograph 5M 眼表综合分析仪

2. 确保无干扰光源进入 Keratograph 5M 的观察器。如有必要，可降低室内亮度。

3. 检查前患者避免挤眼揉眼，不要滴眼药水等刺激眼部。

4. 告知患者在检查过程中不会有疼痛等不适感觉，避免情绪紧张；注意每项检查的配合，以免影响检查结果的准确性。

（二）操作方法

1. 开启电脑，进入患者管理系统（图 1-2-2）。

（1）新建患者：在患者管理系统中点击 [New] 新建患者，在对应的信息框中输入患者的姓名和出生年月日，输入编号 [ID] 号，点击 [Save] 保存患者信息（图 1-2-3）。

（2）选择患者：在显示器的左边，所有的患者信息均按字母表顺序排列（图 1-2-4）。

点击 [Search] 可以快速搜索出想要找到的患者。也可通过患者的姓名或姓名的首字母、ID 号码、出生日期来搜索（图 1-2-5）。

2. 校准测量　第一次检查前需要执行一次仪器校准，选择菜单栏 [Settings]，选择 [Reference Measure]。

3. 运行 Keratograph 5M 应用程序　患者数据管理软件过渡到 Keratograph 5M 程序。选择一位患者之后，双击检查列表中的一个检查，开始运行 Keratograph 5M 程序（图 1-2-6）。

4. 调整患者坐姿及眼位　让患者将下颌放在下颌托上，调整升降台的高度以便患者的头部可以舒适的放在托架上。如有必要，调整底座的位置，调整下颌托高度使患者的眼睛与托架上的黑色环对齐（图 1-2-7）。

5. 开始检查　检查列表下显示所有的检查项目，在"Examination"菜单下选择 [New] 将会出现图 1-2-8 所示的界面。点击想要检查的单选按钮进入检查，未被激活的检查为灰色。

6. 相机对准（图 1-2-9）　按照指示移动或者旋转操纵杆对焦。当相机已经对准的时候，四条直线中央出现一个十字。Keratograph 5M 将会自动测量，或者可以手动开始测量。

7. 设置相机（图 1-2-10）　如需要设置相机，点击 [camera]，在对话框里可以设置和运行相机。

Exposure（曝光）：曝光时间越长，拍摄得到的图片就越明亮。

Gain（亮度）：如果增加亮度，图片就会变得更亮。然而，过多的增加光亮度会导致图片呈颗粒状，图片质量会下降。

第 1 章 眼表综合分析仪　3

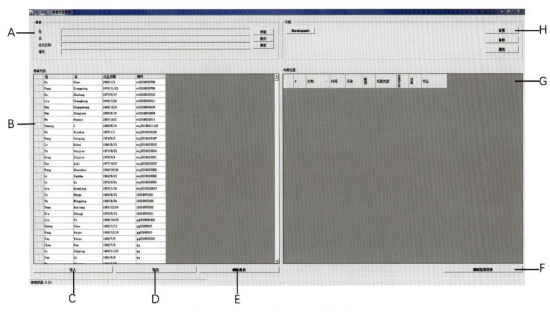

图 1-2-2　患者管理系统用户界面

A. 患者信息栏；B. 患者列表；C. 导入；D. 导出；E. 删除患者；F. 删除检查；G. 已做检查；H. 功能栏

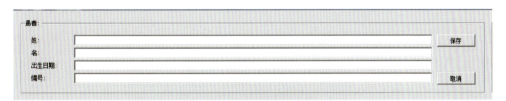

图 1-2-3　新建患者页面

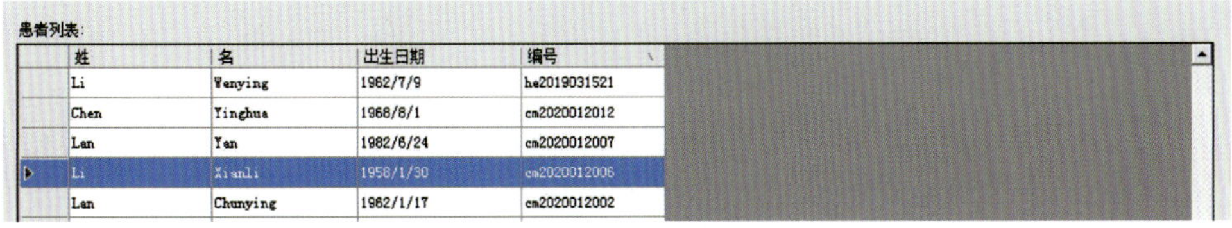

图 1-2-4　患者列表

图 1-2-5　高级搜索：选中扩展，先前所做检查的附加参数会显示出来，操作过程和输入患者的姓名是一样的

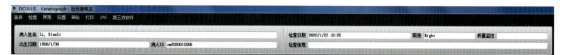

图 1-2-6 Keratograph 5M 程序菜单栏：上方菜单栏，下方患者信息栏

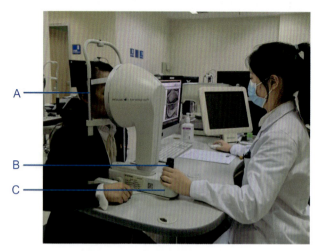

图 1-2-7 患者检查时的位置
A. 托架；B. 操作杆；C. 底座

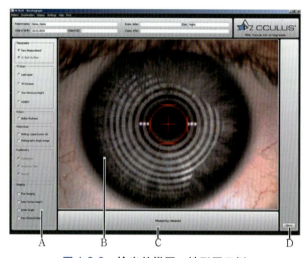

图 1-2-8 检查总揽图、地形图示例
A. 检查栏；B. 带有十字线的当前瞳孔图像；C. 自动拍摄；D. 关闭

　　Resolution（分辨率，R）：High Resolution（高分辨率）使得图像更清晰，Middle R（B/W）为黑/白的中等分辨率，High Frame Rate（高帧频）可以使得录像更流畅。

　　Color or B/W：可以选择彩色或者黑白。REC/STOP 可以开始或者暂停录像。录像持续最长时间为 1min，否则电脑上所占的数据空间会非常庞大（图 1-2-10）。

8. 常规操作步骤

> 注：不同的检查顺序会影响其他指标的准确性，需按照建议流程采集各项指标，尽量减少其他干扰因素带来的误差。

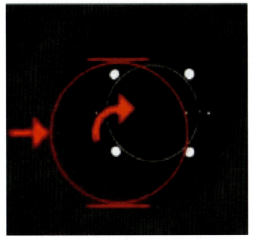
图 1-2-9　A. 相机未对准，箭头提示移动方向

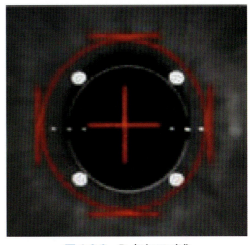
图 1-2-9　B. 相机已对准

眼表综合分析仪建议检查流程：

（1）Tear Meniscus Height（泪河高度，图 1-2-11）：泪液分泌量，泪河连续性。

操作规范：点击"TMH"选项，两种模式供选择：白光、红外光。对焦在下泪河处，优先推荐红外光模式对焦，若边界不清晰时可切换白光模式。泪河边界清晰时，迅速点击采集按钮或者踩脚踏即可采集图片。测量结束后可用内置标尺垂直角膜下缘的泪河弯月面的白色边界之间进行泪河高度测量。

（2）NIKBUT（泪膜破裂时间，图 1-2-12）：泪膜稳定性。

操作规范：点击"NIKBUT"选项，有两种模式供选择：红外、白光。调整焦距，当对焦清晰时，检查界面出现"…Blink 2 times"，提示患者进行两次瞬目，之后保持睁

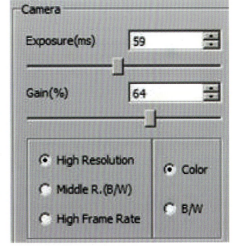
图 1-2-10　相机设置界面

眼状态，直到患者不舒服自动闭眼或采集停止，即可进行另一只眼采集。每次最长采集时间为 25s，若要进行多次 NIKBUT 的检查，则每 2 次检测之间需间隔 15min。

（3）Lipid layer（脂质层，图 1-2-13）观察：腺体分泌功能正常与否。

操作规范：对焦位置应在角膜表面的泪膜层上，即 Placido 环对焦清晰后，再将手柄向后拉，直至清晰看到泪膜的流动。嘱患者眨眼，当清楚看到脂质层流动停止时，即可点击采集按钮或者踩脚踏即可采集图片。

（4）Meibo-scan（睑板腺拍照，图 1-2-14）：腺体正常与否。

操作规范：测量前需先翻转并展平眼睑，可选择同时拍摄上下眼睑或单一位置眼睑模式，对焦清晰后点击采集按钮或者踩脚踏即可采集图片。

睑板腺开口观察：腺口是否堵塞。

（5）R-Scan（眼红分析，图 1-2-15）：是否伴随明显炎症。

操作规范：嘱患者睁大眼睛，使球结膜充分暴露，然后对焦在角膜表面，同时将灰色圆盘完全覆盖在角膜上，点击采集按钮或者踩脚踏即可采集图片。

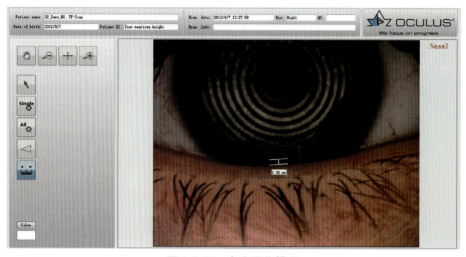

图 1-2-11 白光操作模式

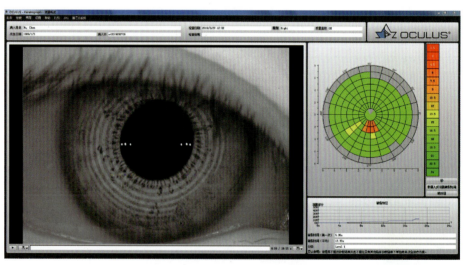

图 1-2-12 NIKBUT 检查界面

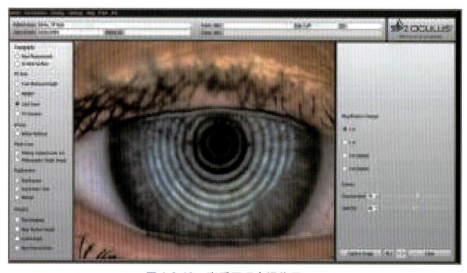

图 1-2-13 脂质层观察操作界面

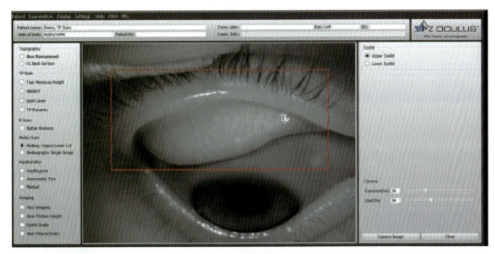

图 1-2-14　睑板腺拍照操作界面

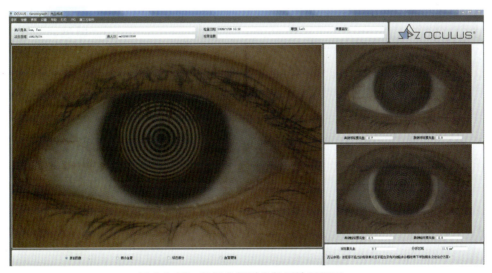

图 1-2-15　眼红分析采集数据结果界面

注：拍摄时请注意患者的头位要放正，眼睑下垂的患者拍照时可适当提拉上睑（扫描面积≥ $4mm^2$）。

（6）Imaging（角膜点染观察，图 1-2-16）：角膜上皮完整性。

操作规范：点击"Imaging"选项，选择"Fluo image"，将荧光素试纸条以抗生素眼药水浸湿后涂抹下方穹窿结膜处，嘱患者自然瞬目几次后开始对焦，对焦清晰时点击采集按钮或者踩脚踏即可采集图片。

注：拍摄界面右侧的增益度达到 75%，曝光度到达 80% 时为最清晰拍照模式。

9.加载已存在的检查（图 1-2-17）　选择检查并加载：打开"Examination Dialog"框。选择要加载的检查，单击 [OK]，或者双击选中的检查，程序会加载被选中的检查项目。

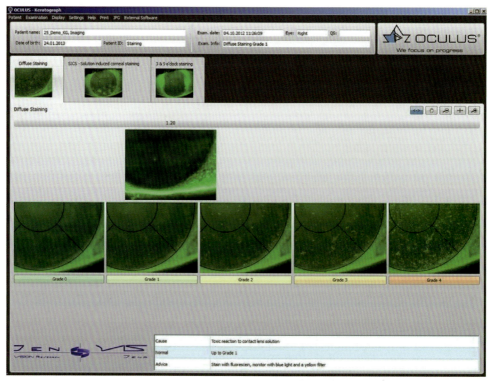

图 1-2-16　弥散型模式：角膜点染分级比对结果界面

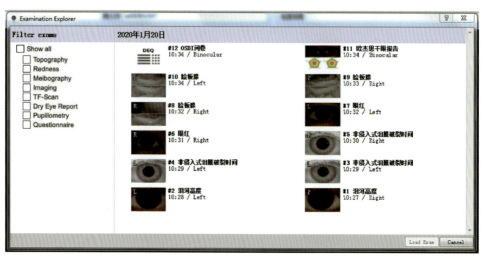

图 1-2-17　加载已存在的检查

10. 额外检查（图 1-2-18）　"New recording" overview：拍摄额外的图片或录像。

11. 光亮度等设置（图 1-2-19）　点击所需的单选按钮，设置所需的数值。

IR-Top/IR-Central：在暗室，启用"IR-Top"和"IR-Central"复选框，验配接触镜及多焦镜片时可评估瞳孔大小。

Blue：蓝光用来激发荧光。

White：Placido 环底部两个光点设置成白色。

Placido White：用于角膜地形图和干眼检查，Placido 的颜色设置成白色。

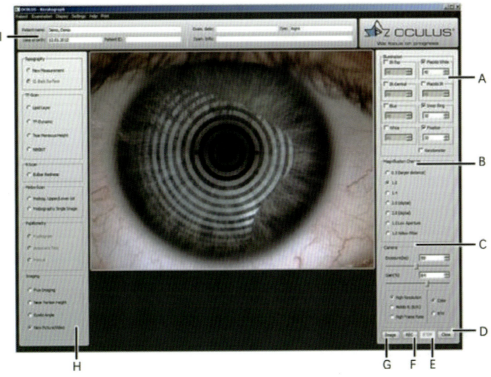

图 1-2-18　额外检查

A. 光亮度设置；B. 放大转换器；C. 相机设置；D. 结束；E. 停止；F. 开始拍摄录像；G. 拍摄图片；H. 检查栏；I. 检查和患者信息

Placido IR：Placido 照明设置成红外线。

Inner ring：患者的眼睛受到最小的眩光刺激。

Fixation：帮助患者固视。

Keratometer：用于对齐地形的角度测量标记。

12. 完成检查　让患者将头从托架上移开。

三、注意事项

使用 OCULUS Keratograph 5M 眼表综合分析仪对患者泪膜进行评估时，可能会受到以下情况的影响。

1. 使用滴眼液，如人工泪液、润滑液、药膏及药物。建议患者在此项检查前至少 12h 不要滴油基滴眼剂（如 Soothe、Restasis 等），并且在检查前至少 24h 不要涂眼药膏。在滴入其他滴眼药后，至少等待 4h 然后再进行检查。

2. 佩戴软性或硬性隐形眼镜。建议患者在使用设备之时，至少提前 4h 摘除隐形眼镜。

3. 在眼部四周使用油基面部化妆品。

4. 揉擦眼睛。

5. 最近在含氯水池内游过泳。建议患者在检查前至少 12h 不要游泳。

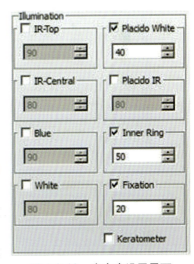

图 1-2-19　光亮度设置界面

6. 任何影响泪膜稳定性的眼表情况。此类情况包括：疾病、营养失调、创伤、瘢痕、手术或者异常。

第三节　OCULUS Keratograph 5M 眼表综合分析仪的结果判读与临床应用

一、结果判读

（一）泪河高度（图 1-3-1）

判断泪液分泌量的重要指标，此设备临界值为 TMH0.2mm。TMH ≥ 0.2mm 即水液分泌正常；TMH < 0.2mm，考虑水液缺乏型干眼。泪河不连续或者凸凹不平者，考虑结膜松弛或睑缘异常。

（二）非侵入式泪膜破裂时间与泪膜破裂百分比曲线（图 1-3-2）

1. 测量完成后设备会自动给出第一次泪膜破裂时间，平均泪膜破裂时间和干眼分级。为方便临床医师快速诊断干眼，可根据泪膜破裂时间进行干眼分级（Classification）。

正常（0级）：第一次破裂时间 10s，平均破裂时间 14s。

临界（1级）：第一次破裂时间 6～9s，平均破裂时间 7～13s。

干眼（2级）：第一次破裂时间 5s，平均破裂时间 7s。

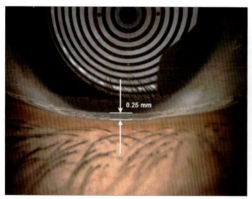

A．正常泪河高度 0.25mm

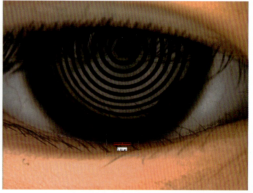

B．窄泪河 0.11mm

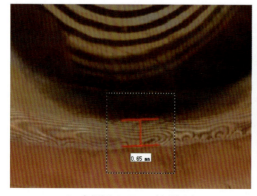

C．宽泪河 0.65mm（泪溢症）

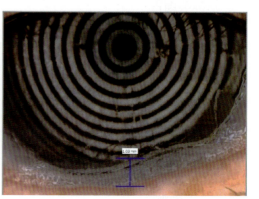

D．结膜松弛患者，高低不平

图 1-3-1　不同的泪河高度

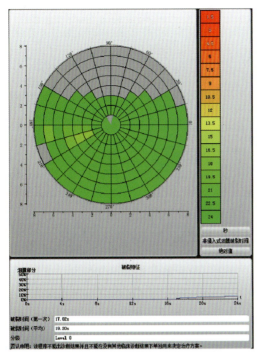 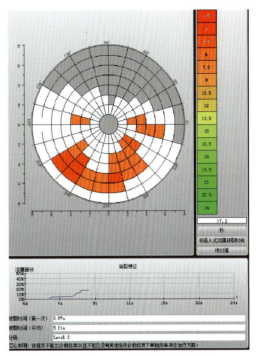

图 1-3-2　A. 正常 NIKBUT 结果　　　　　　图 1-3-2　B. 异常 NIKBUT 结果

2. 泪膜破裂面积百分比曲线，客观呈现泪膜破裂与干眼的关系。

（三）脂质层观察

干涉光客观反映泪液的脂质层分泌量，结合腺体缺失情况综合诊断睑板腺功能障碍（meibomian gland dysfunction，MGD）。

正常脂质层：瞬目时，可见灰白色干涉条纹，或角膜下缘有少量彩色干涉条纹，且分布均匀（图 1-3-3A）。

异常脂质层：瞬目时，泪液重新涂布过程中，未见明显干涉条纹；或瞬目时，可见弥散眼表的杂乱红绿彩色条纹，且分布不均匀（图 1-3-3B～图 1-3-3D）。

（四）睑板腺分析（图 1-3-4）

1. 睑板腺评分标准

轻度：腺体萎缩占整体的 1/3。

中度：腺体萎缩占整体的 1/3～2/3。

重度：腺体萎缩占整体的 2/3 以上。

2. 腺体是否发生以下情况　迂曲、稀疏、扩张、腺体长短不一。

睑板腺腺体缺失与分泌功能不呈正相关，需结合脂质层观察，腺体开口状况综合诊断 MGD。

（五）眼红分级（图 1-3-5）

数据采集完后，球结膜、睫状充血分级及鼻侧和颞侧充血等级会自动给出，方便临床抗炎用药的指导和调整。

充血程度分析：0 级为婴幼儿状态，1 级为成人的标准值，≥2 级为异常。

（六）角膜点染观察（图 1-3-6）

系统自带国际分级量表，可进行角膜染色的分类和分级，采集的患者图片可跟国际分级量

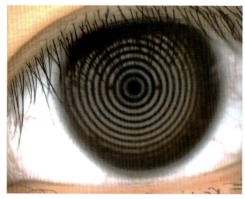
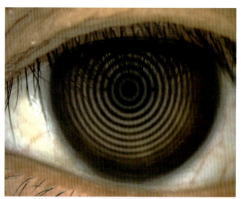

A. 正常脂质层：可见均匀灰白色干涉条纹　　B. 异常脂质层：未见干涉条纹

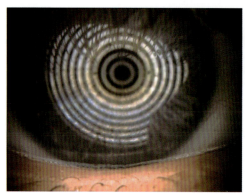

C. 异常脂质层：角膜下缘呈现杂乱彩色条纹，且分布不均匀　　D. 异常脂质层：可见弥散全角膜的彩色干涉条纹，且分布均匀

图 1-3-3　正常脂质层与异常脂质层

表进行比对分级。

二、临床应用

泪膜是眼表重要的屈光介质，其完整性和稳定性对于维持正常眼表环境及视觉质量起着至关重要的作用。干眼是由于泪液质、量或流体动力学异常引起的泪膜不稳定和（或）眼表损害从而导致眼不适症状及视功能障碍的一类疾病。研究发现，成年人群中干眼的发病率高达 14%～33%，并且其发病率随着年龄的增长而上升。临床上，评判患者的干眼严重程度及评估新的治疗方法时最棘手的问题在于缺乏特异性评价指标。近年来，随着相关检测仪器的完善及传统检查方法弊端的日趋彰显，我们需要不断寻求更客观、更直接的途径，来进行精准的诊断以指导治疗。

传统的泪膜破裂时间（break-up time，BUT）检测是在裂隙灯显微镜下，观察经过荧光素钠或商品化荧光素试剂条染色后的角膜出现第 1 个干燥斑的时间，检查结果与观察者的经验及染色剂对泪膜稳定性的影响相关。Keratograph 5M 眼表综合分析仪测量 BUT 无须荧光素染色，采用非侵袭的方法，自动测算首次及平均非侵入性泪膜破裂时间（non-invasive tear film break-up time，NIBUT），很好地避免了传统荧光素染色测量方法对眼表的刺激及人为计时可能产生的误差。NIBUT 检测排除了检测者的主观判定，较传统 BUT 更精准。Lan 等对健康人群进行首次 NIBUT 测量，平均值为（10.33±5.24）s，与诸科璇等连续测量 3 次 NIBUT，再取平均值

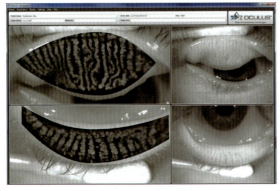
A. 正常睑板腺（增强立体模式）

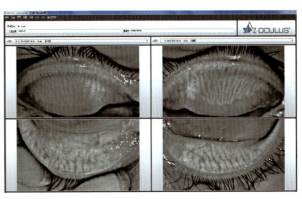
B. 轻度萎缩睑板腺

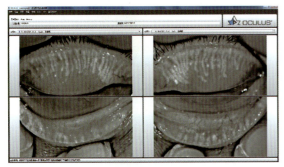
C. 中度萎缩睑板腺

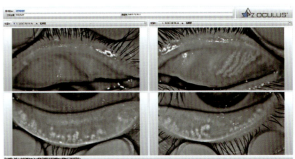
D. 重度萎缩睑板腺

图 1-3-4　睑板腺分析

为（10.81±5.38）s 较为接近。此外，诸科璇等还发现首次 NIBUT、平均 NIBUT 值与常规侵入式 BUT 三者之间均存在显著的正相关关系，这与 Jiang 等在 2014 年的报道结果相符，这说明 NIBUT 不仅能同样好地反映泪膜稳定性，并且由于其测量属于非接触式自动分析，较传统使用荧光素钠染色测量更实用。

Arriola-Villalobos 等使用 Keratograph 5M 眼表综合分析仪测量健康人群的下睑中央泪河高度（TMH）为 0.24mm，比诸科璇等用同种仪器在白光下连续测 3 次后取平均值测得为 0.28mm 数据小，这可能与种族及年龄差异有关。但 Abdelfattah 等在 2015 年的一项研究中使用 Keratograph 5M 分析 223 只有眼表疾病的患眼（包括诊断为干眼或睑板腺功能障碍）和 73 只正常眼，结果显示患者组的 TMH 高于对照组，推测可能是由于患者组反射性流泪引起。

脂质层是泪膜最表面一层较薄的主要由睑板腺分泌的结构，干眼类型中的蒸发过强型主要是由睑板腺功能障碍引起的。研究表明睑板腺功能不良在亚洲人群中较为常见，患病率为 46.2%～69.3%，因此，在临床诊断干眼的过程中对睑板腺客观、定量的观察显得尤为重要。传统睑板腺检查主要是运用裂隙灯显微镜直接检查睑板腺开口、睑缘形态及挤压后分泌物情况，其缺点在于易引起患者的不适感且不能观察到除睑缘外睑板腺其他部分的形态变化。Keratograph 5M 眼表综合分析仪可对睑板腺照相、评分，呈现直接、准确、快速的睑板腺形态及功能，弥补传统裂隙灯评估方法的不足，对临床有较强的指导意义；同时还可对睑板腺萎缩、扭曲、钙化三方面的功能进行综合评估，较传统计算睑板腺功能障碍更加全面、简便。Srinibasan 等使用 Keratograph 4 对睑板腺进行照相分析，猜测睑板腺钙化点与年龄有关。诸科璇等的研究结果显示，上睑板腺钙化与患者年龄相关，下睑板腺钙化与患者年龄无明显相关性。值得一提的是，研究中发现一些泪液分泌和 BUT 正常的患者，睑板腺观察到的情况不理想，

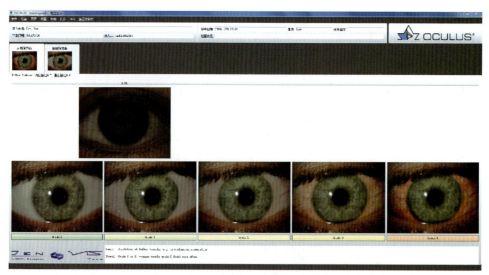

图 1-3-5　A. 正常球结膜充血 0.7 级

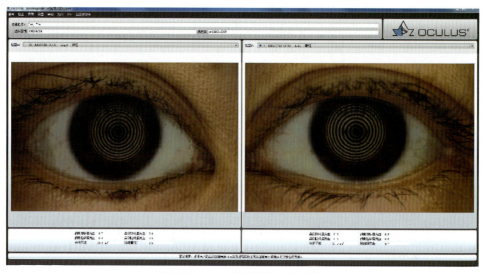

图 1-3-5　B. 双眼眼红对比分析

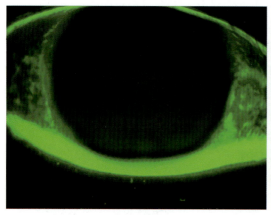 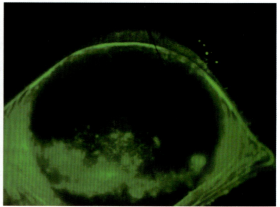

A. 无点染　　　　　　　　　　　　　　B. 点染融合

图 1-3-6　角膜点染观察

提示传统的检查方式应结合睑板腺照相技术综合分析病情，以免漏诊和误诊。

干眼患者的临床体征还包括结膜充血，准确地对结膜充血程度进行临床评估是诊断和治疗眼表疾病的关键，结膜充血的存在与否是眼科疾病诊断的重要指标之一。然而，目前对于结膜充血定量分析尚处于初级阶段。Keratograph 5M 非侵入性眼表综合分析仪可将患者的结膜充血（球结膜充血与睫状充血）程度进行量化分级，从而为进一步研究结膜充血程度与眼表疾病之间的关系及临床用药后观察患者眼表的变化提供了可能。研究发现，平均 NIBUT 与球结膜充血程度呈负相关，即平均 NIBUT 的时间越长，球结膜充血越轻微；干眼分级又与球结膜充血呈显著正相关。

综合以上各项检查结果，Keratograph 5M 与传统方法相比，其测量结果具有良好的相关性，并且较传统方法更加客观、灵敏，对眼睛刺激较少。其检测干眼的检出率显著高于传统临床检查法，尤其是对轻度干眼的检出率更高；还可以分辨干眼类型，为干眼的对症治疗提供了临床依据。

OCULUS Keratograph 5M 眼表综合分析仪的病因查找和分类诊断，弥补了临床常规检查方法的不足，让干眼诊断更有效。建议不同类型的干眼，选择性地做不同方案中的眼表综合分析仪中的检查项目（表 1-3-1），同时结合我国干眼问卷和眼表疾病评分指数调查问卷定量评估患者的症状，进行正确诊断，制订合理的治疗方案，提高治疗效果。

表 1-3-1　不同类型干眼的眼表综合分析仪诊断方案（建议版）

干眼类型	问诊	眼表综合分析仪
水液缺乏型	干燥综合征等，晨轻暮重	NIBUT（avg）< 7s；泪河高度 < 0.2mm
蒸发过强型	视频工作，面神经疾病，晨重暮轻	NIBUT（avg）< 7s；睑板腺缺失，脂质层异常；睑缘改变；瞬目及闭睑异常
黏蛋白缺乏型	长期用药，热化学伤，慢性炎症	NIBUT（avg）< 7s；眼红分析 > 2 分；荧光素点染
泪液动力异常型	刺激症状较重，伴溢泪	NIBUT（avg）< 7s；泪河连续性异常；结膜松弛；瞬目异常
混合型	多个危险因素，病史长，既往单一治疗效果不理想	

（曾庆延　陈　敏）

主要参考文献

黄永权，李永忠，张春玲. 眼表综合分析仪在干眼评估中的临床应用 [J]. 首都食品与医药，2017, 24(24): 34.

李倩，薛劲松，蒋沁. Oculus 眼表综合分析仪在干眼诊断中的应用 [J]. 中国实用眼科杂志，2016, 34(9):953-957.

祁媛媛，赵少贞，等. 新型非侵入性眼表综合分析仪在干眼评估中的应用价值 [J]. 中华实验眼科杂志，2015. 33(2): 165-169.

万珊珊，杨燕宁，等. 眼表综合分析仪评价干眼患者相关指标的临床分析 [J]. 中华眼视光学与视觉科学杂志，2015. 17(3): 171-175.

诸科璇，谢文加，应靖璐，等. 运用 Keratograph 5M 眼表综合分析仪评价干眼患者的泪膜及睑板腺功能 [J]. 浙江大学学报 (医学版)，2016, 45(4):422-428. DOI: 10. 3785/j. issn. 1008-9292. 2016. 07. 14.

Abdelfattah N S, Ddstiridou A, Sadda S R, et al. Noninvasive imaging of tear film dynamics in eyes with ocular surface disease[J]. Cornea, 2015, 34(Suppl 10):S48–S52.

Arriola-villalobos P, Fernandezvigo J I, Diaz-valle D, et al. Assessment of lower tear meniscus measurements obtained with Keratograph and agreement with Fourier-domain optical-coherence tomography[J]. Br J Ophthalmol, 2015, 99(8):1120–1125. doi:10. 1136/bjophthalmol-2014-306453.

Best N, Drury L, Wolffsohn JS. Clinical evaluation of the Oculus Keratograph[J]. Cont Lens Anterior Eye, 2012, 35(4):171-174.

Ffuller DG, Ports K, Wkim J. Noninvasive tear breakup times and ocular surface disease[J]. Optom Vis Sci, 2013, 90(10):1086–1091. doi:10. 1097/OPX. zjdxxbyxb-45-4-42200023.

Hong J, Ssu X, Wei A, et al. Assessment of tear film stability in dry eye with a newly developed keratograph[J]. Cornea, 2013, 32(5):716–721. doi:10. 1097/ICO. 0b013e3182714425.

Jiang Y, Ye H, Xu J, et al. Noninvasive Keratograph assessment of tear film break-up time and location in patients with age-related cataracts and dry eye syndrome[J]. J Int Med Res, 2014, 42(2):494–502. doi:10. 1177/0300060513504701.

Lan W, Lin L, Yang X, et al. Automatic noninvasive tear breakup time(TBUT)and conventional fluorescent TBUT[J]. Optom Vis Sci, 2014, 91(12):1412–1418. doi:10. 1097/OPX. zjdxxbyxb-45-4-42200418.

Mccarty CA, Bansal AK, Livingston PM, et al. The epidemiology of dry eye in Melbourne, Australia[J]. Ophthalmology, 1998, 105(6):1114–1119. doi:10. 1016/S0161-6420(98)96016-X.

Moss SE, Klein R, Klein BE. Prevalence of and risk factors for dry eye syndrome[J]. Arch Ophthalmol, 2000, 118(9):1264–1268. doi:10. 1001/archopht. 118. 9. 1264.

Rodriguez JD, Johnston PR, Ousler GR, et al. Automated grading system for evaluation of ocular redness associated with dry eye[J]. Clin Ophthalmol, 2013, 7(1):1197—1204. Doi:10. 2147 / OPTH. S39703.

Srinivasan S, Menzies K, Sorbara L, et al. Infrared imaging of meibomian gland structure using a novel keratograph[J]. Optom Vis Sci, 2012, 89(5):788–794. doi:10. 1097/OPX. 0b013e318253de93.

Srinivasan S, Menzies KL, Sorbara L, et al. Imaging meibomian glands on a patient with chalazia in the upper and lower lids: a case report[J]. Cont Lens Anterior Eye, 2013, 36(4):199-203.

Wise RJ, Sobel RK, Allen RC. Meibography:A review of techniques and technologies[J]. Saudi J Ophthalmol, 2012, 26(4):349-356.

第 2 章 数码裂隙灯照相

第一节 概述

裂隙灯显微镜（slit lamp microscope）简称裂隙灯（slit lamp），是眼科最常用的检查仪器，主要利用集中的裂隙光带对透明的眼组织行光学切片式观察（图 2-1-1）。数码裂隙灯是裂隙灯显微镜结合现代数码成像技术，把光学图像转化为数字信号通过电脑存储和处理的一种眼科仪器。

1911 年，瑞典的眼科学家 Alvar Gullstrand 发明了裂隙灯照明器(sit lamp illuminator)。1916 年，Henker 将裂隙灯照明器与双目立体显微镜结合，形成了早期的裂隙灯显微镜。

1930 年，Rudolf Thiel 展示了用 ZEISS 裂隙灯拍摄的第一张带光学切面的裂隙灯照片

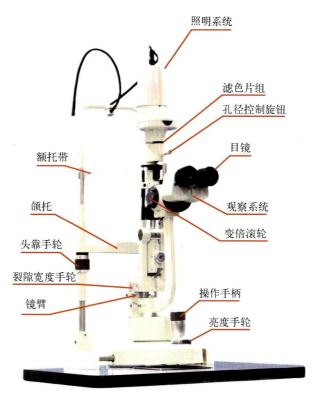

图 2-1-1　上光源裂隙灯显微镜结构图

（photographed slit images），从而真正拉开裂隙灯照相的序幕。1933 年，ZEISS 推出了照明和显微镜均可旋转的裂隙灯。1936 年，Comberg 发明了第 1 台同轴裂隙灯显微镜。1965 年，Littamm 制成了照相裂隙灯显微镜，使它成为了记录、摄影的仪器。我国苏州医疗器械厂也在同一时期推出了使用 135 胶卷的照相裂隙灯。但是胶卷的冲洗技术不便掌握，其出片时间严重滞后，制约了胶卷照相裂隙灯的发展。

随着计算机技术及图像处理技术的发展，21 世纪初涌现出了一大批装有数码相机的数码裂隙灯，并逐渐在临床普及。同时，流行于 20 世纪末用眼底照相机拍摄记录眼前节的情况也随之消失。目前市面上国内外的数码裂隙灯品牌就有 20 个左右，大部分国内产品性能已经完全能与国外媲美。

第二节　数码裂隙灯的结构和原理

目前，数码裂隙灯大部分为台式上光源裂隙灯，由照明系统、显微镜、图像采集系统和其他部件构成（图 2-2-1）。本节以上光源裂隙灯为例阐述数码裂隙灯的结构和原理。

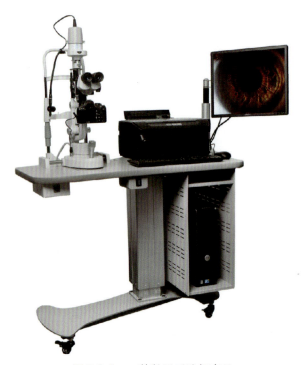

图 2-2-1　一款数码裂隙灯产品

一、照明系统

照明系统采用了柯拉照明（kohler illumination）原理，光线亮度均匀。灯丝发出的光线经集光透镜发散至投射镜，再经反射镜聚焦于检查目标。自上而下主要部件如下。

1. 光源　一般为卤素钨丝灯或 LED 灯。LED 光源具备亮度高、照明均匀、产热低、能耗少和使用寿命长等特点，是新一代光源，正在逐渐取代卤素钨丝灯。

2. 裂隙长度旋钮　也称孔径旋钮可间断或连续调节裂隙灯光线长度，范围多为 0～14mm。

3. 裂隙转动杆　控制裂隙灯光，可在垂直方向上旋转 0°～180°。

4. 滤光片　一般有 5 种滤光片，如图 2-2-2 所示，从左至右依次为：通光片、隔热片、减光片、无赤光片、钴蓝光片。

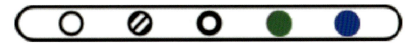

图 2-2-2　滤光片组图

通光片（no filter）：也称白片、无光片或原光片，一般用于厂家校正测试。

隔热片（heat-absorbing）：可降低灯光热度，是最常用的滤光片。

减光片（neutral density filter）：也称灰色片（grey），一般在辅助镜检查时使用。

无赤光片（red-Free）或绿色片（green）：消除了红色、波长为 495nm 的蓝绿色片（无赤光片），适合检查黄斑和神经纤维。消除了红色和蓝色、波长为 590nm 的绿色片，适用于观察血管、出血等。一般两者可以通用。

钴蓝光片（cobalt Blue）：也称蓝色片（blue），用于荧光素染色检查，如 goldmann 压平眼压计检查、泪膜破裂时间（tear break-up time，BUT）、溪流试验等。

部分产品还配有黄色片（yellow），可增加荧光染色的对比度，常用于隐形眼镜验配等；琥珀色片（amber），可使眼底图片色调更接近眼底的暖色。

5. 反射镜　有长、短两种反射镜，一般产品配备的是长反射镜（图 2-2-3），常用于前节照明，而短反射镜（图 2-2-4）更适合检查后节。检查后节时一般光线角度小于 10°，长反射镜可能遮挡一眼的光线，造成无法立体视，而短镜的缺点是不能将光线全部反射入眼内。

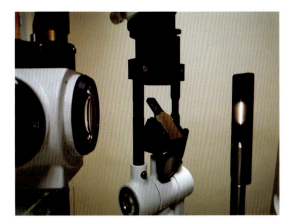
图 2-2-3　使用长反射镜

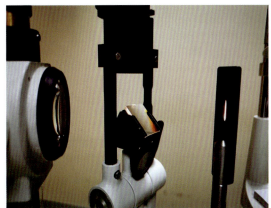
图 2-2-4　使用短反射镜

6. 磨砂片　也称毛玻璃片、弥散片（diffusing screen），光线经过磨砂片会更均匀、弥散，适用于弥散光照明法，一般位于反射镜前或上方，可以手动旋转进出光路（图 2-2-5）。

7. 定中心旋钮　松开后，裂隙灯光可左右转动各 15°，主要用于非共焦照明法，如间接照明法、后部反光照明法等（图 2-2-6）。

8. 前倾扣　有 4 个刻度，可使灯臂前倾 5°、10°、15°和 20°，灯光向偏上方反射，用于非共焦照明，如特殊角度测量和眼底、房角镜等检查，临床上较少使用。

9. 裂隙宽度旋钮　可调节光线宽度，调节范围在 0～14mm。

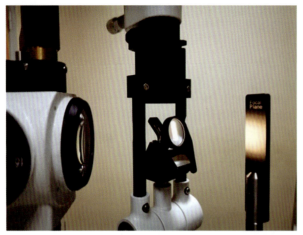 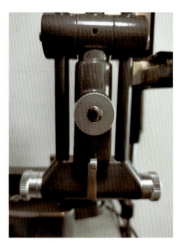

图 2-2-5 使用磨砂片　　　　　　　　　图 2-2-6 定中心旋钮

二、显微镜

为双目立体显微镜，采用伽利略望远镜系统，通过 Porro prism（普罗棱镜）将光线分给两个目镜，两个目镜有稍许的角度差异，而摄像系统采用分光器分得其中一个目镜的部分光线。一般显微镜的物距为 100mm。

1. 目镜　分为平行交角型（也称伽利略型）和会聚型（也称交角体视式），数码裂隙灯一般采用平行交角型。

2. 屈光补偿　转动调节环，大部分产品可补偿 ±7D。

3. 目镜间距（瞳距）调节范围　一般 55～72mm。

4. 倍率有 3 种放大方式

（1）拨杆式变倍（图 2-2-7）：一般为会聚型目镜采用，通常标有 1.0 和 1.6 两档变倍，配合 10 倍和 16 倍的目镜组合出 4 种倍率/视场的组合，分别为：10 倍/18mm、16 倍/14.5mm、16 倍/11.25mm、25.6 倍/9mm。

（2）转鼓式变倍（图 2-2-8）：标注的数字为系统总放大倍率，倍率/视场分别为：6 倍

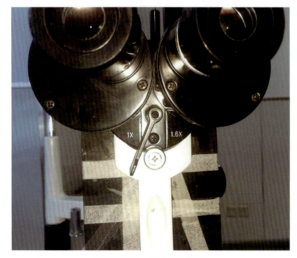 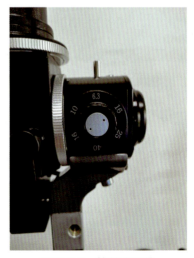

图 2-2-7 拨杆式变倍　　　　　　　　　图 2-2-8 转鼓式变倍

/33mm（与睑裂长度相当）、10 倍 /22.5mm、16 倍 /14mm（与角膜直径相当）、25 倍 /8.8mm、40 倍 /5.5mm，是目前产品最常采用的方式。

（3）无级变倍：少用。

值得注意的是，每次倍率变化后，部分产品显微镜的焦点可能会有轻微的前后变化，需要微调才能再次清晰。

三、图像采集系统

（一）背景光

目前已成为数码裂隙灯的标配，可以增加视野的整体亮度，增强细节的分辨力，避免显示杂乱的影像，还可以弥补裂隙灯光对侧方位光线不足造成的图片亮度不均。根据背景光源位置不同分为同轴光源和独立光源。同轴光源位于裂隙灯臂上，通常设置在反射镜上方，独立光源设置在固视灯或中心轴上，大部分产品的背景光源亮度可连续调节。部分高端产品还配备了闪光灯，可在比较暗的光线检查时拍摄，提高了患者长时间检查的舒适度。

（二）摄像系统

一般由分光器、适配器和数码照相机组成，部分产品将三者集成于一体。分光器位于显微镜的物镜和目镜之间，通常将光路中 60% 或 70% 的光线分配到照相机，其余分配给目镜。虽然可以同时在目镜和显示器观察到影像，但这样设计，两者获得的光线都不是 100%。为便于检查，部分产品还设有切换装置，单纯检查时将全部光线手动切换至目镜，另外，还有一些高端产品拍摄时按下快门可自动将光线全部分给照相机。数码裂隙灯所连接的数码相机没有镜头，仅相当于裸机，不能调节光圈大小，部分产品在分光器前或后增加了光圈调节装置。光圈越大，图片越亮，但景深越小、立体感也越差，建议开始使用时采用中等大光圈，根据需要再进一步调整。

（三）电脑和软件系统

摄像系统通过数据线将数据传输到电脑，各种产品均有自己的软件系统。一般软件均具备新建患者、图像采集（图片和录像）、存储、放大、检索、删除、编辑生成报告和打印功能，部分产品还有图片测量及亮度、色彩和对比度的调节功能。数据导出功能更加便于数据的进一步使用。所有软件均具备图像采集窗口，因为数据传输快，一般都可以满足同步采集显示器显示的图像。一些软件通过数据线还可以实现在软件上调控数码照相机的参数。可以单独调整各个参数，也可以按照拍照部位选择固定的参数组合。

四、几款常用的产品软件介绍

（一）高视雷蒙：GOP 眼科影像系统

操作步骤：

1. 新建病例后，打开相机，设置好参数（软件就常用的前节和角膜拍照设置了固定模式），可自由切换录像和照相功能（图 2-2-9）。
2. 图像编辑区（图 2-2-10），支持图像测量、调节亮度色彩和对比度、手动图像拼接功能。
3. 选择图片生成报告打印。

（二）重庆上邦：Slit Lamp

操作步骤：

1. 录入患者信息后进入拍摄界面（图 2-2-11），可以手动调整相机参数、拍照模式、眼别等。

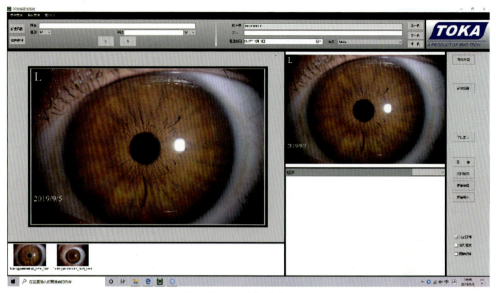

图 2-2-9　图像采集界面

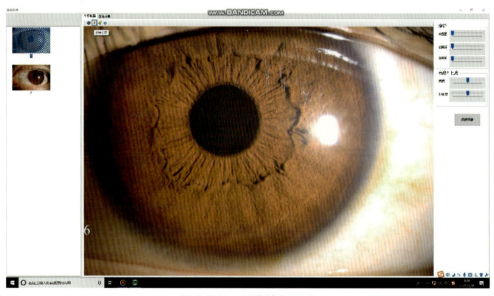

图 2-2-10　图像编辑界面

2. 采集图像后进入图像编辑界面（图 2-2-12），可以调节图片的亮暗、对比度、色彩等，还有测量工具、截图工具和图像（录像）一键导出功能，方便进一步编辑处理。

3. 选择图像自动排版，打印报告。

（三）日本拓普康（Topcon）：IMAGEnet R4

操作步骤：

1. 登录 IMAGEnet 软件后选取"DC-4"（该软件可同时接入联网的其他眼科影像设备，裂隙灯照相为 DC-4），进入采集界面（图 2-2-13），可选取单张拍照或者多张智能连拍（采集快门前后多张照片），或调整其他参数。

2. 选取并保存照片后，进入资料管理界面（图 2-2-14），联网的所有影像设备采集的图片集中在同一患者下，双击左键选中照片，点击右键可调节图片各参数。

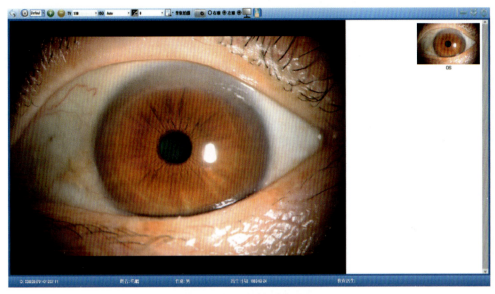

图 2-2-11　图像采集界面

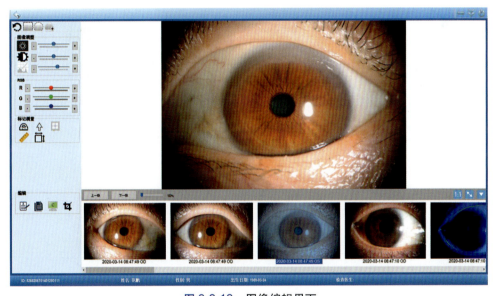

图 2-2-12　图像编辑界面

3.选择单张或多张排版模式（可选不同设备采集的照片），打印报告。

五、其他部件

1.底座　一般可以左右移动110mm，前后移动90mm。

2.操纵手柄　转动手柄可使裂隙灯前后左右微调15mm和垂直移动30mm。大多数产品操纵手柄上设置了拍照按钮，微调的同时便于拍照。

3.亮度调节旋钮　用于控制裂隙灯光和背景光的亮度，位置通常会设置在操作手柄附近，便于单手同时控制，亮度一般为连续可调。

4.中轴和中轴孔　中轴为裂隙灯和显微镜共用的轴，均可在±90°范围内连续旋转，侧方还设有制动旋钮，可以固定显微镜或裂隙灯。中轴孔可以放置调焦棒、Goldmann眼压计等。

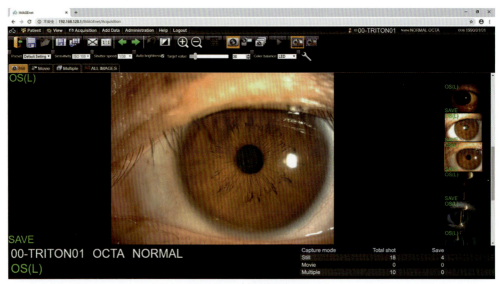

图 2-2-13　图像采集界面

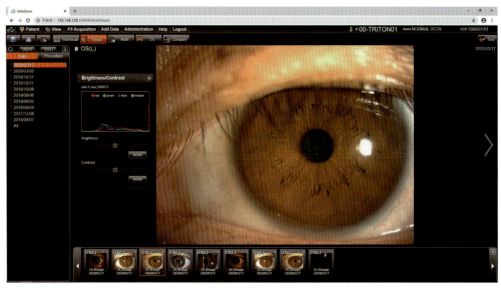

图 2-2-14　图像编辑界面

5.头部支架　有LED固视灯、下颌托（可上下移动80mm）、额托带、外眦角基准线等。

6.升降台　电源开关和升降调节按钮。

第三节　操作方法及临床应用

数码裂隙灯的使用其实就是显微世界的摄影，方法千变万化，医师充分熟悉仪器性能，利用各种照明方法任意组合，才能以最佳的方式表达出检查部位的特点。

一、操作前准备

1.数码裂隙灯应该在比较暗的环境下使用，必要时需要关闭室内灯光，以免灯光反射干扰拍照。

2. 因为裂隙灯和显微镜是"同轴共焦"的,故操作前需要调焦。调焦均是按照正视眼操作的,检查前需要屈光矫正或在目镜上屈光补偿。将调焦杆插入轴心孔,闭上一只眼,双眼分别调整。逆时针向外旋调节环,增加目镜的正镜度数,放松调节后,再回调目镜至物像清晰。注意每次用完后需要将屈光补偿归零,方便其他医师使用。

3. 使用前,首先调整座椅和升降台高度,使患者舒适,调节下颌托高度使患者外眦角对准头部支架的刻度线。

4. 打开电脑、裂隙灯和数码相机电源开关,登录软件系统,新建登记患者,调出图像采集窗口。

二、操作参数设置

1. 操作时灵活调整数码相机参数,推荐初学者使用"TV"模式。常规参数建议:快门设为 1/40s,ISO 设为 AUTO,熟练后根据不同部位再做相应调整。采取不同照明方法、调整裂隙宽度、长度、角度、放大倍率、光线强度和显微镜角度,必要时患者转动眼位和增加背景光等。

2. 拍摄时基本构图原则:主题鲜明、居中。因为数码相机可自动平衡光线亮暗,根据视野中最亮和最暗的亮度均数决定曝光值,所以拍摄角膜等低反光组织时,尽量不要将巩膜等高反光组织同时放在一起,否则相机会自动拉高图片整体的曝光值,使角膜组织显示不清。同样光线也不能太暗,否则会将角膜前的人和物体的反射影像显示出来。数码相机将原始图片格式(RAW)转换为输出格式时(JPG),会损失一些信息,故需要使用一定的背景光提高图片亮度。

3. 建议使用者根据习惯对常见疾病制定拍照常规,比如观察倍率、照明角度和相机参数等。

三、裂隙灯显微镜的检查方法

(一)弥散光照明法

弥散光照明法(diffuse illumination)指用亮度柔和、均匀的弥散光线照射在检查部位(图 2-3-1)。将裂隙灯光调到最大或者在反射镜前加用磨砂片产生的光即为弥散光。

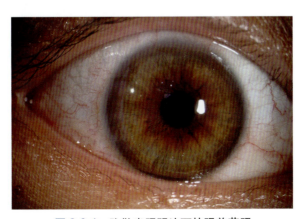

图 2-3-1 弥散光照明法下的眼前节照

操作要点:以拍摄最常用的眼前节照为例(图 2-3-1):患者正视前方,在 6 倍下,45°加用磨砂片照明,充分扒开上下睑,显露角膜上、下缘,避免睫毛、眼睑、手指或棉签遮挡角膜,焦点调至虹膜清晰时拍摄。根据检查部位不同,可以调大倍率。

需要注意以下几点。

1. 光源亮度要适中，太亮会造成患者不适和图片过曝；太暗会显示出角膜前的一些人和物的影像。

2. 单纯加用磨砂片照明，可能造成视野中亮度不均匀，光源对侧会偏暗，可在对侧加用独立的背景光源补光。

3. 使用棉签扒眼睑时，因为棉签头反光较强，可能会在角膜上出现反射像，应将棉签尽量远离角膜。

4. 角膜和晶状体的前后表面均会有裂隙灯光源的反射像（puikinje像，浦肯野像），如图2-3-1中角膜上两个稍大的光斑就是裂隙灯光源在角膜前表面和晶状体后囊表面形成的反射像，可通过增加光线入射角度将反射光斑移至周边。室内天花板的灯光也会在角膜上出现细小的亮斑，必要时可关闭室内灯光。

此方法主要用于眼睑、睫毛、角膜、巩膜、结膜、虹膜和晶状体等部位的全面检查，也用于Goldmann眼压计的使用。

（二）直接焦点照明法

直接焦点照明法（direct focal illumination）是最常用的检查方法，将光线的焦点和显微镜的焦点均聚焦于一点，利用光的反射、折射和散射对眼部透明组织做切片式观察（图2-3-2）。

操作要点：使用此方法前需要调焦。可使用宽光带或窄光带观察角膜层次、晶状体、前房及病变的隆起和凹陷度等；圆锥光用于观察房水细胞和闪辉。操作时，应调短光带避免巩膜反光；采用大角度照射可将明亮的虹膜背景光移远，而使用黑暗的虹膜或瞳孔做背景增加对比度。

（三）后部反光照明法

后部反光照明法（retroreflective illumination）利用照亮的眼底反光或虹膜作为第二光源逆向照明检查部位（图2-3-3）。

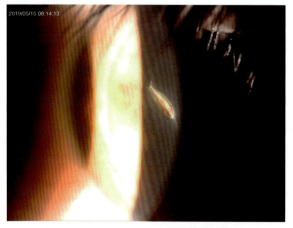

图2-3-2　直接焦点照明法下的角膜异物

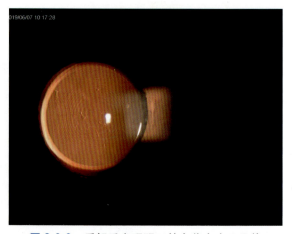

图2-3-3　后部反光照明下的多焦点人工晶体

操作要点：患者正视前方，检查前最好散瞳以增加反光亮度，中等放大倍率下，调短光带可以避免过多的虹膜反光干扰主题，采用小角度（小于10°）自瞳孔缘射入眼底，红色的反射光线即可把人工晶体照亮。松开定中心旋钮，将光线聚焦于眼底的视盘或脉络膜萎缩斑，反光亮度会更佳。

此法可检查多焦点晶体衍射环、人工晶体与囊袋位置、晶体脱位、后发障、角膜混浊、角膜营养不良等。另外，小瞳孔下可以使用此法行虹膜透照试验，或检查虹膜 YAG 激光孔是否通畅等。

如图 2-3-4，在中高倍率下，缩短光带避开巩膜反光，以 45°～60°照射虹膜，利用虹膜组织反射的明亮反光从背面照亮角膜，同时再利用瞳孔的暗背景观察，效果更佳。此方法可用来检查角膜异物、角膜血管、KP 等。

（四）间接照明法（indirect illumination）

利用光带照亮近侧组织去间接照明被检查目标。

操作要点：使用时需要松开定中心旋钮，使显微镜和裂隙灯光线焦点分离，投射光线 45°～60°，调小裂隙，放大倍率低至高倍，投照亮度低至中度，不断移动光线检查。此法常与后照法合用，录像更佳。

此种方法用于观察角膜上皮微囊、微泡、上皮营养不良、虹膜内出血等。

（五）角膜缘分光照明法（limbus scatter illumination）

光线照射角巩膜缘，遇到反光较强的巩膜组织后，散射的光线在角膜巩缘产生全反射，在角巩缘形成一亮环。这时正常角膜不可见，如果角膜内出现遮光病变即可清晰可见（图 2-3-5）。

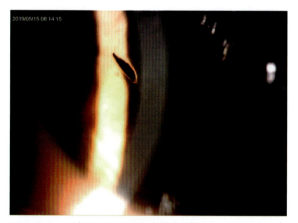

图 2-3-4　后部反光照明法下的角膜异物（与图 2-3-2 为同一眼）

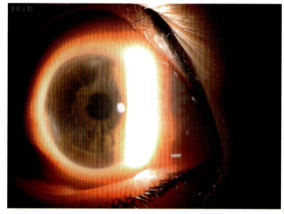

图 2-3-5　角膜缘分光照射法拍摄正常眼（重庆上邦 LS-6 专家款）

操作要点：低放大倍率，大角度照射于角膜缘，一定要调短光带，避免过长的光带照射巩膜导致整张图片曝光过度。看到整个角膜周围出现一亮环，亮环内巩膜突不能被照亮形成一暗环，即拍摄成功。主要用于看角膜基质内的病变。

（六）镜面反射照明法（specular reflection illumination）

光线照射在半透明的眼部组织，大部分光线会被折射、散射和吸收，一般显微镜看到的只是光带的漫反射光线，亮度太低，不利于观察细微结构。角膜的前后表面和晶体前表面相对光滑，均可看作是凸面镜，将显微镜转至光带的镜面反射光路上，使用光带高亮的镜面反射光线就可以观察到细微结构了。值得一提的是，高放大倍率下景深很小，图像不容易对焦，可能需要多次拍摄。

此法需使光带与光源侧的耀眼光斑（光源的散射光线在角膜发生镜面反射照入显微镜所形成）相重合。

操作要点：以拍摄左眼角膜内皮为例，患者直视前方，因为内皮反射光斑只有 3mm 左右，先将光带调短至 5mm，避免巩膜组织反光，光带宽度一般 0.5mm 左右，先在 16 倍下将裂隙灯光以 45°～60° 从颞侧照射角膜中央，调出角膜清晰的光带，然后向颞侧水平移动光带，可发现光带颞侧有一亮度逐渐增强光斑，此光斑为裂隙灯光的散射光线在角膜发生镜面反射后照入显微镜所形成。继续移动与之重合时光斑亮度突然增强为耀眼的光斑，此时显微镜视线即位于光带的镜面反射光路上。再切换至 40 倍下，轻微移动光带避开角膜上皮或泪膜的反光，调节光源亮度即可看到被照亮的内皮（图 2-3-6）。此操作看到的是周边角膜内皮，调整显微镜、光线角度或转动眼位可以看到其他部位的角膜内皮。比如，也可以嘱患者向光源侧转动眼球，即可看到中央角膜内皮。或者患者仍直视正前方，裂隙灯保持不动，向光源的对侧转动目镜寻裂隙灯的镜面反射光线，也可以检查中央角膜内皮。拍摄时，要适当降低光线亮度，以免太亮导致图片过曝。

此种方法用于观察泪膜中的脱落细胞、角膜上皮、角膜内皮和晶体前、后囊等。

（七）其他用法

1. 颤动光线照明法（vibratory light illumination） 轻轻移动光线，使检查目标在直接焦点照明和间接照明法间交替出现，便于发现一些细微的改变。

2. 侧照法（diaphanous illumination） 显微镜和裂隙灯成 90°夹角，可以更直观地观察对比层次结构（图 2-3-7）。

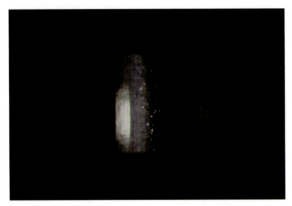

图 2-3-6　镜面反射照明法下拍摄的角膜内皮（重庆上邦 LS-6 专家款）

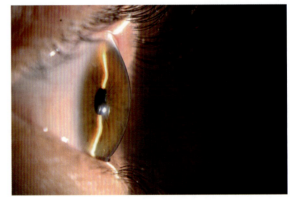

图 2-3-7　侧照法拍摄前房深度

操作要点：患者正视前方，可打开背景光，裂隙灯从正前方垂直照明，显微镜与之成 90°角，在患者侧面检查。调细裂隙灯光带至边缘锐利，并移动光带至角膜或目标的顶点，充分扒开上下睑拍摄。也可根据需要灵活变换角度和眼位。用于观察角膜和前房等结构，比如圆锥角膜、角膜深层异物、浅前房、虹膜前粘连等。

3. 无赤光片的使用　白色光线照入眼底，较短的光波被视网膜反射，较长的光波被脉络膜反射，两种光线相互干扰，使视网膜和脉络膜的清晰度都受影响，无赤光片因为滤除了红色光线，在绿色光背景下，血管、出血、血管瘤等病变会显示为黑色，更清晰醒目。没有脉络膜反光的干扰，神经纤维显示更佳，尤其是检查黄斑区病变、神经纤维层缺损、豹纹状眼底等。另外，还可以用作白内障筛查时绿色觉测试，以检测黄斑区功能。

4. 钴蓝光片　将 2% 荧光素钠溶液滴入结膜囊后，泪膜很快就会被染为橘黄色，用钴蓝光片下的蓝光照射荧光素钠，会激发出 520～530nm 的绿色光，被"染色"的泪液在蓝光背景下非常醒目，可用作 BUT、溪流试验和 Goldmann 眼压计的检查。另外，当角膜或结膜上皮受损时，荧光素钠会进入细胞间隙或细胞内，以致受损区被"染色"，当正常部位的泪膜被冲刷变淡后，染色区可醒目的显示。

5. 通过房角镜、三面镜、接触式眼底镜和前置镜等辅助设备可以观察拍摄房角和眼底结构　因为可观察的视野范围很小，应小于 30°，甚至小于 10°，使用时可适当倾斜镜面，避免反光干扰检查和拍照。

操作要点：以拍摄正常人房角为例（图 2-3-8），检查鼻颞侧房角，裂隙灯光角度一般选择 5°左右，而上下方房角可以适度增大角度（小于 30°）。在 40 倍下，移动显微镜将房角移至视野中央，稍微倾斜房角镜和转动眼位，避开镜面反光，让照射虹膜根部及巩膜突多一些，不要大量光线直射小梁网后面突入的巩膜，避免图片过曝，同时也要不断调整光线的亮度和角度。对于不同的疾病，根据检查目的，决定是否需要患者转动眼位和房角镜。

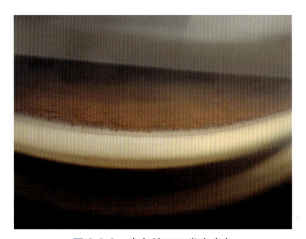

图 2-3-8　房角镜下正常人房角

6. 录像　对于动态变化的结构可使用录像记录，如晶体或虹膜震颤、房水闪辉、瞳孔对光反射、溪流试验等。

四、注意事项

1. 使用设备时养成良好习惯，建议右手操纵手柄，左手控制裂隙灯宽度旋钮和接触患者，不要互换，防止交叉感染。

2. 卤素灯泡更换后需检查灯泡位置是否居中。如位置不正，调焦时光斑亮度不均匀或将灯光照向远处墙壁时不能出现灯丝像。

3. 裂隙灯显微镜属于精密光学设备，有多个镜片而且镜片有多层镀膜，容易积聚灰尘和油脂，因此，使用后可用防尘罩罩好，经常用干毛刷清理镜头，建议使用无水酒精或擦镜纸清洁镜面，禁忌用水、含水的酒精和手指擦拭。

五、临床应用

数码裂隙灯可将患者的眼部情况以数字化存储，便于后期处理，在临床工作中有非常广泛的应用价值。

1. 客观记录病情，尤其是眼前节的疾病，可以打印后作为病例资料永久保存。在电脑中保存方便门诊患者复诊时快速回顾对比。

2. 可以录像，动态记录病情。

3. 显示器上同步显示，方便和患者解释病情及眼科教学等。

4. 电脑上存储后，使用软件的放大、测量等功能，可进一步分析病变的大小、形态的变化。

5. 网上传输交流，用于远程会诊，病例讨论等。

6. 记录典型病例，便于学术研究。

（周文宗）

主要参考文献

施殿雄. 实用眼科诊断[M]. 上海：上海科学技术出版社，2005:106-120.

第 3 章

角膜地形图

第一节 概述

角膜地形图（corneal topography）的概念源自于地质学描述地球表面地势高度的"地形图"，角膜地形图就是将角膜表面作为一个局部地势，采用不同的方法进行记录和分析。角膜地形图仪的全称是计算机辅助的角膜地形分析系统（computer-assisted corneal topographic analysis system），它是通过计算机将角膜形态进行数码化分析，并将所获得的信息以不同特征的彩色图来表现，因其貌似地理学中地形表面高低起伏的状态，故称为角膜地形图。它能够精确测量、分析全角膜前表面任意点的曲率，检测角膜屈光力，是研究角膜前表面形态的一种系统而全面的定量分析手段。在角膜病的检查、激光近视手术前的角膜状态评估、硬性透气性隐形眼镜（RGP）及角膜塑形镜（OK 镜）验配时的角膜测量中有着非常广泛的应用。

一、角膜成像技术的发展历史

在过去的数十年里，角膜成像技术有了很大发展，但定性和定量地准确评估角膜形态仍充满困难。虽然当前测量技术很多，但是角膜的非球面性、不规则性及非对称性限制了某些简单测量技术的实用性及可靠性。

（一）角膜曲率计（keratometry）

角膜曲率计是基于凸面的曲率半径与其反射像大小成比例这一原理设计的。1619 年，Christopher Scheiner 观察到不同半径的玻璃球面产生不同大小的反射像，他制作了一系列曲率递增的球面镜，然后通过比较和匹配受试者角膜与校准球面对窗框的反射像大小得到角膜的曲率。1637 年，Descartes 通过实验得到并发表了一个名为 le Diopterique 的基本光学原理，在其中详细描述了角膜和眼球的光学特性。1796 年，Ramsden 制作了一个角膜曲率测量仪，并用来验证 Keppler 提出的角膜曲率会随着调节而变化的假设。Ramsden 随后加入了放大装置，同时引入双像系统，通过操作使两个角膜反射像重合，以消除眼球运动和操作者估计所造成的误差。虽然这种方法至今仍在现代角膜曲率计中使用，但是在 1854 年 Helmholtz 对设备"重新改造"之前，并没有得到广泛的应用。1881 年，Javal 和 Schiotz 改进了 Helmholtz 的设备，并制作了用于临床的角膜曲率计，现在临床应用的 Haag-Streit 角膜曲率计依然采用这种设计，只是做了些微小的改进。

Helmholtz 当时所用的名词"检眼计"容易让人产生误解，因为"检眼计"一般用于测量整个眼球而不仅仅是角膜。而"角膜曲率计"（Bausch and Lomb 公司所用的商品名，图 3-1-1）

则能更好地描述了该仪器的真正用途，也成为现在眼科文献中最常用的名词。

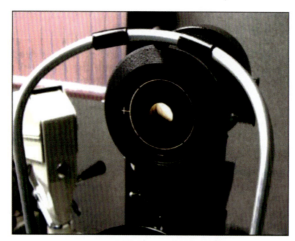

图 3-1-1　Bausch and Lomb 角膜曲率计

角膜曲率计能测量曲率半径是因为角膜前表面如同一个可以反射光线的凸面镜，这项技术本质上与 1619 年 Scheiner 所使用的一样。角膜曲率计的光学设计原理是通过测量反射像的大小而得出角膜前表面的曲率半径，其准确测量建立在测量范围内角膜中央曲率一致的基础上，同时还假设测量了瞳孔所在区域内的角膜。角膜曲率计所用的公式假设角膜表面是球面形、每条子午线上曲率半径一致且两条主子午线是正交的。由于某些疾病所造成的任何角膜前表面不规则都将导致光标变形，难以确定测量终点，明显的角膜瘢痕和不规则往往也不能得到有意义的测量结果。

现代的角膜曲率计与一个世纪前所用的非常相似，也有同样的限制。角膜曲率计仅利用角膜中央 3mm 范围内 4 个局部点的数据得出角膜曲率，因此不能提供角膜中央或周边各个点的角膜曲率。对于大多数的正常眼来说，在视轴上的角膜曲率是一致的，进行简单的测量就足以描述其曲率特征。但是对于扩张性角膜病变或屈光手术后所形成的非球面形角膜，简单的角膜曲率计则无法测量。

（二）角膜镜（keratoscopy）

由于角膜曲率计只能测量小范围的角膜，因此要了解全角膜的形态，则需要采取其他角膜成像设备，这使得角膜镜得以发展。

角膜镜技术最先是在 19 世纪 20 年代由 Cuignet 提出，这种最初的方法仅能发现角膜前表面明显的异常。1847 年，英国医师 Henry Goode 最先提出角膜镜概念，他将一方形的光标投射在患者角膜上，然后通过角膜镜观察反射像。19 世纪 80 年代，Antonio Placido 用一些发光的黑白相间的同心圆（后来人们称之为 Placido 盘）作为视标，中心有一个观察目镜用来进行校准，首次将这些角膜反射像拍摄下来。一般而言，Placido 盘的反射圆环在角膜陡峭处较为密集，平坦处较稀疏，角膜散光则表现为扁椭圆形的反射像。1898 年，Javal 尝试用 Placido 盘进行角膜形态的定量描述。到了 1896 年，Allver Gullstrand 第一次用角膜镜图像成功进行定量分析。角膜曲率计只能分析约 6% 的角膜面积，而角膜镜分析的面积可以达到 70%，这是由于眼球光学性质的限制，使得角膜周边反射的光线无法进入中央监视器或摄像头，故难以测量周边曲率。

虽然 Placido 盘用于角膜形态描述的引入已有 100 多年的历史，但这种测量方法至今仅发生了细微的变化，目前 Placido 盘仍然是用来测量角膜曲率最常用的设备。改良校准过的角膜镜使用了 Placido 盘，圆环位于圆柱的内表面呈"圆锥形"排列，这样能最大限度地扫描角膜的表面范围。目前大多数的角膜地形图仪器均使用这种改良的校准设计，通过计算机进行角膜地形分析。

这种技术的明显不足之处在于只有当角膜变形到一定程度才能被探测出来。假如角膜变形程度还很小，就无法被检测，然而此时患者视力可能已受明显影响。通常来说，只有散光大于 3D 时才能被传统的角膜镜探测到。相比于角膜曲率计，角膜镜最大的优势在于可以扫描更大范围的角膜表面，且能形成图像永久保存。

（三）摄像角膜地形图（video-keratoscopy）

虽然角膜镜已能提供定性分析的信息，但直到 1984 年 Klyce 将高速计算机分析与数码照相技术相结合，才使得过去较粗糙的角膜检测分析进入到高速计算机成像的领域。如图 3-1-2 所示，placido 环的图像在角膜表面被反射后，计算机程序通过分析这些同心环的空间位置关系或形状变化来获得角膜曲率。1987 年，首个色彩编码的角膜曲率图加速了计算机摄像角膜地形图的商业化发展。计算机化的摄像角膜地形图能通过角膜表面上千个点数字化信息生成详细的色彩编码，以描述角膜曲率。目前，摄像角膜地形图已经成为临床上评估角膜表面形态的重要工具。

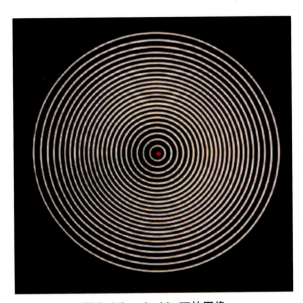

图 3-1-2　placido 环的图像

角膜地形图中用暖色如橙色或红色表示高屈光度，冷色如绿色或蓝色表示低屈光度。角膜地形图的尺度有多种，临床应用最广泛的要数绝对尺度、相对尺度和调整尺度。

1. 绝对尺度　就是指每一种色彩代表一个曲率。如蓝色代表长曲率，表示角膜平坦，红色代表短曲率，表示角膜陡峭。有的地形图仪将黄色定义为中间色，代表曲率为 44.5D，并以 1.5D 上下逐级变化，最大、最小值分别为 50.5D 和 35.5D。有些地形图仪的等级也有不同，如等级变化为 1D，中央黄色代表 43.0D。也有一些其他的等级为 0.25D、0.5D、1D 和 2D 不等。

绝对尺度的优点就是固定了色彩和屈光度之间的相应关系，不同的地形图可以比较，这样可以有效地监视随着时间变化的图形变化，或者监视手术前后图形的改变。

2. 相对尺度　与绝对尺度不同，相对尺度是计算机将已经建立好的数据在最大和最小之间进行细分，有的相对尺度将地形图分为 11 个等级。如果计算机发现最长的半径是 34D，最短的半径为 56D，总变化量为 22D，除以 11 个等级，每个级别为 2D。也有的相对尺度将曲率分为 14 个级别，或者等级间距可以为 0.25、0.50 和 1D 变化。

3. 调整尺度　目前所有的角膜地形仪都有改变尺度的特性，也就是尺度可以根据操作者的要求改变，也可以根据所得的数据来改变。比如，当所得的图形角膜曲率大小相差很大或者图像极不规则时，如果选用等级为 0.25D 就很麻烦。因为等级越多，产生的信息越复杂。当然，如果要绝对尺度，一些很小的变化可能不会被发现，我们可以增加等级量或者缩小间距来发现早期少量的异常。

角膜镜的基础算法是基于球面几何和近轴光学原理进行的，最常见的摄像角膜地形图是轴向（矢状面）图，适用于测量顺规散光及评估整体的不规则，但是在描述像差、真实形态和局部形态异常等方面则存在不足。

为了克服这种球面偏差，随后创建了很多算法，并尝试去更加准确地重建正常的非球面角膜。屈光手术对精确的角膜高度及曲率地形图的需求使得更少球面偏差的复杂算法得以发展，因而产生了切线方向和实时角膜曲率图。切线方向角膜曲率图提供了角膜表面重建所需的局部更详细信息，新的算法也使得角膜高度和形态的测量越来越精确。

虽然这些算法的发展改进了轴向角膜曲率图，但 Placido 盘的局限仍然存在，摄像角膜地形图的工作距离及 Placido 盘的大小共同影响了圆环的准确聚焦及测量仪器与患者角膜间的校准对齐过程；另外，要想获得准确的数据，所有的圆环都必须准确聚焦，但这对角膜周边而言尤其困难，若采用环状的透视图法，中央的角膜数据及其他有效信息则无法获得。大多数不规则角膜所产生的数据误差可以被先进的算法所消除，但是越不规则角膜，这类误差的消除就越困难。而且一旦角膜镜的发射圆环出现融合或交叉导致数据质量下降到一定程度，所有的数据都将会丢失。同样，这种方法也无法获得角膜后表面的数据。

考虑到角膜高度图的建立来源于曲率数据，为了从二维算法获得三维重建，准确的成像则显得相当重要。这种重建需要以一定的几何假设为前提，虽然在这些假设下对正常角膜的测量仍然相对准确，但在不规则角膜测量中则容易引起明显的误差。因此，在最近的二十多年里，非 Placido 原理的成像技术取得了重大的发展。

（四）基于高度数据的角膜地形图系统（elevation-based topography systems）

决定眼球光学性能最基本的因素是角膜和晶状体形态及折射率，然而传统角膜曲率图并没有直接测量角膜形态。真正的"角膜地形图"指的是角膜形态，需要构建出 x-y-z 坐标系。而基于 Placido 盘的系统依据对角膜的几何假设，从曲率数据推算构建这样的坐标系。显然直接测量 x-y-z 坐标是获得角膜形态的更好途径。

20 世纪 60 年代，Bonnet 首次发明了真正的基于高度数据的角膜地形图系统，他拍摄下角膜的立体照片并比较分析照片之间的差异以获得高度数据，这项技术后来被应用于商业化的 PAR 角膜地形图系统（PAR CTS）。PAR 角膜地形图系统利用光栅摄影方法获取角膜高度，通过投射一个已知几何形状的栅格到角膜前表面，照相系统从离轴方向观察分析栅格，然后用三角测量法计算出角膜高度。与 Placido 系统不同，这项技术不需要完整的角膜上皮以形成反射，但是需要对泪膜进行荧光染色。

1995 年，出现了使用光学截面测量角膜高度的 Obscan 系统，其利用裂隙扫描光束同时获得角膜前后表面的曲率和高度，利用三角测量法计算出角膜的前后表面形态，继而可以计算出角膜任意点的角膜斜率和曲率。Obscan 的数值分析计算及直接立体三角测量技术在本质上与

PAR CTS 非常相似，高度数据显示方法也与 Belin 在关于 PAR CTS 的首次描述中一致。由于裂隙扫描工作原理和默认角膜前后曲率比率固定，Obscan 系统也存在一些缺陷，且在屈光手术后和角膜基质透明度下降等情况下，对后表面的识别不准确，因此，在这些情况下与后表面相关的数据（如后表面高度、厚度等）存在很大误差，可靠性下降。

近年来，角膜断层扫描系统更多采用 Scheimpflu 照相技术，根据 Scheimpflug 原理，当被摄物体、镜头和影像三个平面的延长面相交于一点时，可获得全面清晰的影像，即景深大大增加。Scheimpflug 照相技术被认为比传统利用共轴透镜及胶片光学系统的照相机所获得的图像具有更高的空间准确性，因此，应用这种技术获得的角膜断层图像分辨率要明显高于普通的裂隙照相。测量过程中患者注视中央光源，Scheimpflug 摄像头围绕固定点旋转 180°进行拍摄，这样围绕固定点旋转拍摄能有效减少获取图像过程中由于微小眼动造成的伪差，测量定位更精确。Scheimpflug 摄像头通常会旋转若干次以达到匀速，固定获取图像可以减少加速或减速过程中可能产生的震动和图像伪影。计算机利用每幅图像上 2760 个数据点（取决于模式选择）或总共 138 000 个分析点来产生个体化高度图。临床上常使用的产品包括 Pentacam、Galilei、Sirius 等。

二、角膜地形图的优点和缺点

角膜地形图作为近年来广泛使用的角膜分析系统，较以往的角膜前表面分析方法有无可比拟的优点，同时也存在一些不足。

（一）角膜地形图的优点

1. 测量区域大，获取的信息量大。角膜曲率计仅能测量角膜总面积的 8%，而角膜地形图的可观测范围达到 95% 以上；数据点密度可以高达 34 环，以每环 256 个点计算，整个角膜可有 7000～8000 个数据点，有的还可以有上万个数据点，如 Pentacam 上的角膜地形图可以达到 13.8 万个数据点。

2. 屈光力测量范围广。对过于平坦或过于陡峭的角膜，均可准确测量屈光力。

3. 精确度高、误差小。角膜 8.0mm 范围内精确度高达 0～0.07D，由于使用实时数字视频技术，避免了因瞬目造成的数据影响。

4. 易于建立数学模型。由于采用 Placido 取像技术，以相对和绝对高度标志的球面减数图及角膜子午线曲率标志图，用高度点而非曲率来记录角膜表面变化。

5. 受角膜病变影响小。与角膜曲率计相比较，角膜地形图不仅可以对上皮缺损、溃疡、瘢痕的角膜进行检查，而且其检查的结果很少受角膜病变的影响，因此检查结果参考价值高。

6. 检查结果直观。由于采用伪彩色图，角膜上不同角膜曲率区域填充的颜色不同，其中暖色代表屈光力强的部位，冷色代表屈光力弱的部位，使角膜地形图显示的结果十分直观醒目。

7. 一机多用。角膜地形图不仅有测量角膜曲率、厚度等功能，新型角膜地形图仪还可以测量明视暗视下的瞳孔直径、角膜直径等。

（二）角膜地形图的缺点

1. 仪器价格昂贵。

2. 对周边角膜欠敏感。

3. 非球性成分增加时准确性降低。

4. 易受眼眶高、眼球凹陷程度的影响。

第二节 TMS-4N 角膜地形图仪

一、TMS-4N 角膜地形图仪系统概述

TMS-4N 角膜地形图仪采用 Windows XP 的操作系统，3s 内可获取多达 7936 点以组成图像，采用液晶显示器直接观察眼睛，推动操纵杆可快速获取完美的角膜地形图。采用可转换的 25 圈及 31 圈 Placido 取像装置，能获取清晰、细致的角膜地形图（图 3-2-1）。

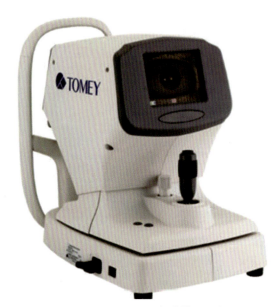

图 3-2-1　TMS-4N 角膜地形图仪

二、TMS-4N 角膜地形图操作流程

1. 半暗室，无红外线干扰。
2. 检查过程中保持安静，无人员走动。
3. 向患者说明检查过程，检查时使患者保持舒适，下颌放在下颌托上，头位摆正紧靠头带。
4. 打开电脑及角膜地形图 TMS-4N 软件。
5. 点击图标新建患者，输入患者信息，开始检查。复查患者，直接在患者目录中找到患者，即可检查（图 3-2-2）。
6. 嘱患者注视中央固视光。
7. 按下手柄按钮进入检查，开始捕获图像。检查时，需把十字架、患者瞳孔中心及反光点调整为三点一线。

三、TMS-4N 角膜地形图的结果判读

（一）TMS-4N 角膜地形图操作主界面（图 3-2-3）及图像浏览选项（图 3-2-4）

（二）常用参数（图 3-2-5）

（三）结果判读

TMS-4N 具有内容广泛的应用软件：单图、双图、多图，医师可以用所偏爱的等级标尺使

第 3 章　角膜地形图

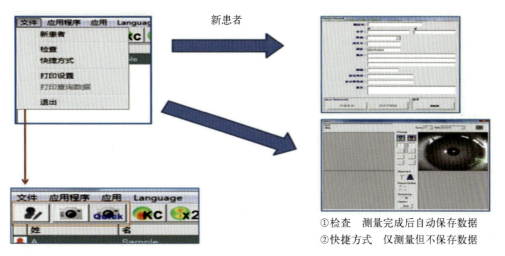

图 3-2-2　操作流程

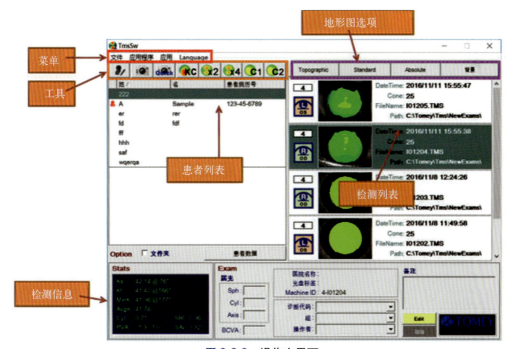

图 3-2-3　操作主界面

地形图符合自己的需求,自定义地形图类型等。傅立叶分析提供球镜相关的 3mm 和 6mm 直径范围的屈光信息,如规则散光、不对称和更高量阶的不规则散光。还有 Klyce 统计、圆锥角膜筛选、隆起顶点图及顶点变化地形图等。

1. 圆锥角膜筛选（Keratoconus Screening）　圆锥角膜筛选系统用于诊断圆锥角膜和对圆锥角膜的病程进行观察（图 3-2-6）。

圆锥角膜地形图筛选数值变化：①中央区角膜屈光力＞47D；②双眼角膜曲率不对称,差值＞1.26D；③双眼角膜中央屈光力值＞0.96D。

2. 屈光力差异图（Power Difference Map,图 3-2-7）　根据计算出的两张地形图的屈光力之差,显示出两个被检眼的角膜曲率变化图。图 3-2-7 显示了所要比较的两张地形图,以"Normalized

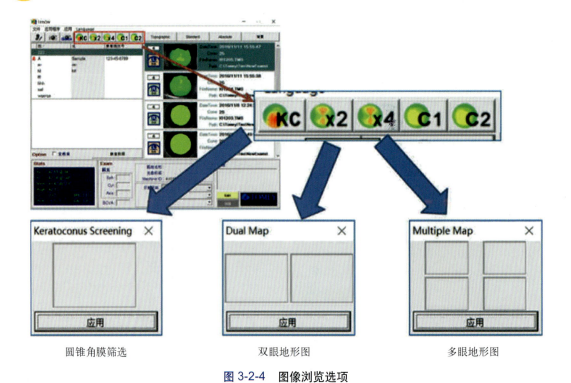

圆锥角膜筛选　　　　　　　双眼地形图　　　　　　　多眼地形图

图 3-2-4　图像浏览选项

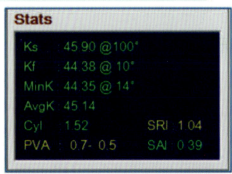

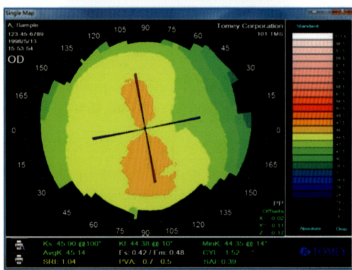

图 3-2-5　角膜地形图及相关参数（下）与检测信息表（上），下图右侧为地形图色阶

Ks：最大屈光力的子午线方向和数值，其中 Ks 的 s 是指 steep（陡峭）；Kf：与 Ks 成 90°夹角（垂直）的子午线方向及数值。Kf 中的 f 表示 flat（平缓）；MinK：最小屈光力的子午线方向和数值；AvgK：Ks 与 Kf 屈光力数值的平均值；Cyl：以屈光度 D 为单位表示 Ks 与 Kf 之间的屈光力差值，表示角膜圆柱成分；SRI：角膜规则指数；PVA：眼睛矫正的最高理想视力值；SAI：表层不对称指数；Es：在最大屈光力的子午线上椭圆角膜形状的偏离值；Em：在最小屈光力的子午线上椭圆角膜形状的偏离值

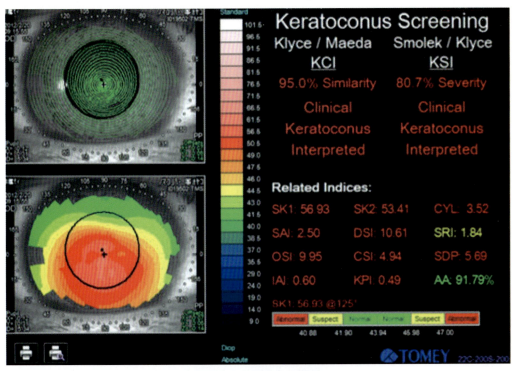

图 3-2-6 圆锥角膜筛选

KCI：圆锥角膜指数；KSI：圆锥角膜病程线性相关；SK1：最大屈光力及其所在的子午线；SK2：与 SK1 正交的子午线的屈光力；CYL：模拟角膜圆柱成分；SAI：表面对称指数；DSI：区域差异指数；OSI：相对称区域差异指数；CSI：中心、边缘指数；SDP：角膜屈光力标注差；IAI：不规则散光指数；KPI：圆锥角膜预期指数；AA：用百分比表示的可疑分析范围

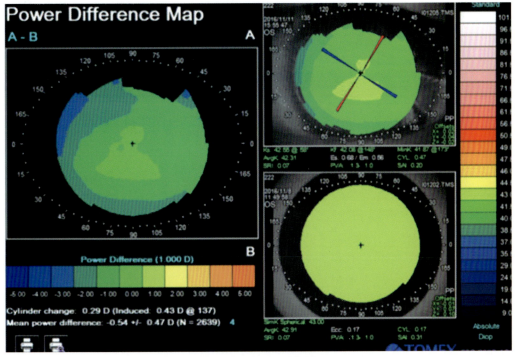

图 3-2-7 屈光力差异图

Scale（标准化比例）"显示的"Power Difference Map（屈光力差异图）"。同时显示了两张地形图散光的散光度指数。其中："Cylinder Change"表示这两张地形图散光度的差值。"Induced Cylinder"表示这两张地形图散光度量的变化和轴向的变化（使用 Norman Jaffee 的矢量计算公式求得）。"Induced Cylinder"的数值一般为正值，这一指数能帮助医师了解白内障手术后所引起的散光度大小和方向的变化。

3. Klyce 角膜统计值（Klyce Corneal Statistics）（图 3-2-8） 具有角膜光学特性统计功能，是由 Stephen D.klyce 发明的，包括以下信息：涂有绿色分析的角膜、角膜形状地形图、各种指数的详细说明，单击指数名称或其相应的数值，可以显示该指数。绿色表示正常，黄色表示注意，红色表示异常。

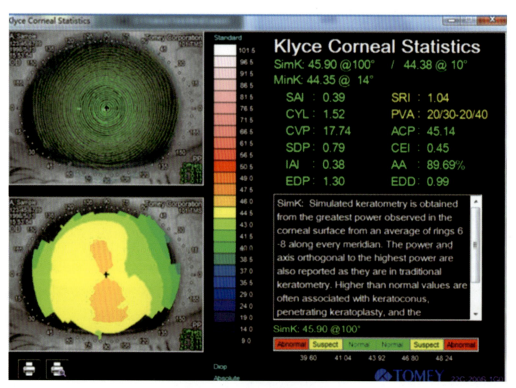

图 3-2-8　Klyce 角膜统计值

4. 标高地形图及高度变化图（图 3-2-9 和图 3-2-10） 用于显示角膜表面的高度与作为比较基准的高度的差异图。高度变化图显示两个被检眼的高度差异。

5. 地形图图像回顾　在"Map/video Review"显示方式下，可以在同一界面上同时显示 6 张绝对比例标准地形图（图 3-2-11）。在任何一张地形图上单击鼠标右键，都会出现"Option"菜单，可以选择"Zoom、Fourier Map、Video Format、Name Off（All）"和"Slide Making"等选项。

6. 角膜直径的测量　点击地形图出现地形图选择菜单，用鼠标拉出一条通过中心点的"TOWITE"水平线，得到的值就是角膜直径（图 3-2-12）。

7. 瞳孔直径的测量　点击地形图选择菜单，左下角 D 值就是瞳孔直径（图 3-2-13）。

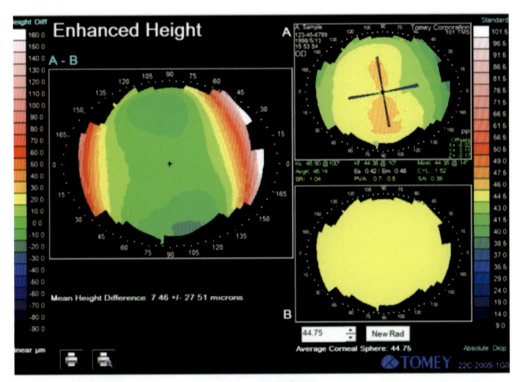

图 3-2-9 标高地形图

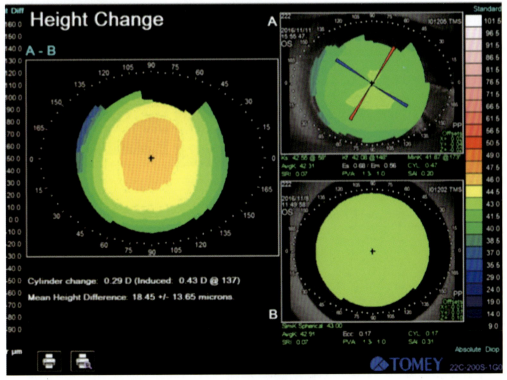

图 3-2-10 高度变化图

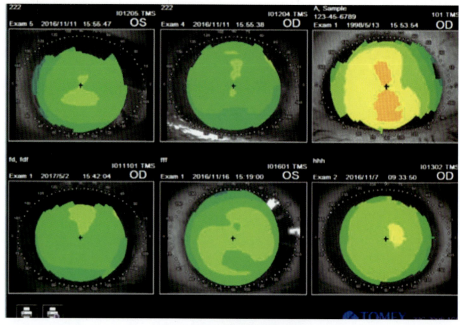

图 3-2-11　地形图图像回顾

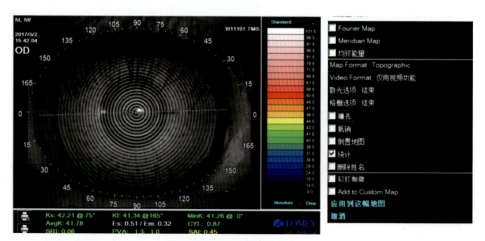

图 3-2-12　角膜直径的测量

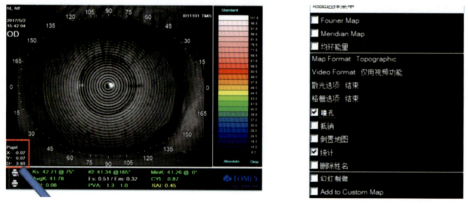

图 3-2-13　瞳孔直径的测量

（孙　鹏　巴新江）

第三节 Medmont E300 角膜地形图仪

一、Medmont E300 角膜地形图仪系统概述

澳大利亚 Medmont 公司生产的 E300 角膜地形图仪是一种使用 Placido 环测绘角膜表面的计算机视频角膜地形图仪,采用三维空间图像采集方式,以系列的显示图表示测量结果。

角膜地形图可以表达二维表面的坐标(笛卡尔坐标或极坐标)与三维曲率(mm)、屈光力(D)、角膜高度(mm)。此地形图可呈现二维彩色地形图或三维透视图。可根据不同曲率或角膜高度定义来显示图片。包括轴向曲率和屈光力、切向曲率和屈光力、屈光度、角膜高度、形状系数和最佳曲率半径。

Medmont E300 角膜地形图仪由两部分组成:Placido 环测绘机头及台面(图 3-3-1)、电脑 E300 软件。Placido 环测绘机头可测量角膜整体形态,Placido 环采用 32 个测量细环设计,越往周边,环分布越密集,采集点也越多,总计多达 102 000 个分析点。

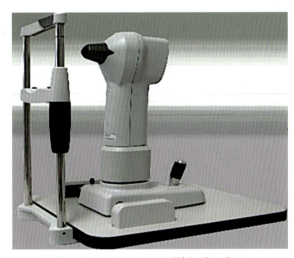

图 3-3-1 Placido 环测绘机头及台面

二、Medmont E300 角膜地形图仪检查操作流程

(一)操作准备

1. 仪器准备
(1)定期校准。
(2)消毒下颌托、额靠部位。
(3)打开电源,并调试好 MedmontE300 系统。

2. 检查者与患者准备
(1)让患者安坐于检查椅上,如有戴眼镜者取下眼镜。
(2)调整座椅高度,使患者坐姿舒适,前额接触额靠,下颌置于下颌托上,将下颌往前推,使患者眼部外眦与颌架侧方标志线对齐。
(3)嘱患者在检查过程中固视中心视标,保持头部和眼睛不动,眼尽量睁大且不眨眼睛。

（二）检测步骤

Medmont E300 角膜地形仪有 4 种检测类型：地形图、合成地形图、视频地形图、泪膜分析。根据需要选择相关类型的检测项目。

1. 地形图采集——标准角膜地形图

（1）询问患者基本信息，点击"主页"下的"新建"按钮，输入新患者信息（图 3-3-2）。

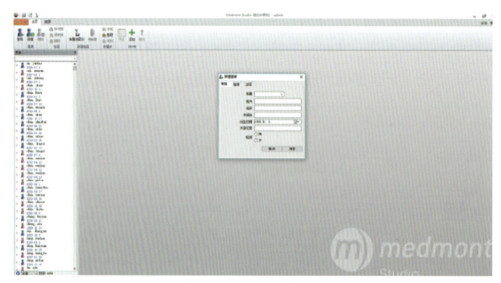

图 3-3-2　新患者信息录入

（2）点击"主页"下方的"角膜地图仪"，选择"地图仪"功能进入拍摄界面（图 3-3-3）。

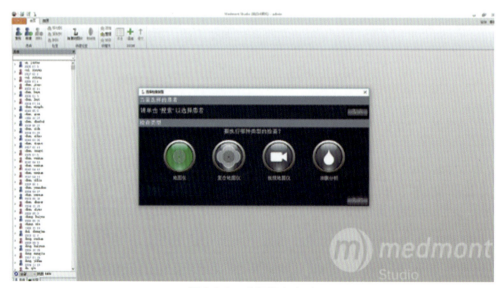

图 3-3-3　选择检查类型

（3）让患者注视绿色视标中心，并让患者一直盯着这个目标。

（4）使用操纵杆，根据屏幕提示调整 E300 与检测眼相应位置，使 Placido 环出现在荧幕中间并且红色条位于绿色水平线上。红线与绿线叠加在一起时，软件会自动采集图像，并显示在自动采集窗口底部的预览检查区域（图3-3-4）。

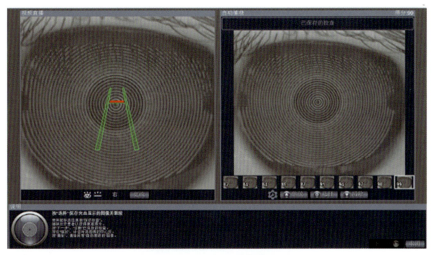

图 3-3-4　自动采集检查

（5）每个图像的采集质量评分按100分计，评分是建立在中心、焦点和眼睛运动的基础上。对于正常眼，应该在90分以上，模型眼得分最多可达100分。将获得最高得分的图像预览检查，并放大显示在自动采集窗口，选择好图片后点击"选择"进行保存。

2.合成地形图采集　采集5张覆盖角膜不同位置的图像，将它们合成到一起，形成有更大覆盖范围的单张图像。

（1）点击"主页"下方的"角膜地形图仪"，选择"合成地形图"功能进入拍摄界面。

（2）使用操纵杆，根据屏幕提示调整E300与检测眼相应位置，使Placido环出现在荧幕中间并且红色条位于绿色水平线上。红线与绿线叠加在一起，根据屏幕提示自动采集角膜中央部分和上下左右部分的图像。

（3）当采集轴偏离凝视位置时，屏幕提示将不会转到下一步（图3-3-5），需指导患者注视正确的方向，直至探测到瞳孔位于正确的位置，仪器自动采集图像（图3-3-6）。

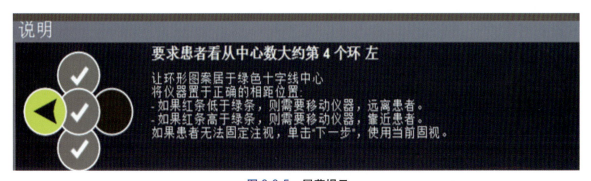

图 3-3-5　屏幕提示

3.视频地形图　按照最高每25帧的速度采集一系列地形图图像。

（1）点击"主页"下方的"角膜地形图仪"，选择"视频地形图"功能进入拍摄界面。

（2）点击"Capture（或空格键）"开始采集视频。

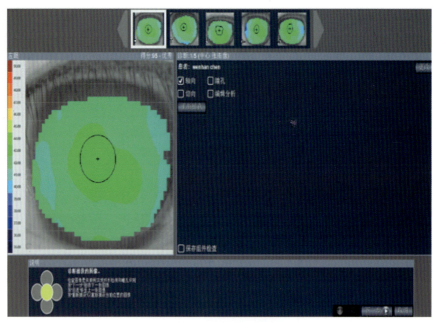

图 3-3-6　合成地形图采集

(3) 在达到最长持续时间前点击"Stop"按钮（或再次点击空格键），停止采集视频。

(4) 如果选择了"Auto analyse"选项的话，将自动分析视频，并且进入屏幕（图 3-3-7）。

(5) 点击"完成"按钮，保存视频，完成检测。

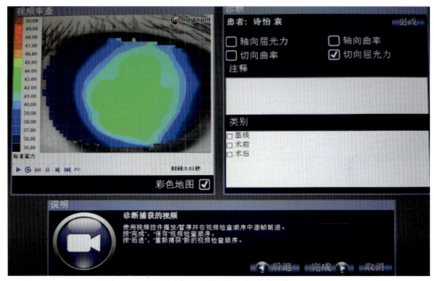

图 3-3-7　视频地形图采集

4. 泪膜采集

(1) 回到"主页"点击"泪膜分析"进入泪膜采集。

(2) 患者下颌不离开，操作者使用操纵杆，调整 E300 与检测眼相应位置，根据屏幕文字提示，嘱咐患者连续眨眼 2 次，测量过程中要患者尽可能睁大眼睛，坚持不眨眼。

(3) 采集最长持续时间或者患者再次眨眼，就会自动停止（图 3-3-8）。

（4）完成采集后，会自动分析采集到的图像，并显示泪膜查看屏幕，点击"下一步"进行数据保存并完成检测（图 3-3-9）。

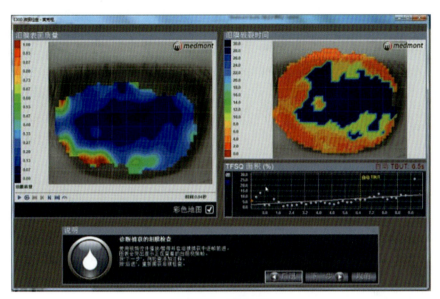

图 3-3-8　泪膜采集

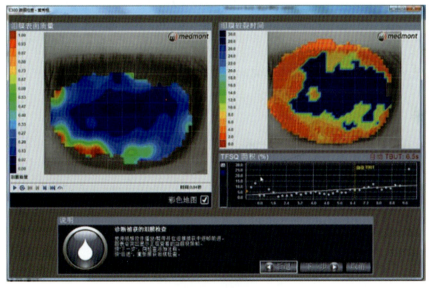

图 3-3-9　泪膜检测

三、结果判读

E300 软件提供了多种检查结果的查看模式，可查看轴向曲率图、切向曲率图、高度图、差异图和泪膜质量图等，可根据需求设置颜色和显示视图组合。

常用分析参数和数据（图 3-3-10）

1. Flat K/Steep K　显示沿角膜平坦轴和陡峭轴的角膜曲率和所在角度，显示单位为 D 或 mm。正常角膜 K 值一般在 41～46D，双眼 K 值相似。

2. Delta K 显示的是平坦轴和陡峭轴 K 值之间的差异，显示单位为 D 或 mm。

3. Flat E/Steep E 显示的是沿平坦轴和陡峭轴的角膜离心率。角膜中央 4mm 区域内近似球面，屈光度变化较小，到角膜周边屈光度逐渐降低，呈非球面变化。E 值越大，代表角膜曲率变化率越大。

4. IS 指数 它测量的是角膜中央下方和上方平均屈光度之间的差异，显示单位为 D。通 IS 值 > 1.26 被认为是异常。

5. 表面非对称指数（SAI） 反映的是角膜非对称性。随着角膜屈光力分布不对称的增长而增长，其正常值 < 0.5。

6. 表面规则指数（SRI） 反映的是角膜表面的不规则性。随着中央角膜不规则性的增加而增加，其正常值 < 0.5。

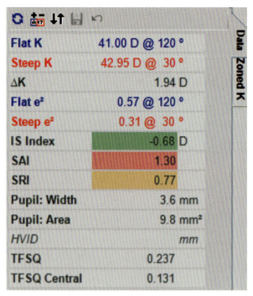

图 3-3-10 常用分析参数

7. HVID 测量的是水平可见虹膜直径，HVID 需要手动获取，显示单位为 mm。

（曾庆延　马　苗　江　露）

第四节　ALLEGRO Topolyzer VARIO 角膜地形图仪

一、ALLEGRO Topolyzer VARIO 角膜地形图仪系统概述

ALLEGRO Topolyzer VARIO 角膜地形图仪（图 3-4-1）由 3 部分组成：① Placido 盘投射系统；②实时图像监测系统；③计算机图像处理系统。它是基于 Placido 盘设计的角膜地形图系统，拥有 22 个同心圆环投射，计算用数据点 22 000 个，测量范围 3～38mm（角膜半径），9～99D（屈光度），测量精度 ±0.1D，重复性 ±0.1D，工作距离 80mm。

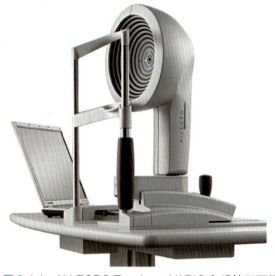

图 3-4-1　ALLEGRO Topolyzer VARIO 角膜地形图仪

二、ALLEGRO Topolyzer VARIO 角膜地形图仪操作流程

（一）操作准备

1. 系统开启并启动笔记本电脑　在启动角膜地形图仪和笔记本电脑后，启动其检查软件程序，显示患者数据管理系统（图 3-4-2）。

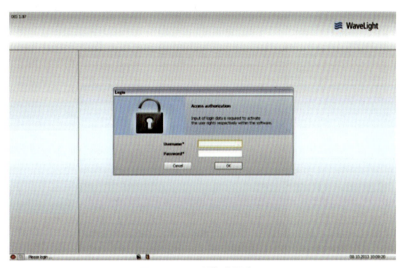

图 3-4-2　系统登录窗口

2. 在数据管理系统中选择患者或者输入新患者信息（图 3-4-3）

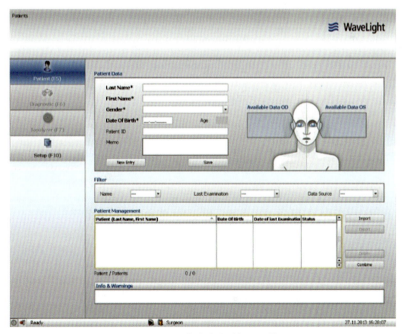

图 3-4-3　患者数据管理系统

3. 设备校准（每个月 1 次）
（1）放置模型眼以检测校准（图 3-4-4）。

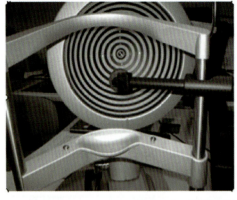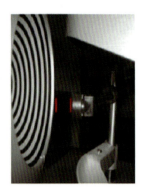

图 3-4-4 模型眼设置

(2)创建一位患者名"Calibration Test",或者选择用于此测试的"患者",进行检测(图 3-4-5)。

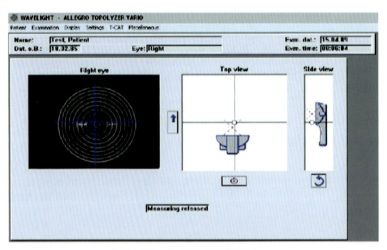

图 3-4-5 角膜地形图测量窗口

4.检查测量结果 为检查测量结果,图像的刻度和描述需要从屈光度改为毫米(mm)。点击位于菜单条或色彩条的设置,将"显示单位"和"K值"由屈光度改为毫米(mm)(图 3-4-6)。点击"Use"进行测试。

● 模型眼直径为 8.00mm,检查 Rh 和 Rv 值是否在 8mm±0.02mm(7.98～8.02mm)(图 3-4-7)。如果测量值不在要求范围内,则联系厂家工程师。

(二)检查操作

1.告知患者盯住角膜地形图仪中的黄色固视灯。

2.启动检查程序并从"Examination"(检查)菜单中选择"New Examination(Eye)"功能。此时,实时的摄像机图像出现在屏幕左侧。通过 X/Y 台调整角膜地形图仪,以使患者的眼睛位于摄像机的中央(粗调)。然后调整角膜地形图仪与患者之间的距离而使摄像机

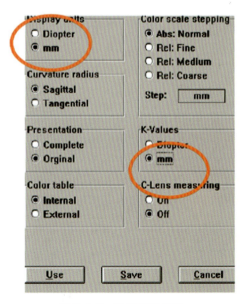

图 3-4-6 仪器校准设置

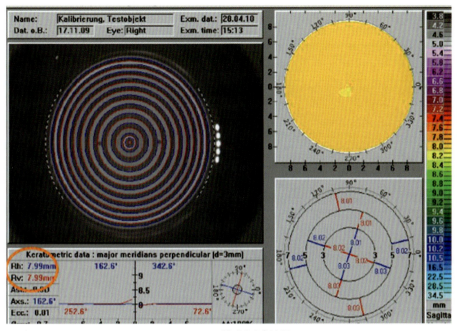

图 3-4-7 校准测试结果

上的图像聚焦尽可能清晰。

3. 当角膜地形图仪近于拍摄位置，则会自行测量距患者眼睛的距离并在摄像机图像旁边显示出俯视及侧视图，并显示往哪个方向移动才能达到拍摄位置（微调）。

4. 要求患者尽量的睁大眼睛，从而使得更大的角膜面积可以被测量。如果角膜地形图仪处于拍摄位置，则会自动进行测量（图 3-4-8）。

测量完成后，角膜图像会以数字方式传输至笔记本电脑并对图像进行自动处理，通过 Placido 系统的计算，得到角膜的几何表面及局部曲率半径，并自动进行保存，然后以总览图的

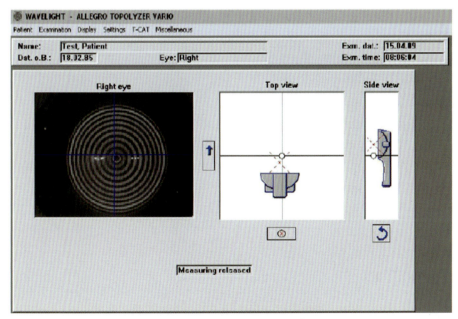

图 3-4-8 角膜地形图检查测试图

形式显示于屏幕上（图 3-4-9）。

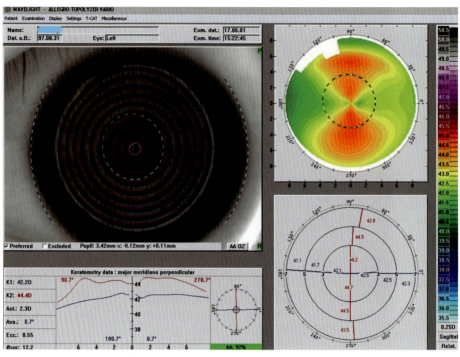

图 3-4-9　角膜地形图总览图

三、结果判读

ALLEGRO Topolyzer VARIO 角膜地形图有下列几种不同的图像显示与分析方式。

1. Overview Display（总览图，图 3-4-9）

（1）左上为患者信息：包括姓名、出生日期、眼别、检查日期等。

（2）左侧中央为简化的照相图：Placido 角膜图像输出时包含了相对应的数据，标识讯息有：

- 地图引导的导出。
- 瞳孔中心与角膜顶点定位位置。
- 生物比对数据提示绿色、红色标识。

（3）右上为彩色地形图。

（4）右侧边条为色阶条，是与颜色相对应的曲率半径列表。

（5）左下为角膜曲率计数据：在角膜 3mm 测量环基础上确定了两条主要子午线。根据定义，该两条子午线彼此间的夹角为 90°。该区域的右侧可以在一幅小图中看到它们的位置。从中心到边缘，两条主要子午线上的曲率轮廓显示于图的中央区。另外，常用的角膜曲率计值显示于图的左侧。

K1：角膜中央的水平曲率。
K2：角膜中央的垂直曲率。
Ast：角膜中央的散光。
Axs：散光轴。
Ecc：角膜的平均偏心率。

Øcor：角膜直径（虹膜）。

AA：分析区域。给出角膜表面实际测量区域占整个测量区域的百分比。

（6）右下角为峰值的数字显示：对角膜地形图进行一个快速的分析，确定了角膜上不同测量环（直径 3mm，5mm 和 7mm）上曲率的最大值与最小值。这些值以位置相关的形式显示出来，因此，散光的大小与其位置角度便很容易地被辨别。最大的曲率值以红色显示，而最小的曲率值以蓝色显示。

点"AA OZ"按钮（图 3-4-10A）可以显示光学区分析视窗，所有的资料覆盖率将指示出 6.5mm 与 5.5mm 的光学区（图 3-4-10B）。

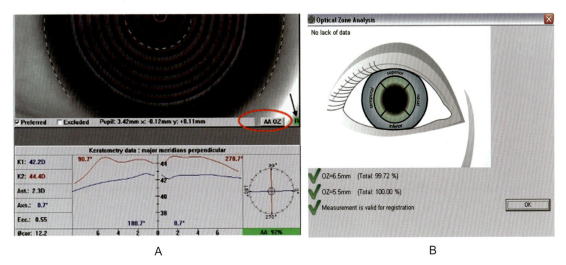

图 3-4-10　地形图覆盖面积分析

有效的分析区域标准为：每 1/4 象限资料的覆盖率应≥ 90%，充足的资料截取将会在"AA OZ"按钮右侧有绿色指示"R"显示（图 3-4-10A 黑箭）。

4 个象限有充足的测量数据，软件将在角膜图像下方的"Preferred"自动打勾标记（建议的），在角膜图像的右上角也将出现绿色"P"的标记。

一个测量资料如果都符合条件要求，角膜图像的右下角将会出现绿色"R"，表示可以用于虹膜定位使用。虹膜定位主要用于：角巩膜缘直径的测量、瞳孔资料讯息、虹膜特征截取（虹膜品质）。

2. 角膜地形参数分析图（图 3-4-11）　利用所测量的角膜表面数据可以计算不同的系数。角膜系数允许由角膜地形图仪测得的大量数据简化为几个特征值，这些特征值可以给出角膜表面的形状。而且，对于角膜还进行了一个分级（例如，圆锥角膜第 2 阶段）。这种对于角膜相关数据的全面使用，可以对广泛的角膜异常进行早期甄别。

角膜地形参数分析图分以下几个区域。

（1）左上为垂直偏中心（Decentration Vertical）显示，是根据高度数据的傅立叶分析而计算的。结合球面成分和垂直偏中心成分（二者均产生于高度数据），使之可能说明圆锥角膜发展阶段和不同的严重度。

（2）上方中部左侧为各种指数（Indices）显示：

ISV（Index of Surface Variance，表面变化指数）。给出个体角膜曲率半径距离平均值的偏离值。可以突显角膜表面的所有不规则（斑痕、散光、由接触镜所造成的变形、圆锥角膜等）。

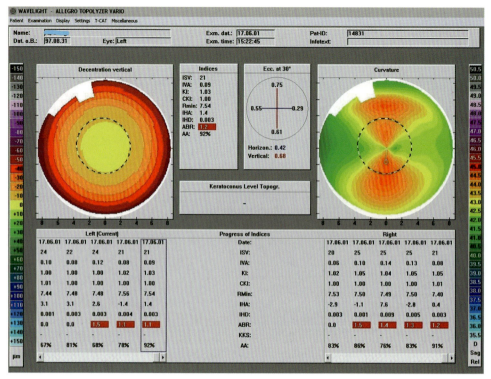

图 3-4-11　角膜地形参数分析图

IVA（Index of Vertical Asymmetry，垂直非对称性指数）。IVA 是所有差异量的平均值，可以给出角膜以水平子午线为反射轴上下曲率对称的程度。该差异为上段每个点的矢状半径与下段错开 180°的每个点的矢状半径的累积差异。当遇到不对称散光、圆锥角膜或角膜隆起时就会突显。

KI（Keratoconus-Index，圆锥角膜指数）。KI 是上段和下段的矢状半径平均值的比例，在圆锥角膜时会突显。

CKI（Center Keratoconus-Index，中心圆锥角膜指数）。CKI 与 KI 相似，是中心环与周边环的矢状半径平均值的比例，尤其在中心圆锥角膜时会突显。

RMin 给出全部测量区域中最小的曲率半径。RMin 在圆锥角膜中非常小。

IHA（Index of Height Asymmetry，高度非对称性指数）。给出以水平子午线为反射轴对称的高度数据对称程度。将上段中的每个点与下段中的每个点进行对比，可以反映在反射轴上。对绝对高度的平均差异进行累积，无须累加一个值。类似于 IVA，但有时更灵敏。

IHD（Index of Height Decentration，高度偏中心指数）。计算来源于高度数值的傅立叶分析，该指数给出了在垂直方向上偏中心的程度。因此，该棱镜组件值以绝对高度值的形式累积在 3mm 半径的环上。在圆锥角膜时突显。

ABR（Aberration coefficient，像差系数）。计算源于 Zernike 分析数据。如果没有非正常角膜像差，ABR 为 0.0，否则 ABR 会为 1.0 或更大，这要看像差的程度。

KKS（Keratoconus Stage，圆锥角膜阶段）。基于地形图测量数据，这个指数是根据 Amsler 的典型圆锥角膜发展阶段模式来设计的。

AA（Analyzed Area，分析区）。给出角膜表面实际测量区与整个测量区的百分比。

角膜地形图仪会将所测量的数据与正常人群的平均值及标准差进行比较。如果所测量的值超过标准差 2.5 倍，则被认为是非正常的，而且用黄色突显。对于病态值，例如，超过标准差 3 倍以上，则用红色突显。

（3）上方中部右侧的"Ecc at 30°"显示了每条半子午线所对应的 30°处的角膜偏心率图表。这个简图考虑了中心曲率的轴向位置。红色轴代表的是较陡的子午线，蓝色代表的是较平的子午线。在偏心率图下方显示了两个主要方向偏心率的平均值。

（4）右上 Curvature（曲率），包含矢量或切向半径图，以及如何在两者间进行切换。

（5）正中央的"Keratoconus Level Topogr（圆锥角膜分级地形图）区域"。是基于几个指数的结合，给出了怀疑为圆锥角膜的发展阶段。除了可以提供任何 1～4 级的分级外，它还可以将怀疑为初始圆锥角膜显示为"可能"。

（6）下方的"Progress of Indices（指数发展）"及两侧以下区域列出了患者迄今为止左、右眼不同时间所测得的各种指数。用这种方式，可以将两眼的新旧测量指数放在一起进行比较。

3. 高度图（图 3-4-12）

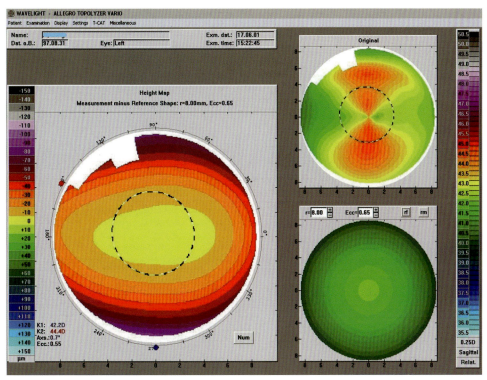

图 3-4-12　高度图

（1）使用高度数据有以下优点

①高度数据给出的角膜表面形状更加精确地反映了真实的情况。它们可以直接被用于荧光图像的模拟显示，以及用于计算接触镜的后表面。接触镜的荧光图像对比显示，给一个圆锥角膜的顶点进行定位时，荧光图像远比人们通常所用的、基于矢量图和切向图的显示方法更精确。

②高度数据包含了多种信息，当然这些信息只有得到进一步计算后才可用。

③高度数据可用于定义标准，而不依赖于所使用的何种类型的设备。

④高度数据对于固定的模型眼来说相对比较稳定，因此减少了假性圆锥角膜发生的可能性。

⑤通过 Zernike 系数的方式，高度数据可以作为分析角膜表面各种像差的一个起点。此外，

还可用于量化圆锥角膜。

⑥理论上，高度数据使确定从原始测量中需要去掉多少角膜才可以产生一个理想的角膜表面成为可能。

（2）高度图分以下几个区域

①左边的大图为高度数据图，显示为测量点（角膜）与拟合球面之间的差值。位于左下方的数字给出了模拟的角膜地形图相关值，包括水平与垂直曲率、轴位和30°内的平均偏心率。点击"Num"键会显示一个极坐标系和局部高度数据。

②右上为患者实测的角膜地形图。

③右下为标准拟合球面。

4. **角膜非球面性参数图**（图 3-4-13） 角膜非球面性参数图分以下几个区域。

（1）左上为主要子午线的偏心率、非球面性或矢量曲率。单位可以选择"Degree（度数）""mm""Num.Ecc.""Q"和"Sag.rad."，并且也可以选择度数值和"mm"值。

（2）左下为角膜曲率计数据。

（3）右上为不同大小测量环上的角膜非球面数据。

（4）右下为地形图像。

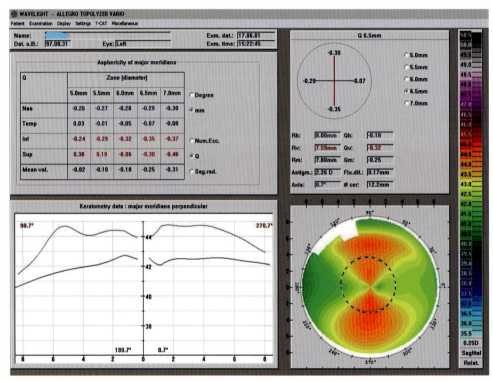

图 3-4-13　角膜非球面性参数图

5. Placido 图像及角膜、虹膜原始数据图（图 3-4-14）

（1）中央区为角膜图像，包含 Placido 角膜映射图像、虹膜图像、瞳孔位置等。

（2）下方有 3 个功能按键

● 左边为 [Rings]，测量用的角膜图像以原尺寸显示，在图像处理过程中环边缘确定可以通过 [Rings] 键插入（且可以随后删除），这可以使图像的处理及对于 Placido 系统反射的一个细节的评估进行精确地控制。
- 中央为 [Placido/IR]，可以检查"Placido 环图像"和"IR 图像"
- 右侧为 [Pupil/Iris]，可以标注虹膜及瞳孔的边缘，以检查角膜直径的尺寸。

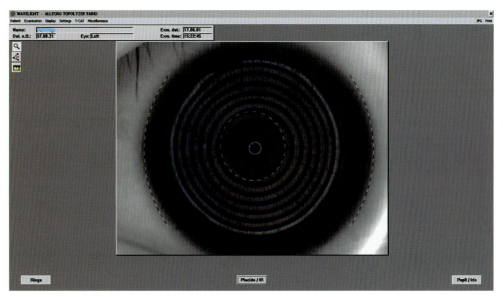

图 3-4-14　Placido 原始数据图

6. 角膜曲率对比图（图 3-4-15）

（1）右侧上下两幅图分别是同一眼不同时间的角膜地形图（如角膜屈光手术前后），左侧

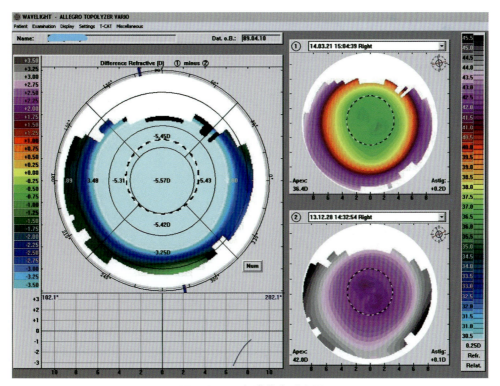

图 3-4-15　角膜曲率对比图

为图①和图②的对比图，由图①和图②所得角膜曲率变化值组成。

(2) 图中还有以下按键

- NUM 点击"NUM"键，可以将屈光差异图划分为几个区域。可以根据该区域内的测量点来计算平均屈光差异，并显示在中心位置。该数值代表了整个区域的平均屈光差异，而不仅仅是一个点。
- Color Bar（色阶条）：屈光对比图左侧的色阶条显示了屈光折射度的色阶，以鼠标左键点击色阶条来改变色阶，可以使用更小或更大的屈光间隔来说明曲率的变化。
- Apex：在右上图和右下图的左下角为2次检查测得的中央角膜曲率。
- Astigmatism（散光）：在右上图和右下图的右下角为2次检查测得的散光情况。

7. 比较四图（图 3-4-16） 比较四图可以比较同一位患者不同时间检查的差异，以评价角膜的发展趋势。它同时还起到评价准分子激光治疗效果的作用。最多可以同时取四幅图进行彼此间的比较。

可以通过计算两幅图的差值来确定不同图之间的差异，显示在左下角的区域（至少要调入两幅图的数据才可以如此显示）。

在"Map"激活框，可以选择哪一幅图减去哪一幅图。结果会以伪彩图的方式显示。D 数值所代表的值可以参考左边所列的图例。

用鼠标点击地形图上的任何位置都会在鼠标上产生一个该位置的曲率值。而比较图则只显示对比后的结果值。

比较四图对同一时间连续检查的地形图进行重复性比较，重复性好的地形图才可以用于地形图引导的角膜屈光手术。

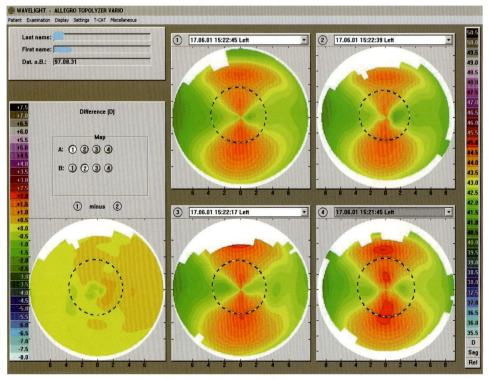

图 3-4-16 比较四图

8. 角膜像差图（图3-4-17） 所谓像差就是指光学系统中的成像缺陷，物理光学上把像差称之为波前像差或波阵面像差。是点光源发出的球面波经光学系统后形成的波形与理想球面波之间的距离。而波前像差的内涵可以通过Zernike多项式周期表或球差彗差等几何像差来表达。

Zernike多项式通常用于说明波前。荷兰物理学家和诺贝尔奖获得者Frits Zernike（1888—1966年，对比相位显微镜的发明者）成功地用数学的方法再现了一个实际波前与一个理想波前的差值，并用多项式的和来表示。其中的每一项都根据其所代表的像的缺陷来命名（例如，散光、彗差和球差等）。

角膜地形图仪在所测量的高度数据上进行了一个Zernike分析。它为每一个Zernike多项式计算出了一个系数，这个系数可以反映该多项式对于高度数据的贡献有多大。

角膜像差图分以下几个区域。

（1）左边显示的是一个三维或二维图像，代表所有被激活的Zernike多项式，该显示产生时会自动分配色阶，左边的色阶条代表了哪种颜色对应于什么高度值。

（2）"Display"区（接近图的中央）可以进行从3D到2D间高度显示模式的切换。但在3D显示给出了一个非常直观的高度图形的同时，有时不方便确定在角膜上某些位置的精确高度。而2D显示却可以只简单地点击鼠标左键，就可以知道角膜上任何位置的高度。此外，软件会自动确认最高点（顶点），并将其用一个黑色的十字标注于图像之上。该点的高度（最大）将随其位置一起显示（X-Pos：和Y-Pos：）。这个高度值用于量化圆锥角膜的程度。

（3）右侧为Zernike多项式。多项式可以通过点击相应的复选框来单个激活或解除激活状态。

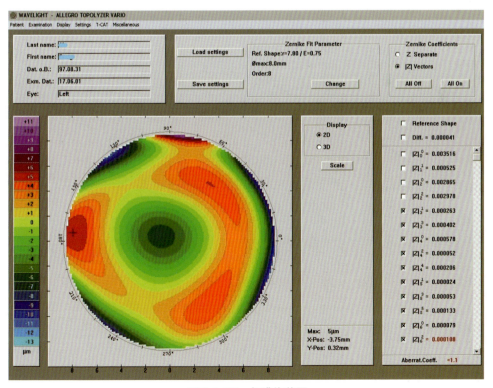

图3-4-17 角膜像差图

9. 傅立叶分析图（图3-4-18） 傅立叶分析以法国物理学家Jean Baptiste Joseph Fourier（1768—1830年）命名，该数学方法可以使任何周期性函数分解为由sine与cosine表达的函数。

通过对角膜图像分解成为一个个独立的成分,角膜地形图仪以上述的方式对其进行傅立叶分析。第一步将图分成一个个单独的同心圆环。然后通过傅立叶转换的方式将每一个环分解成为分离的 sine 与 cosine 波。所有环所分解的成分被重新组合并在单独的图中显示,分别为零阶、第一阶、第二阶成分等。

傅立叶分析图分以下几个区域。

(1) 图左侧中央为角膜地形图原图。

(2) 左下方为傅立叶系数,是基于单个成分的计算而产生的系数,使得对角膜的有一个快速的数字化说明。

- Spherical Rmin(球镜最小半径):球镜成分中最小的曲率半径。
- Spher.Eccentricity(球镜偏心率):根据球镜成分而计算出的角膜偏心率。该值是根据矢量半径的方法来确定的,注意不要与 30°偏心率混淆。
- Max.Decentration(最大偏心率):在"偏中心"图中的最大值及其位置。
- Astigma.Central(中心散光):规则的中心散光曲率差及轴位置。
- Astigma.Peripheral(周边散光):规则的周边散光曲率差及轴位置。
- Irregularities(不规则性):"不规则性"图中所有偏离的平均值。

(3) 右侧 4 张图如下

- "Spherical equ.(等值球镜)"最小的曲率半径较陡,于矢量图中通常小于 6.93mm(于切向图中小于 6.87),同时偏心率可能超过 0.85。然而,两个参数都可能有相当大的变化,不可彼此单独用于指标。
- "Decentration+spher.(偏中心+球镜)"偏中心的方向通常为垂直或大致垂直(与正常眼

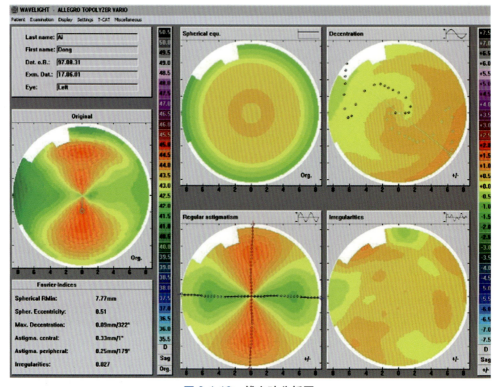

图 3-4-18 傅立叶分析图

的水平或大致水平方向相反），并且还要看圆锥顶点的位置，这一点在组合显示模式中表现得非常明显。偏中心的程度通常要比正常眼大，超过 0.45mm。但是该参数同样会有变化，不可用作一个指标。

- "Regular astigmatism（规则散光）"在散光中轴应为一条直线，然而在圆锥角膜中经常发生从中心到边缘旋转的情况，因此表现为一个螺旋状。
- "Irregularities（不规则性）"及"不规则性 + 等值球镜"在不同严重程度的圆锥角膜地形图中，或多或少地可以看到清晰边缘的三或四叶形，这些是高阶角膜像差的表现。结合这些伴有等值球镜的不规则性，通常会使其表现得更加清晰。

（韩贤奎）

第五节 OCULUS Keratograph D 角膜地形图仪

一、OCULUS Keratograph D 角膜地形图仪系统概述

由德国 OCULUS 公司生产的第四代角膜地形图仪 Keratography D（图 3-5-1）是基于 Placido 盘成像原理，把明暗相间的同心圆环形视标投射在患者的角膜上，然后通过电子计算机计算出角膜的曲率和形态。

二、操作流程

（一）操作准备

患者信息录入

（1）在电脑桌面上双击"Keratograph"图标，进入患者管理界面（图 3-5-2）。

（2）新建患者信息：点击"New"，输入"Last name、First name""Dat.o.B、ID Number"，点击"Save"保存（图 3-5-3）。

（二）检查操作

点击"New examination（eye）"进入角膜地形图测量界面（图 3-5-4），调节升降台，额托和下颌托，患者注视正前方黄色固视灯并尽量不眨眼。根据操作界面提示调节滑台和手柄，当两个红色交叉点进入小圆圈内则系统自动对焦完成，完成拍摄，数据自动保存，"Overview"界面会自动弹出。同样的步骤可以进行另一只眼的拍摄。

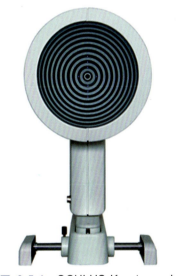

图 3-5-1 OCULUS Keratograph D 角膜地形图仪

> **注意**：操作检查之前需要和患者沟通检查的过程，让患者有心理准备，正确的引导患者配合测量可以大大提高检查结果的准确性，特别是在"Pupillometry"和"NIK-BUT"的测量时。对焦时建议先将正面角膜图像调至清晰，十字线对准瞳孔中心，再调节上下方向。嘱患者尽量睁大眼睛，让泪液均匀地分布在角膜表面，再微调前后方向即可完成操作。

点击"Examination"，在下拉菜单中选择检查模式。主要检查模式如图 3-5-5。

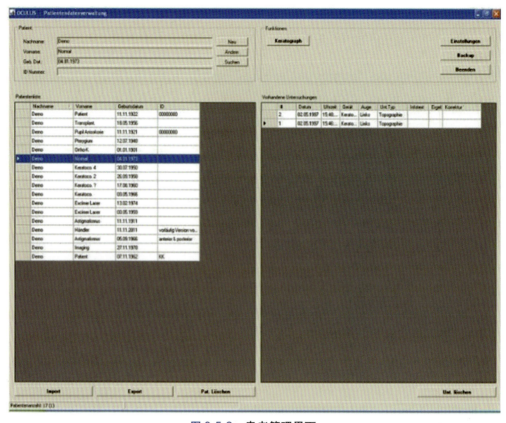

图 3-5-2　患者管理界面

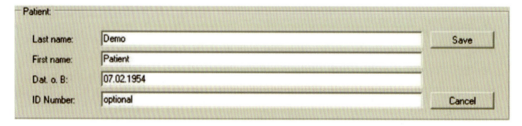

图 3-5-3　患者信息录入

三、结果判读

（一）检查结果浏览界面

OCULUS Keratograph D 角膜地形图仪的检查结果浏览界面（图 3-5-6）主要分为数据区和地形图区。

1. 数据区（左下红线框）　主要测量参数包含：水平角膜曲率（Rh）、垂直角膜曲率（Rv）、平均 E 值、角膜散光、角膜直径（WTW）、有效角膜区域指标 AA（AA 需测量范围＞70%，才能保证数据的有效性）等。

2. 地形图区（右侧红线框）　主要包含：角膜地形图的整体轮廓和角膜散光的分布、各个象限的曲率变化及地形图相对标尺和绝对标尺的调整。

角膜地形图通常以角膜曲率来描述角膜表面的弯曲度。可以用屈光度（D）或者曲率半径

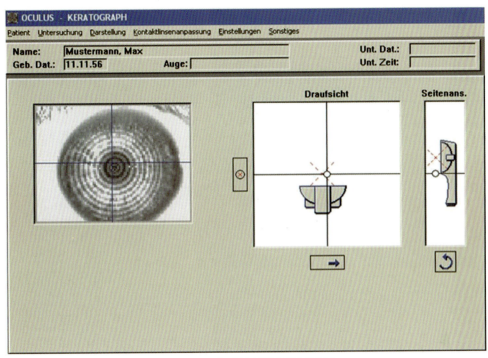

图 3-5-4　角膜地形图仪测量界面

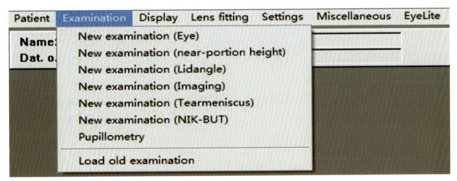

图 3-5-5　选择检查模式

New examination（eye）：常规角膜地形图仪测量

New examination（near-portion height）：近用区高度测量

New examination（Lidangle）：开眼角测量（用于软性散光隐形眼镜）

New examination（Imaging）：拍摄视频和图片（用于荧光素染色和配适观察）

New examination（Tearmeniscus）：泪河高度测量（用于干眼测量）

New examination（NIK-BUT）：非侵入式泪膜破裂时间测量（用于干眼测量）

Pupillometry：瞳孔直径测量

（mm）表达，两者是可相互换算的 [若以模型眼的角膜屈光指数折算，屈光度 =（1.3375 − 1）/ r×1000]。它们都是反映角膜对平行光线的曲折能力，屈光度（D）越大，曲率半径（mm）反而越小，角膜在某点的形态就越弯曲。反之，角膜在某点形态越平坦。此外，还有表示角膜中央到周边曲率的变化速率的 E 值。一般来说，E 值越大角膜中央到周边的曲率变化越快，反之亦然。

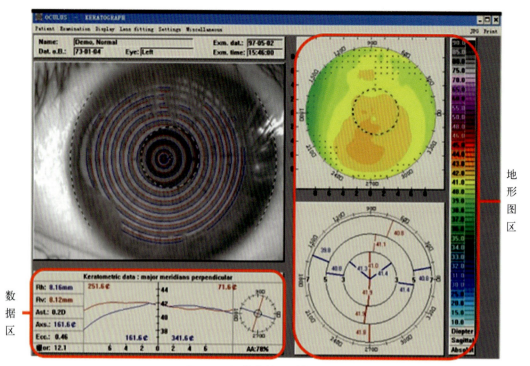

图 3-5-6　检查结果浏览界面

当 E 值 = 0 时表示圆形。

当 $0 < E < 1$ 时表示椭圆形。

当 E 值 = 1 时表示抛物线形。

当 E 值 > 1 时表示双曲线形。

(二) OCULUS Keratograph D 角膜地形图仪常用参数

表面偏差指数 (ISV):个体角膜曲率半径与平均值的偏差,角膜表面不规则时这个值升高,例如:接触镜、大散光、瘢痕、圆锥角膜等。

垂直方向不对称指数 (IVA):研究角膜上半部分与下半部分的对称性,散光、圆锥角膜,或者是角膜扩张时此值增大。

圆锥角膜指数 (KI):圆锥角膜时此值显著增加。

中央区圆锥角膜指数 (CKI):中央区圆锥角膜时此值显著增加。

最小曲率半径 (RMIN):即曲率的最大值。

高度不对称 (IHA):角膜上半部分与下半部分的不对称性。与 IVA 类似,但更敏感。

高度偏心 (IHD):根据傅立叶分析,垂直方向的高度偏心。

总相差 (ABR):根据 Zernike 公式,总相差大于 1,相差越大此值越大。

圆锥角膜分级 (KKS):根据 Amsler 分级标准将圆锥角膜分级。

分析区域 (AA):角膜被地形图分析的区域。

在眼科临床工作中,特别是在视光领域和角膜屈光手术等方面,这些参数运用较为广泛,在新一代升级的产品 Keratograph5M 中,还升级了对泪膜、泪液和睑板腺的测量精准度,其在干眼方面的运用也越来越多。

(三) OCULUS Keratograph D 角膜地形图仪应用模式

1. 硬性角膜接触镜数据采集与分析　自动采集的高可重复性前表面角膜地形图,全面的角膜曲率数据——曲率、角膜散光、瞳孔直径、角膜直径、非球面指数（ECC/Q 值）等。对于验配角膜塑形镜和 RGP 常用的数据都直观地显示在数据区，给临床验配医师数据采集与分析提供便利，快速选出试戴片。图 3-5-7 和图 3-5-8 为左、右眼拍摄的地形图。

对于角膜塑形镜的验配来说，E 值越大，表示角膜弧面中心顶点到边缘的曲率半径差值越大，角膜中央上皮向中周边部移行的空间越大，塑形效果越好。

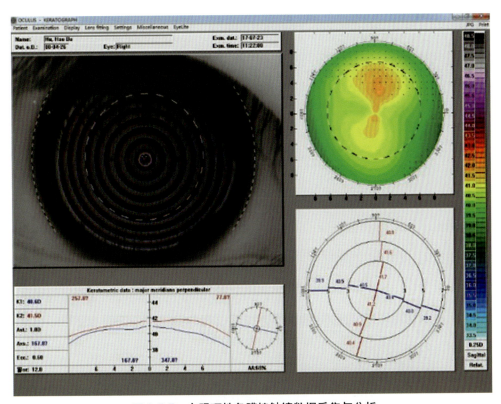

图 3-5-7　右眼硬性角膜接触镜数据采集与分析

2. 拍摄动态视频或者图片，观察硬性隐形眼镜配适情况　常规拍照时，可观察隐形眼镜的中心定位和活动度，替代裂隙灯观察隐形眼镜的配适情况。模拟钴蓝光，拍摄荧光素染色情况，观察配适松紧度（图 3-5-9）。

3. 角膜塑形镜佩戴后效果评估与镜片调整的参考依据　在验配及复查患者时，偏位或视力欠佳者常需调整镜片参数，这时需要用到地形图的各种显示模式，如高度图、差异图、比较图、轴向图与切向图等，都能快速在导航栏调出。

高度图（图 3-5-10）：是以完全标准的角膜形态作为一个拟合球面的参照，比标准拟合球面高的地方用正数表示；比标准拟合球面低的地方用负数表示。一般在 Keratograph D 地形图上会标注一个红色和蓝色的圆点，分别表示角膜的最陡峭和最平坦的部分。通过角膜中央到周边 4mm 的高度差值，我们可以大概评估患者适合用常规片还是环曲面镜片。一般高度差＞30μm 提示需要用到环曲面设计的镜片才能达到更好的塑形效果。

差异图（图 3-5-11）：反映的是两个地形图之间相对比的结果。把两张不同时段的地形图放在一起做对比，得到不同时段的差异，并且用图像表示出来就是差异图。差异图可以在不同的模式下进行比较（轴向、切向、高度图、屈光图）。在角膜塑形镜的验配中比较常用的是屈

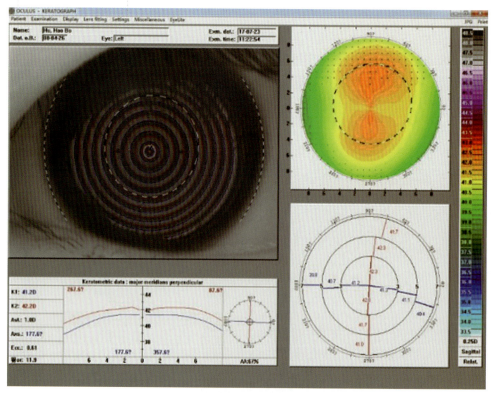

图 3-5-8　左眼硬性角膜接触镜数据采集与分析

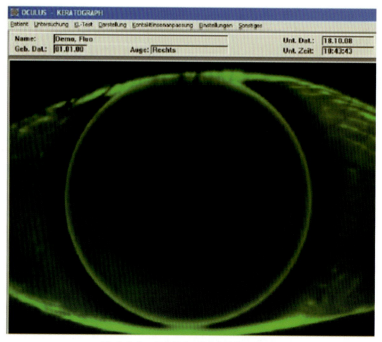

图 3-5-9　RGP 标准配适荧光染色

光差异图和切向差异图。切向差异图能更加细致的反映佩戴角膜塑形镜的位置和屈光度的变化，也是后期调整镜片的重要参考（是否有完整的离焦环）。

比较四图（图 3-5-12 和图 3-5-13）：在角膜塑形镜患者的复查中较为常用，能分别比较左

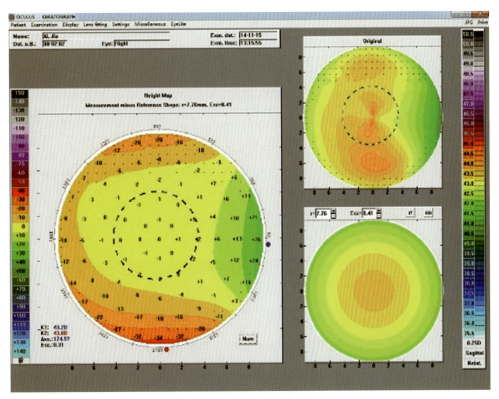

图 3-5-10　高度图

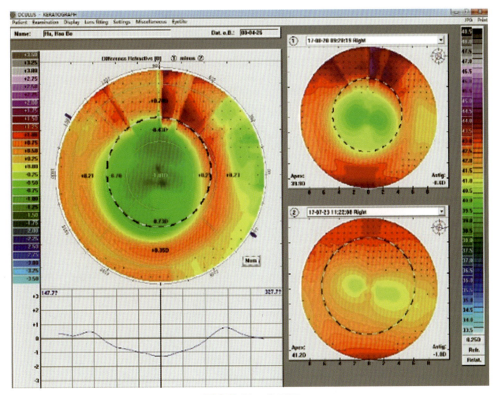

图 3-5-11　差异图

右眼不同时间段的塑形效果,同时还可以比较不同时间段塑形的屈光度和塑形治疗区的变化。也可以在不同的模式下比较(轴向、切向、屈光图)。对于指导患者戴镜时间、戴镜方式及是否需要调整镜片有比较大的参考价值。

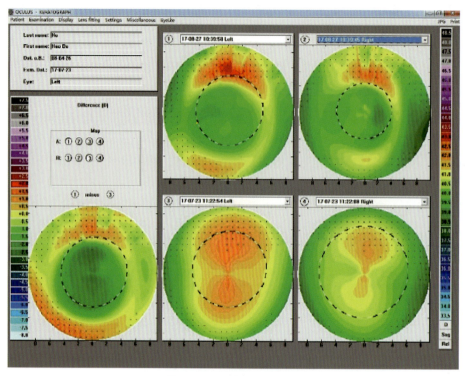

图 3-5-12　轴向比较四图

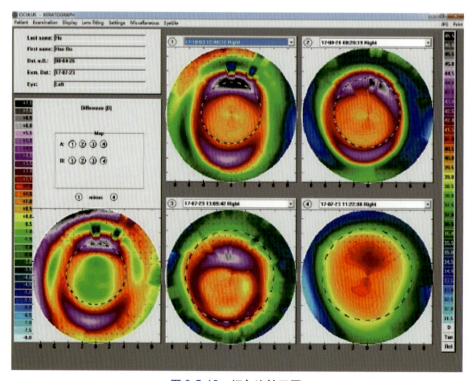

图 3-5-13　切向比较四图

轴向图与切向图：

轴向图（图3-5-14）：是默认的角膜地形图显示模式，最为常用。轴向图是假定角膜每一个区域的曲率中心都在角膜中心轴上，这样的曲率表达模式在中央区域精确性较高，而周边部误差大，适合正常的角膜形态。轴向图表达的是角膜的整体形态映像。

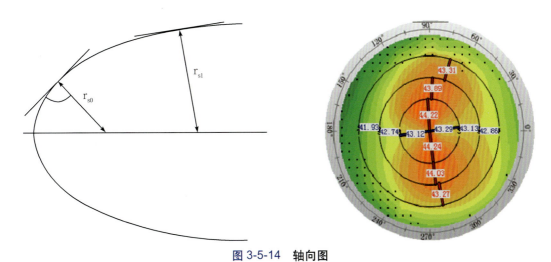

图3-5-14　轴向图

切向图（图3-5-15）：每个区域的曲率中心都不在角膜的中心轴上，它反映的是每个点的真实角膜曲率，不受角膜轴向的限制。与轴向图相比较，切线图对曲率的变化更敏感，可表达角膜上的细微曲率变化。平坦的曲率会表现得更平坦些，而陡峭的曲率会表现得更陡峭，所以切线图适用于角膜塑形及屈光手术后的患者。

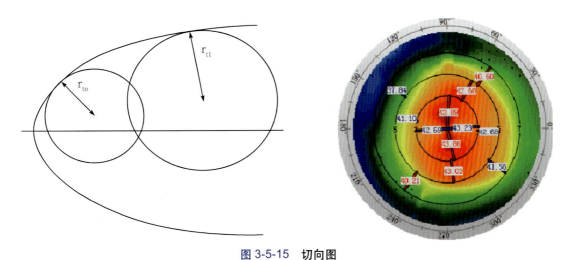

图3-5-15　切向图

4. 动态瞳孔直径测量功能（图3-5-16）　利用眩光刺激，分析瞳孔直径的变化范围，测量瞳孔的最大直径，多次重复测量可用来观察瞳孔的光反射调节。主要应用于RGP光学区的选择及LASIK术前检查，避免眩光的发生。

5. Keratograph D地形图用于圆锥角膜筛查的价值　由于Keratograph D地形图是基于Placido盘成像，对于角膜前表面的测量较为准确且测量的范围较大，但无法完成角膜后表面及角膜厚度的测量，所以不能作为筛查圆锥角膜的绝对标准，但在一些十分明显的圆锥角膜上还是有明显数据显示出来（图3-5-17）。

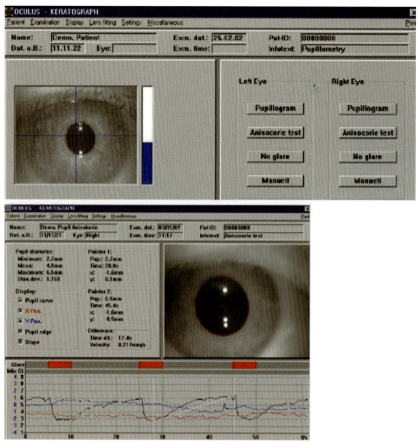

图 3-5-16　动态瞳孔直径测量

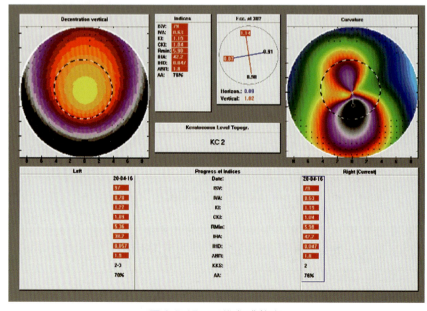

图 3-5-17　圆锥角膜筛查

（陈　春）

第六节　ZEISS ATLAS™ 9000 角膜地形图仪

一、ZEISS ATLAS™ 9000 角膜地形图仪系统概述

ZEISS ATLAS™ 9000 角膜地形图系统（以下简称 ATLAS 系统）是一种可测量眼睛角膜曲度并生成地形图图像的诊断仪器（图3-6-1）。主要用于测量角膜地形图和支持角膜评估、角膜屈光手术前检查和术后监测、角膜疾病排查等。

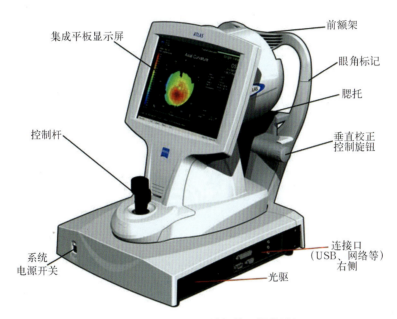

图 3-6-1　ATLAS 系统硬件（操作端）

ATLAS 系统（图3-6-2）由3部分组成：

1. **Placido 盘投射系统**　基于 Placido 盘，它可在眼睛的角膜上投射28个红光（950 nm）同心圆环。均匀地投射到从中心到周边的角膜表面上，使整个角膜均处于投射分析范围之内。此外，ATLAS 系统还能捕获暗视（无光）和明视（有光）瞳孔图像。

2. **实时图像监测系统**　投射在角膜表面的环形图像可以通过图像监测系统进行实时图像观察、监测和调整等。反射的圆环图像通过数字机捕获。ATLAS 系统可分析图像中数以千计的数据点，以测量圆环之间的距离，以及分析数据点彼此的关系，从而重建角膜表面。每一投射环上均有256个点计入处理系统，因此，整个角膜就有约7000多个数据点进入分析系统。使角膜图像处于最佳状态下进行摄影，然后将其储存，以备分析。

3. **计算机图像处理系统**　计算机先将储存的图像数字化，应用已设定的计算公式和程序进行分析，将数据点转换为各种角膜视图，再将结果用不同的彩色图像显示在荧光屏上，同时，数字化的统计结果也一起显示出来。ATLAS 系统可以各种方式显示角膜图像，包括曲度、高度和色差。

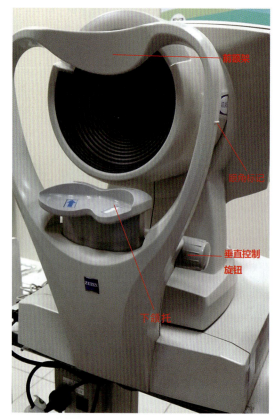

图 3-6-2　ATLAS 系统硬件（检查端）

二、检查操作

（一）操作前准备

1. 患者准备

（1）用酒精擦拭下颌托、前额架。

（2）引导患者将下颌放在下颌托上并将前额抵住前额架。使用左侧和右侧的控制旋钮可垂直调整下颌托，使眼睛外眦角与托架两侧的眼角标记对齐，使患者的眼睛对准摄像机。检查右眼时，下颌定位于左下颌托；检查左眼时，下颌定位于右下颌托。下颌托中的红外线传感器可自动检测右眼/左眼（OD/OS），见图 3-6-3。

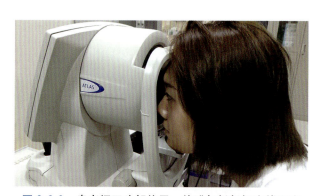

图 3-6-3　患者摆正头部位置，外眦与托架标志线平齐

2. 启动和登录系统

(1) 启动 ATLAS 系统及用户登录。

(2) 通过患者选择窗口 "PATIENT SELECTION" 选择或添加患者（图 3-6-4）。

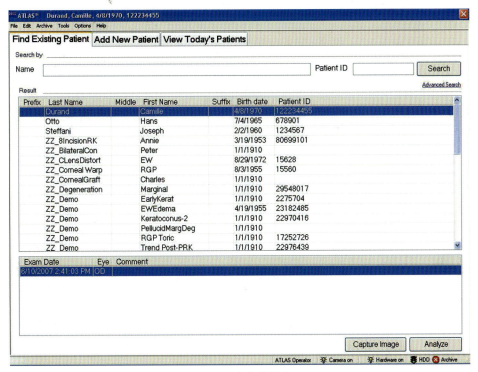

图 3-6-4　患者选择窗口

（二）操作方法

1. 检查时引导　调整投影头，引导患者朝成像光圈内部黑色背景中橙色固视灯注视并尽可能保持不动。瞄准投影头并调整图像焦距。拍摄图像时，患者将看到灯光较亮的红灯迅速闪过。如果同时还要拍摄明视图像，则红色灯光会保持几秒钟。此时，患者的瞳孔会收缩到明视条件下的瞳孔大小。

2. 使眼睛位于图像中心并捕获图像　单击 "Views（视图）" 键保存获取的图像并转至 "ANALYSIS（分析）" 屏幕分析检查（图 3-6-5）。

3. 报告单上有不同视图的设置供选择

(1) 单一视图（Single View）显示选择的患者一次检查的一个视图。

(2) 右眼/左眼对比（OD/OS Compare）将显示同一患者左、右眼检查的两个不同视图。

(3) 二次差异（2-Difference）将显示同一眼睛的两次检查和两次检查的差异。

(4) 三次差异（3-Difference）显示提供了有关多次检查之间发生变化的信息；例如，监测角膜术后眼睛的变化、观察隐形眼镜一段时间内诱发的变化以确定隐形眼镜对角膜的影响。将选择同一眼睛的 3 次检查，并得出两个差异图（图 3-6-6）。

4. 角膜图像可在三种主要的模式下进行查看

彩色视图（Color）：将数据显示为彩色，其色彩与左侧显示的比例对应。色彩可表现角膜的平直度或曲度（图 3-6-7）。

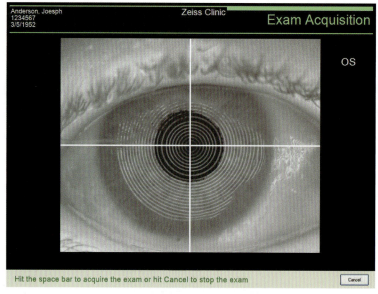

图 3-6-5　眼睛位于图像中心并捕获图像

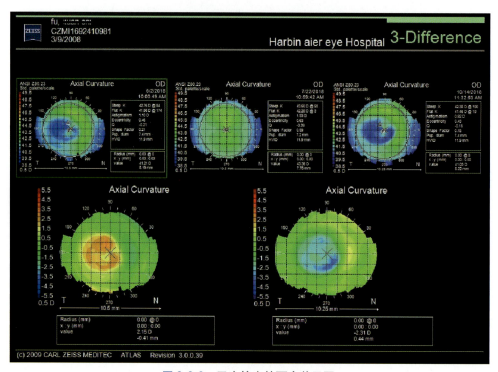

图 3-6-6　三次检查的两个差异图

数字视图（Number）：将角膜曲度的数值以屈光度（D）或毫米（mm）为单位显示，数字颜色可表现角膜的平直度或曲度，其颜色与左侧显示的比例对应（图3-6-8）。

概览图（Profile）：用曲线表示角膜两条子午线的数据值和两条子午线之间的差异（图3-6-9）。

根据角膜地形图 ANSI 标准（ANSIZ80.23）的定义，使用的固定标准中心和步长大小。标准比例范围在 38.5～49.5 屈光度（D）之间 [以 0.50 屈光度（D）为增量] 和 9.1～6.9mm（以 0.1mm 为增量）。38.5 屈光度（9.1mm）及其以下的所有色彩比例值显示为同一蓝色，而 49.5

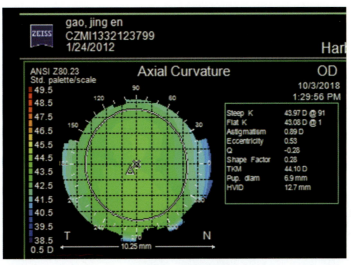

图 3-6-7　彩色视图

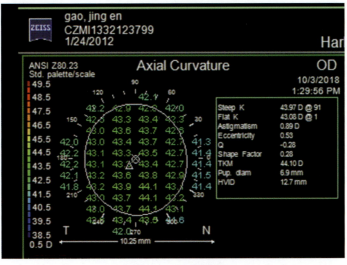

图 3-6-8　数字视图

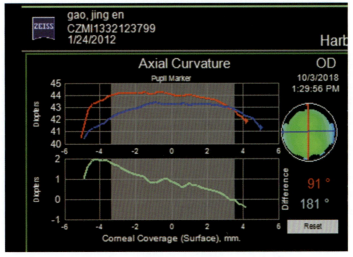

图 3-6-9　概览图

屈光度（6.9mm）及其以上的所有值显示为同一红色。

根据角膜地形图 ANSI 标准（ANSI Z80.23）的定义，显示红色、橙色和黄色是"暖色"为角膜曲度较大的区域；绿色是"中间"色；而浅蓝色和深蓝色是"冷"色，显示平直度最大的区域。

三、结果判读

（一）ATLAS 系统支持十二种不同类型的检查图像视图。使用视图编辑器可自定义视图（图 3-6-10）。

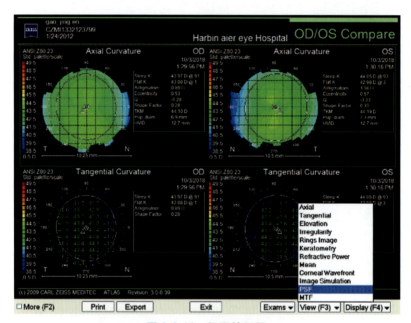

图 3-6-10　视图编辑器

1. 轴向（Axial）曲度　将角膜的轴向曲度显示为地形图视图，使用 23 种颜色表示屈光度或半径（mm）。轴向视图是一种描述角膜整体形状的简单方式，当其数值显示为屈光度（角膜曲率计屈光度）时，这些值虽显示为屈光度，但实际上是估算曲度，而不是估算"真正"的屈光度。标有代码的彩色显示可直观表示角膜的"平坦"轴和"陡峭"轴（图 3-6-11）。

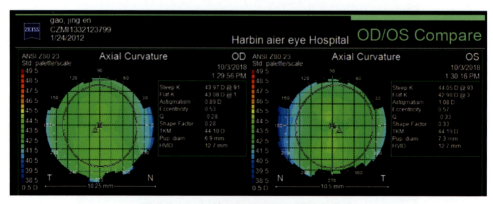

图 3-6-11　以地形图视图显示的轴向曲度

2. 切面（Tangential）视图 基于给定切面局部曲度的计算，将角膜显示为地形图视图，它显示的细节比 Axial（轴向）视图多。切面视图还可更轻松地表现倍率的急剧过渡，并可消除轴向或径向视图所表现的"平滑"外观。此视图通常有助于观察术后康复趋势或查看眼疾（图3-6-12）。

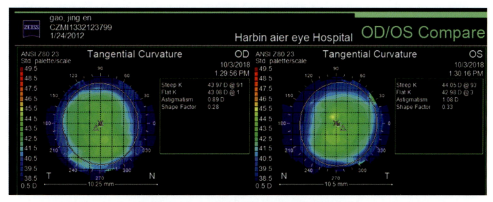

图 3-6-12 以地形图视图显示的切面曲度

3．高度（Elevation）视图 显示角膜表面与参考球面的高度差，以微米为单位。测到的角膜表面与参考球面高度差可以是正负值（以 μm 为单位）。这是因为角膜表面可能会高于（正值，在标准颜色中为红色）或低于（负值，在标准颜色中为蓝色）最佳拟合参考球面（图 3-6-13）。

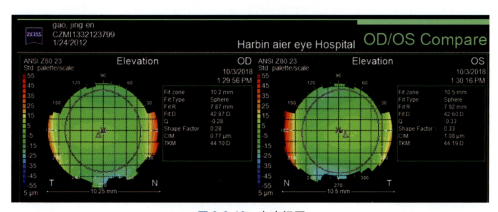

图 3-6-13 高度视图

4．不规则（Irregularity）视图（图 3-6-14） 以非球形表面为参考对象，显示角膜上的不规则表面，这些区域可以是毛糙的表面，也可以是凹陷的表面；可以是抬高的表面，也可以是呈岛状的表面。

5．圆圈图像（Rings Image） 或"明视暗视图像"显示带有反射圆圈的眼睛图像。如果捕获到暗视（无光，大瞳孔）和明视（有光，小瞳孔）图像，还会显示暗视和明视图像（图 3-6-15）。

6．角膜曲率计（Keratometry） 可提供使用角膜曲率计模拟数据的信息。该视图还将在三个区域中提供各半子午线的读数：中心（0～3mm），中周（3～6mm），外围（6～9mm）。

各区域中曲度最大的半子午线显示为红色的屈光度值；最平直的子午线显示为蓝色屈光度值（图 3-6-16）。

7．屈光力（Refractive Power） 该视图在光线通过角膜表面时，使用涅耳定律测量光线的

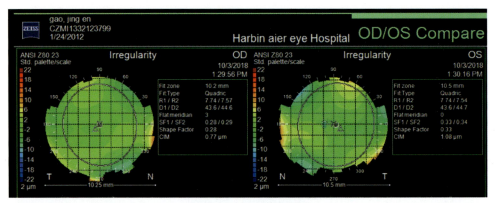

图 3-6-14　不规则视图

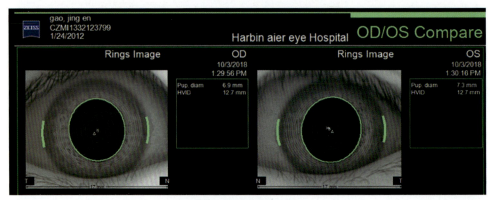

图 3-6-15　圆圈图像

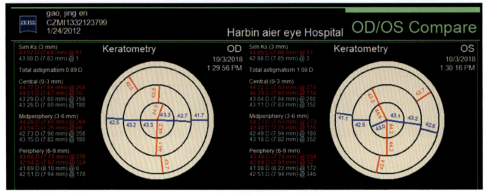

图 3-6-16　角膜曲率计图像

屈光力（图 3-6-17）。

8. 平均视图（Mean View）　将提供角膜任意给定点的两个主曲度的平均曲度（图 3-6-18）。轴向和切面视图是根据单条子午线（或角膜的切面）定义的，而平均视图是根据每个单一的数据点的光线方向和方位角方向提供曲度信息。平均曲度是数据点各方向曲度的平均值，而轴向和切面曲度仅是根据半子午线确定的曲度。平均视图的优势在于它能更好地检测细微的形状变化，更真实地表现三维形状，并且可抑制某些非病变特性（如角膜散光），同时保留病变特性（如圆锥形角膜）。

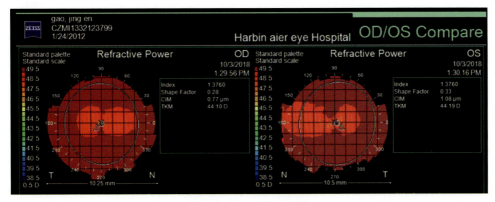

图 3-6-17 屈光力图像

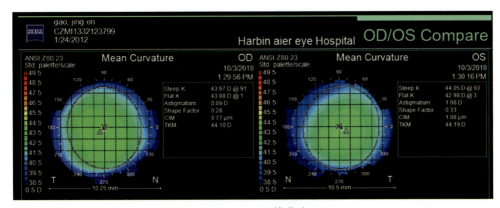

图 3-6-18 平均曲度

9. 角膜波前（Corneal Wavefront） 将显示角膜波前像差（图 3-6-19）。角膜波前像差属于角膜引起的视觉像差，角膜波前像差（CW）＝眼波前像差（OW）－眼内波前像差（IW）。

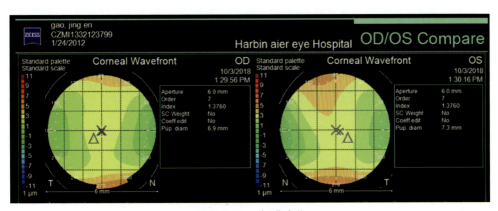

图 3-6-19 角膜波前

10. 模拟图像（Image Simulation） 模拟图像视图将根据角膜点扩展函数（PSF）显示角膜焦点平面模拟图像（图 3-6-20）。

11. 点扩展函数（PSF） 点扩展函数视图是一种单色显示，表现源自角膜波前的点扩展函数。PSF 将显示前角膜焦点平面上的光分布，不包括衍射效应（图 3-6-21）。

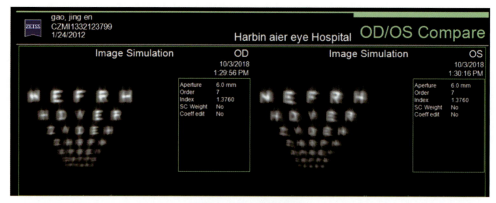

图 3-6-20　模拟图像

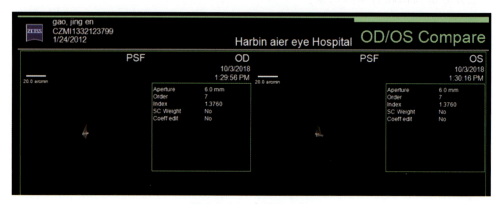

图 3-6-21　点扩展函数

12.调制传递函数（MTF）　视调制传递函数图是一种单色显示，表现源自角膜波阵面的调制传递函数（图 3-6-22）。

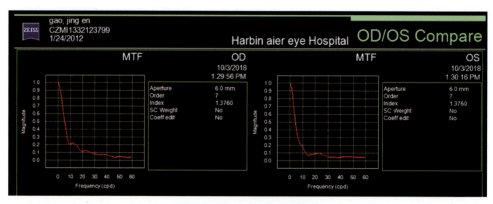

图 3-6-22　调制传递函数

（二）角膜形状测量

正常的角膜形状不是球状，而是中央曲度较大，过渡到边缘逐渐变得平直。可使用若干描述符来描述非球状的角膜（图 3-6-23）。

1.E 值（离心率）　是由角膜形状确定的指数。离心率表示外围曲线偏离顶部半径的程度，因此可定义非球面性的程度。

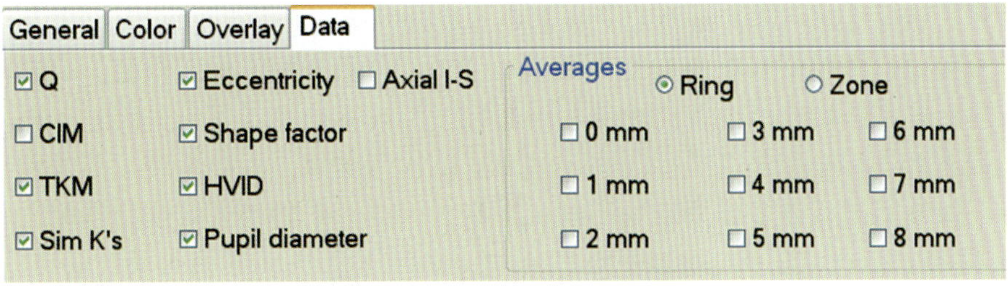

图 3-6-23　角膜形状测量参数

2. SF 值（形状系数）　是测量角膜非球面性的指数。形状系数根据角膜最平直的子午线为角膜的平直度或曲度提供了测量标准。正常角膜的形状系数是 0.26。形状系数应与 CIM 值一起使用，以此获取与角膜有关的信息。

3. Q Value（Q 值）　是测量角膜形状的指数，它是形状系数的负数。Q 值是非球面指数，表示角膜中心到外围活动时的曲度变化。正常角膜的非球面 Q 值为 - 0.26。扁椭圆形表面的 Q 值是负值，而长椭圆形表面的 Q 值是正值。大多数近视的激光视力矫正术可将角膜前端的平面从扁椭圆形矫正为长椭圆形。

4. CIM（角膜不规则指数）　是一种统计指数，它可将角膜中央区域的地形图数据与发现的最佳拟合表面进行对比。它可确定角膜表面是否规则，以提供视力信息。不规则指数越高，视力越难矫正或表面越不平坦，因此应重视常会导致视觉扭曲的不规则散光。CIM 值越高，则表示病变（圆锥形角膜）情况越严重，这是因为病变导致原来的角膜变薄、角膜表面"起皱"。角膜屈光度术后也可观察到 CIM 指数较高，这是因为手术过程和术后康复过程导致角膜不规则。CIM 还可测量不规则散光，此类散光不能通过戴眼镜矫正。

5. TKM（曲面平均曲度）　又称为 Ro，是顶点处角膜的平均曲度。顶部位置是角膜最佳拟合椭圆体曲面"对称轴"相交的地方。这就是顶部曲度平均值。

6. Sim K's（Sim K 值）　模拟的 K 读数是模拟标准角膜曲率计读数的指数。根据角膜表面的角膜圈位置的不同，自动或手动角膜曲率计读数可能略有不同。

7. HVID（水平可视虹膜直径）　HVID 值以毫米为单位，这与水平边缘直径或白到白直径相同。

8. 平均（Averages）曲度值　显示角膜上最多 8 个圆圈区域的平均曲度值，以屈光度或毫米为单位。

9. 圆圈（Ring）　显示角膜上最多 8 个圆圈的平均曲度值，以屈光度或毫米为单位。

10. 区域（Zone）　显示角膜上最多 8 个圆圈区域的平均曲度值，以屈光度或毫米为单位。选中"Whole（全部）"将显示检查的所有曲度的平均值。

（于仁惠　王金芬）

第七节　角膜地形图仪检查的注意事项

1. 仔细检查与患者直接接触的下颌托和额靠，是否有缺损、污染，并用酒精消毒。

2. 检查尽量在暗环境下进行，但不需要完全暗室。嘱患者心情放松，坐姿舒适，调整下颌托，使眼部外眦与颌架侧方的标志线平齐。

3. 患者头位，眼位要正确，不能倾斜，否则造成角膜地形图数据不准确。检查时双眼睁大，充分暴露角膜，避免压迫角膜。避开眉毛和睫毛，更好的覆盖测量范围。

4. 由于角膜地形图拍摄采取的是空气泪膜地形图，角膜表面干燥，泪膜不完整时则会在角膜表面形成局部扁平。检查时要保持角膜表面湿润，泪膜不稳定者可以先瞬目一下，必要时可以先滴人工泪液再进行操作，以免因角膜干燥而影响检测结果。干眼症使反射的图像看起来很模糊，或者反射的圆圈有许多虚线或呈不规则形状。因此，干眼患者接受检查时，轻度干眼可嘱患者闭眼休息后进行检查，中、重度干眼患者，必要时可给予人工泪液等辅助治疗后进行检查，拍摄尽量在睁开眼后2～6s完成。同样，泪液过多会在角膜下方堆积，地形图下方则会出现局部陡峭的假象。

5. 小睑裂、鼻骨过高、严重睫毛遮挡等均可导致角膜投影覆盖率降低，难以达到临床参考标准。为充分暴露角膜，可适当转动头位或辅助扒开上睑。检查时如发现患者面部阴影影响检查，可以嘱患者稍向被检眼倾斜，以避开面部阴影，使检查更准确。如患者有上睑下垂，可请人协助提起上睑，但不能压迫眼球，造成角膜地形图的改变。

6. 在拍摄取图时头位一定居中并良好对焦，否则由于角膜拍摄失误产生不对称或不规则的角膜地形图。检查完成后应在图像上判断是否有固视偏移，如发现地形图整体偏离中心，应引导患者注视固视灯，重新采集地形图。

7. 注意无菌操作，每位患者测量完毕后，应用酒精消毒仪器，以免交叉感染。

8. 每月用校准物（模型眼）对仪器校准，确保数据的准确性。

第八节　角膜地形图仪的临床应用

自角膜地形图仪问世后，人类开始比较全面地认识人眼正常角膜的形状。正常角膜是非球面的，不对称的，但一个人两眼的角膜形状呈镜面对称。从角膜地形图可以看出，角膜中央一般均较陡峭，向周边逐渐变扁平，多数角膜大致变平约4.0D。一般可以将正常角膜地形图分为以下几种类型，圆形、椭圆形、对称形或不对称的领结形（或称8字形）和不规则形（图3-8-1）。

1. *圆形*　占22.6%，角膜屈光力分布均匀，从中央到周边逐渐递减，近似球形。

2. *椭圆形*　占20.8%，角膜屈光力分布均匀，但周边部存在对称性不均匀屈光力分布，近似椭圆形，表明周边部散光。

3. *领结形*　又分规则领结形和不规则领结形。

（1）规则领结形：占17.5%，角膜屈光力分布呈对称领结形，提示存在对称性角膜散光，领结所在子午线的角膜屈光力最强。

（2）不规则领结形：占32.1%，角膜屈光力分布呈非对称领结形，提示非对称性角膜散光。

4. *不规则形*　占7.1%，角膜屈光力分布不规则，提示角膜形态欠佳，为不规则几何图形。部分此类地形图是由于泪膜异常，拍摄时对焦不准确，患者偏中心注视等现象造成的，应给予矫正。

临床上，角膜地形仪用来检测异常角膜形态变化，主要应用于以下几个方面：①散光分析；②角膜接触镜的验配；③圆锥角膜诊断和治疗评判；眼前段手术（如角膜屈光手术、穿透性角膜移植手术、人工晶状体植入手术等）的术前评价。

一、散光分析

临床上，眼科医师通过角膜地形图分析角膜表面的整体形态，判断角膜曲率、散光、对称

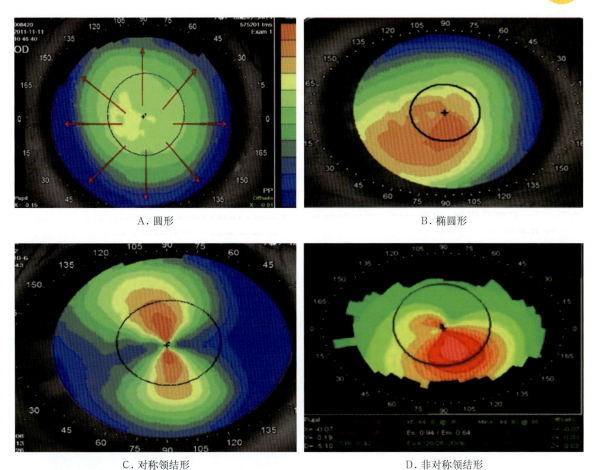

A. 圆形　　　　　　　　　　　　B. 椭圆形

C. 对称领结形　　　　　　　　　D. 非对称领结形

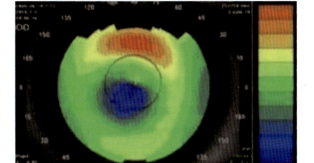

E. 不规则形

图 3-8-1　各种正常角膜地形图

性和规则性等。眼外伤及手术后角膜表面的不规则，屈光分布变化大，可以利用角膜地形图分析术前术后散光的类型、确定散光的部位，从而预防及矫正术后的散光。

二、角膜接触镜验配中的应用

在角膜接触镜的验配中，至关重要的参数即角膜曲率、角膜散光的位置、范围、大小、形态等。以角膜地形图的结果来选择适合患者的角膜接触镜。典型的角膜扭曲的地形图表现以下几种。

1. 角膜中央不规则散光。
2. 散光轴向改变。
3. 放射状不对称改变。
4. 与正常角膜相反的从周边向中央角膜逐渐扁平。
5. 如果角膜接触镜有偏心现象,那么在接触镜经常停留的角膜部位相对扁平。
6. 接触镜范围以外的角膜相对变陡。

通过角膜地形图可以对角膜接触镜配戴者进行配适前参数的选定,以及配戴后的角膜变化的动态评价等。首先,通过角膜地形图获取的参数,尤其是 K 值、E 值和角膜直径,可以对角膜接触镜佩戴者进行配适前参数的选定,可以指导医师选择合适的 RGP 和角膜塑形镜。如果接触镜有偏心现象,地形图的结果可以很直观地显示偏心的位置,以此结果来引导医师的验配参数调整。其次,配戴角膜塑形镜后,可以通过 K 值、E 值、角膜厚度、曲率图和差异图等角膜地形图参数的变化动态评估戴镜后效果,处理视力不佳、镜片偏位、角膜变形等相关问题。接触镜经常停留的角膜部位相对变扁平,接触镜范围以外的角膜相对变陡(图 3-8-2)。

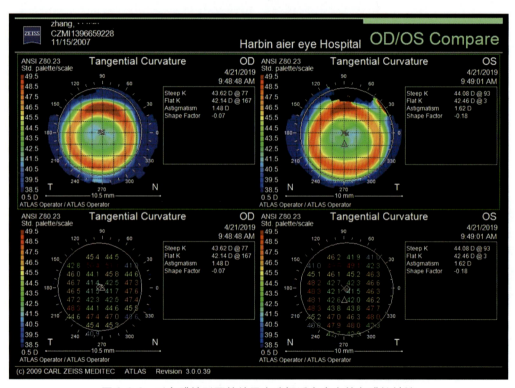

图 3-8-2　以角膜地形图的结果来选择适合患者的角膜接触镜

三、圆锥角膜的诊断和治疗评价

圆锥角膜(keratoconus)是一种先天性角膜发育异常,是以角膜扩张、中央变薄向前突出呈圆锥形为特征的一种眼病。它常造成高度不规则近视散光,晚期会出现急性角膜水肿,形成瘢痕,视力显著下降。以往对圆锥角膜的诊断,主要依靠裂隙灯等常规检查,临床上典型的裂隙灯表现为 Vogt Fleischer 环和角膜瘢痕等。如果出现以上这些典型的临床症状及特征,诊断较为容易,但是对于较早期圆锥角膜(如亚临床期:无症状、矫正视力好、临床检查阴性),诊断非常困难。

角膜地形图的出现为早期圆锥角膜的诊断提供了客观的依据，因此，在术前进行圆锥角膜的严格筛选时是十分有必要的（图 3-8-3）。

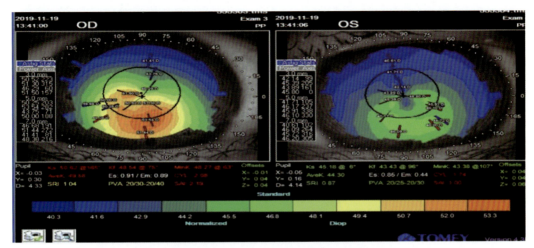

图 3-8-3　TMS-4N 拍摄的圆锥角膜

1. 圆锥角膜的角膜地形图典型表现
（1）局部区域变陡峭，形成局限性的圆锥。
（2）圆锥顶点多偏离视轴中心，且其陡峭区域以下方或颞下方较为多见。
（3）主要分为圆锥向角膜缘方向变陡峭的周边型和角膜中央变陡峭的中央型。
（4）根据圆锥的形状表现，划分圆形、椭圆形和领结形等。

2. 早期圆锥角膜地形图筛选标准　从绝对标尺的地形图来看，早期圆锥角膜的角膜地形图虽多表现为圆形、椭圆形和领结形等，但与正常角膜不同，其变陡峭的圆锥区域均较局限，且多为非对称性，而正常角膜则多表现为对称性。圆锥角膜患者角膜中央曲率小于 46.5D，同一患者双眼角膜屈光力差值 > 0.92D。

诊断圆锥角膜最有效的方法为角膜地形图检查（图 3-8-4）。

当角膜地形图显示 K > 46.5D，IS 值 > 1.26D，出现较大不规则散光或双眼屈光度差异较大时，需高度警惕圆锥角膜。

四、屈光手术中的应用

随着屈光手术的流行和角膜移植成功率的提高，对角膜形态的了解显得越来越重要。屈光手术前需要了解患者是否患有圆锥角膜、不规则散光、角膜接触镜相关性角膜卷曲（contact lens-induced warpage）或隐性角膜扩张性改变（occult ecstatic disorder）等眼部疾病。计算机辅助的角膜地形图以其能够精确地分析整个角膜表面的形态和曲率的变化为特点，使系统地、客观地、精确地分析角膜性状成为可能。目前，角膜地形图是大多数屈光手术医师用来对患者进行术前评估的必要手段，并用于对疑难病例的术后评价。

角膜地形图检查在角膜屈光手术前的主要作用有以下两个方面：筛查早期圆锥角膜等异常角膜形态，用于手术方案的设计。

角膜地形图仪的问世为早期圆锥角膜的诊断提供了较客观的依据，通过严格的筛查，可以

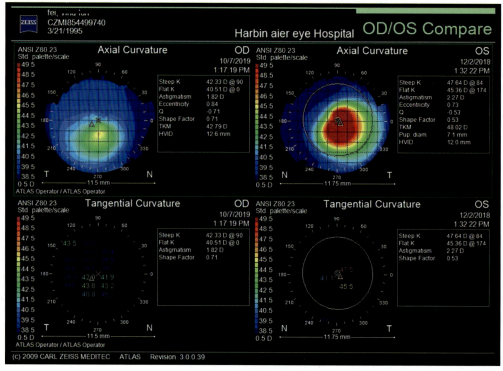

图 3-8-4　圆锥角膜筛选

避免对早期圆锥角膜或异常形态角膜实施角膜屈光手术，从而提高手术的预测性和安全性。

角膜屈光手术术前常规进行角膜地形图检查，能辅助定制角膜屈光手术方案、控制手术量，对手术的设计、手术结果的预测及手术的成功具有重要的参考价值，也是手术最关键的参考资料。这项检查可以帮助手术医师了解以下内容。

1. 角膜散光及其轴位的确定。角膜地形图对整个角膜表面的屈光状态及角膜是否有散光及其轴位等提供准确具体的信息，并反映角膜散光是否规则，可作为散光矫治的参考及对结果的预测。

2. 了解角膜屈光力，有助于手术区域及手术量的确定，角膜屈光力的大小还决定了术中负压吸环的大小。

3. 对特殊的角膜表面形态进行个性化切削时，可在术前设计好切削的中心位置（偏心切削）及切削量等，有条件时进行角膜地形图引导的个体化切削。

4. 角膜屈光手术后，角膜形态发生了一定的改变。角膜地形图对于手术效果的评价和角膜愈合的动态观察均具有重要的临床意义。角膜地形图可通过了解激光切削后角膜屈光的均匀性、切削中心的位置及切削区域的大小等相关参数评价手术效果、术后动态观察创面愈合情况、屈光回退的随访观察等。角膜近视屈光术后中央角膜曲率变平、厚度变薄、前表面高度降低。角膜扩张为术后严重并发症，定期随访角膜地形图可有助于及时发现并发症，并做出针对性处理（图 3-8-5）。

五、角膜移植手术中的应用

穿透性角膜移植或板层角膜移植术后常引起地形图和屈光力的变化。术前借助角膜地形图检查，详细了解受体角膜情况，可对角膜移植片大小进行合理设计，在某种程度上将影响其术

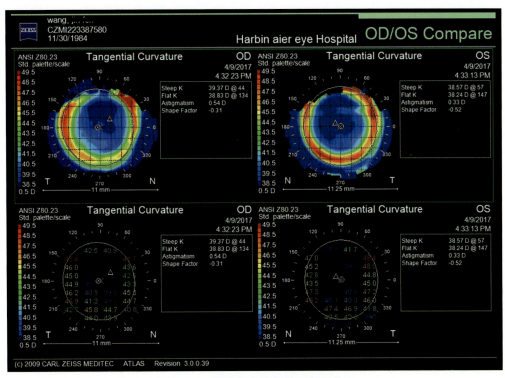

图 3-8-5 评价角膜屈光术后角膜状态

后的效果。术后应用角膜地形图检查，对角膜移植术后的角膜散光类型和部位作出准确的诊断，指导选择性拆线、调整连续缝线及散光性角膜切开术等，以改善术后散光。

六、其他眼病中的应用

白内障术后影响裸眼视力的主要原因之一是角膜散光，术前通过角膜地形图可以定量分析角膜形态、曲率变化，可以了解散光程度和性质。通过散光性角膜切开术和植入散光型人工晶体矫正术前散光，对白内障术后的视力效果有很大的影响。还可采用角膜地形图评价白内障术后散光的变化，对白内障手术的经验总结具有较大的指导意义。

部分类型角膜地形图仪可以测量泪膜破裂时间，协助评估患者眼表健康状况，若泪膜质量太差，需要先治疗干眼症，待缓解后再验配角膜接触镜。

（孙　鹏　曾庆延　韩贤奎）

主要参考文献

吕帆. 角膜接触镜学 [M]. 北京：人民卫生出版社, 2005.

杨智宽. 临床视光学 [M]. 北京：科学出版社, 2014.

Holladay JT, Hill WE, Steinmueller A. Corneal power measurements using scheimpflug imaging in eyes with prior corneal refractive surgery.

Joris J, Snellenburg, Boy, Braaf, Eeik A, Hermans, et al. Forward ray tracing for image projection prediction and surface reconstruction in the evaluation of corneal topography systems. [J]. Optics express.

Michael W. Belin, Elevation Based Corneal Tomography, 2014.

Swartz T, Marten L, Wang M. Measuring the cornea: the latest developments in corneal topography[J], 2007, 18(4).

第 4 章
超声角膜测厚仪

第一节 概述

角膜厚度即角膜前后表面的距离。角膜各部分厚度不同，中央最薄，向周边逐渐增厚。一般儿童角膜较成人厚，近视眼和老年人的角膜较薄，遭受外伤时易破裂。角膜水肿时增厚。精确的角膜厚度值是角膜屈光手术的一项重要参数，同时也是评价角膜内皮细胞功能的客观指标之一。

角膜厚度的测量可通过裂隙灯光学测厚计、超声测厚仪、眼前节分析系统（Pentacam）、眼前节 OCT、超声生物显微镜（UBM）、角膜内皮镜等获得。目前临床中最常用的仍是超声角膜测厚仪。

超声角膜厚度测量是 20 世纪 80 年代因屈光手术的需要而迅速发展起来的一种测厚方法。其原理是测量超声波通过角膜所需的时间，与该频率超声波在角膜中的速度相乘，得到角膜的厚度，即角膜厚度 = 超声波通过角膜所需时间 × 角膜声速。

超声角膜测厚仪可以发生并接收人耳听不到的高频声波脉冲，分析这些超声脉冲在传播过程中的信息。当声波脉冲撞击第一个界面时，一部分声波被反射，另一部分声波穿透界面继续前进至第二个界面，又有一部分声波被反射。超声角膜测厚仪就是利用测量声波在两次发射产生的两个波峰的时间差，通过计算折算成距离，从而得到角膜厚度。超声波测厚在临床诊断上优点突出，如超声对角膜无损害、操作简便、准确性高、可重复性强，不受观察者个人因素影响，可以连续测量同一部位的数点或不同部位的数点取其平均值，还可以测量混浊角膜的厚度。

第二节 Tomey SP-3000 超声角膜测厚仪检查

一、仪器特征

日本 Tomey 公司生产的 SP-3000 超声角膜测厚仪（图 4-2-1）超声探头为 20MHz，测量范围：150～1500μm，测量精度可达 ±5μm，分辨率为 1μm，角膜声速可根据经验人为设定，经验声速是 1640m/s。测厚仪由电脑控制，测量的数值可以通过显示屏自动显示或打印。测厚仪通过探头可测量角膜上任一点的厚度，根据临床要求和测厚目的选择测量点，可测量一个中心点或多位置测量，也可以在同一点多次反复测量。对于近视的矫正主要测量角膜中心和旁中心的厚度，而对于远视矫正应测量角膜周边的厚度。

第 4 章　超声角膜测厚仪　89

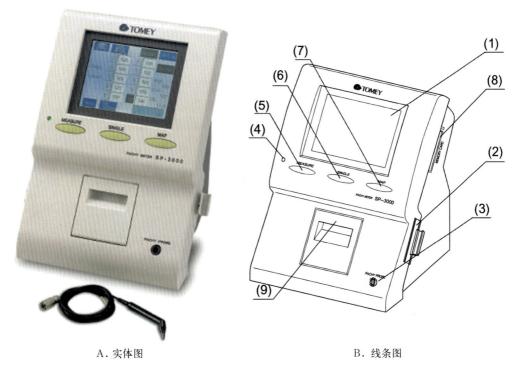

A. 实体图　　　　　　　　　　　　　　B. 线条图

图 4-2-1　Tomey SP-3000 超声角膜测厚仪

仪器各部件的名称和功能：
1. 显示器/触摸屏　显示数据，按下触摸屏上的按键可执行相应的操作。
2. 探头支架　用于固定探头。
3. 厚度探头连接终端　用于连接厚度探头。
4. 电源指示器　电源开关打开时指示器灯亮。
5. 正面测量按钮　按下后进入测量界面。可在"单点测量"和"地图式测量"两种模式间切换。
6. 正面单点测量按钮　按下后进入单点测量设置界面。
7. 正面地图式测量按钮　按下后进入绘图设置界面。
8. 记忆卡插槽　记忆卡插入此处。
9. 内置打印机　打印出测量结果。

二、操作流程

（一）操作准备

1. 定期校准。
2. 让患者仰卧在检查床上，检查者坐在患者头侧。
3. 告知患者以下注意事项：
（1）检查前会给测量眼点表麻药，检查过程中不会有疼痛等不适感觉，让其充分放松。
（2）检查过程中盯住注视点，眼睛保持不动，否则容易划伤角膜上皮，同时影响检查准确性。
（3）结束检查后不能揉眼，以免损伤角膜上皮。
4. 向被检眼滴入表面麻醉眼药水，嘱被检者闭眼数分钟。
5. 用 75% 酒精消毒超声探头，待探头酒精挥发干燥后即可进行检查。

(二)操作方法

1. 仪器启动与检测：打开电源开关，仪器将对主体部分和探头进行自动检测（灵敏度校对）。如果在这一检测中出现"探头错误！"或者"敏感性错误！"，再次固定探头并按校准键。如有必要，重新启动主要部件并重复自检过程。调节显示器的对比度。

2. 患者信息登记

（1）在对一位新患者进行测量之前，按下刷新按钮，清除前一个患者的数据，若没有清除，则该病人的测量数据将有可能和前一个患者的数据互相混淆。

（2）输入身份识别符、患者姓名、性别、操作者姓名。

3. 参数设置：当电源打开后，显示器将会显示操作界面和设置值。仪器有"单点"和"地图式"两种测量方式，并有其相应的设置界面和测量界面。仪器可在"单点式"和"地图式"两种测量设置界面间切换。

4. 选择测量眼别及测量模式，确认屏幕上显示的眼别与被测眼别一致。

（1）"单点"测量：用于不同时间同一位置的厚度测量，如测量中央角膜厚度，选择"单点"测量模式（图 4-2-2）。按下"单点式"按钮后，屏幕将被切换成单点式测量的设置界面。

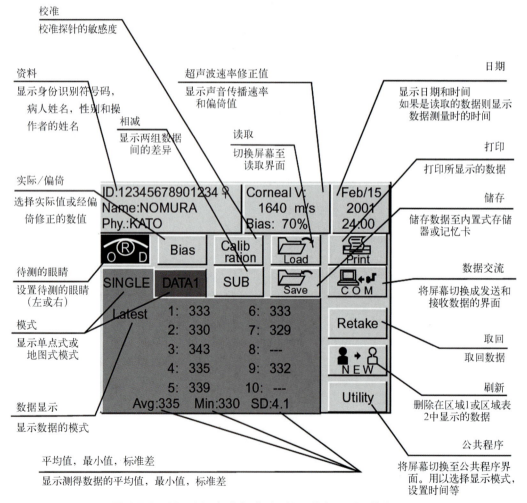

图 4-2-2　SP-3000 超声角膜测厚仪"单点"测量模式界面

(2)"地图式"测量：用于同一角膜不同部位的厚度测量，如需测量中央及周边角膜厚度，选择"地图式"测量模式。按下"地图式"按钮后，屏幕将被切换成地图式测量的设置界面（图4-2-3）。

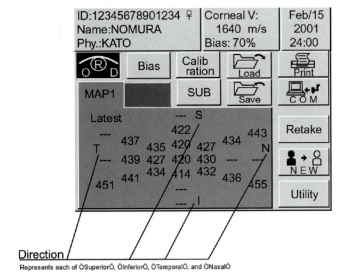

图4-2-3 Tomey SP-3000超声角膜测厚仪"地图式"测量模式界面

5. 测量条件的设置

(1) 设置声波速率修正值，声波速率常规采用1640m/s，一般不做修改。

(2) 设置待测的眼睛：每按一次"右／左"按键，可在右眼和左眼两个界面中切换。注意：在测量前请确认屏幕上显示的眼别与待测的眼睛相符。

(3) 设置测量模式，根据需要选择"单点式"或者"地图式"。按下仪器正面相应的按钮，屏幕上即出现相应的测量设置界面，然后再按下界面中的相应按键，即可开始检查。

6. 让被检者睁开双眼，使角膜保持水平位，找到角膜中心点，嘱患者举起手指作为正上方注视点；若患者存在眼位偏斜，可遮盖对侧眼，使被测眼注视目标；若患者存在眼球震颤，可使用镊子夹持结膜固定眼球保持角膜正确位置。

7. 检查者一手辅助轻轻撑开被检眼眼睑；另一手持探头，从一侧逐渐移近被检眼。探头接近角膜表面时，探头顶端轻轻接触角膜光学中心点（若测量周边角膜厚度，则探头顶端轻轻接触对应的角膜面），确保探头顶端与角膜表面垂直（图4-2-4）。

8. 根据临床需要，在角膜中央或周边不同位置进行测量；在同一点上重复测量10次，参考SD（标准差）不超过10为准。如SD超过10时，在测量数据中删除最高值，继续测量，取其最小值或平均值。长按"Retake"按钮约1s，可删除界面上的所有数据。选择一个数据，按"Delete"按钮，即可删除此数据。

注意：无论是在单点式还是地图式测量，当达到要求的状态后仪器即开始自动获取数据。当全部数据采取完毕后仪器会发出"哔"的提示音。在同一部位最多采取20个数据，数据采取完毕后仪器会发出"哔，哔"的提示音。如果想改变测量序列或者测量位点，键入所需要的位点即可。此外，按动"测量范围"按键，可以选择不同的测量范围。每按一次按键，测量范围都将按以下顺序依次切换：150～350μm ≫ 300～1000μm ≫ 900～1500μm。如果反射回的回声超出了测量范围，在屏幕上将会显示出"超出范围"。

9.完成测量后,向被检眼滴入抗生素眼药水;消毒探头,置于原位。

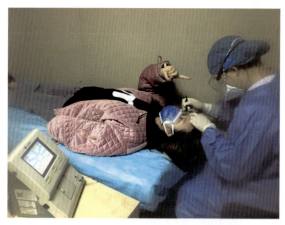

图 4-2-4 患者接受超声角膜测厚检查

(姜 黎 曾庆延)

第三节 Sonomed 300AP+ 超声角膜测厚仪

一、仪器特征

Sonomed 300AP+ 角膜测厚仪是一种多功能超声测厚仪,包含两部分功能,第一部分为 A 超,测量眼轴长度,并根据公式计算人工晶体度数;第二部分为 P 超,测量角膜厚度。临床上使用其 P 超功能相对更多(图 4-3-1)。

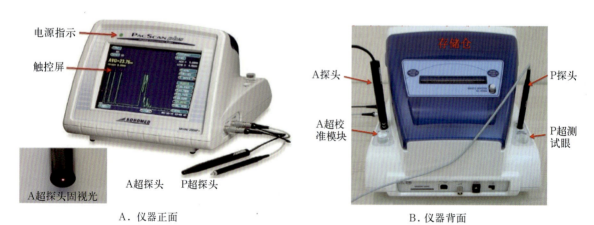

A. 仪器正面　　　　　　　　　　　　　　　B. 仪器背面

图 4-3-1 Sonomed 300AP+ 角膜测厚仪

二、操作流程

(一)操作准备

1.患者配合医师检查,避免突然转动头部及眼睛等。
2.了解患者情况,询问过敏史等,滴入角膜表面麻醉药。
3.启动仪器,进入操作界面(图 4-3-2)。

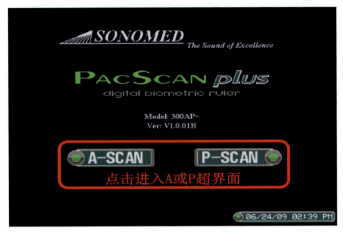

图 4-3-2　仪器开启界面

4. 设置合适对比度（图 4-3-3）及时间（图 4-3-4）。

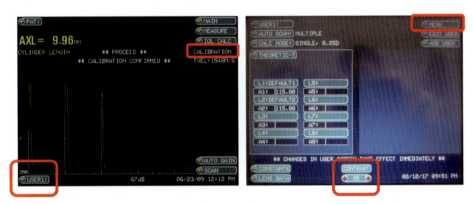

图 4-3-3　设置对比度

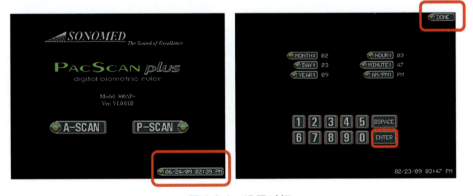

图 4-3-4　设置时间

（二）A 扫描（A-SCAN）

1. 校准　在主界面点击"A-SCAN"，默认进入校准"CALIBRATION"，增益设为"MAN GAIN"100dB（最大）。在 A 超校准模块滴少许耦合剂或水，A 超探头垂直接触校准模块，踩下脚踏或点击"SCAN"，见图 4-3-5。注意屏幕左上角黄字，稳定后结果将被"FREEZE"并显示。

标准值：(10.0±0.1) mm，如不良，重复测量。

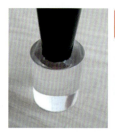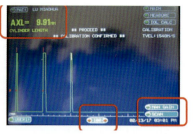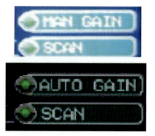

图 4-3-5　A 超校准

2. 敏感度测试　在"MEASURE"界面，在 A 超探头端面滴少许水，垂直接触校准模块，增益调为最大。踩脚踏或点击"SCAN"，实时图应有 3 个高度相当的回波。第 3 回波至少能达到第 2 回波的 1/2 高度（图 4-3-6）。

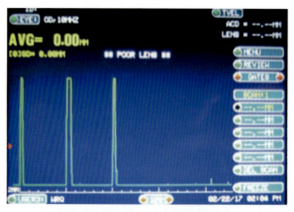

图 4-3-6A　敏感度测试

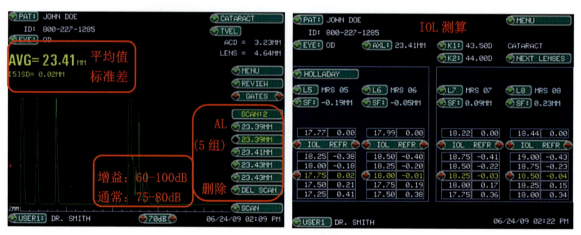

图 4-3-6B　敏感度测试

3. 录入患者信息　姓名、ID、眼别、屈光手术、K1/K2 等。

4. A 扫描数据采集

（1）模式：CATARACT/DENSE CATARACT/APHAKIC/PSEUDOPHAKIC/MANUAL。

（2）探头接触：指示患者盯住探头端部的红色固视光，沿患者视轴调整探头方向，探头接触患者角膜后，屏幕会有实时 A 扫描图形显示，此时不应再拖动探头。

(3) 自动采集：点击"SCAN"或踩下脚踏，开始扫描；如扫描数据可接受，将被自动冻结、保存并发出提示音。

(4) 检查结果确认，IOL 测算，打印报告。

(三) P 超 (P-Scan)

1. 点击"P-SCAN"，进入 P 超功能验证界面（图 4-3-7）。

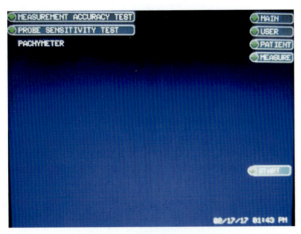

图 4-3-7　P 超功能验证界面

2. 测量精度测试（MESUREMENT ACCURACY TEST，图 4-3-8）：卸下 P 超探头，点击"START"，测试标准：(0.500±0.001) mm，测试通过后，显示"SYSTEM OK"。

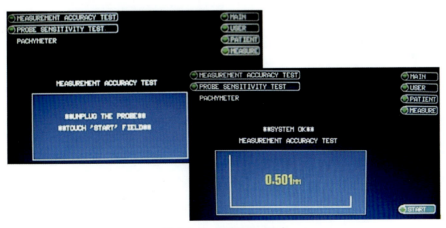

图 4-3-8　测量精度测试

3. 探头灵敏度测试（PROBE SENSITIVITY TEST）：安装 P 超探头，点击"START"；测试通过（>75%），显示"PROBE OK"（图 4-3-9）。

4. 患者信息录入（图 4-3-10）。

5. 点击"MEASURE"，进入测量界面（图 4-3-11）。

测量模式：每个读值为 128 次扫描平均（图 4-3-12）。

6. 确认探头端部清洁、干燥。将探头垂直接触角膜，先测中心点。点击"START"，取得数值后，平均值及标准差显示于左侧。重复测量，获得 5 次数值，结果显示于左侧。将探头置于另一个

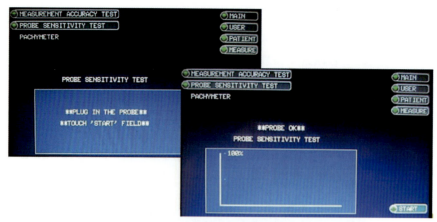

图 4-3-9　探头灵敏度测试

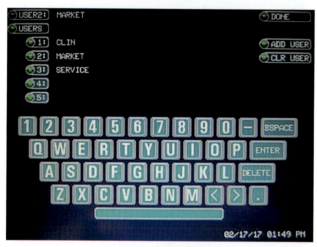

图 4-3-10　患者信息录入

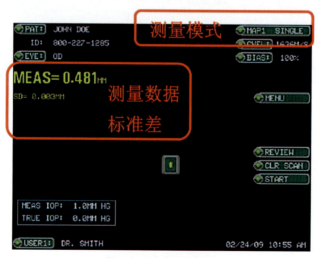

图 4-3-11　测量界面

测量点，点击屏幕上相对应的位置点，重复测量，取得测量数值。测量时间超过 10s 未有数据，会有提示音及"Timeout"显示。

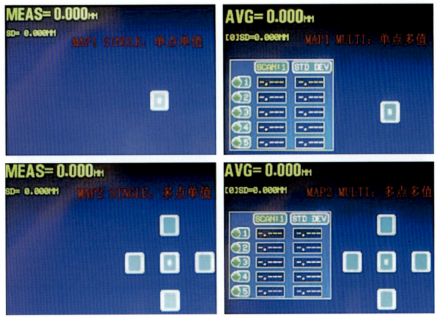

图 4-3-12　测量模式

7. 点击"REVIEW"可查看所有结果;"CLR SCAN"删除单个数值;"CLR ALL"删除所有数值。

8. 点击"PRINT",打印结果。

(韩贤奎)

第四节　检查注意事项

1. 仔细检查与患者直接接触的探头,是否有缺损、污染,并用酒精消毒。

2. 事先与受检者充分交流,使之了解操作的流程和需要配合之处。

3. 测量前嘱患者眨眼几次,使角膜表面保持一定的湿润状态,有助于超声波传递。角膜表面过湿,则超声探头与角膜间可能接触不密切,两者间形成一液膜而使测量结果偏大;角膜表面过干,则很难测得数值。

4. 超声探头的测量角度要适当,尽量与所测点角膜表面保持垂直,不能倾斜,否则不易测得数值,或使数值产生误差(偏大)。

5. 测量时探头接触角膜不要加压,以免角膜变形、变薄而致测量值偏小。

6. 探头与角膜接触时,嘱被检者尽量保持不转动,以免擦伤角膜上皮。

7. 超声探头与检查者视线间的角度不宜太大,以免因目测的瞳孔像与角膜间距离的影响和视差的干扰,致测量不准确。

8. 部分角膜最薄点不在角膜中心,因此,注意在中心附近寻找最薄点位置。

9. 探头用酒精消毒,要在酒精干燥后才与角膜接触,以免灼伤角膜。

10. 注意无菌操作,每位患者测量完毕后,应用酒精消毒探头,以免交叉感染。

11. 超声探头应定期检测校正。

12. 测量后嘱患者不要揉眼,以免发生角膜上皮损伤。

第五节　结果判读及临床应用

一、结果判读

（一）国人角膜厚度正常值

测量全角膜厚度，一般取中央、旁中央（离角膜中心 1.5～2.0mm）、周边（角膜缘内 0.5～1.0mm）的鼻侧、颞侧、上方和下方共 9 个角膜厚度测量点。正常全角膜厚度数据如下。

1. 角膜中央厚度　不一定为角膜最薄处，最薄点大部分位于中央偏颞下方约 1.5mm 处。平均值为（548±40）μm（486～620μm）。

2. 旁中央厚度　平均值为（585±38）μm（508～654μm）。

3. 周边厚度　平均值为（694±38）μm（650～742μm）。

从中央到周边角膜厚度逐渐增加，在角膜中心周围的同一圆周内，颞侧最薄，上方最厚。由于测量人群、样本量和超声测厚仪型号的差异，可能会得出不同的结果，以上数据仅供参考。

（二）角膜厚度与年龄、性别、眼别、屈光度的关系

角膜厚度随年龄的增长逐渐变薄，儿童角膜较成人角膜略厚。随近视屈光度增加，角膜厚度变薄。

女性角膜厚度与男性无明显差别，双眼角膜厚度也无明显差异，即角膜厚度与性别、眼别无关。

（三）正常角膜厚度的昼夜变化

有研究发现睡眠时角膜略增厚，清晨醒来角膜厚度下降，其原因可能与睡眠中角膜轻度水肿有关，但一日内角膜厚度变化不显著。

（四）角膜厚度异常情况

角膜厚度变薄常见于角膜扩张性疾病，如圆锥角膜主要表现为中央或中央偏下方变薄，边缘性角膜变性表现为周边变薄。

Fuchs 角膜内皮营养不良及内眼手术后大泡性角膜病变可导致角膜水肿增厚。早期常有晨重暮轻的表现，提示内皮功能不良。

眼压对角膜厚度亦有影响。研究发现，眼压与角膜中央厚度呈正相关，可能是眼压的改变导致了角膜生物力学性质的改变（如弹性的改变），从而影响了角膜中央厚度的测量。另外，眼压改变可能会影响角膜水合状态，可导致基质抗压缩能力及胶原纤维弹性模量改变进而影响角膜的弹性模量，影响角膜中央厚度测量。此外，眼压变化可导致眼前段解剖和生理上的异常，此改变对前房容量有明显影响，也会影响角膜中央厚度的测量。

角膜 4%～8% 水肿时可见后弹力层条纹状改变，11%～12% 水肿时可见后弹力层皱褶，20% 以上水肿时会导致角膜透明度下降。

二、角膜厚度测量的临床应用

（一）用于角膜屈光手术

目前，角膜测厚仪最主要用于角膜屈光手术，如角膜放射状切开术（RK）、激光角膜表层切削术（PRK、LASEK、SMART 等）、激光角膜板层切削术（机械刀 LASIK、FS-LASIK、全飞秒 SMILE 手术等）的术前检查和术后评估。

角膜屈光手术进行角膜测厚的目的在于以下几种：

1. 根据不同的手术方式，测量不同部位的角膜厚度，来设计手术量。对于 RK，充分了解各部位角膜厚度对手术时切口深度的掌握至关重要；切口深度不足，即造成矫正不足；切口过深则有穿孔的可能。对于表层切削术，术前测量值指导手术切削深度以期保留安全的角膜床厚度，保持术后眼球处于生理状态；对板层切削术，特别是高度近视眼患者，精确测量角膜厚度，对选择手术方式，确定切削深度，预防术后出现继发性圆锥角膜，具有重要的意义。

2. 排除影响手术的其他眼病，如角膜中央以外某一区域最薄厚度小于 470μm，需要高度怀疑早期圆锥角膜或角膜病变。

3. 术后定期测量角膜厚度可以指导术后用药，避免角膜上皮过度增殖，以致角膜厚度过度增加，而造成屈光回退；监测角膜膨隆所致的角膜厚度变薄趋势等。

（二）了解角膜内皮功能

角膜厚度与内皮细胞的功能关系密切，由于各种原因所致的角膜内皮细胞损伤超过一定限度，角膜将出现水肿增厚。测量角膜厚度是评价角膜屏障功能和角膜内皮泵功能的重要指标。同时，通过角膜厚度的测定，有助于对角膜内皮细胞病理生理状态的了解。角膜厚度大于 650μm 可提示内皮功能失代偿。

（三）用于眼压测量

眼压是诊断和治疗青光眼的重要指标，目前临床上常用的非接触眼压计（NCT），受角膜厚度影响较大。Goldmann 压平眼压计受角膜厚度影响小，测量眼压较非接触眼压计准确。有研究表明，一部分高眼压症和正常眼压性青光眼与正常人角膜中央厚度是存在差别的。高眼压症的角膜厚度高于正常眼，而正常眼压性青光眼的角膜厚度比正常眼低，故用非接触眼压计测量眼压，要同时测量角膜中央厚度，用以校正眼压测量值。

（四）其他

对某些先天性、遗传性角膜疾病（如圆锥角膜）及角膜变性等的诊断、治疗与预后的估计中，角膜厚度也是一项重要依据，可帮助选择采用板层或穿透性角膜移植术。穿透性角膜移植术后植片厚度测量可评估内皮细胞功能，是否存在排斥反应。角膜厚度测量也可用于白内障术后的效果观察，眼内炎症、外伤和全身病等的发生与发展，在角膜厚度方面可有所反映；另外，角膜厚度测量还可用于指导配戴角膜接触镜和观察配戴接触镜后的早期并发症等。

（曾庆延　韩贤奎　姜　黎）

主要参考文献

杜之渝，郑晴，张大勇，等. Orbscan 系统与 A 超测量角膜厚度及前房深度比较 [J]. 眼科，2002(04):229-231.

何燕玲，黎晓新，鲍永珍，等. Pentacam 系统与 A 超角膜测厚仪测量瞳孔中心角膜厚度的比较 [J]. 中华眼科杂志，2006, 42(11):985-988.

李镜海，周芳，周树安，等. 正常眼与近视眼多方位角膜厚度研究 [J]. 中华眼科杂志，1994(06):445-448.

韦斌，具尔提，付玲玲，等. 影响近视眼角膜中央厚度的多因素分析 [J]. 国际眼科杂志，2006(04):818-820.

谢立信，李赵霞，衣伟伟. ORBSCAN-Ⅱ角膜地形图仪与 A 超角膜测厚仪测量结果的对比观察 [J]. 眼科，2002, 11(1):7-9.

谢立信，史伟云. 角膜病学 [M]. 北京：人民卫生出版社，2007, 237-238.

赵博，马世江，陈革，等. 傅立叶域光学相干断层扫描、A 型超声测厚仪和超声生物显微镜测量角膜厚度的相关性分析 [J]. 眼科新进展，2013, 033(007):661-663.

朱格非，黄菊天. 正常人眼的角膜厚度 [J]. 眼科研究，1995(03):211-213.

邹湖涌, 刘志平, 沙翔垠, 等. 三种仪器测量中央及周边角膜厚度的比较 [J]. 中华眼科医学杂志 (电子版), 2016, 6(02):55-60.

Cho P, Lam C. Factors affecting the central corneal thickness of Hong Kong-Chinese[J]. Curr Eye Res, 1999, 18:368–374.

Erdur SK, Demirci G, Dikkaya F, et al. Comparison of Central Corneal Thickness with Ultrasound Pachymetry, Noncontact Specular Microscopy and Spectral Domain Optical Coherence Tomography[J]. Semin Ophthalmol, 2018, 33(6): 782-787.

Hamilton KE, Pye DC, Aggarwala S, et al. Diurnal variation of central corneal thickness and Goldmann applanation tonometry estimates of intraocular pressure[J]. J Glaucoma, 2007, 16:29–35.

Javaloy J, Vidal MT, Villada JR, et al. Comparison of four corneal pachymetry technique; s in corneal refractive surgery[J]. J Refract Surg, 2004 Jan-Feb, 20(1):29-34.

Mohammadpour M, Mohammad K, Karimi N. Central Corneal Thickness Measurement Using Ultrasonic Pachymetry, Rotating Scheimpflug Camera, and Scanning-slit Topography Exclusively in Thin Non-keratoconic Corneas [J]. J Ophthalmic Vis Res, 2016 Jul-Sep, 11(3): 245-251.

Nassiri N, Sheibani K, Safi S, et al. Central Corneal Thickness in Highly Myopic Eyes: Inter-device Agreement of Ultrasonic Pachymetry, Pentacam and Orbscan Ⅱ Before and After Photorefractive Keratectomy[J]. J Ophthalmic Vis Res, 2014 Jan, 9(1):14-21.

Scotto R, Bagnis A, Papadia M, et al. Comparison of Central Corneal Thickness Measurements Using Ultrasonic Pachymetry, Anterior Segment OCT and Noncontact Specular Microscopy[J]. J Glaucoma, 2017 Oct, 26(10):860-865.

Sharifipour F, Farrahi F, Moghaddasi A, et al. Diurnal Variations in Intraocular Pressure, Central Corneal Thickness, and Macular and Retinal Nerve Fiber Layer Thickness in Diabetics and Normal Individuals[J]. J Ophthalmic Vis Res, 2016, 11(1):42–47.

Wu W, Wang Y, Xu L. Meta-analysis of Pentacam vs. ultrasound pachymetry in central corneal thickness measurement in normal, post-LASIK or PRK, and keratoconic or keratoconus-suspect eyes[J]. Graefes Arch Clin Exp Ophthalmol, 2014 Jan, 252(1):91-99.

第 5 章

角膜激光共聚焦显微镜

第一节 仪器概述与工作原理

共聚焦显微镜（confocal microscope）是一类能够从细胞水平上对离体和活体组织进行无创伤性水平切面检查的显微镜，它可以对组织的任一层面进行实时的光学切面成像检查，并可实现连续变焦，这样就可以最大限度地获得有关信息。这种检查方式类似于计算机断层扫描（computer tomography，CT），因此被称为光学病理切片检查（optical section pathology）。活体共聚焦显微镜以其非侵入性、高分辨率、高放大倍数的优点，可对眼部组织进行深层次、细胞水平的三维活体观察研究。近年来，其应用范围不断被临床医师拓展开发，不再局限于既往的真菌及棘阿米巴的诊断，在眼表疾病、睑缘疾病、角膜内皮疾病等均有优秀的表现。

一、共聚焦显微镜的发展简史

共聚焦显微技术出现于 20 世纪 50 年代，1955 年 Marvin Minsky 发明了第一台共聚焦显微镜，用来研究离体和活体脑组织的神经网络。1968—1972 年，德国海德堡大学的 Thaer 博士研制出了扫描共聚焦显微镜。1986 年，Cavanagh 等在光学共聚焦显微镜理论的基础上进行改进，使其适用于眼科检查，随后在动物实验中得到了肯定。

1989 年，Cavanagh 将其改进的 Tandem 扫描共聚焦显微镜首次应用于活体人眼角膜的检查，并逐渐应用于临床检查。随后，德国 Rostock 大学 Guthoff 教授及其研究小组，在眼底激光扫描共聚焦显微镜的基础上，研发了世界上第一台活体角膜激光扫描共聚焦显微镜，明显提高了采集图像的分辨率。

近年来，更多类型的共聚焦显微镜，比如三维成像共聚焦显微镜、结合荧光染色技术的共聚焦显微镜及非接触活体角膜激光扫描共聚焦显微镜，也即将问世并逐步应用于临床。

本章主要介绍的是目前临床应用最多的活体角膜激光扫描共聚焦显微镜（活体共聚焦显微镜，in vivo confocal microscopy，IVCM），以下简称 IVCM。

二、IVCM 的基本原理

（一）基本结构

IVCM 主要由 4 部分组成。

1. *激光光源系统* 采用激光波长 670nm。
2. *移动扫描裂隙系统* 由两个在同一焦平面的裂隙孔组成。

3. 镜片系统　由一系列光学镜片组成。

4. 图像采集及处理分析系统　由数字图像采集器、计算机及其处理软件组成。

(二) 工作原理

IVCM 可以获得精确的、三维微观结构影像，可快速、非侵入、低照明地采集数据。其激光扫描检眼镜的精密度是基于被检物与光源和检测平面共焦的原理。一束激光光源经过针孔形光栅在物体上形成一点，反射激光在入射光路上被分光器分离，经过第二个共焦光栅的偏转到达光敏检测器。由于只有在扫描裂隙系统的左右裂隙孔共同聚焦的光束才能被数字图像采集器采集，而其他非共同聚焦的光束均被阻隔，因此明显提高了聚焦平面图像的分辨率，使得 IVCM 的理论分辨率可达 1μm，平均放大率达到 800 倍，而且通过一次扫描，可获得 400μm×400μm 面积范围的清晰图像。原理图详见图 5-1-1。

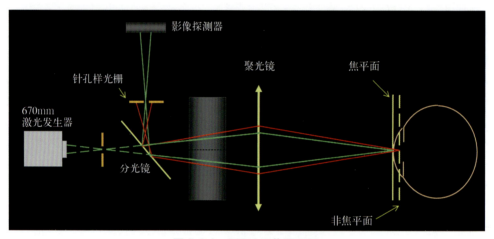

图 5-1-1　IVCM 工作原理图

第二节　IVCM 的检查操作

目前我们临床常用的海德堡活体角膜激光扫描共聚焦显微镜（Heidelberg retina tomography cornea module 3，HRT3-CM），是由 Rostock 眼科诊所在已商业应用的激光扫描系统的基础上发展起来的。该仪器在眼球和设备之间安装了一个高质量的纤维透镜，使激光聚焦直径小于 1μm，如此就可以在活体上应用高分辨率、高速数字共焦激光扫描仪检查角膜。应用其固有的自动 Z 扫描功能，或人工调整显微透镜可以移动共焦平面。

一、适应证与禁忌证

(一) 适应证

1. 角膜感染性疾病的快速无创性诊断及随诊。
2. 角膜移植术和角膜屈光手术的术前、术后定量检测，观察角膜各层细胞、组织结构和神经的创伤愈合情况。
3. 各种角膜变性和角膜营养不良的诊断及随访。
4. 对眼表化学伤及烧伤后患者角结膜和角膜缘干细胞状态的观察及随访。
5. 对角膜接触镜佩戴者角膜状态、角巩膜缘状态进行随访。

6. 角、结膜肿瘤的辅助诊断。

7. 白内障术前、术后角膜内皮细胞的密度统计和形态学观察。

8. 睑缘及睑板腺相关疾病的形态学检查及随访。

9. 正常人群的眼表组织学检查，可观察各层细胞的形态及变化。

（二）禁忌证

1. 血管系统和呼吸系统有器质性病变影响眼球活动者。

2. 眼球震颤，无法固视者。

3. 对角膜表面麻醉药物过敏或超敏体质者。

4. 各种原因导致睑裂过小，无法放置开睑器或角膜接触帽者。

5. 眉弓突出、眼窝较深者。

6. 角膜溃疡变薄，濒于穿孔者，不宜强行做共聚焦显微镜检查，应该根据病情缓急而定。

7. 精神过于紧张者。

二、IVCM 操作方法

使用 IVCM（HRT-3，德国 Heidelberg Engineering 公司）中"RCM 模块"来观察角结膜组织、睑板腺及睫毛毛囊等结构（图 5-2-1）。

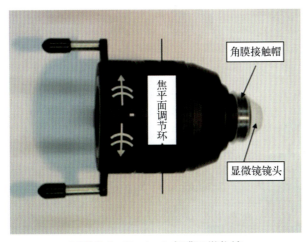

图 5-2-1　Rostock 角膜显微物镜

仪器参数设置：

激光波长：670nm±20nm；激光功率：≤200μW；放大倍率：800 倍；

横向视野：(0.4±0.08) mm × (0.4±0.08) mm；

二维图像像素：384×384 像素；焦距可调范围：3mm±0.6mm；

横向光学分辨率：≤2μm；横向数字分辨率：(1μm±0.2μm) / 像素；

纵向步进值：相邻图像递进间距 2μm±0.4μm。

IVCM 可实现三种扫描模式：

A. 单张模式：在这种模式中每次轻踩脚踏开关时只采集和储存一幅图像。此模式适用于采集各个部位的图像。

B. 序列模式：在该模式中可以采集到一系列多达 100 帧图像，并且帧率可调，选择范围为每秒 30 帧、15 帧、10 帧、8 帧、6 帧、5 帧、4 帧、3 帧、2 帧和 1 帧。可以采集到一个持续时间为 3s 到 100s 的短片。此模式适用于采集血管内血流图像等，在同一平面内的动态过程。

C. 立体模式：在这种模式中，通过连续的焦平面自动采集一系列 40 帧图像。两张连续图像之间的焦距约 2μm。此模式适用于采集沿 Z 方向的局部三维图像，方向由浅入深，长度约 80μm。

（一）海德堡 HRT3-CM 检查操作要点——角、结膜

1. 检查前向患者说明检查的目的和检查中需要注意的事项，取得患者的充分理解和配合。
2. 被检查眼点表面麻醉剂 2 次，嘱闭眼（图 5-2-2）。

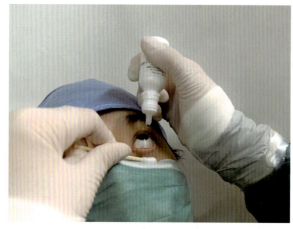

图 5-2-2　点眼表面麻醉剂

3. 用 75% 酒精擦拭额托及下颌托。
4. 将透明凝胶置于 IVCM 镜头前，凝胶内无气泡，且充分覆盖镜头表面，盖上一次性无菌角膜接触帽（TOMOCAP，德国 Heidelberg Engineering 公司），使凝胶与镜头帽之间有适当面积的接触（图 5-2-3A，图 5-2-3B）。

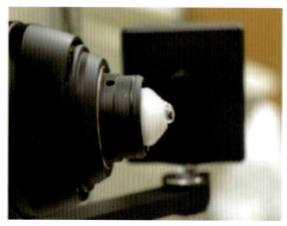

图 5-2-3A　IVCM 镜头前涂布透明凝胶

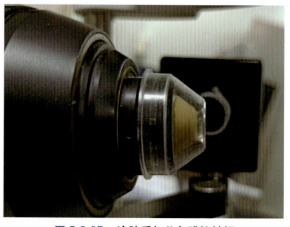

图 5-2-3B　涂胶后加盖角膜接触帽

5. 将 IVCM 镜头充分后退移向检查者一侧，以保证患者角膜的安全。
6. 调节检查椅和设备至患者舒服的高度。
7. 打开 HRT3 主机和电脑后，双击打开 Heidelberg Eye Explorer 软件（图 5-2-4 A），进入软件主界面（图 5-2-4 B）；点击"新建患者"按钮，在患者信息的对话框中根据需要输入患者资

料（病历号、患者姓名、出生年月日、性别、初步诊断），点击"OK"（图5-2-4 C）；或者在搜索栏内输入患者信息，查找既往登记的患者资料（图5-2-4 D）。在检查数据对话框中选择操作者姓名和研究方向，点击"OK"（图5-2-4 E）；在角膜模块设置对话框中选择Microscope:Zeiss 63x；Field Lens：Fov 400μm，点击"OK"（图5-2-4 F），直至出现扫描界面（图5-2-4 G）。

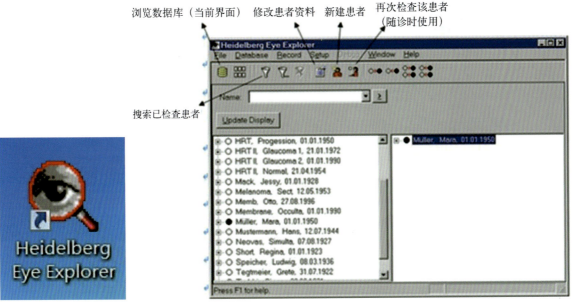

图5-2-4A　快捷图标　　　　图5-2-4B　Heidelberg Eye Explorer软件主界面

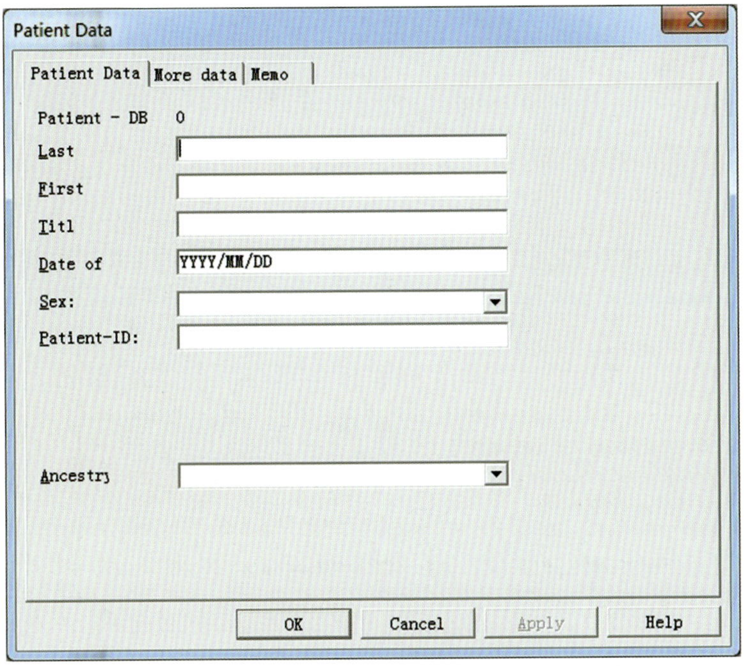

图5-2-4C　患者信息录入界面

8. 粗调零平面。转动焦平面调节环直至共焦显微镜图像全部为白色，点击"reset"按钮将此平面设置为零平面。

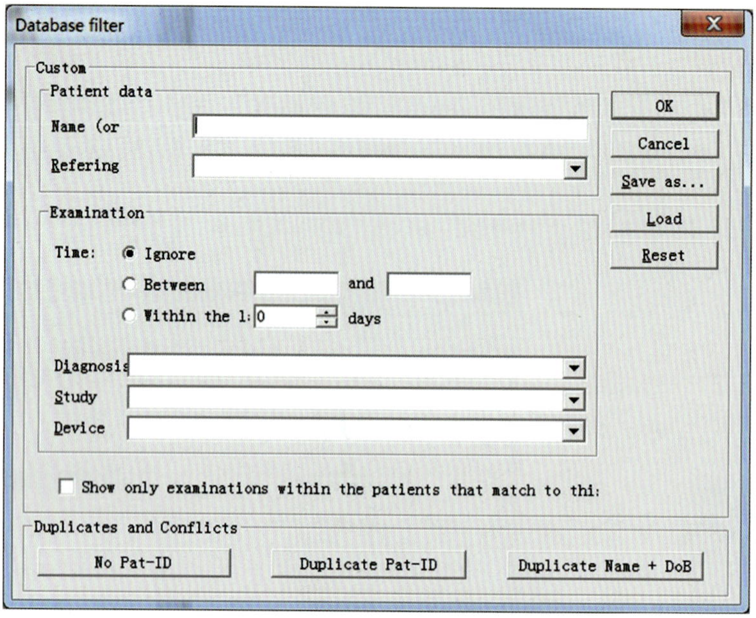

图 5-2-4D　查找既往患者信息界面

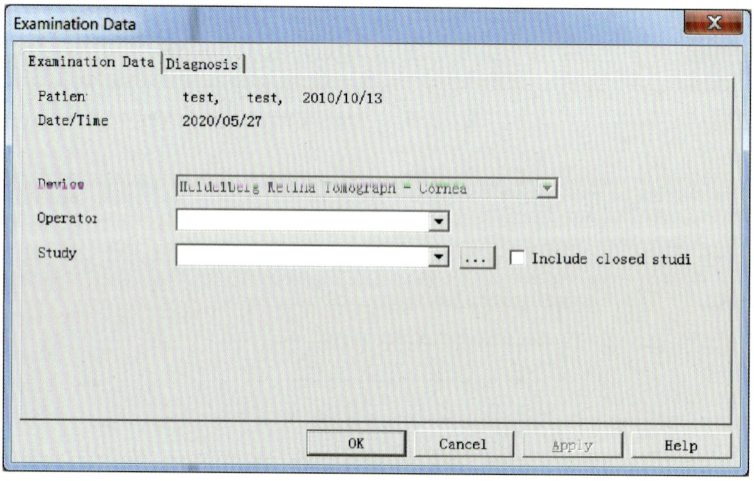

图 5-2-4E　选择检查数据界面

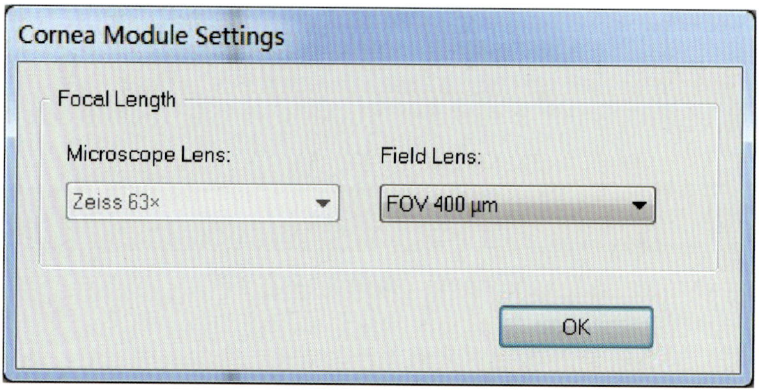

图 5-2-4F　角膜模块设置界面

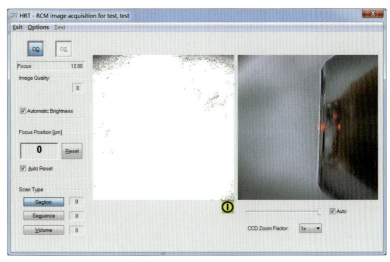

图 5-2-4G　软件待检状态

9. 在被检眼中放入开睑器，嘱患者将下颌部搁置在下颌托上，额部贴紧额托，用外固视灯根据所需扫描的部位调整患者的眼位（由于角膜激光共聚焦显微镜的移动范围有限，一定叮嘱患者切勿自行移动头部和眼球）（图 5-2-5 A～D）。

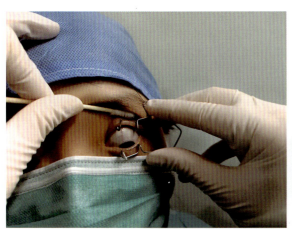 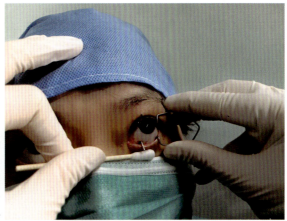

图 5-2-5A　戴开睑器，两步法：患者向下看，放入上方支撑；患者向上看，放入下方支撑

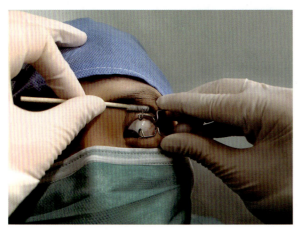

图 5-2-5B　为患者戴开睑器，一步法：患者向鼻侧看，同时放入上下方支撑

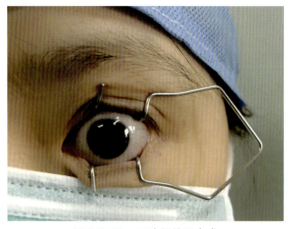 图 5-2-5C 开睑器放置完成

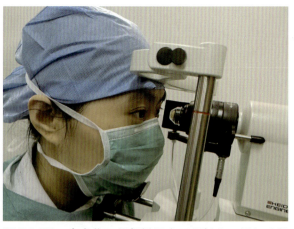 图 5-2-5D 患者将下颌部搁置在下颌托上，额部贴紧额托，准备工作完成

10. 上下左右调整镜头位置，大体上对准所需扫描的部位（通过肉眼观察使左右对准，通过监视器观察使上下对准）（图 5-2-6），然后将镜头向患者一侧缓慢推进。当角膜接触帽与患者角膜距离 5～10mm 时，调整 IVCM 镜头位置，使 CCD 监视器活动画面中角膜上的激光反光点位于角膜切面最高点的后面。随之将 IVCM 慢慢靠近角膜，角膜上的反光点向显微镜头移动，当接触帽贴到角膜的一刻，接触帽上的光点和角膜的反光点刚好重合。调整焦平面调节环，使图像至最佳状态时，CCD 监视器活动图像上会看到在角膜接触帽与角膜之间出现一薄薄的胶桥（同时共聚焦图像为全部白色），此时若"Focous Position"不为 0μm，需重新设定零平面（点击屏幕左侧"Reset"键，使"Focous Position"为 0μm）。零平面设定好后，踩脚踏开始扫描并采集图像（图 5-2-7 A～C）。

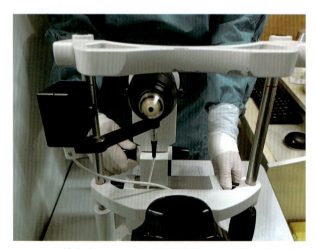
图 5-2-6 检查者双手同时调整镜头上下、左右、前后位置

11. 转动焦平面调节环和水平、垂直微调旋钮对角膜各层次情况进行扫描，使用 Section（单张模式）、Sequence（序列模式）、Volume（立体模式），采集有诊断意义的图片。
12. 扫描方向
(1) 角膜组织扫描，由上皮细胞层至内皮细胞层。若角膜混浊，无法扫描至内皮细胞层，

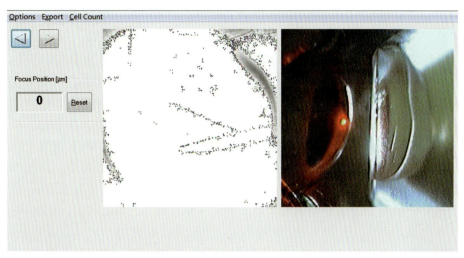

图 5-2-7A　角膜最高点与角膜接触帽中心对位正确，两者接触前角膜反光点在角膜切面最高点的后面

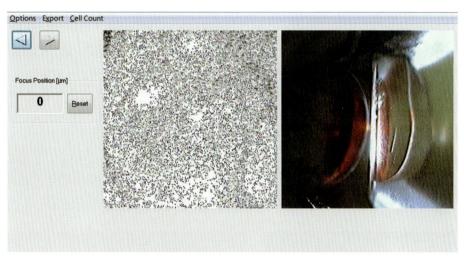

图 5-2-7B　角膜最高点的反光与角膜接触帽即将重合

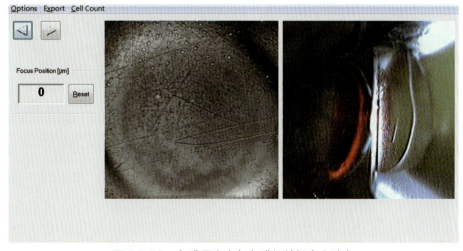

图 5-2-7C　角膜最高点与角膜接触帽完全贴合

需扫描至可分辨组织最深层次并采集图像；然后扫描病灶周边，至少检查上方、下方、鼻侧、颞侧四个方向，并采集图片。

（2）结膜组织扫描，与角膜扫描相同，从结膜表层开始，扫描至可分辨组织最深处即可，结膜病灶也需围绕病灶，尽量检查至少上方、下方、鼻侧、颞侧四个方向，并采集图片。

13. 扫描结束后，将 IVCM 镜头充分移向检查者一侧，使角膜接触帽从患者角膜表面移开，嘱患者抬头，取下开睑器，被检眼内滴抗生素眼药水预防感染，嘱患者闭眼休息。

14. 如需检查另一只眼，将共焦显微镜镜头和 CCD 监视器移至另一眼前，重复上述检查步骤。

15. 关闭扫描界面，软件自动保存所采集的图片，并自动打开浏览界面。在图片浏览界面，选择所需图片进行手动角膜细胞密度统计、计算，将有诊断意义的图片或视频截图拖至屏幕下方的"Lightbox"，选好后用鼠标圈选中"Lightbox"中的图片，单击右键，根据所打印图片的张数选择报告模板，点击"打印"。打印结束后，退出该次检查时，软件会自动提示，是否保存本次的打印结果，选择"Save Lightbox"保存。报告书写应包括对扫描所见的描述。

16. 检查结束后应及时取下镜头帽，用棉签将镜头表面擦拭干净，避免凝胶存留，盖好镜头盖。

17. 检查过程中无须手动切换眼别（机器可自动识别）。若需再次检查当天已检查过的患者，则在图片浏览界面直接点击"继续检查"按钮即可；若需再次检查非当天已检查过的患者（随诊患者），则在数据库界面选中该患者后点击"继续检查"按钮即可。

（二）海德堡 HRT3-CM 检查操作要点——睑板腺及睫毛毛囊组织

操作步骤基本同前，以下几点需特殊注意：

1. 根据操作者习惯，检查方法分为两种。

（1）操作前，旋松额托侧方旋钮，将额托立起，固定旋钮（图 5-2-8A）；令患者下颌置于颌托上充分接触，额头与额托留有一手指（约 20mm）距离。将眼睑睑板翻起、也可轻轻提起眼睑，将睑板腺、睑板腺口或睫毛根部朝向镜头（图 5-2-8B）。

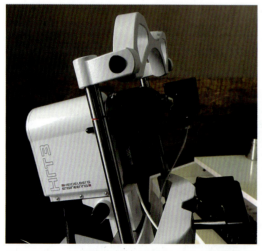

图 5-2-8A　睑缘检查前，将额托立起，固定旋钮

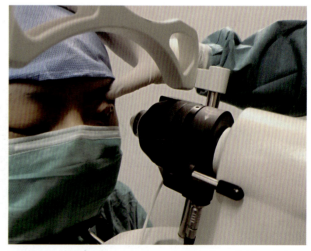

图 5-2-8B　将患者上睑翻起，嘱患者向下方看，准备工作完成

（2）操作前，同样旋松额托侧方旋钮，额托稍抬起，停留在合适的位置，固定旋钮（图 5-2-9A）；令患者下颌置于颌托上充分接触，额头紧贴额托。操作者手持棉签，从患者颞侧将上睑翻起，

被检查部位朝向镜头（图 5-2-9B）。由于镜头的移动范围有限，一定叮嘱患者切勿自行移动头部和眼球，向下方注视。

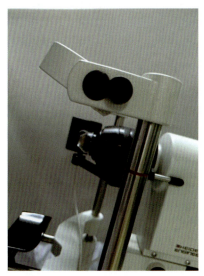

图 5-2-9A　睑缘检查前，额托稍抬起，停留在合适的位置，固定旋钮

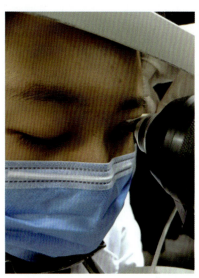

图 5-2-9B　用棉签将患者上睑卷起，嘱患者向下方看，准备工作完成

2. 向患者一侧缓慢移动镜头，当角膜接触帽与需检查部位距离 5～10mm 时（图 5-2-10），调整 IVCM 位置，使 CCD 监视器活动画面中可见睑缘被激光照亮的部分，随之将 IVCM 慢慢靠近睑缘，睑缘上的亮区向显微镜头移动，当接触帽贴到睑缘的一刻，接触帽上的光点和睑缘的反光点重合。调整焦平面调节环至最佳状态时，在 CCD 监视器活动图像上会看到在角膜接触帽与睑缘之间出现一薄薄的胶桥（同时共聚焦图像为全部白色）。此时若"Focous Position"不为 0μm，需重新设定零平面（点击屏幕左侧"Reset"键，使"Focous Position"为 0μm）。零平面设定好后，踩脚踏开始扫描并采集图像（图 5-2-11 A～C）。

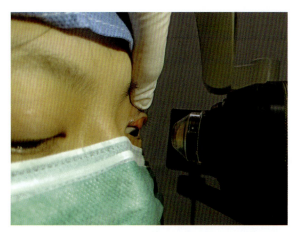

图 5-2-10　向患者一侧缓慢移动镜头，当角膜接触帽与需检查部位距离 5～10mm

3. 扫描方向：从睑缘开始向穹窿部睑板腺垂直扫描；扫描顺序：从鼻侧向颞侧依次平行扫描，直至完成整个睑结膜、睑板腺及睫毛根部的扫描。

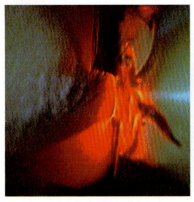
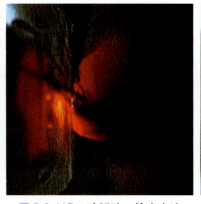
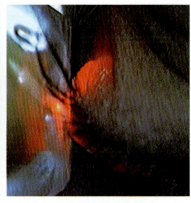

图 5-2-11A　睑板腺检查方法　　　图 5-2-11B　睑板腺口检查方法　　　图 5-2-11C　睫毛毛囊检查方法

4. 常用观察参数

(1) 睑板腺相关指标：睑板腺的腺泡形态（包括扩张及萎缩程度）、睑板腺组织炎性细胞浸润、睑板腺组织纤维化程度；睑板腺口：观察 6～8 个睑板腺口，是否有分泌物堵塞、有蠕形螨存活，是否开口扩张、周围组织纤维化。

(2) 毛囊相关指标：睫毛毛囊：观察 6～8 根睫毛，毛囊内是否有蠕形螨存活、分泌物堵塞等情况。

综上所述，IVCM 检查流程总结（如图 5-2-12 A 和图 5-2-12B）。

IVCM 检查流程——角、结膜组织检查

患者	设备	电脑软件
(1) 检查前向患者说明检查的目的和检查中需要注意的事项，取得患者的充分理解和配合		
(2) 被检查眼点表面麻醉剂 2 次，嘱闭眼		
	(3) 用 75% 酒精擦拭额托及下颌托	
	(4) 将透明凝胶置于 IVCM 镜头前，凝胶内无气泡且充分覆盖镜头表面，盖上一次性无菌角膜接触帽（TOMOCAP，德国 Heidelberg Engineering 公司），使凝胶与镜头帽之间有适当面积的接触	
	(5) 将 IVCM 镜头充分后退移向检查者一侧，以保证患者角膜的安全	
(6) 调节检查椅和设备至患者舒服的高度		
		(7) 在工作站软件中新建病历，输入患者资料，或打开已有病历，打开扫描界面

	（8）粗调零平面。转动焦平面调节环直至图像全部为白色，将此平面设置为零平面

（9）在被检眼中放入开睑器，嘱患者将下颌部搁置在下颌托上，额部贴紧额托，用外固视灯根据所需扫描的部位调整患者的眼位（由于角膜激光共聚焦显微镜的移动范围有限，一定叮嘱患者切勿自行移动头部和眼球）

（10）上下左右调整镜头位置，大体上对准所需扫描的部位（通过肉眼观察使左右对准，通过监视器观察使上下对准），然后将镜头向患者一侧缓慢推进。当角膜接触帽与患者角膜距离 5～10mm 时，调整 IVCM 镜头位置，使 CCD 监视器活动画面中角膜上的激光反光点位于角膜切面最高点的后面。随之将 IVCM 慢慢靠近角膜，角膜上的反光点向显微镜头移动，当接触帽贴到角膜的一刻，接触帽上的光点和角膜的反光点刚好重合。调整焦平面调节环，使图像至最佳状态时，CCD 监视器活动图像上会看到在角膜接触帽与角膜之间出现一薄薄的胶桥（同时共聚焦图像为全部白色），此时若"Focous Position"不为 0μm，需重新设定零平面（点击屏幕左侧"Reset"键，使"Focous Position"为 0μm）。零平面设定好后，踩脚踏开始扫描并采集图像

（11）转动焦平面调节环和水平、垂直微调旋钮对角膜各层次情况进行扫描，使用 Section（单张模式）、Sequence（序列模式）、Volume（立体模式），采集有诊断意义的图片

（12）扫描方向： ①角膜组织扫描，由上皮细胞层至内皮细胞层。若角膜混浊，无法扫描至内皮细胞层，需扫描至可分辨组织最深层次并采集图像；然后扫描病灶周边，至少检查上方、下方、鼻侧、颞侧四个方向，并采集图片 ②结膜组织扫描，与角膜扫描相同，从结膜表层开始，扫描至可分辨组织最深处即可，结膜病灶也需围绕病灶，尽量检查至少上方、下方、鼻侧、颞侧四个方向，并采集图片

（13）扫描结束后将 IVCM 镜头充分移向检查者一侧，使角膜接触帽从患者睑缘表面移开，嘱患者抬头，被检眼内滴抗生素眼水预防感染，嘱患者闭眼休息

		（14）如需检查另一只眼，将共焦显微镜镜头和 CCD 监视器移至另一眼前，重复上述检查步骤
		（15）关闭扫描界面，软件自动打开浏览界面，将有诊断意义的图片或视频截图拖至屏幕下方的 Lightbox 打印并保存。报告书写应包括对扫描所见的描述
	（16）检查结束后应及时取下镜头帽，用棉签将镜头表面擦拭干净，避免凝胶存留，盖好镜头盖	

图 5-2-12A　IVCM 检查流程——角、结膜组织检查

IVCM 检查流程——睑缘及睫毛毛囊组织检查

患者	设备	电脑软件
(1) 检查前向患者说明检查的目的和检查中需要注意的事项，取得患者的充分理解和配合		
(2) 被检查眼点表面麻醉剂 2 次，嘱闭眼		
	(3) 用 75% 酒精擦拭额托及下颌托	
	(4) 将透明凝胶置于 IVCM 镜头前，凝胶内无气泡且充分覆盖镜头表面，盖上一次性无菌角膜接触帽（TOMOCAP，德国 Heidelberg Engineering 公司），使凝胶与镜头帽之间有适当面积的接触	
	(5) 将 IVCM 镜头充分后退移向检查者一侧，以保证患者角膜的安全	
(6) 调节检查椅和设备至患者舒服的高度		
		(7) 在工作站软件中新建病历，输入患者资料，或打开已有病历，打开扫描界面
	(8) 粗调零平面。转动焦平面调节环直至图像全部为白色，将此平面设置为零平面	
(9) 根据操作者习惯，检查方法分为两种 ①操作前，旋松额托侧方旋钮，将额托立起，固定旋钮；令患者下颌置于颌托上充分接触，额头与额托留有一手指（约 20mm）距离。将眼睑睑板翻起、也可轻轻提起眼睑，将睑板腺、睑板腺口或睫毛根部朝向镜头 ②操作前，同样旋松额托侧方旋钮，额托稍抬起，停留在合适的位置，固定旋钮；令患者下颌置于颌托上充分接触，额头紧贴额托。操作者手持棉签，从患者颞侧将上睑翻起，被检查部位朝向镜头。由于镜头的移动范围有限，一定叮嘱患者切勿自行移动头部和眼球，向下方注视		
(10) 向患者一侧缓慢移动镜头，当角膜接触帽与需检查部位距离 5～10mm 时，调整 IVCM 位置，使 CCD 监视器活动画面中可见睑缘被激光照亮的部分，随之将 IVCM 慢慢靠近睑缘，睑缘上的亮区向显微镜头移动，当接触帽贴到睑缘的一刻，接触帽上的光点和睑缘的反光点重合。调整焦平面调节环至最佳状态时，在 CCD 监视器活动图像上会看到在角膜接触帽与睑缘之间出现一薄薄的胶桥（同时共聚焦图像为全部白色）。此时若 "Focous Position" 不为 0μm，需重新设定零平面（点击屏幕左侧 "Reset" 键，使 "Focous Position" 为 0μm）。零平面设定好后，踩脚踏开始扫描并采集图像		
(11) 转动焦平面调节环和水平、垂直微调旋钮对角膜各层次情况进行扫描，使用 Section（单张模式）、Sequence（序列模式）、Volume（立体模式），采集有诊断意义的图片		
(12) 扫描方向：从睑缘开始向穹窿部睑板腺垂直扫描；扫描顺序：从鼻侧向颞侧依次平行扫描，直至完成整个睑结膜、睑板腺及睫毛根部的扫描。常用观察参数： ①睑板腺相关指标：睑板腺的腺泡形态（包括扩张及萎缩程度）、睑板腺组织炎性细胞浸润、睑板腺组织纤维化程度；睑板腺口：观察 6～8 个睑板腺口，是否有分泌物堵塞、有蠕形螨存活，是否开口扩张、周围组织纤维化 ②毛囊相关指标：睫毛毛囊：观察 6～8 根睫毛，毛囊内是否有蠕形螨存活、分泌物堵塞等情况		

（13）扫描结束后将IVCM镜头充分移向检查者一侧，使角膜接触帽从患者睑缘表面移开，嘱患者抬头，被检眼内滴抗生素眼水预防感染，嘱患者闭眼休息		
		（14）如需检查另一只眼，将共焦显微镜镜头和CCD监视器移至另一眼前，重复上述检查步骤
		（15）关闭扫描界面，软件自动打开浏览界面，将有诊断意义的图片或视频截图拖至屏幕下方的Lightbox打印并保存。报告书写应包括对扫描所见的描述
	（16）检查结束后应及时取下镜头帽，用棉签将镜头表面擦拭干净，避免凝胶存留，盖好镜头盖。	

图 5-2-12B　IVCM检查流程——睑缘及睫毛毛囊组织检查

三、注意事项

虽然角膜激光共聚焦显微镜检查具有无创、快速、动态、低照明等优点，但仍属于接触性检查，时间过长或同一时间内过多次的重复检查都会对眼表造成一定损伤。因此，除了要求检查者对设备的原理及检查方法了如指掌外，还必须与送检医师进行沟通，全面了解病变的部位、大小、性质及拟诊方向。有条件的话，最好在检查前，先通过裂隙灯显微镜仔细观察病灶的情况，做到心中有数，有的放矢。除了感染性疾病，其他病变最好行双眼检查，便于双眼情况的对比。为避免交叉感染，应先检查无感染眼。

检查前准备，要尽量确保镜头表面干净无杂质；凝胶涂布均匀、其内无气泡，且充分覆盖镜头表面；角膜接触帽内外表面干净，无杂质、水渍或油渍；患者泪膜无杂质；镜头与角膜接触时避免气泡产生。镜头与角膜间的介质越透明、均一，获得的图像质量越好，也更利于读图时对于细节的观察。

检查过程中，要使所观察位置始终位于眼表激光反射光点处。为了便于患者配合，可令其另一只眼注视外固视灯，对被检眼眼位进行调整。调整检查位置时，要先将镜头从角膜表面移开，避免直接移动对角膜造成损伤。当外固视灯亮度过强时，为避免灯光直接照射眼睛，引起患者不适，可将灯光稍稍朝向下方，便于注视。检查过程中，应确保角膜接触帽只与患者的角膜轻微接触，不要给角膜施加压力，观察CCD监视器的活动图像并确保患者的角膜没有被压平。检查睑板腺、睑板腺口、睫毛毛囊时，如果患者额头部没有支撑，容易造成前后移动，检查者可用一侧手的拇指与示指固定被检眼眼睑，其余三指抵住患者头部，用手腕部的力量予以支撑。对于想要观察的部位与角膜接触帽距离较近时，可在接触帽与角膜或睑缘之间点一滴眼用透明凝胶，来得到想要的图像。因为增加了眼表组织与镜头之间的距离，所以检查时要根据需要重新调整零平面。

检查结束后，应叮嘱患者在表面麻醉剂作用期间，不可揉眼睛。对于感染性病变患者，做完检查后，检查者要及时进行手卫生，并对设备、操作台表面及所接触物品进行彻底消毒，避免交叉感染。使用后的开睑器应放入75%酒精中浸泡，冲洗晾干后，行环氧乙烷消毒。

第三节 IVCM 在眼科的临床应用

一、正常眼部组织的 IVCM 检查

（一）角膜

正常角膜的各层组织在 IVCM 下的图像特点如下。

1. **角膜上皮细胞层** 由浅至深可观察到 3 种角膜细胞。上皮细胞一般 7～10d 完成一次脱落更新。上皮细胞发生病变时，共聚焦显微镜可辅助判断具体哪一层出现病变。

（1）表层细胞：细胞直径 25～30μm，扁平状，细胞膜高反光，细胞质多为亮灰或暗灰色，细胞核居中、低反光、较小的圆形结构；较亮的细胞为几乎快脱落的细胞，暗的为新生细胞（图 5-3-1）。

（2）翼状细胞：多边形，胞体较表层上皮细胞小，较基底细胞大，排列紧密，细胞边界呈高反光，胞体低反光，大小形状基本一致，细胞核一般难以见到（图 5-3-2）。

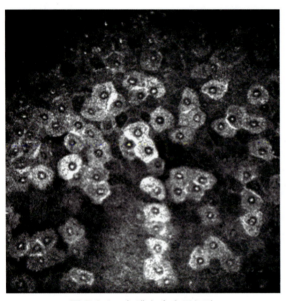 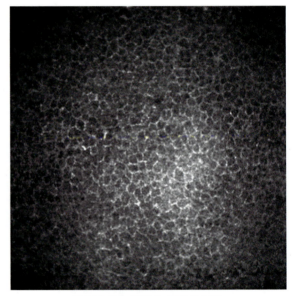

图 5-3-1　角膜上皮表层细胞　　　　　　　　图 5-3-2　角膜上皮翼状细胞

（3）基底细胞：为明暗相间的多边形细胞，胞体小，排列紧密呈小蜂巢状，细胞边界高反光，胞质为亮灰或低反光，细胞核不可见。基底细胞生命力最强，细胞均为从下往上生长，由基底细胞开始，促进上皮细胞脱落（图 5-3-3）。

（4）角膜上皮下神经纤维丛：上皮下神经纤维丛位于基底上皮细胞与前弹力层之间，表现为均一、高反光串珠样或线状结构，可见 Y 形分叉和 H 形神经纤维束连接（图 5-3-4）。

2. **角膜前弹力层** 表现为无细胞成分的中度反光或暗反光界面，其前界面可见高反光的串珠样上皮下神经纤维丛（图 5-3-5）。

3. **角膜基质层** 角膜基质层内的胶原纤维和无定形基质在共聚焦显微镜下不显示影像，形成无特征的暗反光背景，在此背景下可见长圆形的角膜细胞核。

（1）前部基质：细胞密度较高（图 5-3-6）。

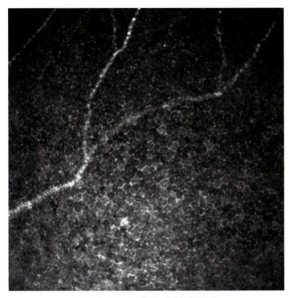

图 5-3-3　角膜上皮基底细胞

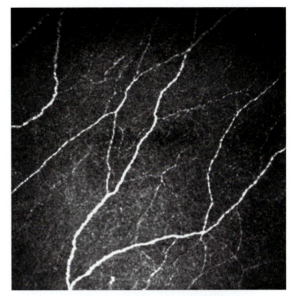

图 5-3-4　角膜上皮下神经纤维丛

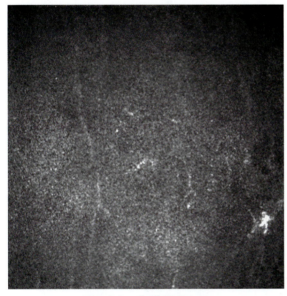

图 5-3-5　角膜前弹力层

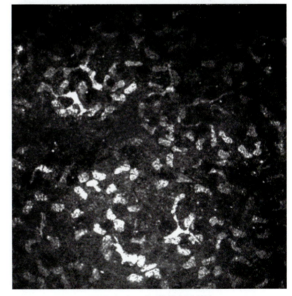

图 5-3-6　角膜前部基质

（2）后部基质：角膜细胞密度较低，且较前部基质细胞核大而扁平（图 5-3-7）。

（3）基质神经：在角膜基质的前部和中部可观察到基质神经，较上皮细胞层下神经纤维粗且反光高，方向不一；周边角膜基质内神经较中央区基质内神经粗大，分叉较多。中央区后部基质内通常观察不到基质神经（图 5-3-8）。

（4）郎格汉斯细胞：正常角膜基质细胞和前弹力层可偶见高反光的树突状细胞，无树状突，为未活化郎格汉斯细胞（图 5-3-9）；炎性症刺激后细胞活化，基底细胞层下可见大量高反光、形态各异的树突状细胞，为活化的郎格汉斯细胞（图 5-3-10）。

4.角膜后弹力层　和前弹力层一样，角膜后弹力层亦为无特征性均质结构，多在从后基质

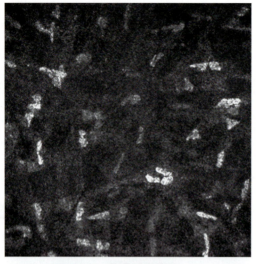

图 5-3-7 角膜后部基质

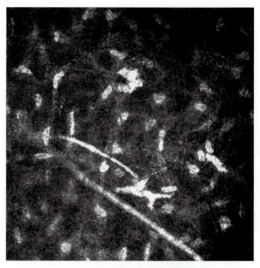

图 5-3-8 角膜基质神经

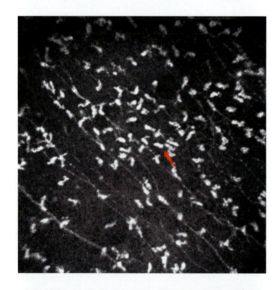

图 5-3-9 前弹力层见多量未活化郎格汉斯细胞

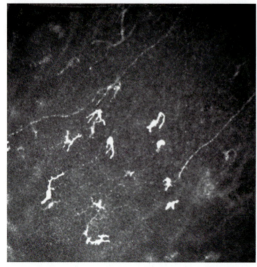

图 5-3-10 前弹力层见活化的郎格汉斯细胞

到内皮细胞的扫描中出现，表现为无细胞结构的均质中反光结构，厚度约10μm（图5-3-11）。

5. **角膜内皮层** 内皮细胞为排列规则的5～7边形细胞，呈蜂窝状，细胞大小均匀，边界清楚，细胞边界低反光，细胞质高反光，部分细胞可见细胞核，位于中央，呈圆点状低反光（图5-3-12）。

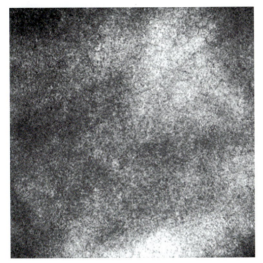
图 5-3-11　角膜后弹力层

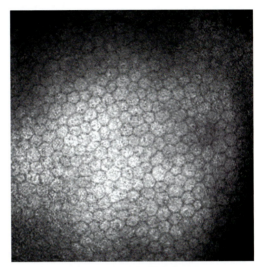
图 5-3-12　角膜内皮层

（二）结膜

正常结膜分为上皮细胞层和上皮下结缔组织层，其中上皮细胞层可分为表层细胞，中间层细胞和基底层细胞。

1. 上皮细胞层

（1）结膜表层上皮细胞：表层上皮细胞形态不规则，细胞体积大，排列疏松，细胞核位于中央，呈高反光，细胞质呈均一暗反光，细胞边界不清。细胞密度约（1650±206）个/mm^2（图5-3-13）。

（2）结膜中间层上皮细胞：中间层上皮细胞呈卵圆形，体积较表层上皮细胞小，排列较紧密，细胞边界模糊，细胞核呈点状高反光，可位于细胞中央或一侧。细胞密度约为（4663±232）个/mm^2（图5-3-14）。

（3）结膜基底层上皮细胞：基底层上皮细胞呈多边形，大小形状不一，排列规则，边界清晰，呈高反光，细胞质均一低反光，细胞核不可见。细胞密度为（4334±286）个/mm^2（图5-3-15）。

（4）结膜杯状细胞：结膜杯状细胞分布于上皮细胞间，可成团或散在分布，细胞呈圆形，体积是周围上皮细胞的2～3倍，细胞内充满高反光的亮颗粒，呈团或散在分布（细胞质较周围上皮细胞的细胞质亮），细胞核低反光，并常位于细胞一侧（图5-3-16）。

（5）结膜树突状细胞：分散在结膜各层细胞中间，细胞中央见高反光颗粒，周围伴树枝状突起（图5-3-17）。

2. **上皮下结缔组织层** 位于结膜上皮细胞层下，表现为不规则的条索状及网状高反光结构，其间可有结膜血管穿过，并可见血管中流动的血细胞（图5-3-18A、B）。

（三）睑板腺

睑板腺是人体中最大的皮脂腺，分布于眼睑的上下睑板层，上睑分布30～40个，下睑分布20～30个，并且与睑缘相垂直。

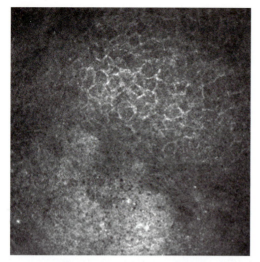

图 5-3-13 结膜表层上皮细胞

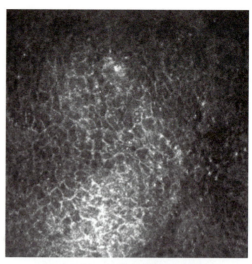

图 5-3-14 结膜中间层上皮细胞

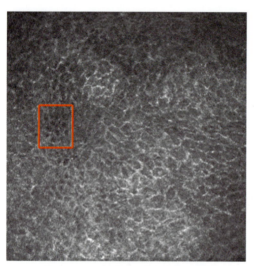

图 5-3-15 结膜基底层上皮细胞

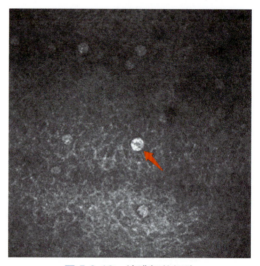

图 5-3-16 结膜杯状细胞

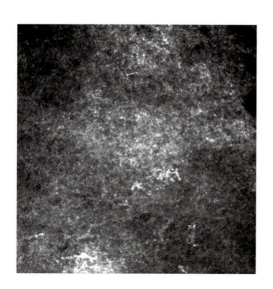

图 5-3-17 结膜树突状细胞

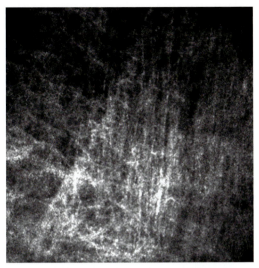
图 5-3-18A 上皮下结缔组织层见不规则条索状及网状高反光结构

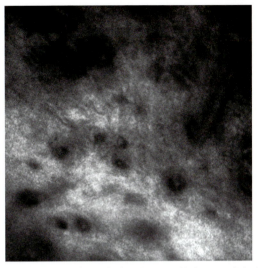
图 5-3-18B 上皮下结缔组织层，其内可见穿行的血管

有研究显示正常睑板腺在 IVCM 下表现为：睑板腺开口呈圆形或椭圆形、由多层扁平上皮细胞环绕而成，直径为 30～40μm，开口中央为透明暗区（图 5-3-19）。正常睑板腺腺泡呈类椭圆形、排列整齐，每个腺泡单元周边由立方形腺泡细胞围绕而成，腺泡中央为泡腔，其内可见低反光分泌物；腺泡间为密度均匀的结缔组织组成。运用 IVCM 从冠状面扫描睑板腺，可以观察到大量的腺泡垂直于腺体导管（图 5-3-20）。

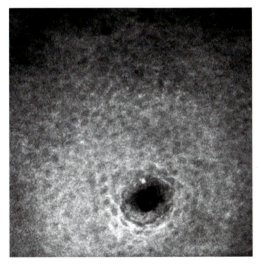
图 5-3-19 睑板腺开口

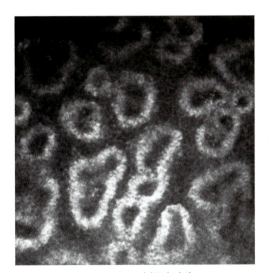
图 5-3-20 睑板腺腺泡

随年龄增长，睑板腺腺泡出现萎缩现象而未见明显扩张，且睑板腺的分泌能力也随之降低。在老年人中，可见睑板腺腺泡细胞萎缩、导管上皮细胞过度角化、腺体分泌物减少及分泌物的黏性增加。

二、IVCM 在感染性角膜病中的应用

在感染性角膜疾病中，IVCM 主要用于真菌及阿米巴角膜炎的病原学诊断。在 IVCM 下可

观察到典型的真菌菌丝和阿米巴包囊结构,并可对炎症不同时期角膜组织内的变化进行实时观察,以指导临床治疗方案的调整。但对于细菌性角膜炎,由于细菌直径一般在 1～2μm,即使是激光共聚焦显微镜也无法加以辨认,故目前无法直接对细菌性角膜炎做出病原学诊断。

(一)真菌性角膜炎(FK)

IVCM 下可见纵横交错的高反光的真菌菌丝,不同的致病菌属,其菌丝的形态可能不同,部分菌丝可见分隔和分支。抗真菌治疗后,可见菌丝的数量会明显减少,并可见肿胀增粗的菌丝(图 5-3-21)。

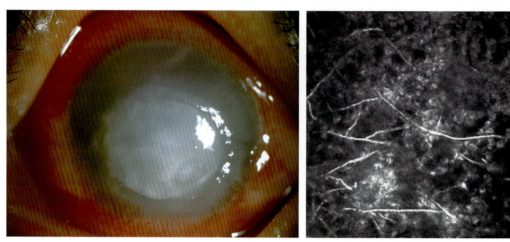

图 5-3-21 真菌性角膜炎、病灶区可见数根纵横交错的丝状高反光,其上可见分隔及分支

(二)棘阿米巴角膜炎(AK)

IVCM 下可见典型的阿米巴形态结构为:包囊表现为 10～25μm 大小的圆形高反光双壁结构。包囊可单独、成对、成串或成簇排列,包囊周围通常无或较少有炎性细胞的浸润。阿米巴滋养体较少见,多表现为不规则的高反光结构,可见到伪足,滋养体内可见高密度细胞核。治疗后阿米巴包囊数量减少,体积变小,呈皱缩状。

近期 Craene 等首次参照 PCR 对 IVCM 诊断 AK 的价值进行了评估并研究了其诊断标准,认为 IVCM 下的 4 种影像与 AK 显著相关:①亮点:没有双壁结构的圆形或卵圆形高反光结构;②目标图像:具有低反光光晕的高反光结构;③滋养体样图像:直径 > 30μm,表面呈棘状突起的高反光结构;④成簇排列的高反光结构。其中目标图像和滋养体样图像诊断特异性最高,为 100%(图 5-3-22)。

(三)细菌性角膜炎

IVCM 下可见溃疡区和溃疡区边缘大量的炎性细胞浸润,溃疡区组织结构不清,溃疡边缘角膜组织水肿(图 5-3-23)。

(四)单纯疱疹病毒(herpes simplex virus,HSV)性角膜炎

IVCM 下可见:

1. **上皮型** 上皮细胞间可见裂隙,树枝状缺损区边缘角膜上皮细胞肿胀,疏松且反光增强,其间可见多量炎性细胞浸润,病灶区前弹力层可见多量活化郎格汉斯细胞聚集。病程较长的患者,浅基质角膜细胞活化,反光增强,细胞肿胀。角膜内皮一般无异常改变。

2. **基质型** 角膜基质细胞肿胀,基质间可见多量炎性细胞。复发或病情迁延患者,基质内

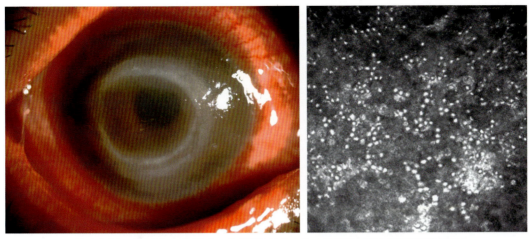

图 5-3-22　棘阿米巴角膜炎、角膜病灶区成串/成簇排列的圆形高反光结构

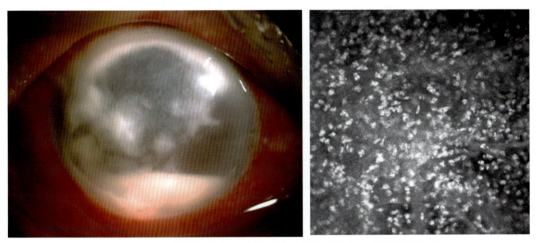

图 5-3-23　细菌性角膜炎，病灶区见大量炎性细胞，组织结构不清

可见片状不规则高反光瘢痕形成，并可见新生血管形成，角膜内皮细胞改变不明显。病情反复的患者基质内可见大量不规则松针样瘢痕形成（图 5-3-24）。

3. 角膜内皮炎

（1）角膜上皮层：可见角膜上皮细胞不同程度肿胀，细胞直径较对侧眼明显增大，细胞间隙增宽，严重者上皮细胞间出现水泡或大泡，表现为大小不一，边界清楚的低密度反光区，周边细胞大小不一。经治疗炎症消退后，角膜上皮细胞形态基本恢复正常。部分患者基底细胞肿胀，病灶区基底细胞层可见多量形态各异的树突状细胞。

（2）上皮下神经纤维丛：病灶区基底细胞下神经纤维密度降低，变细，甚至消失。基底细胞肿胀，反光增强，核反光模糊。

（3）基质层：主要表现为角膜基质细胞胞体明显肿胀，反光增强，细胞核反光模糊，提示角膜基质细胞活化。初发患者基质内无炎性症细胞浸润和瘢痕形成，但病情反复或迁延不愈的患者，角膜基质内可见多量炎性细胞浸润，甚至有片状瘢痕形成。治疗后，角膜基质细胞胞体肿胀减轻，核边界清晰，炎症细胞减少。

（4）内皮细胞层：角膜病灶区，角膜内皮细胞不同程度的肿胀，失去多边形结构，边界模糊，

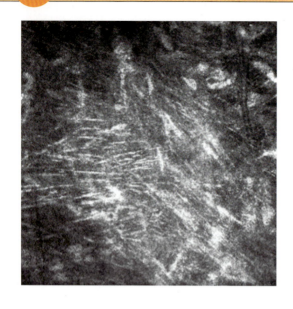

图 5-3-24　角膜基质内见松针样瘢痕形成

细胞核增大。细胞间可见多量树突状炎症细胞浸润。内皮细胞间可见大小不一，形态各异的角膜后沉积物（KP），表现为细胞间扁平的树突状高反光结构，附于内皮细胞后表面；或边界光滑的圆球形结构；大部分则表现为形态各异，边界不光滑或"海胆样"高反光结构。球形和"海胆样"KP不仅可突破角膜内皮细胞层进入角膜内皮层间，同时还将内皮细胞推挤开，导致内皮细胞出现缺损区；KP还可相互融合，或连接成网状。患者恢复期，角膜后沉积物逐渐被吸收，内皮细胞重新覆盖缺损区，形态也逐渐恢复正常。

（五）带状疱疹病毒性角膜基质炎

IVCM下主要表现为上皮细胞肿胀、反光增强、基质细胞肿胀、基底细胞下神经纤维丛密度下降，基底细胞层可有郎格汉斯细胞聚集，基质细胞肿胀活化，角膜内皮细胞肿胀，细胞边界欠清，细胞间可见炎性细胞浸润（图 5-3-25 A～E）。

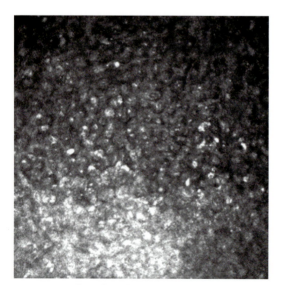

图 5-3-25A　带状疱疹病毒性角膜基质炎，角膜上皮细胞肿胀

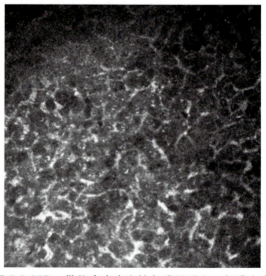

图 5-3-25B　带状疱疹病毒性角膜基质炎，角膜上皮基底细胞层见大量活化的朗格汉斯细胞

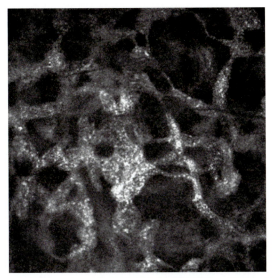

图 5-3-25C 带状疱疹病毒性角膜基质炎，基质细胞肿胀活化

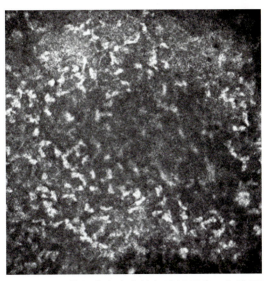

图 5-3-25D 带状疱疹病毒性角膜基质炎，角膜细胞间可见炎性细胞浸润

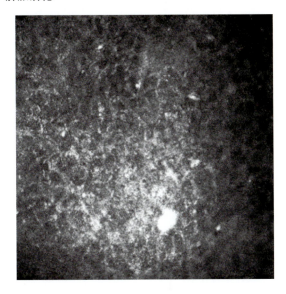

图 5-3-25E 带状疱疹病毒性角膜基质炎，角膜内皮细胞肿胀，细胞边界欠清

（六）巨细胞病毒（cytomegalovirus，CMV）性角膜内皮炎

CMV 是一种嗜淋巴细胞的大包膜双链 DNA 病毒，与单纯疱疹病毒 HSV 同属疱疹病毒科。大多数 CMV 性角膜内皮炎的病例为免疫功能正常的患者。

IVCM 表现：被 CMV 感染的角膜内皮细胞中可出现包涵体，共聚焦下呈现为中央高反光伴周围一圈低反光晕轮的"鹰眼样"结构。共聚焦下观察到"鹰眼样"形态特征和高反光圆形小体可有效的用作诊断 CMV 性角膜内皮炎的非侵入性辅助手段。随病情缓解上述特征可逐渐消失。

三、IVCM 在角膜变性类疾病中的应用

（一）圆锥角膜

圆锥角膜是以角膜扩张为特征，致角膜中央部向前凸出呈圆锥形，产生高度不规则近视散

光和不同视力损害的原发性角膜变性疾病。

IVCM 下，角膜基底细胞下神经纤维走行紊乱，呈网状分布，前部基质周边的上皮下神经纤维变细，呈襻状排列，角膜基质神经较正常明显增粗；角膜基质内可见瘢痕形成，深基质可见纵行，粗细一致的条纹状低反光，与 Vogt 条纹相对应；内皮细胞多正常；变性瘢痕期患者角膜上皮下可见片状瘢痕形成（图 5-3-26 A～E）。

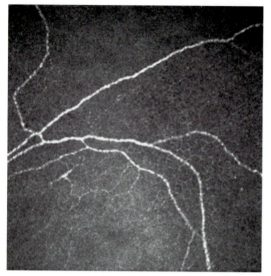

图 5-3-26A　圆锥角膜，前弹力层神经纤维曲率较大

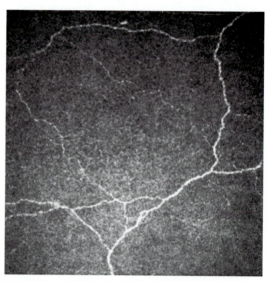

图 5-3-26B　圆锥角膜，前弹力层神经纤维呈网状分布

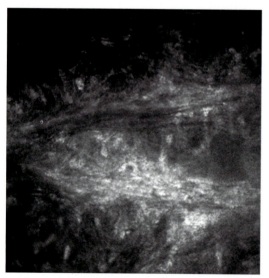

图 5-3-26C　圆锥角膜，角膜基质内可见瘢痕形成

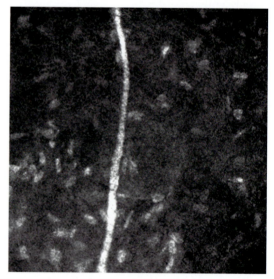

图 5-3-26D　圆锥角膜，角膜基质内可见增粗的神经

目前早期诊断圆锥角膜有赖于角膜地形图，可通过计算机图像处理系统精确分析整个角膜表面的形态和曲率的变化，诊断灵敏度、特异度高。共聚焦显微镜从组织学角度观察角膜，可发现圆锥角膜的早期改变，如后基质层出现褶皱样暗纹、细胞拉长等，与角膜地形图具有良好的互补性。

急性圆锥角膜或曾经发生过急性圆锥角膜的 IVCM 特点：急性圆锥时由于组织水肿，

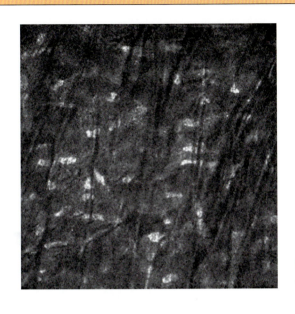

图 5-3-26E 圆锥角膜，角膜深基质可见纵行，粗细一致的条纹状低反光

IVCM 下的角膜基质细胞相应水肿增大，细胞核和基质的反光也相应增加，条状暗纹却不明显。曾经发生过急性圆锥的患者，角膜出现白斑，共聚焦下除了粗大的条状暗纹外，还有角膜瘢痕的改变（图 5-3-27A、B）。

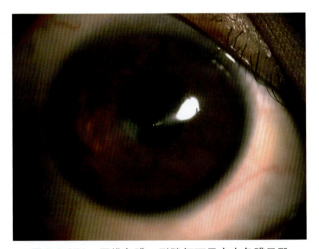

图 5-3-27A 圆锥角膜，裂隙灯下见中央角膜云翳

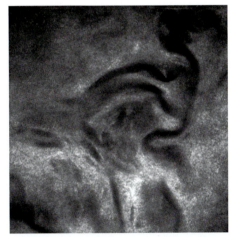

图 5-3-27B 圆锥角膜，急性发作时角膜前部基质可见混浊和粗大条状暗纹及角膜瘢痕形成

（二）带状角膜变性

带状角膜变性常见于较严重的慢性眼病后期，以钙沉着于角膜组织为特征的角膜变性疾病。裂隙灯显微镜检查可见：初期在睑裂部暴露区鼻侧和颞侧近周边角膜出现混浊，病变位于前弹力层水平，钙质性灰白色或白色混浊斑，略高于角膜上皮表面，可伴有新生血管长入；晚期累及中央区角膜。

IVCM 下可见病变多位于角膜前弹力层及浅基质，前弹力层及浅基质平面可见大量点状高反光沉积物。病变较重者，变性区角膜上皮下可见大量片状高反光结构，基质细胞结构不清，部分病例内皮层可见不规则高反光物质沉积（图 5-3-28）。

四、IVCM 在角膜营养不良中的应用

（一）上皮基底膜营养不良

上皮基底膜营养不良（epithelial basement membrane dystrophy，EBMD）又称地图状-点状-指纹状角膜营养不良、Cogan 微囊肿性角膜营养不良，是前部角膜营养不良中最常见的一种。本病多为散发病例，其遗传方式尚不明确。

IVCM 下可见角膜上皮基底细胞层"指状"隆起，可见椭圆形或不规则高反光沉积物，基底膜可见片状不均匀高反光，基底下神经纤维稀疏，走行紊乱。炎症期可伴有眼细胞浸润。

1. 地图状角膜病变（maps） IVCM 下可观察到不规则高反光物质，对应于异常的基底膜向上皮中间层和基底细胞层延伸所致。与其相邻的上皮基底细胞出现畸变，表层上皮细胞及角膜基质层多无异常。

2. 点状病变（dots） IVCM 下可见上皮中间细胞层内存在边缘锐利的高反光结构。

3. 指纹状病变（fingerprint lines） IVCM 下可见线样高反光结构，对应于凸向角膜上皮层的异常基底膜组织。

4. 水泡型（blebs） IVCM 下在上皮基底细胞层和 Bowman 层可见圆形或椭圆形低反光或高反光区域。

（二）Meesmann 角膜营养不良

Meesmann 角膜营养不良（Meesmann corneal dystrophy，MECD）通常幼年时期发病，一般不进展或缓慢进展。为常染色体显性遗传。

IVCM 下可见角膜上皮基底层的暗区样改变，直径为 40～150μm，有时暗区内可见高反光点。老年患者中，上皮层内可见大量的微囊泡和高反光物质，推测可能是靠近上皮基底层的变性细胞。和上皮基底层相比，上皮表层内含有更大量的微囊泡，以及高反光物质。微囊样病变区和正常上皮细胞间可见清晰的分界，对应于活组织镜检见到的病变区域和正常角膜区域的分界（图 5-3-29）。

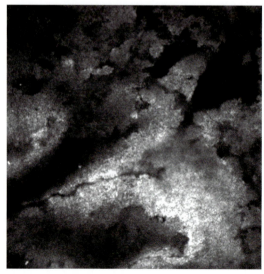

图 5-3-28 带状角膜变性，前部基质平面可见大量片状高反光沉积物

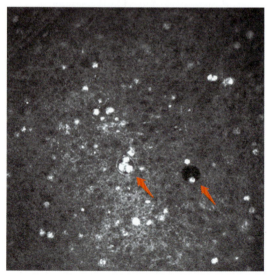

图 5-3-29 Meesmann 角膜营养不良，角膜上皮层内可见大量的微囊泡和高反光物质

(三)胶滴状角膜营养不良

胶滴状角膜营养不良(gelatinous drop – like corneal dystrophy,GDLD)以往也称为上皮下淀粉样变;原发性家族性淀粉样变(Grayson),为常染色体隐性遗传。该型患者通常10～20岁开始发病,患者可有严重的视力下降,同时伴有畏光、刺激征、眼红和流泪等症状。病变早期,裂隙灯检查可见角膜上皮下病损外观与角膜带状变性类似,也可形成多发成群的细小结节,形成桑葚样外观,病灶区荧光素染色阳性。该型患者角膜表层新生血管化常见。老年患者,角膜病灶可逐渐进展为基质混浊或形成大的结节,即橘皮样病损。

IVCM下见角膜上皮细胞形态不规则,常被拉长。上皮层的整体结构轻度紊乱。角膜上皮层内,上皮下,以及前部基质均可见大量高反光物质堆积,后部角膜基本正常。

(四)Reis-Bücklers 角膜营养不良

Reis-Bücklers 角膜营养不良(RBCD)为常染色体显性遗传,通常从儿童期开始发病。可伴有疼痛性复发性的角膜糜烂。

IVCM下可见上皮层和Bowman层高反光的沉积物。在suprabasal和basal上皮细胞层可见极高反光样沉积物,呈细小颗粒状或不规则形,没有阴影。Bowman层由不规则的高反光物质替代。在角膜前部基质甚至偶尔在深部基质可见细小弥散的圆形或纺锤形沉积物。

(五)Thiel-Behnke 角膜营养不良

Thiel-Behnke 角膜营养不良(TBCD)发生于角膜前弹力层,双眼对称,进展缓慢。为常染色体显性遗传。通常从幼儿期开始发病。病程早期,裂隙灯下表现为角膜Bowman层孤立的斑片状或不规则散在的混浊病灶,随病情进展,可逐渐发展为对称的角膜上皮下蜂窝样混浊,周边角膜一般不受累。

IVCM下见角膜上皮层及Bowman层有明显的沉积物。上皮基底细胞层的沉积物表现为均质的高反光,边缘呈圆形,并伴有暗影。Bowman层被不规则高反光物质取代,但没有RBCD的高反光物质强。

(六)格子样角膜营养不良1型(经典型)

格子样角膜营养不良1型(经典型)(LCD1)多为双眼对称性发病,视力损害较重,常在40岁即出现严重的视力下降,病程呈进展性,以角膜基质出现网格状混浊为特征,为常染色体显性遗传。

IVCM下表现为角膜基质线条样和分枝状结构,其折射率改变,边界模糊。这些线条样结构须和其他类似的图像区分开(如真菌的菌丝)(图5-3-30A、B)。

(七)颗粒状角膜营养不良1型(经典型)

颗粒状角膜营养不良1型(经典型)(GCD1)发生于角膜基质层,双眼对称,进展缓慢。为常染色体显性遗传。

IVCM下可见角膜基底细胞层及浅基质点状、雪花状、团块状不规则高反光沉积物,部分患者病灶相互融合,聚集成片。晚期患者可累及后部基质。角膜后弹力层及内皮细胞形态多正常(图5-3-31 A～E)。

(八)颗粒状角膜营养不良2型

颗粒状角膜营养不良2型(GCD2)为常染色体显性遗传,纯合子患者3岁即可发病,病情进展较快。

IVCM下可见角膜前基质内圆形、面包屑样反光结构,边界清晰;或可见到高反光的不规则四边形沉积物(与GCD1表现相似)。还可见不同反射率的线样和分支状沉积物(与LCD表

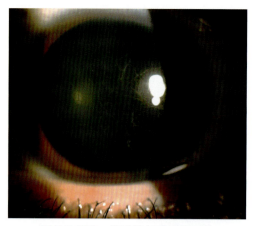

图 5-3-30A　格子样角膜营养不良

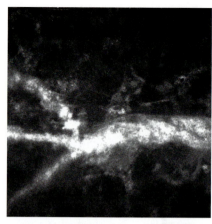

图 5-3-30B　格子样角膜营养不良，角膜基质可见线条样和分枝状结构，边界模糊

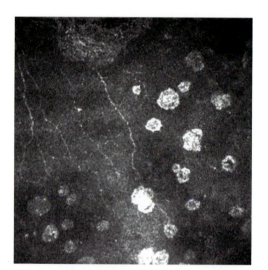

图 5-3-31A　颗粒状角膜营养不良 1 型角膜基底细胞层雪花状高反光沉积物

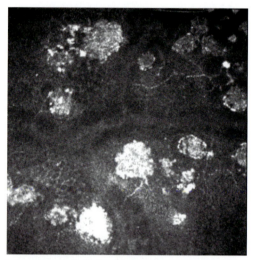

图 5-3-31B　颗粒状角膜营养不良 1 型角膜基底细胞层团块状高反光沉积物

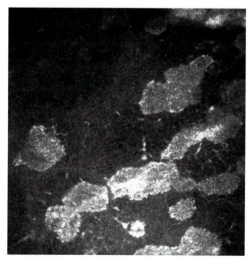

图 5-3-31C　颗粒状角膜营养不良 1 型角膜基底细胞层不规则高反光沉积物

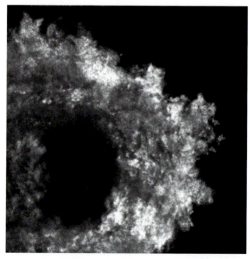

图 5-3-31D　颗粒状角膜营养不良 1 型角膜浅基质环形高反光沉积物，沉积物中心可见上皮细胞

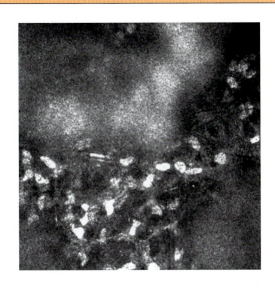

图 5-3-31E 颗粒状角膜营养不良 1 型角膜浅基质部分组织被沉积物遮挡

现相似)。

(九)斑状角膜营养不良

斑状角膜营养不良(macular corneal dystrophy,MCD)主要累及角膜基质层,患者视力受损严重,预后差。双眼对称,进展缓慢。为常染色体隐性遗传。

IVCM 下可见角膜上皮基底层和前中基质层边界模糊的高反光沉积物,部分可表现为条纹样,细沟样暗影。正常角膜细胞不可见(图 5-3-32 A～C)。

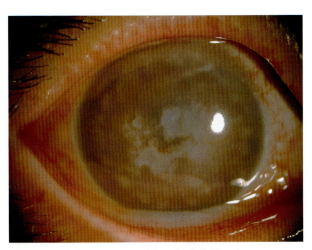

图 5-3-32A 斑块状角膜营养不良

(十)施耐德角膜营养不良

施耐德角膜营养不良(Schnyder corneal dystrophy,SCD)又称中央结晶状角膜营养不良,是一种对视力影响较轻的角膜基质营养不良。较少见,以胆固醇和磷脂异常沉积,渐进性角膜混浊为特征。为常染色体显性遗传。

IVCM 下可见角膜上皮下及浅基质层多量不规则排列的松针样、点状高反光沉积物,可能引起上皮基底膜及上皮下神经丛的断裂。松针样结构一般长度较短,排列杂乱,无分隔,应与真菌菌丝相鉴别。

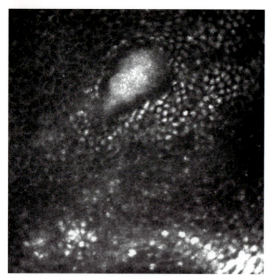
图 5-3-32B 斑块状角膜营养不良，上皮基底层可见边界模糊的团块状高反光沉积物

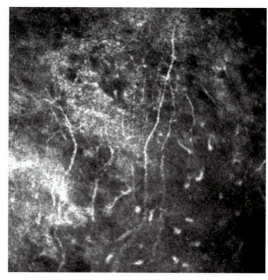
图 5-3-32C 斑块状角膜营养不良，前弹力层可见神经纤维及炎性细胞，漫布不均匀的高反光沉积物

（十一）Fuchs 角膜内皮营养不良

Fuchs 角膜内皮营养不良（FECD）为一种双侧、进展缓慢、以角膜内皮赘疣和内皮细胞进行性损害为特征的角膜营养不良。常染色体显性遗传，部分为散发病例。

IVCM 下可见大小不一、形态不规则，高反光圆点状赘疣，其周围为暗区，晚期赘疣可融合，早期内皮细胞形态正常，随病情进展，内皮细胞增大、肿胀，呈现多形性，六边形结构减少，数量下降，终至结构不清（图 5-3-33 A～C）。

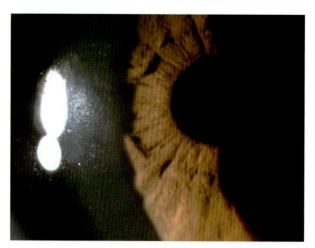
图 5-3-33A Fuchs 角膜内皮营养不良，裂隙灯下可见角膜内皮面橘皮样反光

（十二）后部多形性角膜营养不良

后部多形性角膜营养不良（posterior polymorphous corneal dystrophy，PPCD）可能是由于角膜内皮细胞在胚胎发育时，发育障碍所致的角膜营养不良，病程进展缓慢。为常染色体显性遗传。PPCD 多累及双眼，发病年龄多见于 20～30 岁。特征性表现为角膜内皮细胞上皮样改变，包括内皮细胞出现复层增生并分泌一系列细胞角蛋白而这些角蛋白表达于角膜上皮细胞。后弹

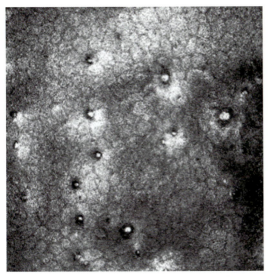

图 5-3-33B　早期可见散在的点状内皮赘疣

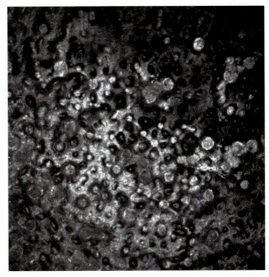

图 5-3-33C　晚期赘疣融合，正常内皮细胞不可见

力层同样发生增生性改变。

1. 临床表现　早期无症状，裂隙灯见角膜后表面有孤立或成簇的囊泡样改变，周边常有灰白环形混浊病灶环绕；病情进展，地图形分散的灰线，有的为宽带状不整齐，类似贝壳状的边界；或可见"铁轨样"改变。继续进展后，可出现角膜基质水肿，周边虹膜前粘连，高眼压（10%～20%）；部分患者可出现圆锥样角膜变陡；角膜内皮镜典型囊泡，内皮带状或岛状异常的内皮细胞。

2. IVCM 下特点

（1）囊泡样改变：部分细胞周边有圆形暗影环绕，形成面包圈样外观。还可见多层巢样细胞（图 5-3-34）。

（2）"铁轨样改变"：带状暗影结构，边界不整齐，将一些较小的上皮样细胞包围在其中（图 5-3-35）。

（3）局部可见内皮细胞缺失，形态破坏（图 5-3-36）。

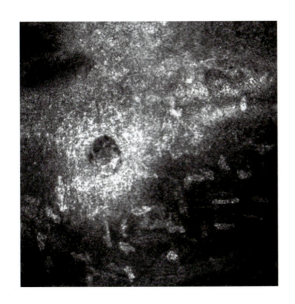

图 5-3-34　角膜内皮囊泡样改变

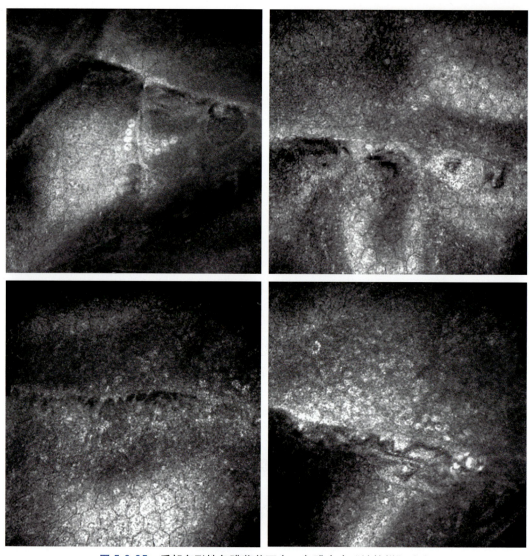

图 5-3-35 后部多形性角膜营养不良,角膜内皮"铁轨样"改变

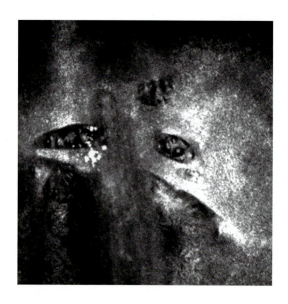

图 5-3-36 后部多形性角膜营养不良,角膜内皮局部可见内皮细胞缺失,形态破坏

五、IVCM 在免疫性及全身疾病相关角膜病变中的应用

(一) 蚕食性角膜溃疡

该病多为单眼或少数双眼慢性进行性边缘性角膜溃疡，包括两种类型：①良性：多见于老年人，多单眼受累；②进展性：多见于年轻男性，双眼受累为多。

IVCM 下可见病灶区大量炎性细胞浸润，溃疡边缘基底细胞肿胀，可见大量活化郎格汉斯细胞，角膜基质细胞活化，局部可见高密度瘢痕形成（图 5-3-37A、B）。

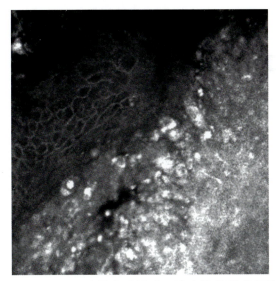

图 5-3-37A 蚕食性角膜溃疡，溃疡边缘基底细胞肿胀

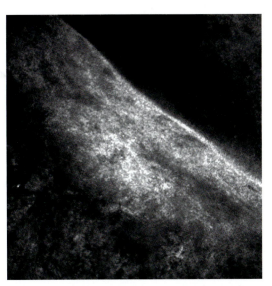

图 5-3-37B 蚕食性角膜溃疡，基质局部可见高密度瘢痕形成

(二) Thygeson 浅层点状角膜炎

该病较为少见，是双眼反复发作的特发性角膜点状上皮病变。

IVCM 下可见病灶区角膜上皮增大，轻度水肿，其间可见炎性细胞及不规则高反光物；角膜病灶区前弹力层可见大量郎格汉斯细胞聚集，病灶区角膜浅基质细胞间可见炎性细胞浸润；角膜深基质及内皮细胞未见异常；治疗后病灶区炎性细胞及郎格汉斯细胞减少。

(三) 眼部瘢痕性类天疱疮

该病少见，是慢性自身免疫性炎症性皮肤黏膜病变。眼部以双侧进行性结膜下瘢痕形成为特征。

IVCM 下可见结膜上皮细胞水肿，其间可见大量炎性细胞浸润；结膜下固有层结缔组织结构紊乱，可见大量炎性细胞浸润及条状高密度瘢痕；周边角膜上皮细胞增大，细胞核肿胀，浅基质细胞反光增强，深基质细胞及内皮细胞未见异常。

(四) Stevens-Johnson 综合征

该病是一种急性、自限性皮肤黏膜大疱性炎症性疾病，常由药物或感染引发，眼部以眼睑睑缘角化、角结膜干燥症及倒睫或睑内翻等为特征。

IVCM 下可见结膜上皮细胞肿胀，可见炎性细胞及郎格汉斯细胞聚集，结膜下固有层结缔组织结构紊乱，可见成团坏死物。角膜表层上皮细胞增多、堆积，并体积增大；上皮下出现多量郎格汉斯细胞；基质结构模糊，可见炎性细胞和条形瘢痕形成，基质内可见多量新生血管；

内皮细胞大致正常。

（五）Sjogren 综合征（SS）

该病主要累及唾液腺和泪腺等外分泌腺的自身免疫性疾病。眼部以角结膜干燥症为特征，并伴有皮肤、关节及口腔的改变。

IVCM 下可见结膜上皮层大量炎性细胞浸润，角膜表面可见多量增大的表层上皮细胞堆积。前弹力层多量郎格汉斯细胞聚集，早期患者神经结构正常，基质及内皮结构正常。

（六）糖尿病周围神经病变（diabetic peripheral neuropathy，DPN）

DPN 是糖尿病的主要长期并发症之一，发病率在 50% 以上，严重威胁患者生存质量。表皮内神经纤维密度（intra-epidermal nerve fiber density，IENFD）是评估小神经纤维病变的金标准，对早期诊断 DPN 有重要意义，但有创性限制了其在 DPN 诊断和研究中的应用。角膜富含末梢神经，是 DPN 重要受累部位之一。DM 患者角膜神经纤维密度下降，与 IENFD 改变显著相关。

IVCM 具有与 IENFD 相当的诊断性能，可检测小神经纤维的早期病变，有良好的重复性，具有快速和无创的优势。角膜神经纤维密度、长度及其分支密度是区分有或无 DPN 的糖尿病患者与健康对照者的最佳参数。

（七）慢性移植物抗宿主病（chronic graft-vs-host disease，cGVHD）

同种异体造血干细胞移植（hematopoietic stem cell transplantation，HSCT）后，30%～70% 的患者发生 cGVHD，其中 60%～90% 累及眼部。cGVHD 眼部病变表现多样，最常见的形式是干眼，其发生率为 40%～76%。

有研究利用 IVCM 观察发现 cGVHD 相关干眼患者角膜缘上皮 DC 密度和中央角膜球状免疫细胞密度显著高于无 GVHD 的 HSCT 受者，显示 cGVHD 相关干眼患者眼表面的免疫激活和炎症程度较高，两者可作为 cGVHD 相关干眼患者眼表损伤和炎症严重程度的可靠指标。

六、IVCM 在角膜移植术后的应用

（一）角膜移植术后免疫排斥反应（immune rejection）

角膜移植术后排斥，可表现为眼红、眼痛、畏光、流泪及视力下降。裂隙灯显微镜观察：角膜上皮水肿、上皮下浸润、上皮线状不规则隆起（上皮排斥线）、角膜基质水肿、细胞浸润、角膜后沉积物、角膜内皮白色细线 KP（内皮排斥线）。

IVCM 下可见角膜各层混浊、结构欠清，多数病例因基质肿胀屈光间质混浊无法观察到内皮层，少数可见内皮细胞肿胀、边界不清、内皮表面点、片状沉积物；角膜植片植床交界处可见多量郎格汉斯细胞聚集。

角膜移植术后内皮型排斥反应：可见睫状充血，病变常累及植片，可见角膜植片水肿增厚、角膜后弹力层皱褶、前房闪辉，植片内皮面 KP 分布规律，常呈线状分布。

IVCM 下角膜 KP 常为弥漫性或呈链状排列，内皮线向前推进，未累及的部分角膜植片保持透明，内皮线经过的区域内皮细胞破坏明显，六边形结构消失，而排斥线未累及的内皮细胞可保持正常的结构，基质中郎格汉斯细胞排列均匀（图 5-3-38A、B）。

（二）角膜移植术后病毒性角膜内皮炎

病毒性角膜内皮炎的特征表现是角膜污秽且水肿，角膜后 KP 的特征为泥沙样和色素羊脂状。

IVCM 下病毒性角膜内皮炎者可见角膜水肿区对应的植片与植床的内皮面有较多炎性细胞

第 5 章 角膜激光共聚焦显微镜

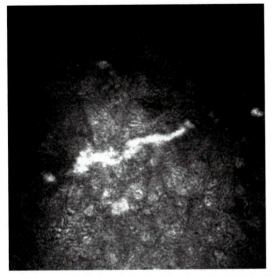

图 5-3-38A 角膜移植内皮型排斥，呈链状排列的 KP

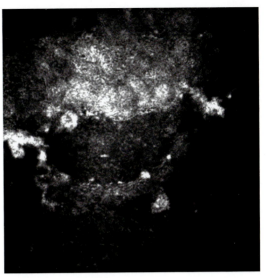

图 5-3-38B 角膜移植内皮型排斥，失去正常形态的内皮细胞

浸润和内皮细胞水肿，内皮面可见散在或成堆聚集、大小不一的高反光沉积物，角膜后基质细胞活跃，呈网状和蜂窝状，朗格汉斯细胞多位于浅层基质（图 5-3-39 A、B）。

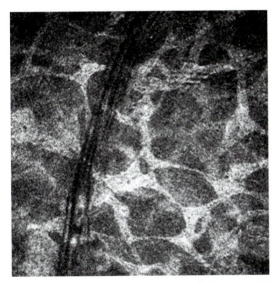

图 5-3-39A 角膜移植术后病毒性角膜内皮炎，后基质呈蜂窝状

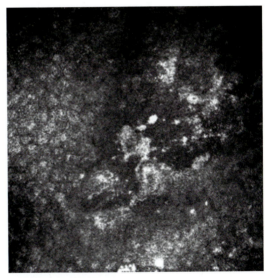

图 5-3-39B 角膜移植内皮型排斥，内皮面见散在和聚集的高反光物

七、IVCM 在干眼症中的应用

干眼是多种因素导致的一种泪液和眼表疾病，包括眼表不适症状、视力变化和泪膜不稳定，并伴有泪液渗透压升高和眼表炎症反应。

应用 IVCM 检查到的干眼患者的角结膜改变有角结膜树突状细胞（dendritic cell，DC）增多活化，炎症细胞增多，角结膜上皮细胞密度下降，上皮基底膜下神经（subbasal corneal nerves，SBN）纤维弯曲变细、串珠样改变、反射性增高、密度及长度降低等，在早期干眼患者尤其是无症状人群中发现上述改变，可为诊断提供参考。

IVCM 对睑板腺的观察则更具特异性，Ibrahim 等研究发现睑板腺腺泡密度、腺泡最长径、腺泡最短径、腺周炎症细胞密度与腺体缺失、睑脂异常、泪膜稳定性均显著性相关，并确定了其各自的 MGD 诊断阈值，其中炎症细胞密度具有最高的诊断效能。

睑板腺功能障碍（meibomian gland dysfunction，MGD）：

MGD 是临床较为常见的眼表疾病，是一种慢性、弥漫性睑板腺异常，通常以睑板腺终末导管的阻塞和（或）睑板腺分泌物质或量的改变为主要特征，可以导致泪膜的变化、眼部刺激症状、炎症反应和眼表疾病。

应用 IVCM 可在细胞水平提供高分辨率的图像来显示眼表组织的结构特征。IVCM 下可见：

(1) MGD 患者睑板腺开口表现为形状不规则、大小不一、边界欠光滑，周围细胞排列不规整，细胞多呈细长椭圆形，且细胞层数较正常多，睑板腺开口内可见大量高反光团状分泌物。

(2) 腺泡扩张、腺泡萎缩、腺泡纤维化及睑板腺腺泡炎症细胞浸润。扩张的腺泡表现为腺泡囊性不规则膨大，同一区域腺泡的形态差异较大，在扩张的囊泡附近可伴有少许萎缩的腺泡。萎缩的腺泡表现为腺泡直径较正常腺泡变小和（或）腺泡的密度降低，组成腺泡的周边立方状腺泡细胞结构消失，由周围条索状纤维化组织代替。腺泡间质中可见大量炎症细胞，部分区域可见多量树突状细胞浸润。有研究显示，MGD 患者近睑缘处睑板腺的腺泡扩张明显，腺泡直径明显增大；近穹窿处的睑板腺腺泡多呈萎缩状态，且周围组织纤维增生。

(3) 睑板腺腺泡间质可见炎症细胞浸润，不均匀性明显增加，这是 MGD 患者在 IVCM 下的另一重要表现（图 5-3-40 A ~ E）。

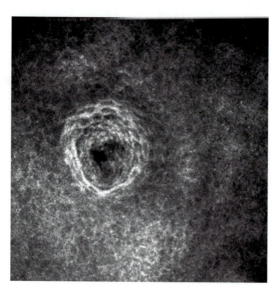

图 5-3-40A　睑板腺开口细胞层数较正常多

八、IVCM 在睑缘疾病中的应用

对睑缘疾病的诊断，传统方法只能用肉眼或裂隙灯观察表层病变，深层组织只能活检或行微生物检查，IVCM 实现了对睑板腺开口、腺泡、睫毛囊等组织结构的无创观察，辅助临床做出病因分型诊断，指导对症治疗，判断预后，尤其对蠕形螨的检查有独特优势。

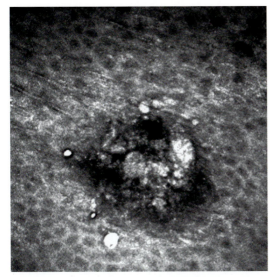

图 5-3-40B 睑板腺开口见大量高反光团状分泌物

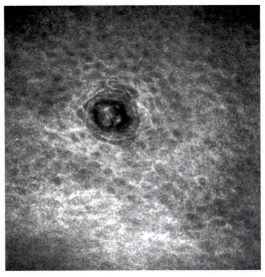

图 5-3-40C 睑板腺开口见少量高反光团状分泌物

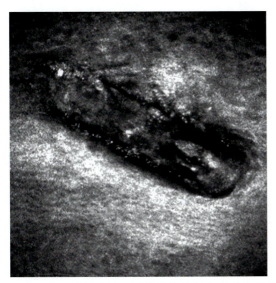

图 5-3-40D 睑板腺开口见长带状高反光团状分泌物及数条蠕形螨

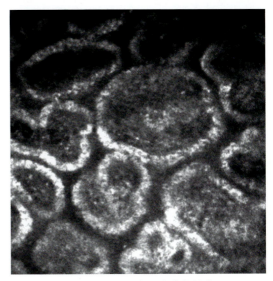

图 5-3-40E 睑板腺腺泡扩张

蠕形螨性睑缘炎：睑缘炎是睑缘炎症的统称，包括睑缘表面、睫毛毛囊及腺体等组织的炎症。蠕形螨性睑缘炎即由蠕形螨引发的睑缘炎症。

临床上主要表现为，眼痒、眼痛、烧灼感、畏光、流泪等。裂隙灯显微镜下可见睑缘水肿充血、增厚，表面不平整、不光滑，瘢痕形成；睑缘结痂、溃疡、睫毛脱失、乱生、毛囊上皮增生、睫毛根部袖套样鳞屑或痂皮；睑板腺开口脂栓形成、阻塞或角化，霰粒肿形成；睑缘角化、上皮染色。泪膜异常。

眼部蠕形螨感染对眼表的影响近年来备受关注，与干眼的相关性亦有研究，人眼毛囊蠕形螨感染率为68%，有螨虫感染者干眼症状明显重于无感染者，提示我们螨虫感染可能为干眼病因之一。传统检查方法为拔睫毛镜检，但睑板腺内的螨虫难以检出，而且理论上干眼应该与睑板腺部位的皮脂腺蠕形螨感染相关性更强。不少研究发现 IVCM 检查阳性率较传统取睫毛镜检结果更高,且能查到不便取材的睑板腺开口及睑缘皮肤黏膜面的蠕形螨(图 5-3-41)。

IVCM 下可见睫毛毛囊扩张,毛囊内见大量蠕形螨形成的虫团,多数蠕形螨末体朝向毛囊外,而颚体、足体扎入毛囊底部;毛囊内壁不规则,碎屑样分泌物堆积。睑板腺萎缩(图 5-3-42)。

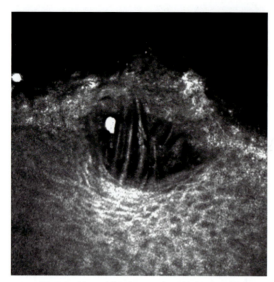

图 5-3-41 睑板腺开口内见数条蠕形螨

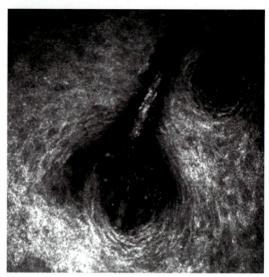

图 5-3-42 睫毛囊中见多条蠕形螨,颚体、足部扎入毛囊底部,末体朝向毛囊外

九、IVCM 在眼表肿瘤中的应用

眼表鳞状上皮肿瘤(ocular surface squamous neoplasia,OSSN)是由角膜和结膜上皮细胞异常增生而形成的眼表瘤状病变,是成年人角结膜最常见的肿瘤。组织病理学上常将 OSSN 分为角结膜上皮非典型增生、原位癌和鳞状细胞癌(squamous cell carcinoma,SCC),目前多数学者主张将非典型增生和原位癌统称为结膜上皮内瘤变(conjunctival intraepithelial neoplasm,CIN)。

CIN 表现为角膜缘附近弥散、扁平、微隆起或不隆起的灰白肉样病灶,病灶与周围组织无明显分界。

IVCM 下可见 CIN 病变区域大量高反光、多形性上皮细胞异常增生,但边界清晰,局限于上皮层内。增生的细胞边界模糊,细胞质反光增强,细胞核增大呈低反光,部分核仁呈高反光,偶尔可见双核细胞。病灶区上皮基底细胞其胞核表现为高反光,呈"夜空星光"样外观(图 5-3-43)。

SCC 表现为位于角结膜缘呈限局性或弥漫扁平生长的灰白色轻隆起病变,表面可呈低乳头状,其内可见小血管,部分病例肿物表面可见被覆薄层角化物。眼表肿瘤外观呈多形性,部分肿物有典型的胶样外观和乳头状结节。

IVCM 下可见细胞异型性进一步加重,异型性细胞突破基底膜向基质层浸润生长;增生细胞大小形态不一、排列紊乱,呈梭形和(或)小叶状排列;异型增生细胞胞核较大、常为高反光,这些细胞聚集可在上皮下形成大小不一的癌巢、条索和角化珠;上皮层及浅基质层部分区域可出现细胞碎片,部分可见大量新生血管或滋养血管;由于病灶区内细胞结构紊乱,上皮深层与基质层界限常难以区分。

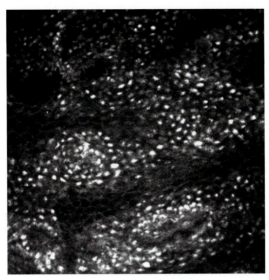

图 5-3-43　结膜上皮内瘤变，上皮基底细胞呈"夜空星光"样改变

（李绍伟　刘　畅　石　帅）

主要参考文献

德国 Heidelberg Engineering Inc. 提供.

高视远望公司. HRT3 角膜模块操作手册.

梁庆丰，高超，梁虹，杜向红，王宁利，Labbe Antoine. 活体共聚焦显微镜对睑板腺功能障碍患者睑板腺形态检测的应用研究 [J]. 中华眼科杂志，2016, 52(9):649-656.

孙旭光. 睑缘炎与睑板腺功能障碍 [M]. 北京：人民卫生出版社，2015.

图片参考文献：高视远望公司. HRT3 角膜模块操作手册.

杨帆，曾庆延. 激光共聚焦显微镜观察眼部蠕形螨. 中华眼科杂志，2016, 52(9): 720. DOI: 10. 3760/cma. j. issn: 0412-4081. 2016. 09. 019.

张梅，刘祖国，罗丽辉，等. Sjögren 综合征和非 Sjögren 水液缺乏性干眼患者角膜上皮基底层下神经的异常改变. 中华眼科杂志，2005, 41(10): 936-939. DOI: 10. 3760/ j:issn:0412-4081. 2005. 10. 016.

Boulton AJ. Guidelines for diagnosis and outpatient management of diabetic peripheral neuropathy. European Association for the Study of Diabetes, Neurodiab. Diabetes Metabolism, 1999, 24(Suppl 3):55-65.

Cavanagh HD, Jeste JV, Essepian J, et al. Confocal microscopy of the living eye. CLAO J, 1990, 16:65-73.

Craene SD, Knoeri J, Georgeon C, et al. Assessmet of confocal microscopy for the diagnosis of polymerase chain reaction-positive acanthamoeba keratitis. Ophthalmology, 2018, 125(2):161-168.

Gabbriellini G, Baldini C, Varanini V, et al. In vivo confocal scanning laser microscopy in patients with primary Sjögren's syndrome: A monocentric experience. Mod Rheumatol, 2015, 25(4): 585-589. DOI: 10. 3109/14397595. 2014. 979523.

He J, Ogawa Y, Mukai S, et al. In vivo confocal microscopy evaluation of ocular surface with graft-versus-host disease-related dry eye disease. Sci Rep, 2017, 7(1):10720.

Hessen M, Akpek EK. Ocular graft-versus-host disease. Curr Opin Allergy Clin Immunol, 2012, 12(5): 540-547.

Ibrahim OM, Matsumoto Y, Dogru M, et al. The efficacy, sensitivity, and specificity of in vivo laser confocal microscopy in the diagnosis of meibomian gland dysfunction. Ophthalmology, 2010, 117(4): 665-672. DOI: 10. 1016/j. ophtha. 2009. 12. 029.

Jalbert I, Rejab S. Increased numbers of Demodex in contact lens wearers. Optom Vis Sci, 2015, 92(6): 671-678. DOI: 10. 1097/OPX. 0000000000000605.

Lee SJ, Flowers ME. Recognizing and managing chronic graft-versus-host disease. Hematology, 2008, (1): 134-141.

Lin H, Li W, Dong N, et al. Changes in corneal epithelial layer inflammatory cells in aqueous tear-deficient dry eye. Invest Ophthalmol Vis Sci, 2010, 51(1): 122-128. DOI: 10. 1167/ iovs. 09-3629.

Minsky M. Memoir on inventiong the confocal scanning microscompe. Scanning, 1988, 10:128-138.

Murphy O, O'Dwyer V, Lloyd-McKernan A. Ocular Demodex folliculorum: prevalence and associated symptoms in an Irish population. Int Ophthalmol, 2018. DOI: 10. 1007/s10792-018-0826-1.

Randon M, Liang H, El HM, et al. In vivo confocal microscopy as a novel and reliable tool for the diagnosis of Demodex eyelid infestation. Br J Ophthalmol, 2015, 99(3): 336-341. DOI: 10. 1136/bjophthalmol-2014-305671.

Scarr D, Lovblom LE, Ostrovski I, et al. Agreement between automated and manual quantification of corneal nerve fiber length: implications for diabetic neuropathy research. Canadian J Diabetes, 2015, 39(6):1066-1073.

Villani E, Galimberti D, Del PN, et al. Inflammation in dry eye associated with rheumatoid arthritis: cytokine and in vivo confocal microscopy study. Innate Immun, 2013, 19(4): 420- 427. DOI: 10. 1177/1753425912471692.

Villani E, Magnani F, Viola F, et al. In vivo confocal evaluation of the ocular surface morpho-functional unit in dry eye. Optom Vis Sci, 2013, 90(6): 576-586. DOI: 10. 1097/ OPX. 0b013e318294c184.

第6章

角膜内皮镜

第一节　概述

角膜的透明对于正常视功能来说很重要,而角膜内皮细胞在维持整个角膜的透明中起着极为重要的作用。角膜的透明度部分通过基质水分含量的调节来控制,水分和营养物质通过外在的眼压和内在的基质膨胀压从前房进入角膜而达到稳定状态。内皮细胞间的连接是有"渗漏"的,水分可以通过单层内皮每个细胞周围的许多独立的离子特异性泵(H^+, Na^+/K^+, HCO_3^-)而"泵"出基质。成人的角膜内皮细胞数逐渐下降,眼部手术、外伤、眼内炎症等使角膜内皮细胞受到损伤后不能再生。

角膜内皮显微镜(Corneal Endothelial Microscope)又名镜面显微镜(Specular Microscope),是用于评价正常、病态或者损伤角膜内皮情况的仪器。内皮细胞清楚成像有很多障碍:一是因为角膜的屈光指数(1.376)大于房水的屈光指数(1.33),只有0.02%的入射光从内皮细胞和前房水之间界面向外反射;二是角膜表面的反光及基质层散射光等降低了内皮细胞细节的对比性能;另外,如果有基质层水肿会导致内皮细胞成像朦胧。1974年,David Maurice首次使用光学显微镜观察了角膜内皮细胞。在1975年,Laing成功用裂隙灯摄得人活体的角膜内皮细胞照片,这为角膜内皮细胞的形态学观察和定量分析创造了重要的基础条件。

第二节　角膜内皮镜的基本原理

角膜内皮细胞成像的基本原理是:

1. 当进入角膜的光线角度正好与观察者观察的角度相等时(即入射角等于反射角,裂隙灯检查的镜面反射法),其他所有的反向散射光都是异相因而"看不见",所以可以很好地观察到单层内皮细胞。

2. 角膜内皮细胞很薄(3～6μm),因此聚焦于细胞的顶点可以得到整个细胞在x、y平面的图像。如果角膜内皮面有局部隆起导致单个细胞或者细胞群向前突出(例如,突入房水中),则表现为黑色的区域,代表没有光从正常细胞层焦点平面反向散射。这种隆起发生于Fuchs角膜内皮营养不良,表现为其下面后弹力层上的"疣"或者角膜小滴(Gutta),将角膜内皮细胞的顶点向前推移,使得其位于焦点之外而在光学显微镜上表现为黑色。

角膜内皮显微镜利用镜面反射原理,采用非接触式方法拍摄内皮影像。光线斜向投射至患者内皮上，位于与光源入射角相同位置的 CCD 相机捕捉到来自眼前节边界处内皮表面的镜面反射光光线照亮的部分即为拍摄区域（图 6-2-1）。通过对采集到的图像进行分析，得到角膜内皮的细胞密度、变异系数、六角细胞比例等参数。

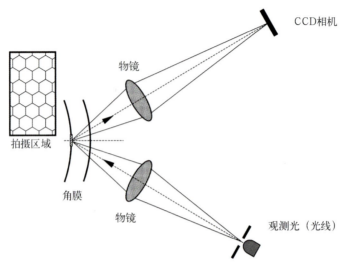

图 6-2-1　角膜内皮显微镜的工作原理

角膜内皮显微镜检查要测定细胞数目及观察细胞形状，两者在评估内皮细胞功能方面都是非常重要的。内皮细胞的形状变异称多形性（Pleomorphism）。为摄得细胞形态及大小的精细细节照片，需要 80× 或 250× 放大。放大率低的照片只能用于内皮细胞计数。

内皮细胞密度：内皮细胞密度随着年龄的增长而减少。在出生时为 3500～4000 个细胞 /mm^2，此后以每年约 0.5% 的速率减少。正常人 30 岁前平均细胞密度 3000～4000 个 /mm^2，50 岁左右 2600～2800 个 /mm^2，大于 69 岁为 2150～2400 个 /mm^2。随年龄增长细胞趋于变大，密度降低。如果角膜内皮细胞密度低于 1200 个细胞 /mm^2，提示内眼手术后发生角膜内皮细胞失代偿的概率较高。内皮细胞维持角膜非肿胀状态的最低密度是多少？尚无精确数字可回答，但是如果多数区域计数在 1000 个细胞 /mm^2 以下，则可能发展成角膜水肿。

内皮细胞形态学：除细胞密度外，内皮细胞形态也能影响功能。六角形细胞百分比是角膜内皮细胞形态的一个重要参数。正常角膜内皮细胞呈六角形，镶嵌连接呈蜂巢状，其六角形细胞所占比例越高越好，正常值为 60%～70%。如低于 25%，说明细胞对损伤的修复能力很低，难以通过细胞移行或扩大对缺损进行修复。影响内皮细胞密度与形态的因素包括新陈代谢（缺氧或高血糖）、毒性（药物或防腐剂）、pH 变化、离子化、渗透性及手术外伤等。

角膜内皮镜作为一种非接触式检查角膜内皮细胞密度与形态的仪器，在临床中发挥了非常大的作用。目前眼科临床使用的角膜内皮镜，主要由 Nidek、Topcon、Tomey、Konan 等公司生产。眼库角膜内皮镜主要由 HAI 公司生产。经过数次产品更新，目前市场上销售的角膜内皮镜，操作更便捷、成像更清晰、分析速度更快、准确性更高。本章将对上述公司生产并已在中国获批上市的几款最新型号角膜内皮镜（包括各自的特点、操作方法等）分别做介绍。

第三节　角膜内皮镜的操作

一、Nidek CEM-530 角膜内皮镜检查（图 6-3-1）

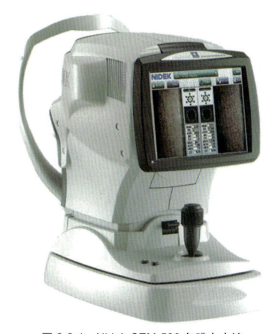

图 6-3-1　Nidek CEM-530 角膜内皮镜

除了具备传统的中央测量和周边测量功能外，Nidek CEM-530 还增加了拍摄旁中心影像的功能。图像一经选出，CEM-530 就会快速自动进行全面分析，并自动显示最佳图像。可以拍摄到 16 张图像，并可以根据质量和进行分析的能力自动分类。适合分析的最佳图像会以橙色加亮区进行显示。

Nidek CEM-530 的具体操作如下：

1. 启动设备
2. 输入患者信息
3. 设置拍摄条件

(1) 设置固视灯：用来引导患者的视轴，以便能够选择拍摄区域。可从 C（角膜中心）、Center（中央 8 点，5°视角范围）和 Peripheral（周围 6 点，27°视角范围）中选择一点或多点（图 6-3-2），固视灯的位置与拍摄位置相对应。若未对固视灯指定设置，则在中心（C）处进行影像拍摄。

(2) 设置自动/手动拍摄：点击"Auto/Manual"按钮进行选择。多数情况下可以选择自动拍摄，当眼睛处于最佳对准和聚焦时，自动开始影像拍摄。如果患者眨眼频繁，自动拍摄可能无法启动，需要选择手动模式进行拍摄。

(3) 设置自动跟踪，此按钮有 3 种状态：

3D 跟踪：前后、左右和上下方向的自动跟踪功能被启用。

2D 跟踪：左右和上下方向的自动跟踪功能被启用。

OFF：取消自动跟踪，改为手动对准和聚焦。

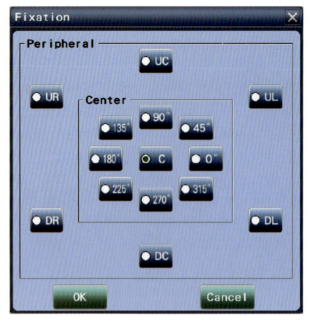

图 6-3-2 设置固视灯

4. 患者准备

(1) 患者体位准备：
①清洁与患者接触的前额挡和下颌托，或取下一张下颌托垫纸。
②指示患者摘下框架眼镜或接触镜片，然后端坐在座椅上。
③让患者将下颌紧靠在下颌托上，前额轻靠前额挡。

(2) 眼位对准和对焦
①利用下颌托上下调节按钮调节下颌托高度，使患者眼睛与高度标记粗略对准。
②指示患者睁大眼睛并盯住仪器内的绿色指示灯。
③移动手柄，使患者眼睛显示在屏幕画面中。
④进行对准和焦点调节。

3D 跟踪时可以自动对焦，2D 跟踪和手动时需要手动对焦。图 6-3-3 显示手动对焦时的屏幕提示。

5. 影像拍摄　如果设置为自动拍摄，当眼睛处于最佳对准和聚焦时，影像拍摄自动开始。如果设置为手动拍摄，当手动调节对准和对焦后，通过按手柄上的开始按钮进行拍摄。

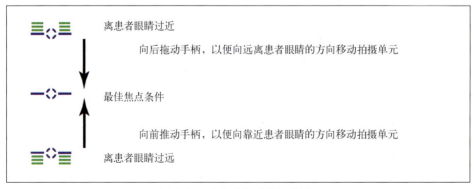

图 6-3-3　手动对焦时的屏幕提示

6. 选择进行分析的影像　影像拍摄完成时，出现影像选择画面，从内皮缩略图影像中选择最适合进行分析的影像。橙色边界的缩略图表示该影像已被选中，其放大视图显示在屏幕的左侧（图6-3-4）。

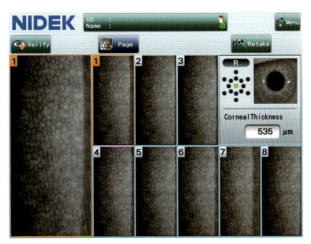

图 6-3-4　选择进行分析的影像

7. 分析影像　对于选择的影像，可以进行自动分析或者手动分析。手动分析时可以使用3种模式，Center（点选细胞中心，适合于相互连接的细胞）、Corner（点选细胞的每个角，适合于各自分离的细胞）、Pattern（根据细胞大小选择合适的六边形模板，适合于初步确定细胞）。

8. 结果显示　分析结果显示画面如图6-3-5，分析结果的说明见表6-3-1。

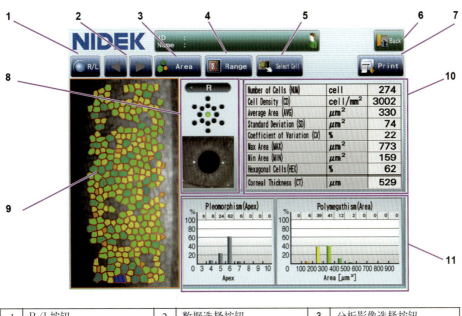

1	R/L按钮	2	数据选择按钮	3	分析影像选择按钮
4	[Range]按钮	5	[Select Cell(选择细胞)]按钮	6	[Back（返回）]按钮
7	[Print]按钮	8	已拍摄眼睛指示	9	内皮影像
10	分析值	11	分布直方图		

图 6-3-5　分析结果显示画面

表 6-3-1　分析结果的说明

缩略语	分析项目	单位	详细说明
NUM	细胞数量	个	被分析内皮细胞的数量
CD	细胞密度	个/mm^2	单位面积（1mm^2）内皮细胞的数量
AVG	平均面积	μm^2	被分析内皮细胞的平均面积
SD	标准差	μm^2	被分析内皮细胞面积的标准差
CV	变异系数	%	标准差（SD）除以计算平均值（AVG）
MAX	最大面积	μm^2	被分析内皮细胞的最大面积
MIN	最小面积	μm^2	被分析内皮细胞的最小面积
HEX	六边形细胞	%	被分析内皮细胞中发现的六边形细胞的比例
CT	角膜厚度	μm	通过拍摄程序获得的角膜厚度
Pleomorphism（Apex）	细胞多形性分布直方图	%	以细胞顶点数作为横坐标，反映细胞形态的变化与分布情况
Polymegathism（Area）	细胞巨多形性分布直方图	%	以细胞面积作为横坐标，反映细胞面积的变化与分布情况

9. 打印报告

二、Topcon SP-1P 角膜内皮镜检查

Topcon 新一代角膜内皮细胞镜 SP-1P 在上一代 SP-3000P 的基础上进行了很大的改进，采用现代人体工程学的设计和创新，大大简化了操作过程，提高了效率。这款产品采用 10.4 英寸超大可旋转触控屏代替传统的控制杆，可旋转至任意角度，方便医师与患者的交流互动。只需点击屏幕上显示的患者瞳孔，SP-1P 即可自动定位、聚焦，采集获得角膜内皮细胞图像。全景模式拍摄可以获得更大范围、更多数量的细胞进行分析，提高了对角膜内皮细胞分析评价的准确性（图 6-3-6）。

Topcon SP-1P 的具体操作如下：

1. 启动设备，输入患者信息

2. 设置拍摄模式和眼别　SP-1P 有 3 种拍摄模式：Center（中心模式，拍摄点位于中央）、Panorama（全景模式，围绕中心拍摄 3 个点）、Multi points（多点模式，拍摄指定的位置），设置界面如图 6-3-7。SP-1P 的拍摄区域有中央 3 点、旁中心 8 点、周边 6 点共 17 点可以选择（图 6-3-8）。

3. 调整患者头位和眼位，对准仪器上的摄影窗

4. 校准和拍摄

（1）使用控制面板校准：

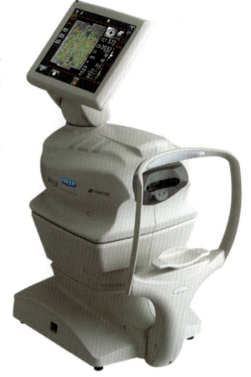

图 6-3-6　Topcon SP-1P 角膜内皮镜

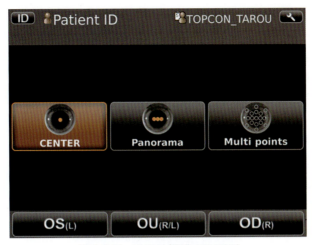

图 6-3-7　设置拍摄模式和眼别

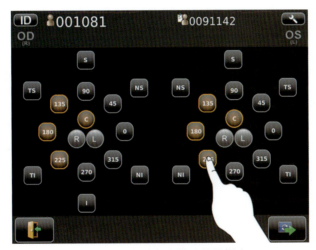

图 6-3-8　设置多点模式的拍摄点

①嘱患者看摄影窗中的固视标（以绿色闪烁）。如果闪烁停止，让患者在约 3s 之内不要眨眼（即将拍摄）。

②屏幕上显示瞳孔后，轻敲瞳孔周边区域，摄影头移动，瞳孔影像和校准显示在屏幕中心（图 6-3-9）。

③校准自动开始，然后摄影。

（2）手动校准：

①如果在屏幕上持续按压，仪器屏幕中心将移动到所按的点。在屏幕上拖拉可更改前进方向。垂直或水平移动时，轻敲屏幕中心（1s）可将移动模式转换为向后或向前（图 6-3-10）。

②校准后开始摄影。

③如果设定了"全景模式"，步骤为"摄影"—"检查摄影结果"—"摄影"—"检查摄影结果"，然后重复相同步骤，拍摄 3 个点，即中心、颞侧、鼻侧。如果设定了"多点模式"，步骤为"摄影"—"检查摄影结果"，根据所选点数重复相同步骤。

5. 分析影像及结果显示　SP-1P 可以进行自动分析和手动分析。中心模式的显示结果如图 6-3-11、图 6-3-12 和图 6-3-13，全景模式的结果显示如图 6-3-14。

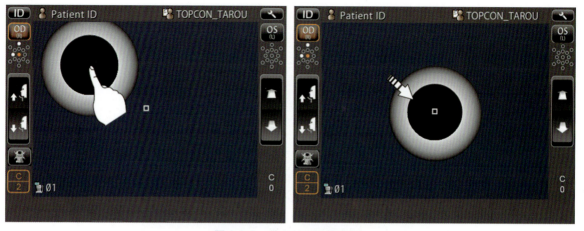

图 6-3-9　使用控制面板校准

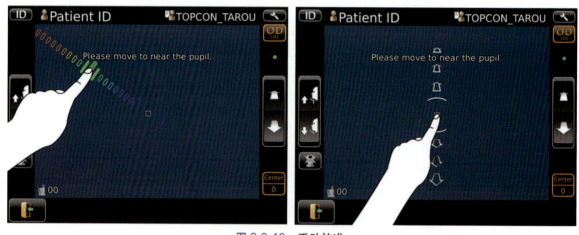

图 6-3-10　手动校准

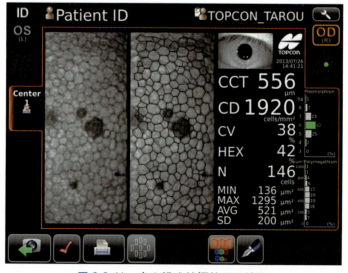

图 6-3-11　中心模式拍摄的显示结果

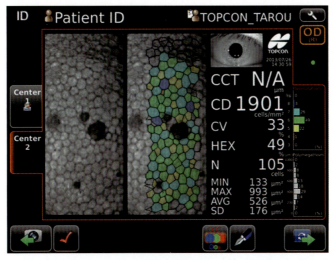

图 6-3-12　中心模式拍摄的显示结果（根据细胞的顶点数，将要分析的影像以颜色分类）

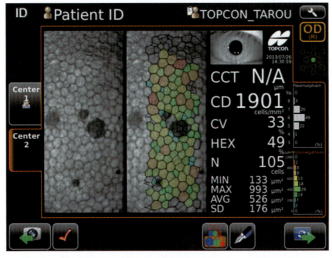

图 6-3-13　中心模式拍摄的显示结果（根据细胞的面积，将要分析的影像以颜色分类）

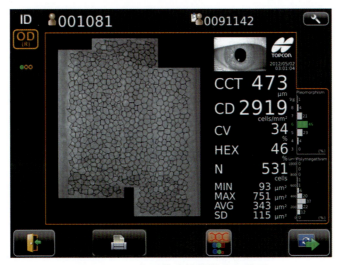

图 6-3-14　全景模式拍摄的显示结果

6. 打印报告

三、Tomey EM-4000 角膜内皮镜检查

Tomey EM-4000 角膜内皮镜的自动对准与测量功能，可以提高测量位置与分析结果的可重复性，测量过程快捷高效。10.4 吋彩色触控屏，允许所有操作在屏幕上进行，可以监控操作过程并清晰显示检查结果（图 6-3-15）。除自动分析以外，还可以进行暗区分析、L-count 分析和细胞核心分析。

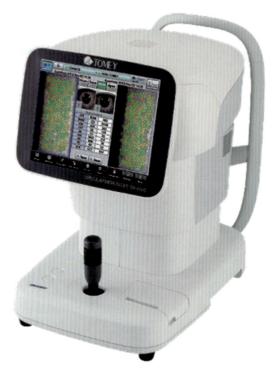

图 6-3-15　Tomey EM-4000 角膜内皮镜

Tomey EM-4000 的具体操作如下。

1. 启动设备，输入患者信息和眼别

2. 设置固视灯位置和拍摄条件　Tomey EM-4000 的拍摄区域有中央 1 点、旁中心 6 点、周边 6 点共 13 点可以选择（图 6-3-16）。

拍摄条件的设置如图 6-3-17。眼位对准、拍摄方式、照明亮度都可以设定成自动或手动。测量方式可以设定成快速模式或基本模式，基本模式拍摄完成时将弹出图像选择界面，在拍摄的全部 16 幅内皮图像中选择 1 幅进行分析。快速模式不弹出图像选择界面，由系统自动选择最佳图像进行分析。

3. 调整患者头位和眼位

4. 对准和对焦　一般情况下对准与对焦都可以在自动条件下完成。当患者眼睛出现在屏幕上时，点击图像上的瞳孔中心部位，设备可以自动完成对准和对焦过程。

极少数情况下，会因角膜变形和（或）炎症无法获得反射光因而不能进行自动对准，此时需使用手动模式，操作操纵杆，根据屏幕上的指示，完成瞳孔中心对准与对焦操作。

5. 拍摄内皮图像　自动拍摄状态下，对准和对焦完成时即自动进行拍摄。

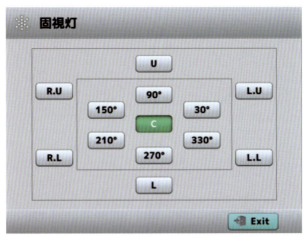

图 6-3-16　选择固视灯位置

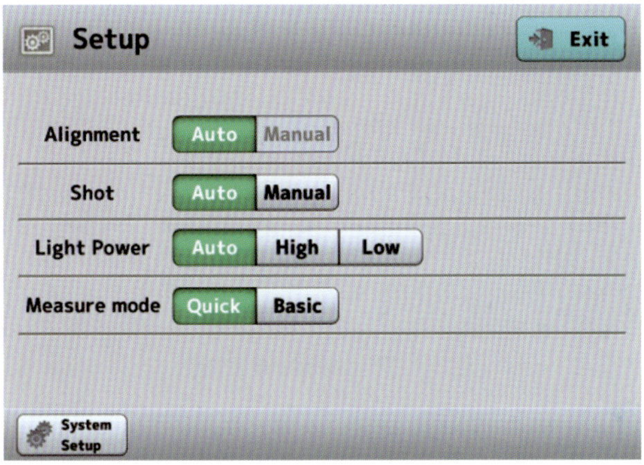

图 6-3-17　设置拍摄条件

手动拍摄状态下，在对准和对焦完成后，按下手柄上的拍摄按钮进行拍摄。

6. 分析内皮图像　测量方式如果选择的是快速模式，会自动选择用于分析的照片，基本模式下会弹出图像选择窗口，人工选择最佳照片进行分析。

自动分析是通过自动分析内皮细胞照片上的细胞轮廓来计算 CD（细胞密度）等参数的。在分析前需确认内皮细胞照片上细胞轮廓是否清晰，否则部分轮廓无法正确分析。如果内皮细胞照片不清晰，可以重新拍摄。如果细胞轮廓线被错误标记，可以手工校正不正确的细胞轮廓线并重新绘制，或通过选择细胞方法将轮廓不正确的细胞排除在分析范围之外。也可以改为 L-count 分析法或细胞核心分析法进行分析。图 6-3-18 显示 Tomey EM-4000 三种分析方法的选择窗口。

L-count 分析法是在内皮细胞图像中，选择"L"形划定的区域进行分析。L-count 分析法中的范围线以橙色（实线）和浅蓝色（虚线）显示，指定细胞的标准为，指定细胞轮廓与橙色实线有交叉的细胞，不指定细胞轮廓与浅蓝色虚线交叉的细胞（图 6-3-19）。

细胞核心（Core）分析法是以检查者输入的细胞中心为基准提取结构，进而计算 CD（细胞密度）等参数的分析方法。选择细胞时尽可能点击细胞中心位置，点击位置越偏离中心，分析准确度越低。

7. 显示分析结果　单眼分析的检查结果显示界面如图 6-3-20，分析结果的说明见表 6-3-2，

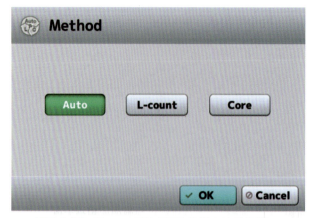

图 6-3-18 Tomey EM-4000 分析方法选择窗口

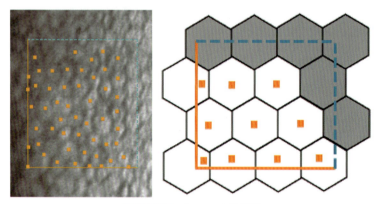

图 6-3-19 L-count 分析法

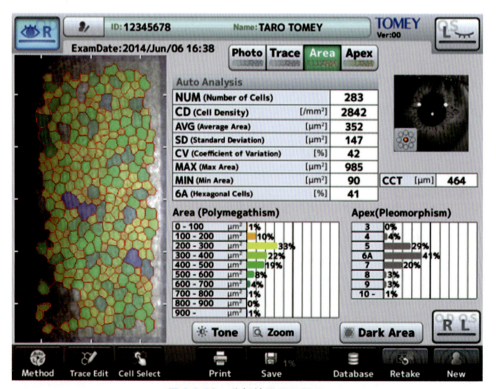

图 6-3-20 分析结果显示界面

分析方法的说明见表 6-3-3。

表 6-3-2 分析结果的说明

缩写	分析项	单位	详细说明
NUM	细胞数目	个	所分析内皮细胞的数目
CD	细胞密度	个/mm²	每 mm² 含有的内皮细胞数
AVG	平均面积	μm²	所分析内皮细胞的平均面积
SD	标准差	μm²	所分析内皮细胞面积的标准差
CV	变异系数	%	所分析内皮细胞面积的变异系数,等于标准差/平均面积
MAX	最大细胞面积	μm²	所分析内皮细胞的面积最大值
MIN	最小细胞面积	μm²	所分析内皮细胞的面积最小值
6A	六边形细胞百分比	%	所分析内皮细胞中六边形细胞所占的百分比
CCT	中央角膜厚度	μm	中央角膜厚度
CCT（US）	中央角膜厚度超声波校正值	μm	使用超声波测厚仪测量同一角膜厚度时预计的参考值

表 6-3-3 分析方法的说明

缩写	分析项	详细说明
Photo	拍摄照片	显示拍摄照片
Trace	细胞轮廓	红色显示获取的内皮细胞轮廓。如果暗区也被提取了,则用蓝色显示暗区的轮廓
Area	按面积	显示按细胞面积用不同颜色标识的内皮细胞图
Apex	按形态	显示按细胞形态（顶点数）用不同颜色标识的内皮细胞图

如果点击暗区分析（Dark Area）按钮,弹出暗区分析界面（图 6-3-21）,暗区分析结果说明见表 6-3-4。

表 6-3-4 暗区分析结果的说明

缩写	分析项	单位	详细说明
D.A.NUM	暗区数目	个	被分析区域内暗区的数目
D.A.Density	暗区密度	个/mm²	被分析区域内每 mm² 所含暗区数
D.A.AVG	暗区平均面积	μm²	所分析暗区的平均面积
D.A.SD	暗区标准差	μm²	所分析暗区面积的标准差
D.A.CV	暗区变异系数	%	所分析暗区面积的变异系数（标准差/平均面积）
D.A.MAX	暗区最大面积	μm²	被分析区域内最大暗区的面积
D.A.MIN	暗区最小面积	μm²	被分析区域内最小暗区的面积
D.A.Ratio	暗区比例	%	暗区面积与总面积之比。总面积为被分析区域内暗区面积与细胞面积之和

8.打印报告

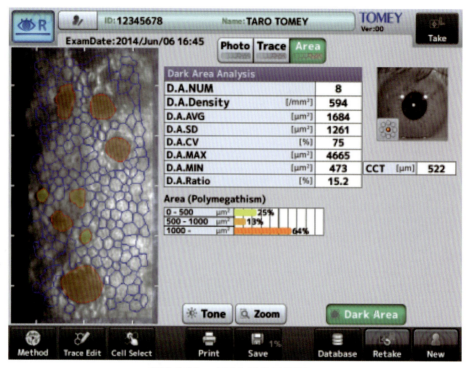

图 6-3-21　暗区分析的显示界面

四、Konan NSP-9900 Ⅱ角膜内皮镜检查

Konan NSP-9900 Ⅱ角膜内皮镜主机上没有显示屏幕，需外接显示器或电脑。可以通过鼠标或远程控制器操作设备。检查时与其他种类角膜内皮镜的操作过程类似（图6-3-22）。

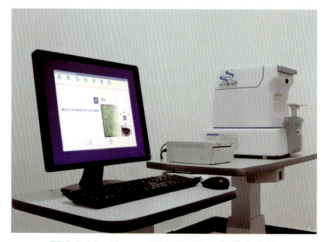

图 6-3-22　Konan NSP-9900 Ⅱ角膜内皮镜

NSP-9900 Ⅱ可以提供5个部位的角膜内皮检查结果，分别是中央1点、周边4点（12点钟、2点钟、10点钟、6点钟）。分析拍摄影像时，可以选择自动或者手动方法。手动分析可以使用中心法或者弯曲中心法。

中心分析法（Center Method）是在分析区域内点击每个细胞的中心部分，如图6-3-23所示，注意要选择连续的细胞，图中已标记了13个细胞，但黄色细胞没有相邻细胞，所以都被舍弃，不列入计算，只有2个绿色细胞列入细胞计数。

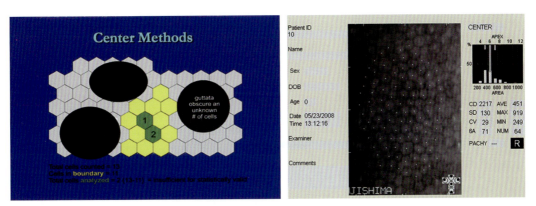

图6-3-23　中心分析法

弯曲中心分析法（Flex-Center Method）是先通过连续的折线勾勒外围细胞的轮廓以选出待分析区域，如图6-3-24中由连续细胞边缘围成的红线内的区域，然后在此区域内点击每个细胞的中心点，如图中的绿色区域，计算机自动识别绿色区域内细胞数量。此图中有13个细胞列入细胞计数。

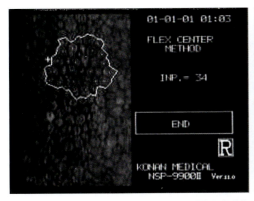 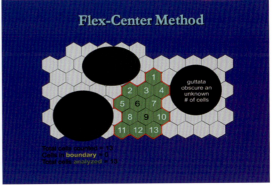

图6-3-24　弯曲中心分析法

五、四种人体角膜内皮镜的主要参数比较（表6-3-5）

表6-3-5　四种人体角膜内皮镜的主要参数比较

生产厂家	NIDEK（尼德克）	TOPCON（拓普康）	TOMEY（多美）	KONAN（甲南）
规格型号	CEM-530	SP-1P	EM-4000	NSP-9900 Ⅱ
拍摄范围	0.25mm×0.55mm	0.25mm×0.55mm（单幅） 0.4mm×0.75mm（全景）	0.25mm×0.54mm	0.24mm×0.4mm
角膜测厚	支持	支持	支持	支持
放大倍数	185倍	254倍	光学190倍；软件440倍	180倍

续表

生产厂家	NIDEK（尼德克）	TOPCON（拓普康）	TOMEY（多美）	KONAN（甲南）
拍摄区域	中心1点 旁中心8点 周边6点	中心3点 旁中心8点 周边6点	中心1点 旁中心6点 周边6点	中心1点 周边4点
对焦方式	全自动3D对准	全自动3D对准	全自动3D对准	有限范围3D对准
控制方式	触摸屏、手柄	触摸屏	触摸屏、手柄	鼠标、远程控制器
闪光光源	LED灯	LED灯	LED灯	卤素灯
图像采集	每次拍摄16幅	每次拍摄1幅	每次拍摄16幅	每次拍摄1幅
分析方法	自动、手动	自动、手动	自动、手动	自动、手动
暗区分析	—	—	有	—
显示屏幕	8.4英寸彩色液晶触摸屏	10.4英寸彩色液晶触摸屏	10.4英寸彩色液晶触摸屏	主机无显示屏
颌托调整	62mm（电动）	65mm（电动）	70mm（电动）	手动
接口	LAN、USB、BNC	LAN、USB	LAN、USB	BNC、RS-232C
打印输出	热敏打印机 视频打印机 普通打印机	热敏打印机 普通打印机	热敏打印机 普通打印机	视频打印机 普通打印机

六、角膜内皮镜检查的注意事项

1. 充分暴露角膜 眼睑和睫毛覆盖住瞳孔时自动对焦功能可能无法正常使用，患者需睁大眼睛或检查者用手指轻轻撑住患者上眼睑。如果患者频繁眨眼，自动对焦功能无法正常使用时，需嘱患者在拍摄图像时不要眨眼。让患者注视固定灯，如果患者望向其他方向或者移动，对准可能无法正确完成。建议让患者在影像拍摄前眨一次眼，然后睁大双眼。如果闭上一只眼睛，可能导致固视不稳和另一只眼睛睁开度不够大。检查者用手指帮助患者撑开眼睑时，注意不要对眼球加压。如果拍摄时提示错误，原因可能是患者在影像拍摄期间眨眼、眼睑或睫毛覆盖住拍摄区域、影像拍摄期间光线反射至角膜上、角膜水肿、炎症或扭曲变形等，需要查明原因并尝试重新拍摄。

2. 使用高质量图像进行分析 如果获得的影像不清晰，不能用这些影像进行分析，以免造成误差。需重新拍摄影像，直至获得令人满意的影像为止。

3. 提高可被分析细胞的数量 尽量增加可被分析的细胞数量，如果数量过少，结果的准确性会下降。

第四节　角膜内皮镜的临床应用

损害角膜内皮细胞的原因有缺氧、房水成分变化、药物、外伤、手术等，致使角膜内皮细胞的数量、形态、生理功能发生改变，表现为细胞密度下降、面积增大、多形性增加、细胞大小变异系数增加、六角形细胞比率降低甚至角膜厚度增加、角膜水肿等。角膜内皮镜广泛应用在疾病诊断、术前检查、治疗效果和安全性评估上。

一、手术对角膜内皮细胞的影响

（一）白内障手术

手法小切口白内障手术（MSICS）与超声乳化手术（PHACO）都会对角膜内皮产生一定的损伤，随着晶状体核硬度的增加，两种手术方法对角膜内皮的损伤也更显著。MSICS 比 PHACO 术后角膜内皮细胞密度下降更多。对于Ⅳ级硬核白内障，MSICS 与 PHACO 两种手术方式均有不同程度角膜内皮细胞损伤，MSICS 术后角膜内皮细胞早期损伤小于 PHACO。与非糖尿病患者相比，糖尿病患者 MSICS 术后角膜内皮细胞损伤更多。MSICS 切口与角膜缘距离和术后角膜内皮细胞的丢失无直接关系。

PHACO 联合 IOL 植入术对角膜内皮细胞有一定的损伤，PHACO 术后角膜内皮细胞的损伤部位以角膜下部为主，且术后 3 个月角膜内皮细胞密度（CD）无法恢复至正常水平。年龄相关性白内障患者超声乳化白内障吸除术后，随着晶状体核硬度上升 CD 值呈现下降趋势，角膜内皮细胞变异系数（CV）值则呈增高趋势。因此白内障手术的最佳时机应选择在晶状体核硬度尚未达到过硬时，以减轻手术对角膜内皮细胞的损伤。糖尿病患者的角膜内皮细胞对白内障超声乳化吸除术所产生的损伤较敏感，表现包括角膜内皮细胞密度减少、细胞丢失率增加、平均细胞面积及细胞大小变异系数增大、六角形细胞比率变小等。糖尿病性白内障患者比单纯老年性白内障患者角膜内皮细胞损伤更重，但随着时间推移角膜内皮细胞的损伤有减轻趋势。2 型糖尿病病程长短、糖尿病视网膜病变严重程度是超声乳化手术内皮损伤的重要影响因素。刘和忠等进行了不同 HbA1c 水平的糖尿病患者白内障术后角膜内皮形态的相关性分析，发现 HbA1c 水平影响到角膜内皮的恢复。HbA1c ≤ 6.5% 时术后角膜内皮损伤最小，糖尿病患者术前 HbA1c 值越高术后损伤越重。HbA1c > 8.0% 的患者白内障术后角膜内皮形态恢复慢。高龄患者角膜内皮对 PHACO 手术损伤的敏感性高。抗青光眼术后、高度近视白内障患者角膜内皮细胞对超声乳化白内障吸除术产生的损伤更加敏感。假性剥脱综合征眼术前角膜内皮细胞密度较正常眼低，行白内障超声乳化手术术后的角膜内皮细胞丢失率比正常眼要大，术后短期角膜水肿较正常眼严重。Fuchs 角膜内皮营养不良（FED）是白内障术后角膜内皮失代偿的原因之一，白内障术前 FED 漏诊率较高，术前对患者进行角膜内皮的详细检查具有重要意义，可减少手术并发症。白内障超声乳化吸出人工晶状体植入术后角膜内皮细胞损失率与术前前房空间状态密切相关，术前前房越浅、前房容积越小，内皮细胞丢失率越高。1.8mm 切口与 3.0mm 切口比较，两组术后角膜内皮细胞密度、六角形细胞比例、内皮细胞变异系数差异无统计学意义。微脉冲超声组术后角膜内皮细胞丢失率低于文丘里泵组，显示微脉冲技术对角膜内皮细胞的损害更小。

飞秒激光辅助的超声乳化手术能够减轻手术对角膜内皮细胞的损害，缩短角膜水肿恢复时间，降低术后角膜内皮失代偿的风险，提高小梁切除术后并发性白内障手术的安全性。

白内障术后的较长时间内角膜内皮细胞（CEC）未完全再平均分布，采用多象限多点位分析的方法更能反映整个角膜 CEC 的特点。

（二）角膜移植手术

穿透性角膜移植术后供体角膜内皮细胞密度逐渐减少，细胞丧失率逐渐增大，平均细胞面积及细胞大小变异系数均逐渐增大，六角形细胞比例则逐渐变小，穿透性角膜移植联合手术比单纯穿透性移植的术后内皮细胞丧失率更高。角膜内皮镜检查对于心脏死亡供体器官捐献（DCD）角膜移植术后早期患者内皮细胞识别率较低，敏感度差，角膜移植术后早期内皮镜无法测出结果时可选择共焦显微镜评价观察角膜内皮细胞的变化。DCD 穿透性角膜移植术后发生排斥反应时有角膜内皮细胞变异系数逐步增高，角膜内皮细胞密度逐步降低的趋势；角膜内皮细胞变异系数、角膜内皮细胞密度可作为早期检测术后排斥反应的指标。角膜内皮细胞密度的超生理下降和局部内皮细胞面积增大是穿透性角膜移植术后角膜植片内皮慢性失代偿的主要临床表现，内皮慢性失代偿的发展存在个体差异性，且在同一个体不同时期发展程度亦有不同。深板层角膜移植内皮细胞丢失速率较穿透性角膜移植小，术后细胞存活数目较穿透性角膜移植多。

进行穿透性角膜移植时，深低温冷冻保存的角膜术后内皮细胞丢失率和形态学改变比新鲜植片显著，但术后 1 年仍然具有维持角膜透明的内皮细胞密度。另外一项研究认为，使用深低温保存角膜和湿房保存角膜行穿透性角膜移植术后角膜内皮细胞平均面积、平均密度、变异系数、细胞最大面积、细胞最小面积及六角形细胞比率均无显著性差异。应用婴幼儿供眼与青壮年供眼行穿透性角膜移植术后角膜内皮细胞具有相同的临床价值，术后角膜内皮细胞平均面积、面积变异系数、细胞最大面积、细胞最小面积均无显著性差异，平均细胞密度、六角形细胞比例有显著性差异。

（三）青光眼手术

有学者认为在通常情况下小梁切除术不会对角膜内皮细胞产生不良影响。另有学者认为小梁切除手术后会对患者的角膜内皮细胞产生损伤，术后应减少浅前房的发生、发展，以减少角膜内皮细胞的损伤，术中应用透明质酸钠可减少浅前房的发生及其程度从而保护角膜内皮细胞。对于青光眼与白内障联合手术来说，在术后角膜内皮细胞损失率方面双切口青光眼白内障三联手术比单切口术式更有优势。经巩膜睫状体光凝术对角膜内皮有一定的损伤，表现为内皮细胞密度减少、变异系数增大。

（四）玻璃体视网膜手术

玻璃体切割联合白内障超声乳化人工晶状体植入治疗糖尿病视网膜病变合并白内障对角膜内皮细胞有一定影响，针对有适应证的患者，术中应注意保护角膜内皮细胞。玻璃体切割术中保留晶状体有助于减轻对角膜内皮细胞的损伤。在眼压控制良好的情况下，有晶状体眼行玻璃体切割硅油填充术后 6 个月角膜内皮细胞计数明显减少；而无晶状体眼行玻璃体切割硅油填充术后 3 个月时角膜内皮细胞计数即显著减少，表明晶状体的存留对于角膜内皮的保护具有积极的意义。当晶状体超声乳化联合玻璃体切除术时，减少超声乳化绝对时间、手术时间及保持晶状体后囊完整性可以减少角膜内皮细胞的丢失，后囊完整时玻璃体腔填充物的性质对角膜内皮细胞丢失率没有影响。另一项研究显示，玻璃体切割手术影响角膜内皮的主要危险因素为晶状体摘除、术前角膜内皮细胞密度、葡萄膜炎和手术时间，因此，术前术后积极控制炎症、选择合适的手术方式和填充物、提高手术技巧，尽可能地缩短手术时间是十分必要的。

（五）角膜激光手术

准分子激光屈光性角膜切削术（PRK）术对极高度近视（切削角膜厚度超过 150μm）的角膜内皮细胞有较大影响，但随时间推移未发现进一步的变化。另一项 PRK 术后长达 10 年的角膜内皮细胞变化的观察显示，角膜中央内皮细胞密度及形态无明显异常改变，等效球镜度及预切削深度会影响平均内皮细胞面积和内皮细胞密度。板层刀制瓣的准分子激光原位角膜磨镶术（LASIK）不引起中央部角膜内皮细胞密度和形态的改变。一项应用 Intralase 飞秒激光制作角膜瓣的 LASIK 的研究提示，手术前后角膜内皮显微镜检查未见明显差异。另外一项研究显示 Intralase 及 Ziemer 飞秒激光 LASIK 手术术后早期单位面积内的内皮细胞密度未见明显改变，但变异系数（CV）较术前轻度升高，且六角形细胞比率较术前略有下降。准分子激光角膜上皮下磨镶术（LASEK）术后早期不引起中央部角膜内皮细胞密度和形态的改变。前弹力层下准分子激光角膜磨镶术（SBK）、飞秒激光制瓣的 SBK 术（FS-SBK）和飞秒激光小切口角膜基质透镜取出术（SMILE）手术对近视内皮细胞的安全性确切，术后早期各组中央角膜内皮细胞密度均轻度降低，1 个月后恢复；术后各组中央角膜内皮细胞面积 CV 及六角形内皮细胞百分比较术前无明显改变。

（六）眼内屈光性人工晶状体手术

Phakic 6H 型有晶状体眼前房型人工晶状体对角膜内皮的远期影响可致角膜内皮功能临界失代偿甚至失代偿，发现角膜内皮功能处于临界失代偿或内皮有明显损伤时须尽快取出。可植入接触镜（ICL）植入术后 6 个月到 2 年的观察，角膜内皮细胞密度没有下降。另有学者认为 ICL 植入术后 1～2 年角膜内皮细胞数与术前相比下降。术前激光周边虹膜切除后行 ICL 植入，在早期对角膜内皮细胞有一定的影响，3 个月后基本恢复；ICL 植入术中行虹膜周边切除对角膜内皮的影响不具有统计学意义。新型中央孔型 ICL V4c 植入对角膜内皮细胞密度没有影响。

（七）其他激光手术

应用全固态半导体激光行周边虹膜成形术可能对角膜内皮细胞造成一定损伤，损伤程度与单次激光能量的大小、激光击射次数和激光总能量呈正相关。有学者认为应用 Nd：YAG 激光行周边虹膜切开术对角膜内皮细胞无明显损伤。也有学者认为 Nd：YAG 激光周边虹膜切开术对角膜内皮有一定的损伤，损伤部位以邻近激光虹膜周切处的角膜为主。有学者认为先使用 532nm 激光再使用 Nd：YAG 激光联合行虹膜周边切开术对角膜内皮细胞无明显损伤。谢茂松等对比分析了三种激光周边虹膜切开的方式，认为改良联合激光（先 YAG 后 532nm 激光）比传统联合激光（先 532nm 激光后 YAG）和单纯 YAG 激光对角膜内皮细胞的影响更小。

（八）其他眼部手术

斜视手术前后角膜内皮细胞密度无显著性差异，单条水平直肌手术和水平直肌截退术对角膜内皮细胞形态的影响有显著差异。

二、术中用药对角膜内皮细胞的影响

眼内手术中使用的药物有可能损害内皮细胞。药物本身或溶剂的毒性、高渗透性或低渗透性、pH 值、防腐剂等是损害因素。

超声乳化术中使用平衡盐液（BSS）和乳酸林格溶液，术后都会出现角膜内皮细胞的损伤，但 BSS 影响更小。在老年性白内障超声乳化手术中，与乳酸盐林格溶液相比，使用林格液作为冲洗液可减少术后内皮细胞的损失，也可减轻术后水肿。添加一定量葡萄糖的改良林格液与 BSS 灌注对角膜的影响程度相似。灌注液中加入肾上腺素的浓度与角膜内皮丢失有关，在有效维持术中瞳孔散大状态的同时，选用浓度较低的肾上腺素，可以减少对角膜内皮细胞的损害。在复杂性白内障超声乳化术中使用粘弹剂 DuoVisc（Viscoat）对减少术后角膜水肿及对角膜内皮细胞的保护明显优于透明质酸钠。

超声乳化联合小梁切除术中应用丝裂霉素 C（MMC）利于稳定眼压、减少术后并发症，且并不增加角膜内皮细胞损伤风险，术后患者的平均中央角膜厚度、内皮细胞密度、六角形细胞比率及变异系数均无明显变化。准分子激光角膜上皮下磨镶术（LASEK）中应用 MMC，术前与术后的内皮细胞密度、变异系数和六角形细胞百分比差异无统计学意义。

玻切术后硅油进入前房且已贴附在内皮面的患者，可见贴附在内皮面的硅油液面与内皮细

胞层紧密粘贴，并形成特殊的明亮反光，内皮细胞边界发亮（即"亮度颠倒"现象），在角膜后表面皱褶的边缘有亮暗相间的轮廓线；角膜内皮细胞面积和细胞密度与手术前相比无统计学差异，六角细胞比率和变异系数的改变有统计学差异，提示角膜内皮面贴附硅油时可直接造成内皮细胞的损害，应尽早取出。

三、角膜接触镜对角膜内皮细胞的影响

佩戴角膜接触镜或多或少会产生内皮细胞的缺氧，其影响程度与角膜接触镜材质、使用时间长短及角膜接触镜的类型等因素有关。长期（≥10年）持续佩戴软性角膜接触镜（SCL）组与无SCL佩戴史组对比，在角膜内皮细胞数量和形态上的差异均有统计学意义，相比之下长期持续佩戴SCL对CV和六角细胞百分率的影响更为显著。因此，对长期持续佩戴SCL患者进行可能引起内皮细胞损失的眼疾治疗和手术时应选择合理的药物和相对安全的手术方式，避免角膜内皮失代偿的发生。同时也建议近视患者尽量避免长时间持续佩戴SCL，以保证角膜内皮细胞的健康。

硬性透气性角膜接触镜（RGP）戴镜前后角膜内皮细胞形态及角膜厚度各项参数的变化均无统计学意义。圆锥角膜患者科学合理地长期佩戴RGP对角膜内皮细胞的密度和形态没有影响。对于长期佩戴RGP和SCL进行比较，RGP组患者佩戴镜后12、18、24个月的角膜内皮六角形细胞比例、角膜内皮细胞密度均大于SCL组患者，RGP组患者配镜后18、24个月角膜内皮细胞变异系数均小于SCL组患者，其他学者与其研究结果一致。

利用高透氧材料的角膜塑形镜进行科学的角膜塑形治疗，无论采用夜戴方式还是日戴方式，经过3年以上的研究，角膜中央及旁周边部厚度均无明显改变，角膜内皮细胞密度和六角形比率均无明显降低，角膜内皮细胞平均面积和细胞变异系数均无明显增大。郭曦等将这项研究继续延长至7年，发现青少年近视眼患者长期科学佩戴设计合理的高透氧系数角膜塑形镜对角膜厚度及角膜内皮各项指标无明显影响，是一种安全的治疗方法。但是有较早的文章认为长期佩戴角膜塑形镜有可能造成角膜内皮细胞及厚度轻度减少。

四、眼部疾病对角膜内皮细胞的影响

不同类型干眼可能对角膜内皮细胞有一定影响。角膜内皮炎对角膜内皮细胞造成损害，导致明显的内皮细胞数量和形态改变，具体表现为密度下降、六角形细胞比例下降、变异系数增加。Fuchs角膜内皮营养不良表现为内皮细胞马赛克外观被不规则的没有内皮细胞的暗区（滴状赘疣）打乱，剩余内皮细胞大小增加（多型）和形状改变（多形）。无虹膜患者角膜内皮镜检查显示角膜内皮细胞均正常。

角膜内皮显微镜可以作为评价KP的客观方法，对于急性虹膜睫状体炎的诊断和判定病情转归具有实际临床价值。虹膜睫状体炎急性期KP呈不规则白色斑点，数量大于裂隙灯下所见。内皮细胞出现暗区，彼此间可相互融合。恢复期KP数量减少，内皮细胞表现为亮度不均的残缺细胞形态。

通过对年龄相关性白内障患者角膜内皮细胞特征进行分析，发现Ⅳ级核组CV较Ⅱ级核组和Ⅲ级核组大，Ⅱ级核和Ⅲ级核组内CV有随年龄增长逐渐变大的趋势，Ⅳ级核组内CV与年龄的变化趋势不明显。

急性闭角型青光眼发作会引起角膜内皮细胞密度下降，面积增大，多形性增加。高眼压持续时间越长、眼压越高，对角膜内皮细胞的损害越严重。急性闭角型青光眼慢性期、慢性闭角

型青光眼患者的角膜内皮细胞平均密度较同年龄段的正常人下降，角膜内皮细胞面积和正常人相比无显著差别。另有学者认为，慢性闭角型青光眼患者角膜内皮及角膜中央厚度均与正常对照无明显差异。原发性开角型青光眼患者的角膜内皮细胞平均密度及角膜内皮细胞面积较正常人无明显变化。剥脱性青光眼患者和剥脱综合征患者的角膜内皮细胞密度低于正常人。

孔源性视网膜脱离并发脉络膜脱离患者持续低眼压状态下角膜内皮细胞的六角形细胞比例和细胞密度均明显降低。

高度近视眼患者随近视度数的增加角膜内皮细胞变异系数增加，六角形细胞比例下降，且随着年龄增长内皮细胞密度降低，形态发生改变。

五、全身疾病对角膜内皮细胞的影响

高血压患者角膜与正常对照组患者相比，六角形细胞比例下降、内皮细胞变异系数增大。糖尿病患者角膜内皮细胞形态结构异常，且随糖尿病视网膜病变的加重而加重。代谢综合征中的异常指标（如血脂、血压及血糖）对角膜内皮层结构均有不同程度的影响。且随着其异常程度的增加，对角膜内皮层结构的影响更显著。慢性肾衰竭患者与正常人对比，在角膜内皮细胞数量上的差异无统计学意义，形态结构上的差异有统计学意义，因此对慢性肾衰竭患者进行可能引起内皮细胞损失的眼疾治疗和手术时应选择合理的药物和相对安全的手术方式，避免角膜内皮失代偿的发生。

六、眼外伤对角膜内皮细胞的影响

眼球挫伤可致角膜内皮细胞单位面积细胞密度下降、平均细胞面积增大、平均细胞面积的标准差增大、细胞面积的变异系数增加和六角形细胞所占比例下降。眼前段外伤可导致内皮细胞大量丢失，并直接影响角膜的功能性修复。正确处理眼外伤可使内皮的丢失减少到最低限度。

七、种族对角膜内皮细胞的影响

在50～59岁、60～69岁、70～79岁各年龄段及50～79岁年龄段，汉族患者角膜内皮细胞密度较维吾尔族角膜内皮细胞密度高。

八、针对角膜内皮镜自身进行的研究

通过研究非接触式角膜内皮镜Topcon SP3000P参与分析的细胞数（NC）对测量结果重复性的影响，发现分析内皮细胞密度和平均细胞面积时，NC应在50以上，当NC≥100时，测量结果的重复性最佳；分析变异系数和六角形细胞百分比时，NC应分别在90和100以上。

不同非接触式角膜内皮镜测量角膜内皮细胞密度的比较结果显示，CSO SP02、Tomey EM-3000、Topcon SP3000P（A）测量角膜内皮细胞密度值的重复性好，但3种仪器检测结果的一致性不理想，因此不可相互替代。SP3000P（A）与SP3000P（M）测量角膜内皮细胞密度的方法可以相互替代。Topcon SP-1P及Tomey EM-3000两种角膜内皮显微镜测量近视SMILE术前结果一致性好，术后早期测量结果间一致性不佳。

九、光学角膜内皮镜的局限性

光学角膜内皮显微镜在提供有用的临床信息时也有一定的局限性。为了获得清晰的图像，被检查的角膜必须是透明的（即没有角膜水肿、后弹力层皱褶及类似情况），而且内皮细胞顶

点平面必须平滑而均匀一致。共聚焦显微镜通过对比度可以克服以上的不足。近年来，共聚焦显微镜被逐渐应用在角膜内皮方面的研究。

（赵　平）

主要参考文献

鲍先议，王勇，杨一涛，孙明，彭婷婷. 飞秒激光辅助的超声乳化手术对小梁切除术后并发性白内障患者角膜的影响 [J]. 眼科新进展，2019, 39(11): 1076-1079.

鲍先议，王勇. 抗青术后白内障行 Phaco 后角膜内皮和形态学参数的变化 [J]. 国际眼科杂志，2012, 12(9): 1662-1665.

曹倩，李兰，李云川，李勇，梁毓琳，董洁，徐晓莉，邹莹，范雅馨，孔令宇. DCD 角膜移植术后角膜内皮细胞与排斥反应的相关性分析 [J]. 国际眼科杂志，2018, 18(1): 147-149.

曹倩，李兰，李云川，李勇，梁毓琳，董洁. DCD 角膜移植术后角膜内皮细胞的变化 [J]. 昆明医科大学学报，2017, 38(9): 109-112.

陈凯，张玉光，韩旭光，徐湘辉，丁刚. 角膜内皮炎药物治疗后内皮细胞的观察 [J]. 山东大学耳鼻喉眼学报，2013, 27(6): 82-84.

陈伟，徐永根，罗曼. 小梁切除术中透明质酸钠对角膜内皮细胞的影响 [J]. 眼视光学杂志，2009, 11(6): 423-426.

陈熙，万迪玲，匡毅. Phakic 6H 型有晶状体眼前房型人工晶状体植入矫正高度近视术后角膜内皮细胞密度临床观察 [J]. 上海交通大学学报（医学版），2012, 32(5): 654-656.

成拾明，黄锦海，李岩，杨欣，高蓉蓉，王勤美. 不同非接触式角膜内皮镜测量角膜内皮细胞密度临床结果的比较 [J]. 中华实验眼科杂志，2012, 30(2): 150-154.

程芳，姚远. 穿透性角膜移植术后内皮细胞及角膜厚度的变化 [J]. 医学信息，2016, 29(16): 285.

初玲，史庆成，周衍文，冯宇宁. 白内障超声乳化手术对假性剥脱综合征角膜内皮损伤观察 [J]. 中国实用眼科杂志，2014, 32(4): 456-458.

戴玲，于强，周艳红，黄挺. 婴幼儿与青壮年供体角膜移植后角膜内皮分析 [J]. 临床眼科杂志，2004, 12(5): 461-462.

邸悦，王庆强，吴海龙，阎启昌. 高血压患者角膜内皮细胞非接触角膜内皮显微镜观察 [J]. 国际眼科杂志，2006, 6(6): 1336-1338.

丁琳，王绍飞，麦迪尼亚. 维吾尔族剥脱综合征患者与正常人角膜内皮细胞密度及六角形细胞比例的对比分析 [J]. 中国中医眼科杂志，2014, 24(2): 132-134.

杜飞，荣翱，周祁，仇许玲，孙小婷，唐申妃，陆卫海，沈俊慧，毕燕龙. 白内障超声乳化术后角膜内皮细胞的形态学变化 [J]. 中华眼视光学与视觉科学杂志，2014, 16(1): 36-40.

方健，陆斌，贾丽丽，王文清，吴强. 前房容积与白内障超声乳化术后角膜内皮变化的相关性分析 [J]. 临床眼科杂志，2010, 18(3): 207-209.

高明宏，蓝平，孟彤柏，曲静涛，夏国英. 深低温保存对穿透性角膜移植术后植片厚度和内皮细胞的影响 [J]. 中国实用眼科杂志，2002, 20(12): 938-940.

戈振华，章志扬，李婕. 白内障超声乳化吸除术对不同年龄段患者角膜内皮影响的临床研究 [J]. 实用防盲技术，2015, 10(2): 77-79.

葛钧，肖琼，黄菊天，李平，刘志远，彭伟，朱格非，罗小玲，李线. 穿透性角膜移植的内皮细胞变异分析 [J]. 中国实用眼科杂志，2003, 21(3): 197-200.

郭建新，乔智，胡萍，李颖. 联合绿激光及 Nd-YAG 激光周边虹膜切开术后角膜内皮细胞的研究 [J]. 山东大学学报（医学版），2004, 42(6): 728-730.

郭立云，李宪武，杜红. 斜视手术对角膜内皮形态影响的评价与分析 [J]. 昆明医学院学报，2007, 28(2): 82-84.

郭曦，谢培英. 青少年近视眼患者配戴角膜塑形镜七年的角膜厚度和内皮观察 [J]. 中华眼科杂志，2014, 50(1): 9-13.

洪颖，殷英霞，靳瑛，许永根，洪晶. 白内障手术后角膜内皮失代偿原因分析—不可忽视的原发角膜内皮病变 [J].

中国实用眼科杂志, 2012, 30(9): 1071-1074.

侯志强, 许永根, 王薇. 先天性无虹膜患者中央角膜厚度异常分析 [J]. 中国医科大学学报, 2011, 40(2): 144-152.

胡珊, 陈一兵. 超声乳化白内障吸除术联合人工晶体植入术对糖尿病性白内障患者角膜内皮的影响 [J]. 广西医学, 2018, 40(9): 1044-1046.

黄磊, 谢安明. 玻璃体手术方式对角膜内皮细胞的影响 [J]. 国际眼科杂志, 2011, 11(7): 1269-1271.

黄立, 李永华, 付燕荣, 王殿义, 聂冬丽. 超声乳化术对合并高度近视白内障五方位角膜内皮的影响 [J]. 大连医科大学学报, 2011, 33(5): 448-450.

黄兆敏, 廖荣丰, 周苗苗. ICL 植入术治疗高度近视的临床效果观察 [J]. 安徽医科大学学报, 2011, 46(3): 258-261.

冀红云, 迟蕙, 谢培英, 王志昕, 王涛, 杨丽娜, 刘营. 透气性硬性角膜接触镜配戴者依从性与安全性的回顾性分析 [J]. 临床眼科杂志, 2008, 16(2): 121-124.

江志坚, 薛敏, 董健鸿, 朱茂丽, 王敏华. 年龄相关性白内障患者角膜内皮细胞特征分析 [J]. 眼科新进展, 2013, 33(10): 980-982.

姜俭, 徐菁菁, 徐丹, 林惠玲. 长期配戴硬性透气性角膜接触镜和软性角膜接触镜对青少年近视患者角膜形态的影响 [J]. 中国医师杂志, 2019, 21(10): 1520-1522.

姜霄晖, 陈峰, 王雪梅. 慢性肾功能衰竭患者角膜内皮细胞的研究 [J]. 临床眼科杂志, 2011, 19(1): 58-59.

姜霄晖, 程爱萍, 王少华. 长期配戴软性角膜接触镜对角膜内皮细胞的影响 [J]. 中国实用眼科杂志, 2011, 29(3): 267-268.

李凡, 唐广贤, 马丽华, 耿玉磊, 张恒丽, 闫晓伟. 剥脱性青光眼角膜内皮细胞形态学临床分析 [J]. 临床眼科杂志, 2018, 26(4): 328-331.

李海燕, 孙同, 余克明, 谭勇, 杨斌. 应用飞秒激光制作角膜瓣的准分子激光角膜原位磨镶术的初步临床研究 [J]. 中国实用眼科杂志, 2007, 25(8): 866-870.

李进容, 刘苏, 王茜, 李新星. 代谢综合征对角膜内皮细胞形态学影响的临床研究 [J]. 中华眼科医学杂志 (电子版), 2016, 6(2): 68-74.

李力, 李筱林. 准分子激光原位角膜磨镶术对角膜内皮细胞的影响 [J]. 实用医药杂志, 2007, 24(2): 170-171.

李宁, 廖荣丰. 手法小切口白内障手术与超声乳化术对角膜内皮数量和形态影响的对比研究 [J]. 中国现代医学杂志, 2015, 25(32): 84-88.

李帅飞, 陈彬川, 李佳佳, 王延武, 王永成, 南安超. 非接触式角膜内皮镜测量结果重复性的分析 [J]. 实用防盲技术, 2016, 11(3): 96-99.

李莹译. 角膜: 理论基础与临床实践 [M]. 天津: 天津科技翻译出版公司, 2007.

李永华, 张玉洁, 聂冬丽, 曹广华. 超声乳化术对抗青光眼术后白内障五方位角膜内皮的影响 [J]. 国际眼科杂志, 2013, 13(4): 710-712.

李泽斌, 毕伍牧, 钟林辉, 孙康. 新型中央孔型 ICL V4c 植入术治疗高度近视 [J]. 国际眼科杂志, 2019, 19(4): 698-700.

李自立, 薛中淇, 贾沁, 梁静, 殷莉, 周玲婕, 庄文娟. 高度近视眼角膜内皮细胞相关指标的临床研究 [J]. 宁夏医学杂志, 2015, 37(10): 875-876.

林会儒, 房兴峰, 高富军, 葛庆蔓, 崔明伟. 玻璃体切割术后角膜内皮细胞变化的临床相关研究 [J]. 山东医学高等专科学校学报, 2012, 34(5): 328-332.

林晓冬, 陈军, 周跃明, 林可劼, 郑两定. 有晶状体眼后房型人工晶状体植入术治疗高度近视的临床观察 [J]. 国际眼科杂志, 2015, 15(11): 1970-1973.

刘广峰, 洪晶. 深板层与穿透性角膜移植术后角膜内皮细胞密度的比较研究 [J]. 中国实用眼科杂志, 2005, 23(9).

刘和忠, 孟希, 龚铠, 李响. 不同 HbA1c 水平与糖尿病患者白内障术后角膜内皮形态的相关性分析 [J]. 东南国防医药, 2018, 20(1): 73-75.

刘红山, 秦勇, 戴玲, 季健萍, 龚向明. 湿房和深低温保存角膜穿透性移植术后角膜内皮分析 [J]. 临床眼科杂志, 2002, 10(4): 294-296.

刘婕, 赵娴, 邵丽静, 左建霞, 李小磊, 赵欣. 白内障超声乳化吸除术后角膜内皮细胞变化的研究 [J]. 国际眼科杂志, 2014, 14(12): 2247-2249.

刘婕, 赵娴, 张华, 李丽. 肾上腺素对高度近视并发白内障患者角膜内皮细胞的影响 [J]. 河北医科大学学报, 2014, 35(5): 533-536.

刘丽, 王永恒, 任凤杰, 穆凤平. 眼球挫伤对角膜内皮细胞的影响 [J]. 中华眼外伤职业眼病杂志, 2013, 35(12): 884-886.

刘梅莹, 邱铭晖. HbA1c 水平对糖尿病患者白内障术后角膜内皮形态的影响 [J]. 实用医学杂志, 2014, 30(14): 2248-2249.

刘思源. 2 型糖尿病患者白内障手术角膜内皮损伤因素分析 [J]. 医学信息, 2014, 27(10): 25-26.

刘娅娜, 殷秀丽, 高效曼, 刘玲华, 张春巍, 刘平. 糖尿病患者白内障超声乳化手术前后角膜内皮改变 [J]. 哈尔滨医科大学学报, 2013, 47(1): 91-93.

罗洁, 刘拥征. 手法小切口白内障手术对糖尿病白内障患者角膜变化的影响 [J]. 中国现代医学杂志, 2017, 27(13): 99-103.

罗岩, 赖宗白, 张华. 微脉冲技术和文丘里泵超声乳化白内障吸出术对角膜内皮的影响 [J]. 眼科新进展, 2007, 27(12): 920-925.

罗肇文, 孙志河, 张丰菊. 乳酸林格氏液和平衡盐液对角膜内皮影响的临床观察 [J]. 临床眼科杂志, 2003, 11(4): 298-301.

孟志为, 杨丽霞, 胥亚男. 超声乳化白内障手术对年龄相关性白内障患者角膜内皮细胞的影响 [J]. 国际眼科杂志, 2010, 10(5): 942-943.

宁琳, 高明宏. 长期配戴角膜接触镜对角膜形态的影响 [J]. 中华眼视光学与视觉科学杂志, 2010, 12(4): 290-294.

潘玉琴, 赵彩敏, 张振永. 改良的林格氏液和平衡盐液灌注对白内障超声乳化术后角膜影响的比较研究 [J]. 临床眼科杂志, 2015, 23(3): 245-247.

曲利军, 赵靖, 史伟云, 高华, 谢立信. 穿透性角膜移植术后角膜植片内皮慢性失功的临床分析 [J]. 眼科, 2009, 18(3): 169-174.

施殿雄. 实用眼科诊断 [M]. 上海: 上海科学技术出版社, 2005.

史芳荣. 准分子激光原位角膜磨镶术对角膜内皮细胞的影响 [J]. 临床眼科杂志, 2008, 16(3): 199-201.

覃冬菊, 唐罗生, 朱晓华, 曾军, 刘湘平, 唐朝珍. 玻璃体视网膜手术后角膜内皮细胞损伤的相关危险因素 [J]. 医学临床研究, 2004, 21(12): 1376-1379.

谭业双, 周霞, 张勇, 袁均, 齐佳. 经巩膜睫状体光凝术对角膜内皮的影响 [J]. 中国现代医学杂志, 2012, 22(12): 86-89.

田颖, 文丹, 蒋剑, 江海波, 宋伟涛, 夏晓波. 有晶状体眼后房型人工晶状体植入术治疗高度近视的稳定性及安全性研究 [J]. 中国医师杂志, 2016, 18(10): 1450-1459.

童晓维, 朱剑锋, 卢蕊, 王利云, 冯浩雁, 黄玲雄. 角膜塑型术后角膜内皮细胞及厚度的变化 [J]. 中国实用眼科杂志, 2002, 20(1): 70-72.

万贝贝, 徐军. 不同水平 HbA1c 白内障超声乳化术后角膜内皮的变化 [J]. 国际眼科杂志, 2015, 15(7): 1158-1160.

王静, 莫纯坚. 1.8mm 同轴微切口超声乳化白内障吸出术对角膜内皮细胞的损伤及修复研究 [J]. 眼科新进展, 2015, 35(4): 377-380.

王莉, 杨炜. 不同类型干眼对角膜地形图、角膜内皮细胞和角膜厚度的影响 [J]. 眼科新进展, 2018, 38(5): 478-481.

王青, 廖荣丰. 白内障不同切口术后角膜散光及角膜内皮细胞的变化 [J]. 安徽医科大学学报, 2010, 45(2): 217-220.

王绍飞, 刘黎明, 丁琳. 维吾尔族及汉族角膜内皮细胞密度对比分析 [J]. 农垦医学, 2011, 33(6): 500-502.

王欣, 刘明江, 施丽萍, 王维, 党森涛, 徐利强. 两种手术方式治疗硬核白内障术后角膜内皮细胞的损伤分析 [J]. 西南国防医药, 2013, 23(11): 1185-1187.

王玥, 周跃华, 张晶, 郑燕, 刘倩. 两种飞秒激光制瓣 LASIK 手术后角膜内皮细胞变化的比较 [J]. 武警医学, 2016, 27(7): 694-701.

王志昕，谢培英，唐琰，刘营，郭曦．圆锥角膜患者长期配戴透气性硬性角膜接触镜对眼表的影响 [J]. 眼科，2008, 17(5): 313-315.

吴迪，王雁，耿维莉，左彤，金颖，王静，张琳，李晶，李智敏．准分子激光屈光性角膜切削术后 10 年角膜内皮细胞的观察 [J]. 中华眼视光学与视觉科学杂志，2013, 15(6): 358-361.

吴洁，赵燕麟，朱嗣惠，高伟，银勇，朱秀萍．角膜内皮面硅油的形态学及定量分析 [J]. 国际眼科杂志，2003, 3(4): 58-60.

吴越，王育文，袁建树，张大矛．应用 Nd-YAG 激光行虹膜周边切开术对角膜内皮细胞影响的临床观察 [J]. 中国眼耳鼻喉科杂志，2012, 12(2): 92-94.

肖建业，王富彬．虹膜睫状体炎患眼角膜内皮细胞的观察 [J]. 中国实用眼科杂志，2009, 27(7): 748-749.

肖诗艺，朱格非，胡燕华，李鹏程．原发性青光眼患者角膜内皮形态研究 [J]. 眼科新进展，2005, 25(3): 251-253.

肖紫云，张茂菊，李拓．可植入接触镜植入术中不同虹膜周边切除术式对角膜内皮细胞的影响 [J]. 中国眼耳鼻喉科杂志，2016, 16(2): 92-95.

谢立信，姚瞻，黄钰森，应良．超声乳化白内障吸除术后角膜内皮细胞损伤和修复的研究 [J]. 中华眼科杂志，2004, 40(2): 90-93.

谢茂松，徐国兴．不同模式激光虹膜周边切除术对角膜内皮细胞的影响 [J]. 中国实用眼科杂志，2015, 33(3): 240-244.

谢培英，迟蕙，张缨，朱贵民，刘俊．长期配戴角膜塑形镜对角膜厚度和角膜内皮细胞的影响 [J]. 中华眼科杂志，2007, 43(8): 680-683.

徐春光，肖咏梅，汪辉，翟军印，冯柱波．有晶状体眼 ICL 植入矫正高度近视 [J]. 西南国防医药，2015, 25(11): 1232-1234.

严良，陆豪，周静．眼前段外伤与角膜内皮变化的研究 [J]. 眼外伤职业眼病杂志，2000, 22(3): 249-250.

严盛枫，张士胜．激光周边虹膜切除术对角膜内皮细胞的影响 [J]. 中国实用眼科杂志，2011, 29(10): 1054-1056.

杨雪莉，周善璧，张学东．晶状体在玻璃体切割术中对角膜内皮细胞保护作用的短期观察 [J]. 国际眼科杂志，2011, 11(11): 1907-1910.

殷小敏．浅析闭角型青光眼及小梁切除手术对角膜内皮细胞的影响 [J]. 航空航天医学杂志，2014, 25(10): 1391-1392.

尹奕，王艳玲．激光周边虹膜成形术对角膜内皮细胞影响的临床观察 [J]. 临床和实验医学杂志，2013, 12(23): 1895-1898.

于艳梅，李凤洁，赵灿，仲晓维，王姝婷，王婷．急性闭角型青光眼大发作对角膜内皮细胞的影响 [J]. 临床眼科杂志，2018, 26(2): 123-125.

余玲，谢汉平，孟晓红，余延基．2 型糖尿病患者角膜厚度和内皮细胞形态学的初步研究 [J]. 第三军医大学学报，2003, 25(23): 2132-2134.

曾锦，郭海科，张洪洋，金海鹰，李倩，费文雷，李达桔，谢文娟．LASEK 术中应用丝裂霉素 C 对角膜内皮细胞的影响 [J]. 眼科研究，2007, 25(11): 869-871.

詹磊，熊思盈，甘孟欣，温利辉．玻璃体切割联合白内障手术对 DR 患者角膜内皮细胞的影响 [J]. 国际眼科杂志，2017, 17(8): 1529-1531.

张波，庞辰久，任胜卫，顾宇伟，王树林．三种角膜屈光手术对近视患者角膜内皮细胞的影响 [J]. 国际眼科杂志，2019, 19(11): 1857-1860.

张波，庞辰久，任胜卫，顾宇伟．两种角膜内皮显微镜测量近视屈光手术前后角膜内皮细胞密度的比较 [J]. 中华眼外伤职业眼病杂志，2018, 40(7): 481-484.

张贵华，陈伟奇，陈浩宇，林杜生，郑建龙．视网膜脱离行超声乳化联合玻璃体切除术对角膜内皮细胞的影响 [J]. 中华眼外伤职业眼病杂志，2015, 37(2): 107-111.

张红言，王军．不同粘弹剂在复杂性白内障超声乳化术中的临床观察 [J]. 国际眼科杂志，2008, 8(6): 1167-1169.

张蕊石，李林，窦晓燕，姜映滨．激光周边虹膜切开术对角膜内皮影响 [J]. 中国实用眼科杂志，2013, 31(10): 1245-1248.

张曙光，项杰．不同类型原发性青光眼患者角膜内皮细胞的观察 [J]. 中国保健营养 (中旬刊), 2014, 24(3): 1155.

张司, 李一壮. 白内障不同手术方法对角膜内皮细胞影响的研究[J]. 医药前沿, 2016, 6(27): 359-360.

张雪翎, 王秀丽. 小梁切除手术前后角膜内皮细胞观察[J]. 国际眼科杂志, 2007, 7(1): 196-197.

赵堪兴, 杨培增. 眼科学(第8版)[M]. 北京: 人民卫生出版社, 2013.

赵绍贞, 孙慧敏, 袁佳琴. 准分子激光屈光性角膜切削术对角膜内皮细胞的影响[J]. 眼科研究, 2000, 18(2): 146-148.

郑鑫, 麻伟南, 叶春华. 丝裂霉素C对白内障合并青光眼患者角膜内皮细胞的影响[J]. 国际眼科杂志, 2018, 18(1): 96-99.

种泽龙, 陈松. 孔源性视网膜脱离并发脉络膜脱离患者的角膜内皮形态学参数[J]. 国际眼科杂志, 2019, 19(7): 1174-1177.

周小平, 邝国平, 谭湘连, 武正清, 朱俊东. 不同切口青光眼白内障三联手术对角膜内皮细胞的影响[J]. 国际眼科杂志, 2009, 9(5): 980-982.

Eman Desoky A A S, Hany Ahmed Helaly. 比较超声乳化术中林格液和乳酸盐林格液对角膜内皮细胞的影响[J]. 国际眼科杂志, 2019, 19(8): 1269-1275.

第 7 章

波前像差检查

第一节 概述

一、像差与波前像差

像差（aberration），全称色像差，是存在于几何光学和物理光学领域的一个基本概念，是指实际光学系统中，由非近轴光线追迹所得的结果和近轴光线追迹所得的结果不一致，即与高斯光学的理想状况的偏差。简言之，像差就是光学系统中的成像缺陷。像差存在于所有的光学系统中，人眼作为一种复杂的透镜系统，同样也存在像差。像差一般分两大类：色像差和单色像差。复色光引起的色像差简称色差，高度单色光产生的像差称单色像差。按像差产生的效果，又分成使像模糊（有球面像差、彗形像差和像散）和使像变形（有像场弯曲和畸变）两类。

人眼作为实际的光学系统，产生像差原因是多方面的，包括各屈光面固有的成像缺陷、调节时的动态变化和各屈光面间的相互影响。

光是行进的电磁波，波前是光波连续性的同相表面，垂直于行进方向。光波在空间传播，因此波前是一个面而不是一条线。波前和光线都能用于描述光波的行进。假如一个来自光源的波前通过一个透镜向前传播，在光波通过透镜时，由于透镜的折射率比外周介质（一般是空气）要大，因此传播的速度就会减慢，透镜中央较厚，所以会减慢中央的波前，而外周的波前则相对较快。由于透镜的形状造成光波速度不同的减慢，使入射的发散性波前转换成了出射时会聚性的波前。在没有像差时，波前可以会聚到一个焦点上。波前像差即是实际的波前与理想状态下的波前之间的偏差。

波前像差作为一种光学测量方法，最早在天文学上用于改善远距离摄影时所面临的像差问题，以取得清晰的天文照片。1944 年，波前像差开始用于测量人眼的屈光不正和高阶像差。运用像差理论，人们能够更全面地解释人眼屈光异常中的一些问题。屈光不正从几何光学出发，假设通过人眼屈光介质后将汇聚成为一个焦点（单纯近视、单纯远视或规则散光）；波前像差则从波动光学出发，考虑了角膜面上每一点波前与理想波前之光程差。低阶像差与传统的屈光不正的表达方式相对应，球镜和散光只是人眼像差中的一部分，因此，波前像差比屈光不正更细致地描述了视觉成像偏差。

由于目前技术的局限及眼球结构等原因，无法在人眼的内部测量像差，而通常采用测量瞳孔面波前的方法来测量人眼波前像差。因此，波前像差的确切定义是黄斑处发散出的理想波前和实际波前的光程差（图 7-1-1）。

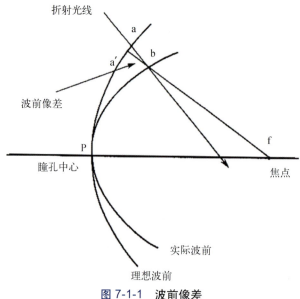

图 7-1-1　波前像差

二、眼波前像差检测仪的历史及原理

早在 1619 年，Scheiner 设计了最早的主观排列波阵面像差仪，即 Scheiner 盘。他把 Scheiner 盘放于一眼前而另一眼遮盖，假如该眼存在光学像差，观察远处光源则形成 2 个像；假如这种像差仅是离焦，就可通过合适的球镜加以矫正，使其成为一个像。1961 年，Smirnov 以 Scheiner 盘为基础进一步改进了主观排列波阵面像差仪，设计了中央及周边带小孔的圆盘，使固定光源从中央小孔射入视网膜，可移动光线从周边小孔射入，然后调整水平和垂直方向，使光线均聚焦于视网膜上同一点，则水平和垂直移动的距离可用于计算特定位点的像差。1994 年，Dr.Liang 等首次应用 Hartmann-shark 原理，客观、准确地测量了人眼的像差，从而发展出现代的人眼波前像差检测技术。该技术不仅对传统像差进行了精确的描述，还发现了非常规的更高阶像差，使人们对像差有了更深入的了解。1997 年，Dr.Liang 和 Dr.Williams 关于眼波前像差技术的研究报道引起了眼科医师将此项技术应用到视力矫正手术的探索。1999 年，Seiler 等第一次在波前像差仪的引导下完成了 LASIK 手术，术后患者视力获得大幅度提高，自此，波前像差技术在眼科领域开始得到空前的关注。

目前所采用的波前像差测量技术主要基于两种理论：干涉理论和光线追踪理论。

干涉理论：以干涉理论为基础的 Twyman-Green 干涉仪，其原理是使一准直光束分离，分离的光束分别从测试表面和参考表面反射后重新汇聚。只有当两个波面完全一致时，重新会聚的光线不会出现干涉的模糊边缘，否则，边缘干涉图形就表现为不同的波前像差图形，但由于人眼稳定性和难以重构参考表面，采用干涉理论测量像差的方法很少应用。

光线追踪理论：以光线追踪理论为基础的波前像差测量其基本原理是通过贯穿眼入瞳的一列阵光线斜率的整合而重现波前像差平面得以实现。这一方法在 1900 年时被 Hartmann 首先实现。到目前为止，关于波前像差测量技术产生了 Scheiner-Smirnov、Tscherning、Hartmann-Schack 三大理论及主观和客观两种测量方法。

（一）客观式像差仪

1. 基于 Scheiner-Smirnov 原理的入射可调式像差仪　Scheiner-Smirnov 原理的像差检测又被

称为"内向型测量法",这种形式的像差检测与临床上视网膜镜的应用很相似。由于人眼不是理想的光学系统,平行光线从不同的瞳孔位置进入人眼前,并不会在相同的位置穿过角膜。所以这种类型的像差测量就是通过在瞳孔面上选择一系列不同位置的点,同时调整测量光线,使测量光线与参考光线重合,所调整的角度就是角膜相应位置上波前的倾斜量。根据这个原理,多测量几个点,就可得到人眼的波前像差,如 Nidek 公司生产的光学路径差异型像差仪(Optical Path Difference,OPD),简称 OPD 系统,就是将出瞳处任一点(x,y)的光线长度与瞳孔中心的光线长度相比较,通过测量光学路径长度的差异计算出像差。

2. 基于 Tscherning 原理的入射型像差仪:应用视网膜格栅照相术,将视网膜每点成像与理想成像的位移予以记录并计算,Wavelight 公司的 Allegretto 像差仪、Tracy 公司的视网膜光线追踪仪及德国 SCHWIND 公司为 AMARIS 准分子激光手术系统配备的波前像差诊断平台属于此类。根据 Tscherning 原理,波前像差的形式是由视网膜上成像的偏差来定义的,故被称为"视网膜成像法"。平行的激光束通过 13×13 的光点蒙斑,产生排列整齐的 168 个光点(中心点遮蔽),在视网膜上成像。由于眼介质的不规则,光点的排列产生像差。通过一同轴相机记录下来这些扭曲的光点排列,它们与无像差时的光点位置的偏差就是波前像差。

3. 基于 Hartmann-Schack 原理的出射型光学像差仪:通过测量聚焦于系列镜片光线上每点离焦程度显示像差。基于此方法的有博士伦公司 Zyoptics 系统、美国 VISX 公司的 WaveScan 系统、德国 Zeiss 的 WASCA 系统以及爱尔康公司的 Custom Cornea 系统。该型像差仪的测量方法也称为"外向型测量法",通过一束直径约 1mm 的激光聚焦在人眼黄斑后,反射的光线通过人眼折射系统射出眼睛,被瞳孔入口处的 CCD 相机捕获。反射光线的波前被由微小透镜组成的透镜组分割成许多更小的波前,每个波前被聚焦成一个光点,光点相对微小透镜的光轴在空间上的位移,则直接显示了此处波前的倾斜情况及眼睛整体的波前形态(图 7-1-2)。

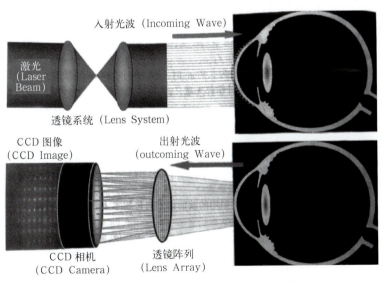

图 7-1-2 Hartmann Schack 波前像差测量

(二)主观式像差仪

利用空间分辨折射仪以心理物理学方法测量人眼像差。假设眼处于衍射的极限时,聚焦在无穷远,而无穷远的点光源通过瞳孔不同区域进入眼内,聚焦在视网膜上的一点。当眼存在像差时,进入眼内的光线将不会聚焦在同一点上,点光源的像将是一个模糊像,该像点与中心发生了偏移，即像差。如苏州亮睛公司的 WFA-1000 人眼像差仪。将中央带有小孔的格栅置于整个瞳孔前，固定光源从中央参考小孔照射到视网膜，可移动的光线照射到周边小孔。患者通过进行水平和垂直调整使周边小孔进入的光线和中央小孔的光线聚焦在视网膜的同一点上，使患者看到单个的光点。水平和垂直的移位距离 AX 和 AY 用于测量特定瞳孔位点的眼像差。通过测量进入瞳孔中央固定参考光线的 AX 和 AY，可以得出入瞳函数的斜率进而构建波前。这是一种心理物理学方法，检查速度较慢，但准确性增加，并且可以在调节状态下测量眼波阵面像差，不需要散瞳剂散瞳。

本章将对几种不同的像差仪进行阐述。

第二节 Bausch & Lomb 的 Zywave 像差仪

一、Bausch & Lomb 的 Zywave 像差仪系统概述

博士伦 Zyoptix 系统（图 7-2-1）是由美国 Bausch & Lomb 公司生产的屈光手术系统，它整合了 Orbscan Ⅱ z 眼前节图像分析系统和 Zywave 波前像差仪两种测量工具，可以形成一个完整的眼睛诊断图像。它的核心在于通过全面的、精确的术前诊断，根据每一只眼睛的个体情况专门设计手术方案，使手术达到最佳的效果。

Zywave 波前像差仪（图 7-2-2）作为 Zyoptix 眼科屈光手术系统的配套设备，是 Zyoptix 实施角膜个体化激光切削方案的重要组成部分，其检查结果的准确性直接影响角膜个体化切削的手术效果，而其测量屈光不正的准确性决定了能否成功施行个体化切削。

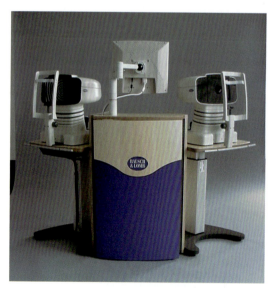

图 7-2-1　Zyoptix 系统

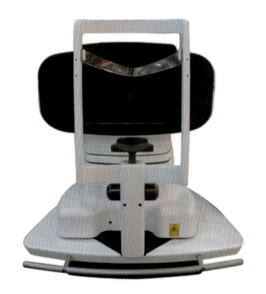

图 7-2-2　Zywave 像差仪

二、Bausch & Lomb 的 Zywave 像差仪检查操作

（一）操作前准备

1. 清洁下颌托和头靠。
2. 打开电源开关，初始化仪器参数。

3. 嘱被检者摘掉眼镜或接触镜。

4. 引导患者将下颌放入下颌托,额头靠紧头靠。调整仪器高度和下颌托高度,使被检者的外眦角与支架上的标志线平齐,并使患者的位置舒适。

5. 嘱患者在测量过程中保持头位不动。

(二)操作流程

1. 录入患者信息 包括患者 ID 和性别,或使用"Automatic Patient Recognition(自动患者识别)"(ZyID)载入患者信息。选择"Diagnosis(诊断)",选择"Dilated(散瞳)"或"Undilated(不散瞳)"检查,见图 7-2-3。

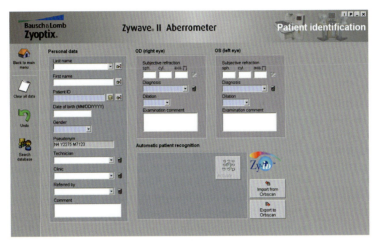

图 7-2-3　患者信息录入界面

2. 患者头位 患者的头位于 Zywave 像差仪正前方,确保头部垂直,没有倾斜。

3. 瞳孔测量(未散瞳,室内黑暗) 将瞳孔中心对准红色十字丝/圈(6mm),对焦虹膜结构或瞳孔边缘,患者注视图像中心,单击"Pupil-o-Meter OFF"(关闭瞳孔计),完成测量。未散瞳眼睛的数值将会显示在最后的汇总屏幕(图 7-2-4)。

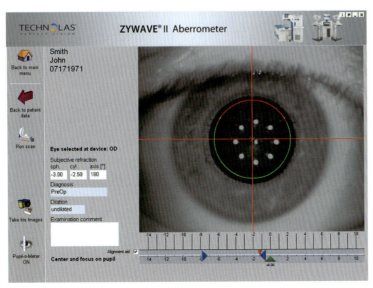

图 7-2-4　检查界面

4. 虹膜图像（可选，室内灯光可调节） 单击"Take Iris Image（拍摄虹膜图像）"，将虹膜中心对准红色十字丝/圈（6mm）；对焦虹膜结构或瞳孔边缘（而不是白色反光点）；患者注视图像中心，略微在红色点的上方；单击"Start Iris Image（开始虹膜照相）"；单击"Save Iris Image（保存虹膜照相）"。

5. 扫描前和测量 室内保持黑暗，借助绿色十字丝，将瞳孔中心对准红色十字丝/圈(6mm)，对焦虹膜结构或瞳孔边缘（而不是白色反光点），借助"Alignment Ai"，调整使半圆绿色圈最接近一个圆，患者注视图像中心，略微在红色点的上方，开始测量。

6. 采集图像（图7-2-5） 确保瞳孔边缘对焦良好。绿色瞳孔圈表示对准良好，而黄色圈则表示对准不良。绿色圈位于瞳孔周围，蓝色圈位于巩膜缘上，表示对焦正确。确保焦斑质心图像清晰——绿色网格中央没有缺失的点，网格结构规则，检测到足够多的焦斑质心点（最少为40个）。

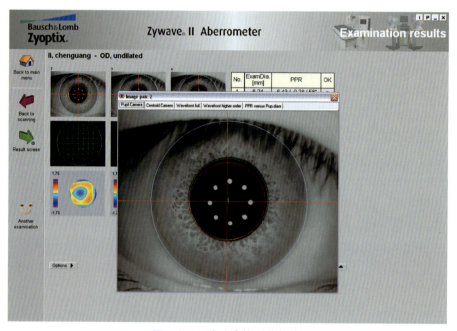

图7-2-5 瞳孔边缘对焦检查

检查3幅波前图的一致性（图7-2-6）。

No.	ExamDia. [mm]	PPR	OK
1.	6.24	-6.43 / -0.28 / 58°	✗
2.	6.24	-6.27 / -0.35 / 47°	✓
3.	6.22	-6.27 / -0.39 / 59°	✓
4.	6.22	-6.17 / -0.40 / 63°	✓
5.	6.21	-6.27 / -0.30 / 58°	✗

图7-2-6 重复性检查

7. "Zywave ATE 文件"导出

(1) 对于未散瞳检查,选择"Use Iris Image of wavefront exam(使用波前检查的虹膜图像)",导出"Zywave*.ATE 文件"(图 7-2-7)。

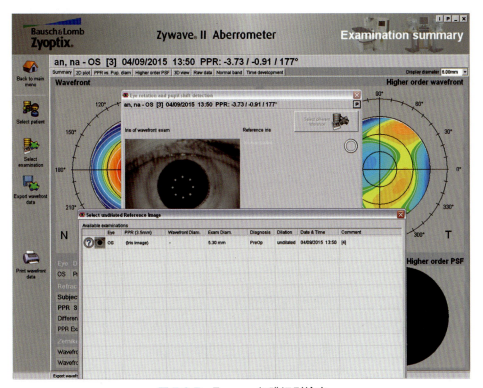

图 7-2-7　Zywave 虹膜识别输出

(2) 对于散瞳检查或瞳孔大于 7mm 的患者,选择"Use Reference Iris Image(使用参考虹膜图像)",从列表中选择参考虹膜图像,确认图像质量(蓝色圈在巩膜缘上,绿色圈在瞳孔缘上),选择"Activate Pupil Shift Compensation(激活瞳孔偏移补偿)",目的是使瞳孔偏移补偿被激活,导出"Zywave*.ATE"文件(图 7-2-8)。

注:在显示检查的一幅虹膜图像和参考检查的一幅虹膜图像之间进行虹膜识别。使用未散瞳的检查或虹膜图像作为参考。

(3) 不打算进行虹膜识别时,选择"Without Iris Image(没有虹膜图像)",导出"Zywave*.ATE 文件"。

(三)操作参数设置

1. Zywave 检查,未散瞳(undilated)时瞳孔不能过大或过小,以 4.0～5.5mm 为宜,注意充分暴露角巩膜缘。

2. 建议使用散瞳药散瞳至 6.5～7.5mm,不要超过 8mm。

(四)结果注意事项

1. 中心是否对齐(图 7-2-9 和图 7-2-10)　瞳孔中心绿色十字与角膜缘淡蓝色十字接近于重合,但是要注意瞳孔边缘和角巩膜缘的识别是否正确。有部分患者的虹膜纹理较浅,或者虹膜周边纹理呈圆弧形,与角膜缘相似,这类患者的识别可能出现误差,要注意识别。

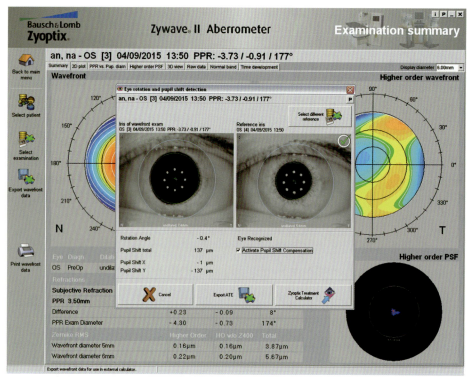

图 7-2-8　Zywave 的虹膜识别结果

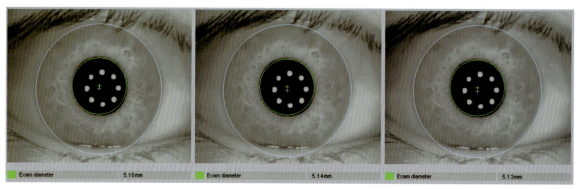

图 7-2-9　中心对齐正确

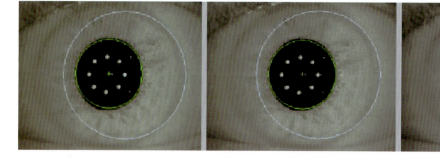

图 7-2-10　角巩膜缘识别错误

2. 虹膜充分暴露（图 7-2-11） 瞳孔图像中的虹膜结构是虹膜识别的基础。这些结构必须清晰可见。虹膜必须暴露充分并且最好没有眼睑或睫毛的干扰。

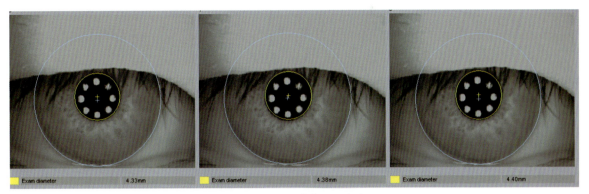

图 7-2-11 虹膜未暴露充分

3. 如果出现下述情况，不建议用此结果来引导手术
(1) 虹膜纹理不清晰，系统无法辨别浅色虹膜与巩膜之间的边界。
(2) 散瞳不均匀。
(3) 大瞳孔和小瞳孔 X，Y 方向上瞳孔中心位移差值 < 500μm；眼球旋转差值 < 5°。

三、Bausch & Lomb 的 Zywave 像差仪的临床应用

由于 Zywave 波前像差仪为 Zyoptix 眼科屈光手术系统的配套设备，是 Zyoptix 实施角膜个体化激光切削方案的重要组成部分，主要应用于波前像差引导的个性化手术，其次是用于像差与眼的临床关系的研究。

1. 波前像差引导的个体化手术　根据不同个体的屈光特性和解剖特性，先用 Zywave 像差仪测量眼的像差之后，利用像差仪与 Bausch & Lomb 217Z 准分子激光进行联机，以像差作为手术的主要参数，进行数学建模，将像差转换为切削量，通过各种球镜、柱镜、非球镜及非堆成的角膜切削，矫正个体球镜、柱镜并减少高阶像差，旨在使投射到角膜的每一点均在黄斑处准确地聚焦，使激光矫正后的人眼成像达到理想程度，从而提高视网膜的成像质量。

2. Zernike 的临床应用　近年来，随着对像差概念的引入和理解的不断深入，越来越多的研究逐渐向细微化发展，由原先的高阶像差与临床关系的研究逐渐转向单项像差值与临床关系的研究。有研究者发现 40 岁以上的正常眼像差较其以下年龄组的眼显著增加，表现在三阶像差特别是垂直慧差（Z_7）及球差（Z_{12}）随年龄增长，晶状体密度不断增加，晶状体的球差逐渐由负向正转变，尤其在年龄超过 40 岁后，晶状体对整体像差的补偿作用减少甚至消失，进而人眼出现对比敏感度和视力下降。将非球面 IOL 用于模型眼中，发现这种 IOL 产生的球差比球面 IOL 小很多，能显著提高视网膜成像质量，因此临床上引入使用非球面人工晶体来消除球差，提高白内障术后的视觉质量。

（方学军　张嫄嫄　王　颖）

第三节 Keratron Scout 角膜像差仪

一、Keratron Scout 角膜像差仪系统概述

Keratron Scout 角膜像差仪有 28 个 Placido 投射环，分析点数超过 80 000 个，最大检查范围超过 10mm 直径，可覆盖 90% 以上角膜面积（图 7-3-1）。角膜地形图和波前像差分析结果不受瞳孔大小的影响。

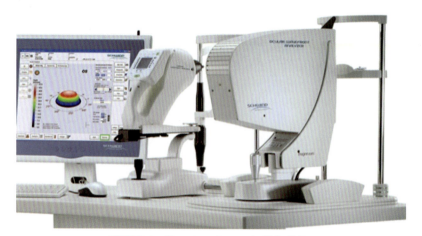

图 7-3-1　Keratron Scout 角膜像差仪

二、Keratron Scout 角膜像差仪检查操作

（一）操作流程

1. 环境要求及测量　日间自然照明条件下，设备测量时瞳孔处于明视状态。
2. 校准　每周校正一次。个性化手术设计输出像差数据时，建议测量前即校正一次。
3. 患者信息录入　新建患者，在文件菜单中点击"New Patient"选项，在弹出的对话框中输入患者的姓（surname）、名（name）、性别（sex）和出生日期等信息。此时患者的名字将出现于左侧的数据库中，选中此患者名字，点击标注的按钮，即可开始检查。复查患者，从数据库中选中患者名字，点击标注的按钮，开始检查（图 7-3-2）。
4. 头位的摆放　合理调整患者眼位高度并摆放端正，避免头位倾斜出现左右眼高低不同情况。
5. 对于小睑裂患者　原则上鼓励患者自然睁大双眼，若还不足以提供地形图取图空间，可借助胶带纸、开睑器等。
6. 对配合差的患者　可先坐旁边放松，观看、学习其他患者如何配合。
7. 检查方法　嘱患者注视眼锥内的光点，缓慢前推眼锥，密切注意设备上的显示器，直到"对焦指示器"（小三角）跳转至"焦平面指示线"上方的位置。要求患者"缓慢眨眼一次"（完全闭眼）随后睁大双眼。此时踩下脚踏并缓慢回拉眼锥，使其稍稍远离患者的眼睛，角膜地形图图像将在眼锥刚刚移动到"对焦位置"时自动取图，并在显示器屏幕的预览窗口显示"原始检测图像"。

（二）注意事项

1. 确认 Scout 眼锥是否正位，注意患者头位是否偏斜（图 7-3-3）。

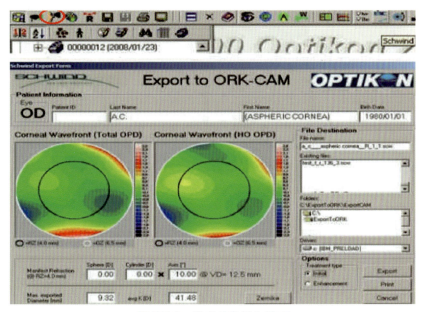

图 7-3-2　患者信息录入界面

2. 尽量在患者每次眨眼后 3s 之内，即眼表泪膜破裂之前，完成 1～2 次图像采集，避免泪膜破裂、眼表脂质漂浮造成的图像伪迹。

3. 处理并保存检查结果，根据分析需要录入验光数据。系统将自动识别角膜顶点、瞳孔中心等，并自动进行可重复性检测（Repeatability check）。

4. 测量前不要应用会对泪膜产生影响的药物。

5. 不需散瞳，因为瞳孔中心位移（不论大小瞳孔）会对随后激光产生影响。

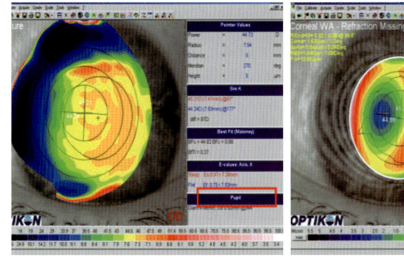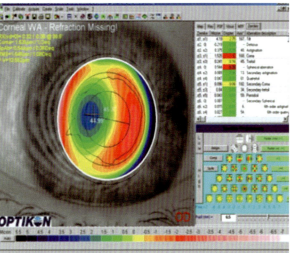

图 7-3-3　患者头位发生偏斜时的界面

三、Keratron Scout 角膜像差仪的临床应用

（一）手术设计

1. 筛选最理想地形图（图 7-3-4）。筛选指标包括：

(1) 测量范围（超出 7mm 圆环）。
(2) 排除伪迹（睫毛、眼睑遮挡物及泪膜破裂）。
(3) 曲率与轴向的重复性。
(4) 瞳孔轮廓正常。
(5) Offset 数据（数指和角膜）的可重复性。
(6) 眼球静态自旋控制（static Cyclotorsion Control，SCC）图像质量审核（SCC check），以便设计手术方案时导入，并在准分子激光手术时用于比对卧位和直立的眼位差别。点击检查结果文件，选择 SCC check。SCC 分析结果为绿色指示灯时，提示图像质量合格，如没有合格图像，建议协助患者锻炼固视能力，再次检查（图 7-3-5）。

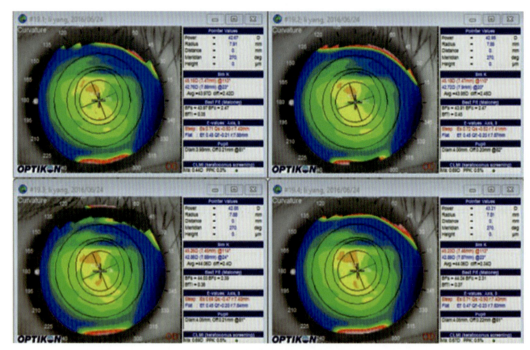

图 7-3-4　筛选最理想的地形图

2. 导入设计软件（图 7-3-6）

角膜波前像差数据的显示和分析：选中最佳角膜地形图后，点击角膜波前像差图即可显示像差结果，在对话框中，右下角选择治疗类型，初次手术患者选择"Initial"，二次手术患者选择"Enhancement"（图 7-3-6）。

阿玛仕准分子激光手术设计平台率先采用角膜像差引导的个性化切削方案，通过 Raytracing 光路追踪原理将术前测量获得的角膜形态数据转化为角膜像差，通过角膜高阶像差、点扩散函数信息进行视觉质量分析。

3. 像差构成及选择　全眼波前像差 = 角膜波前像差 + 眼内波前像差（图 7-3-7）。

全眼波前像差检查的优点：精确测量全眼球的屈光状态（球镜、柱镜和轴向）；分析高阶像差对球镜和柱镜的影响；能够精确测量不规则眼球（再次治疗患者）的屈光状态。不足之处在于容易受到眼球调节作用的影响，最大的光学切削区受瞳孔大小的限制。

角膜波前像差检查的优点：不受瞳孔大小影响，切削区不受限；不受调节作用的影响；全眼波前像差的 80% 位于角膜。不足之处在于不能测得球镜度数；仅可测得角膜上的柱镜成分，

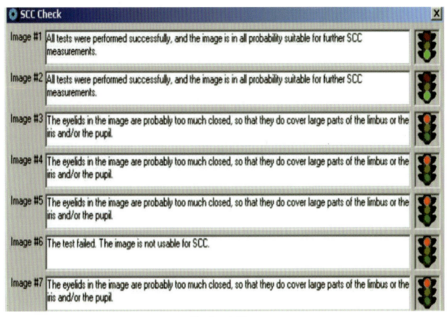

图 7-3-5　图像质量审核（SCC check）

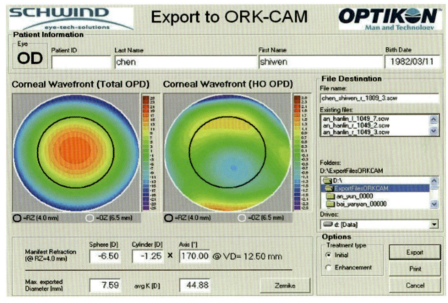

图 7-3-6　导入设计软件

无法分析眼球整体的柱镜度数。

（二）个性化适应范围

1. 不规则散光，如角膜表面不对称散光、角膜移植术后。
2. 手术效果不满意（如回退）需再次手术者。
3. 偏心切削、光学区过小导致视觉质量不佳而再次手术。

图 7-3-8 是一例患者的检查结果。正上方数据栏为患者身份信息，依次是 ID、名、姓、出生年月日、年龄、性别。在中间右侧的"Main info（主要信息）"栏中，"Type of Treatment"为切削方案类别，"Treatment Method"为手术方式，"Type of refraction"为被矫正屈光类型，

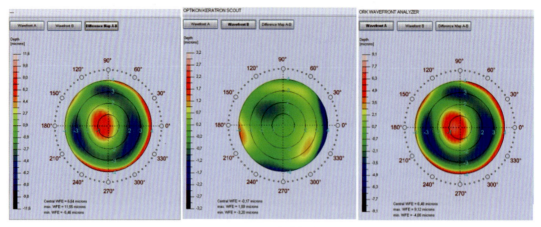

图 7-3-7　像差构成

"Optical zone"代表切削光区,"Transition zone"代表过渡区,"Ablation zone"代表总切削区。"Max/min/cental ablation depth"为最大、最小、中央区切削深度,"Ablation Volume"切削体积。

"K-Readings"代表患者术前角膜曲率及曲率分别对应的轴向。"Refraction"代表矫正屈光度。右下"RST manager"一栏中,"Pachy"为角膜厚度,"Flap thickn"为瓣厚度,"RST（>280）"为切削剩余厚度。

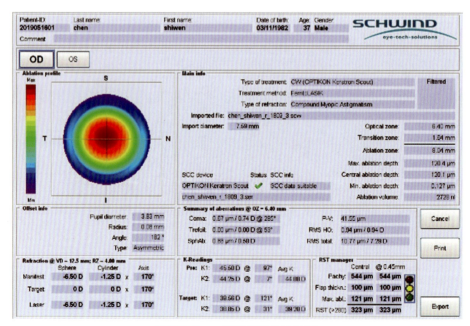

图 7-3-8　一例患者的检查结果

（三）治疗类型选择

1. ORK-CAM 模块（图 7-3-9）　此模块中,AF,OW,CW 为 3 种治疗方式,分别代表"Aberration-Free"（无像差）,"Ocular Wavefront"（全眼波前）,"Corneal Wavefront"（角膜波前）。"post-CXL (corneal cross link)"选项,用于对曾接受角膜交联术的患者进行角膜屈光手术。"Re-Lift"选项,用于曾接受 LASIK 或飞秒 LASIK 的患者进行掀瓣后的二次矫正。

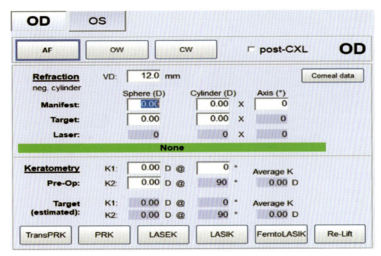

图 7-3-9 ORK-CAM 模块

（1）切削中心定位的调整（图 7-3-10）。

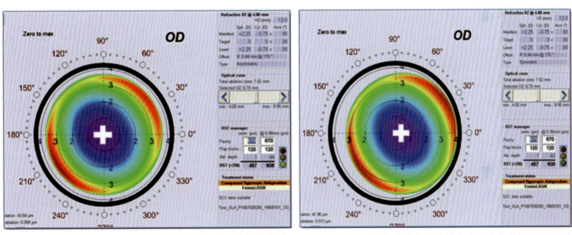

A. Symmetric（对称中心定位）切削区域随角膜顶点整体移动，需采用更大的光学区，OZ= 暗室瞳孔直径 +2 倍 Offset 值，术后地形图切削区域更居中

B. Asymmetric（非对称中心定位）（默认方式）切削区域关联瞳孔，相对节省角膜。OZ= 暗室直径，术后地形图切削区域偏向瞳孔

图 7-3-10 切削中心定位的调整

（2）Smart Pulse 智能脉冲技术（图 7-3-11）：简称 SPT，采用基于富勒烯结构的几何模型来定义角膜的曲面形态，还原真实角膜表面，优化激光切削表面光滑度，加速术后视力恢复。

2. PresbyMAX 老视治疗模式（图 7-3-12） Monocular 模式下主视眼不引入多焦，非主视眼设计同 μ-Monovision 和 Hybrid 模式治疗。该模式更适合正视伴老视患者或对远视力要求极高的患者。双眼屈光参差总是设定为 0.89D，即非主视眼保留 − 0.89D 的球镜。用 +1.75D 的附加值作为默认的、普适的调节附加值（可 +0.25 ~ +3.0D 调整）。

目前，屈光手术已经可以通过角膜像差引导切削从而减少眼部高阶像差的影响，提高手术的准确性，从而使术后视力更加清楚。

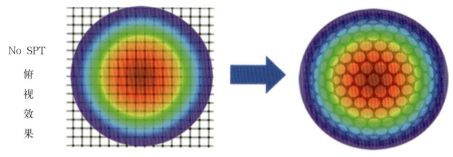

图 7-3-11　Smart Pulse 智能脉冲技术

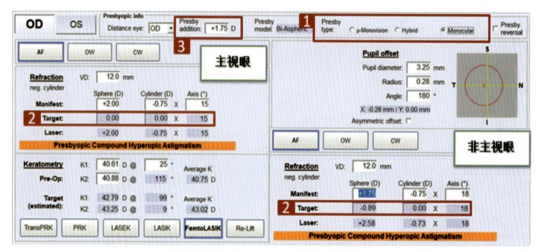

图 7-3-12　PresbyMAX 老视治疗模式

（孙　鹏　巴新江）

第四节　OPD-Scan Ⅲ波前像差仪

一、OPD-Scan Ⅲ波前像差系统概述

OPD-Scan Ⅲ（optical path difference scanning system，以下简称"OPD"）波前像差仪整合了验光、波前像差、角膜曲率、角膜地形图、瞳孔分析等多种功能，是 OPD-Scan 系列中最新一代整合产品，极大地减少了患者的检查时间和费用，提高了检查的舒适性（图 7-4-1）。

二、OPD-Scan Ⅲ的基本原理

以往的波前像差仪是根据测量实际点像与理想点像的位置偏差来计算波前像差，而 OPD-Scan 基于视网膜检影原理，根据测得的时间差来计算人眼的波前像差。发射光通过瞳孔垂直扫描视网膜，反射光由一列旋转的光感受器在角膜平面接收。测量反射光到达接收系统上特定光感受器的时间与理论时间的偏差，从而计算出波前像差。

三、OPD-Scan Ⅲ的检查操作

（一）操作流程

1.开机。先开电脑，后开主机，主机界面和电脑界面（图 7-4-2）打开。

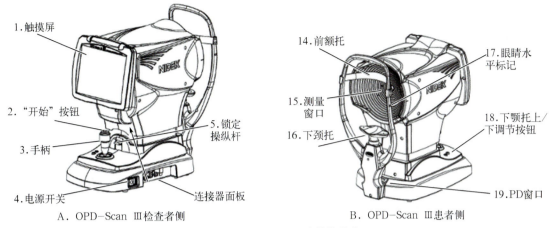

图 7-4-1　OPD-Scan Ⅲ波前像差仪

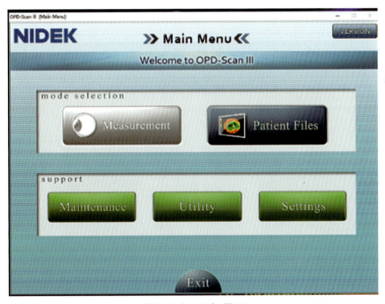

图 7-4-2　开机界面

2. 在主机上点击"Measurement"按钮，在弹出界面中点击"New patient"，将所需患者资料填写完整（图 7-4-3）。

3. 患者资料填写完整之后，点击"OK"，即进入自动拍摄模式，点击"OPD/CT"按钮（图 7-4-4A），先开始 OPD 测试模式。OPD 测试模式结束后，Placido 环会自动亮起，让患者眨眨眼睛，然后眼睛睁大，按下操作手柄上的拍摄按钮。待 OPD/CT 测试结束后，会弹出界面，若图像能够满足要求，点击"Verity"，若有某项不满足要求，点击"Retake"返回，选择需要重新检查的项目，重新按上述步骤检查即可（图 7-4-4B）。

4. 同样的方法检查另一眼。双眼均检查结束后，点击"Verities & Save"，此时双眼的数据即可全部保存下来。

5. 返回至主界面，点击"Patient Files"，在弹出界面选定要查看的患者信息（图 7-4-5）。

6. 双击选定的患者或选定患者后点击"Exam List"（检查列表），查看患者检查结果。进入患者资料时，点击红圈处下拉箭头，选择"IOL Pre-operation"（图 7-4-6）。

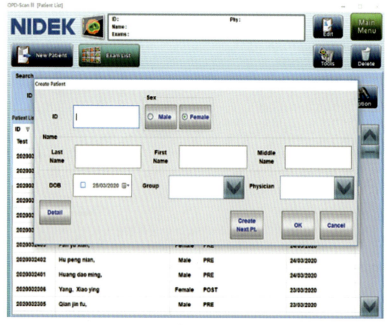

图 7-4-3　患者资料录入界面

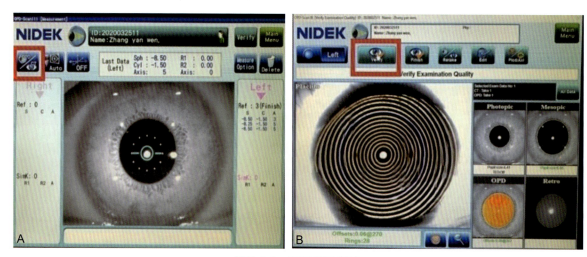

图 7-4-4　OPD/CT 测试

7. 在弹出界面点击"Print"将此报告打印出来（图 7-4-7）。

（二）注意事项

1. 操作时拉上窗帘，关灯，做到相对暗室。

2. 在测量时，始终确保头位直立和双眼在同一水平，对于眼位不正者要进行引导，以免测量值不正确，特别是 Toric 散光晶体术后患者，需要扩瞳测量轴位，头位不正影响数据的准确性（图 7-4-8）。

3. 操作时注意角膜表面分泌物及泪膜的完整，以免影响角膜厚度检测。

4. 操作时保证患者角膜完全暴露，如果患者眼睛睁不大，可适当帮助患者抬升一下眼睑（棉棒协助），尽量使角膜图像上的 Placido 环的圈数保持在 20 以上（图 7-4-9）。

5. 对于验光测不出患者，应检查患者是否有屈光介质混浊等因素。

第 7 章 波前像差检查

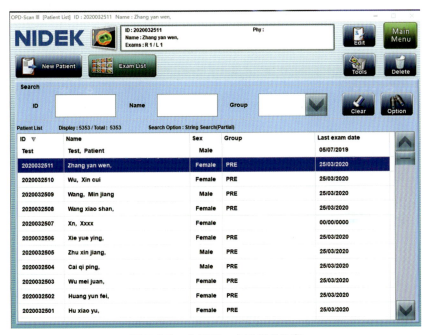

图 7-4-5　主界面，查看患者信息

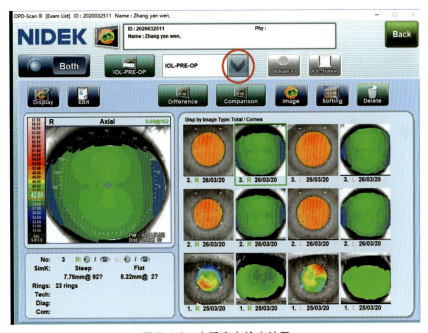

图 7-4-6　查看患者检查结果

6. 近视散光等低数据较稳定，要注意高阶像差值。若变化值较大需重复测量，多次测量后，点击"all date"选择最可靠的结果，然后在下拉菜单中选择需要的检测报告进行打印（图 7-4-10）。

四、OPD-Scan Ⅲ在眼科的临床应用

OPD-Scan Ⅲ作为一种非侵入性、非接触的眼科检查仪器，可应用于以下几个方面。

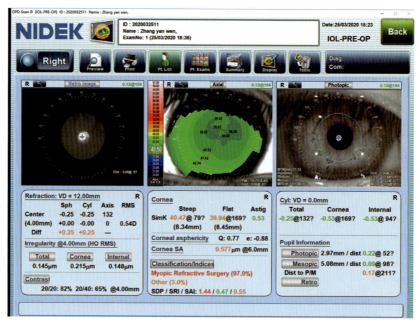

图 7-4-7　打印结果报告

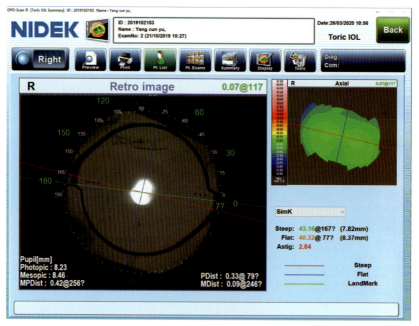

图 7-4-8　通过屏幕检查患者眼位是否处于正位

（一）人工晶体的选择

人工晶体的选择为白内障患者选择最适合的人工晶体（图7-4-11）。

1. 当角膜上的高阶像差小于 0.3μm（Φ4.0mm）时，选择高端 IOL 效果较好，大于 0.3μm（Φ4.0mm）时，选择高端晶体效果不大。

2. 可以根据角膜球差决定是否选用非球晶体。角膜球差大于 0.1μm 选择非球晶体，角膜球差小于 0.1μm，无须选择非球晶体。

3. 根据瞳孔直径和 Kappa 角选择多焦晶体：日间瞳孔直径大于 3.0mm（取决于不同晶体），

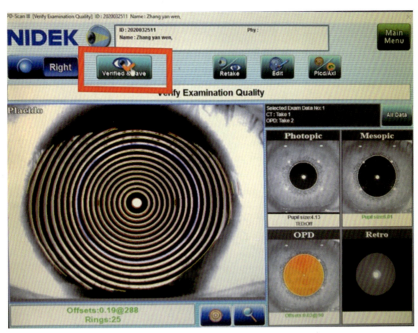

图 7-4-9　Placido 环的圈数应达 20 以上

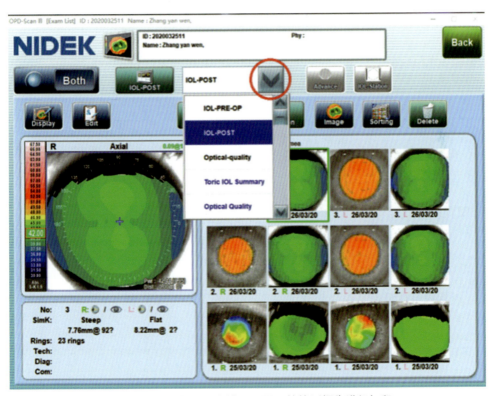

图 7-4-10　选择最可靠结果及需要的检测报告进行打印

且 PDist（Photopic dist@Angle）和 MDist（Mesopic Dist@Angle），即日/夜 Kappa 角与 MPDist（Dist to Photopic/Mesopic，瞳孔型变指标），即瞳孔型变指标之比均小于 0.3mm 时可选择多焦。多焦晶体通常适合散光小于 1D、角膜高阶像差小于 0.3μm 的情况。

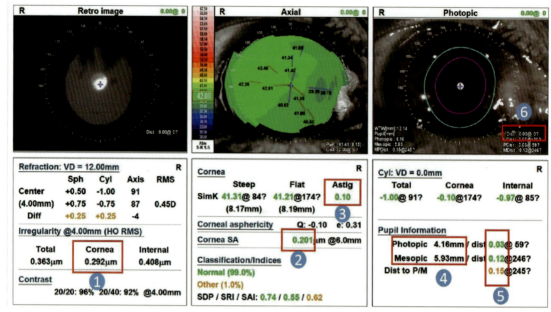

图 7-4-11 为白内障患者选择最适合的人工晶体

4. 规则散光（顺规散光≥1.0D 或逆规散光≥0.75D）可考虑 Toric IOL（表 7-4-1）。

表 7-4-1 推荐晶体类型及需要考虑的条件

推荐晶体类型	需要考虑的条件		
普通单焦			
非球单焦	角膜高阶像差≤0.3μm	术后全眼球差接近+0.1	
散光晶体	规则散光＞0.75D		
多焦/三焦/新无极	角膜高阶像差≤0.3μm	日间瞳孔≥3mm	日/夜 Kappa≤0.3mm
	规则散光≤0.75D	夜间瞳孔≤6mm	Alpha 角≤0.5mm

（二）视觉质量分析

OPD-Scan Ⅲ 的视觉质量分析功能给出精准的客观评估，报告内含有点扩散函数（point spread function，PSF）/调制传递函数（modulation transfer function，MTF）/模拟夜间视力/瞳孔/像差/ETDRS 视力表等多元化的分析模式，有助于分析视力没有提高、双眼视力差异大、单眼复视等影响视觉质量无法提高的原因（图 7-4-12 和表 7-4-2）。

表 7-4-2 影响视觉质量的原因及分析指标

	分析指标		
晶体位置	晶体居中性和旋转（Toric 旋转≤10)	晶体倾斜（Tilt 值）	
光学质量	MTF 调制传递函数 Toric≥25%，HO≥30	PSF 点扩散函数图像	
各项像差@4mm	全眼高阶像差＜0.3μm	全眼彗差＜0.3μm	全眼球差≈+0.1μm
瞳孔情况	明室瞳孔≥3mm，暗室瞳孔≤6.5mm，Kappa≤0.3mm，Alpha≤0.5mm		
模拟视觉	模拟患者所见视力表	模拟夜间生活夜景	以上数据为建议参考值

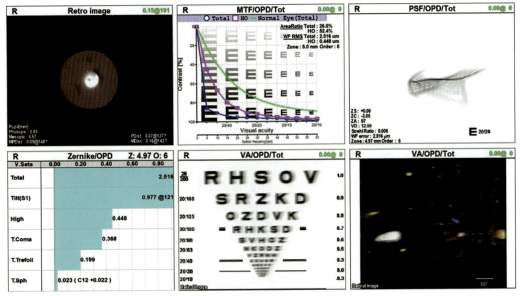

图 7-4-12A 非球单焦术前

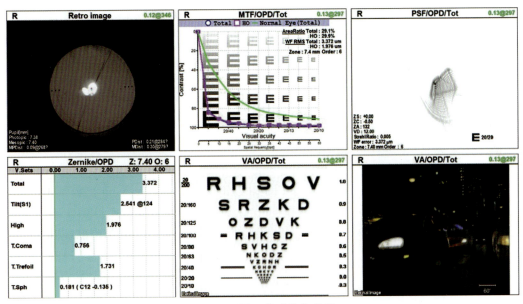

图 7-4-12B 非球单焦术后

(三) Toric IOL 辅助定位

术前轻松标记陡峭轴位，术后能对 Toric 晶体轴位的情况进行监测。

从图 7-4-13 Retro 图像模式可以看出，以术后角膜陡峭轴为目标轴位，实际轴位比目标轴位顺时针偏离 8°。

(四) 角膜屈光手术

角膜屈光手术所关注的重点参数都能够用 OPD 进行监测，全眼和眼内光程差图可展示出瞳孔区屈光手术矫正光学区范围的大小和度数分布，可以让手术医师精准掌控患者的视觉质量（图 7-4-14）。

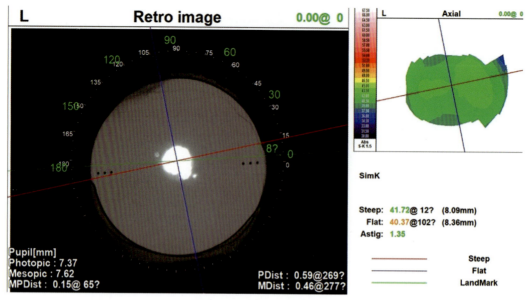

图 7-4-13　Retro 图像模式

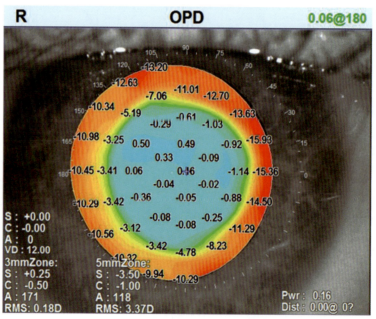

图 7-4-14　全眼和眼内光程差图

（五）验光配镜

提供屈光矫正所需的大量参数数据：不同瞳孔下屈光情况、角膜曲率、角膜地形图数据、角膜直径、明/暗室瞳孔大小及偏移情况、波前像差等，可以快速筛查分流适配的患者，规避潜在风险，提高配镜的质量。

（高小明　卓优儿　王　颖）

主要参考文献

Liang J, Williams DR. Aberrations and retinal image quality of the normal human eye. J Opt Soc Am A Opt Image Sci

Vis, 1997 Nov, 14(11):2873-2883.

Liang J, Williams DR, Miller DT. Supernormal vision and high-resolution retinal imaging through adaptive optics. J Opt Soc Am A Opt Image Sci Vis, 1997 Nov, 14(11):2884-2892.

Seiler T, Mrochen M, Kaemmerer M. Operative correction of ocular aberrations to improve visual acuity. J Refract Surg, 2000 Sep-Oct, 16(5):S619-622.

Smirnov M S . Measurement of the wave aberration of the human eye. Biofizika, 1961, 6:776-795.

第 8 章

三维眼前节分析仪

第一节 概述

基于 Placido 盘的角膜地形图系统依赖于对反射图像的分析，不能同时获取角膜周边以及后表面的数据，因而不能进行角膜厚度评估。虽然超声厚度测量法能测得角膜中央及其他单独点的数据，但角膜厚度的计算主要基于前后表面的距离差值，因此形成一幅完整的角膜厚度图需要同时获取角膜前后表面的准确数据。虽然角膜的屈光力主要决定于其前表面的折射力，但是对角膜解剖结构和生物力学性能分析来说，深入了解角膜前后表面是同等重要的。现在认为，角膜后表面参数对提示角膜扩张性疾病具有较高的敏感性，其在角膜前表面还是正常的情况下能更早提示异常的存在。

1991 年就有报道指出，对于角膜地形检测，基于高度的系统优于使用 Placido 原理的系统。PAR CTS 利用投射栅格测量角膜前表面高度，可以准确测量以往 Placido 系统不能完整分析的病变角膜，并且能测量整个角膜范围。由于 PAR CTS 是一个投射系统，所以它并不能测量角膜后表面及其他更深层次的眼前节结构。

光学截面技术在 20 世纪 90 年代中期首先被引进市场。Orbscan 利用平行分段的光学截面（不含重复点），依赖于 Placido 图像放大前表面的测量，从而帮助进行图像的重合和校准。相比较而言，旋转的 Scheimpflug 成像系统则具有明显的优势，由于每个截面都有一个共同点（旋转中心），这使得图像配准和重合更加准确。

计算机辅助角膜地形分析系统的问世是 20 世纪 80 年代眼科辅助诊断领域的一个重要突破。它是通过角膜各点对 Placido 盘的反射状态而确立的，角膜某点对光线的反射状态只与此点的屈光状态有关，而屈光力与此点的角膜曲率半径有关，与角膜地形参考平面的高度无特定关系。因而，基于 Placido 反射影像所获取的角膜地形只是角膜表面的屈光力地形，不是真正意义上的角膜地形。

为了获取角膜地形的全面信息，Orbscan 三维眼前节分析仪应运而生，它利用一光学扫描装置对被检查眼角膜进行扫描，从而获取角膜前、后高度地形图，角膜前表面屈光力地形图及全角膜厚度图。此外，此种角膜地形图系统还可检测前房的深度、晶体的厚度等。

Pentacam 断层摄影地形图系统采用 360°旋转的测量探头进行眼前段扫描，得到 Scheimpflug 图像，根据测量数据计算并建立眼前节三维模型。除了角膜中央，它还可以同时显示周边任意一点角膜厚度以及全角膜前后表面各角度的曲率、前房深度、角膜直径等信息，兼具角膜地形图仪和测量仪的功能，是研究角膜表面形态的一种系统而全面的定量分析手段。

综上所述，眼科现有的角膜图像系统可通过3种不同的光学原理获得角膜地形图：

1. Placido 盘图像型　利用 Placido 盘将不同的多个同心圆均匀地投射到从中心到周边的角膜表面，使整个角膜均处于投射分析范围之内，直接观察角膜形态。投射环的数量、颜色及宽窄因仪器不同而不同。测量中心较周边更为精确，精准度的范围为 0.1～0.25D。当角膜不是以严格的几何球面变化时，测量的精准度会受影响。

2. Scheimpflug 图像型　Scheimpflug 相机获取高清眼前节断层截面图像，360°匀速旋转状态下采集 25/50/100 帧图像，计算机以角膜顶点为基础点，记录截面上数据点的三维坐标，重建眼前节三维图像（图 8-1-1）。

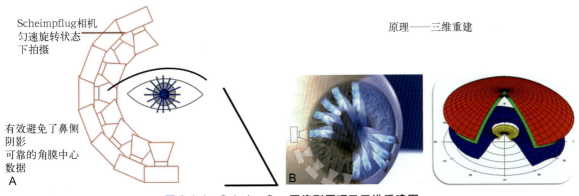

图 8-1-1　Scheimpflug 图像型原理及三维重建图

3. 裂隙扫描型　以裂隙扫描光全方位弥漫性后散射为测量原理，测量眼部各屈光界面的表面特征（角膜前表面、后表面、虹膜前表面、晶状体前表面）。两条裂隙各成 45°分别从左、右扫描，测量数据可给出角膜前后表面曲率和高度数据，还可以给出角膜厚度图。

第二节　Pentacam 三维眼前节分析仪

一、Pentacam 三维眼前节分析仪特性

Pentacam 三维眼前节分析仪（图 8-2-1）是德国 OCULUS 公司推出的眼前节图像分析系统，其光源为波长 475μm 二极管激光，采用 360°旋转的测量探头进行眼前段扫描，得到 Scheimpflug 图像，根据测量数据计算并建立眼前节三维模型。

二、Pentacam 三维眼前节分析仪操作流程

（一）操作准备

1. 清洁下颌托和头靠。
2. 打开电源开关，初始化仪器参数。
3. 嘱患者摘掉眼镜或接触镜。

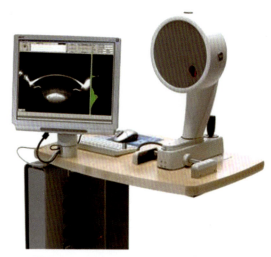

图 8-2-1　Pentacam 三维眼前节分析仪

4. 引导患者将下颌放入下颌托，额头靠紧头靠，调整仪器高度和下颌托高度，使患者的外眦角与支架上的标志线高度平齐，并使患者和检查者的位置舒适。

5. 嘱被检患者在测量过程中保持头位不动。

（二）操作步骤

1. 患者信息录入　输入新患者资料，或窗口内选择已经存在的患者。

（1）新建患者信息：在患者管理系统中添加新患者，先点击"New"以清除患者资料框内已有的信息。然后完整输入患者的姓、名、出生日期、ID 号等（图 8-2-2）。

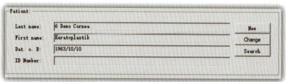

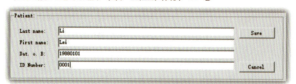

图 8-2-2　新建患者

（2）需要在已有患者信息中快速搜索患者，先按"Search"键（图 8-2-3）。

2. 启动检查　选择患者后，可通过双击患者姓名启动检查。双击"Pentacam"按钮也可启动检查。在"Examination"菜单内选择"Scan"功能（图 8-2-4）。

（1）患者的左/右眼由设备自动识别，并且在"Eye"栏内标示出来。

（2）如果选择了"Scheimpflug image"那么只会生成 Scheimpflug 图像。点击初始图上的白色小环可以选择相机拍摄的位置和角度。

搜索患者

- 点击 [Search]

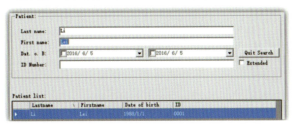

- 通过输入姓、名、出生日期、ID号搜索已有的患者信息

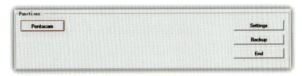

图 8-2-3 搜索患者

- 选中患者，点击 [Pentacam] 图标，进入检查界面

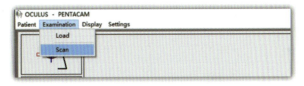

- 点击 [Scan]，进入拍摄界面

图 8-2-4 检查界面与拍摄界面

（3）在拍摄"加强型动态 Scheimpflug 图像（Enhanced Dynamic Scheimpflug image）"时，设备会在同一位置拍摄5、10或15张 Scheimpflug 图像。计算这些图像的平均值，并且最后组合成单张图像。点击初始图上的白色小环可以选择相机拍摄的位置和角度。这种检查模式只适用于单一检查晶体密度。

（4）在"3D扫描"时，每次扫描拍摄25张或50张图像，其区别在于被评估的测量点和检查的时间长短不同。扫描总是在眼睛上方开始，并且拍摄180°图像。在进行角膜测厚、角膜地形图及3D前房分析时必须采用此种检查模式。

（5）除了自动拍照，还可以通过脚踏或者单击"Scan"键来启动拍摄。

（6）Pentacam 三维眼前节分析仪的扫描方式有：单张前节扫描、三维断层扫描、角膜精细扫描3种，选择扫描方式后，仪器进行自动探测及实时瞳孔监测，同时显示扫描所获得的实时图像。

（7）实时 Scheimpflug 图像（图8-2-5）提供了在起始位置时 Pentacam 测量头拍的 Z 方向上的照片。红色线为最佳（锐利）平面，红点是角膜的顶点。上方中央的瞳孔图像显示了测量头在水平和垂直方向上的位置。这两个显示都是为对位设计的。蓝色圈标示了瞳孔的中央，大

198 眼科功能影像检查

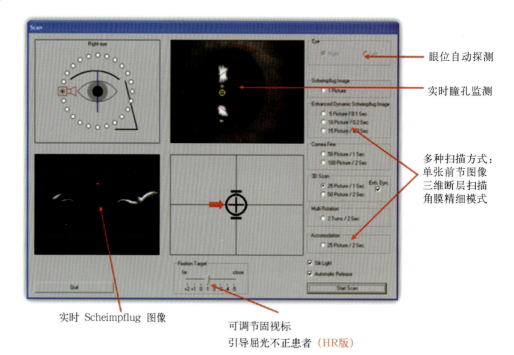

图 8-2-5 扫描操作与实时图像显示窗口

蓝色圈标示瞳孔位置。黄色点表示角膜顶点。

3. 检查模式的选择（表 8-2-1）

表 8-2-1 检查模式选择

检查目的	检查模式	图像	提示
常规角膜地形图	3D-&an	25-50	
角膜测厚	3D-&an	25-50	
前房分析	3D-&an	25-50	不要扩瞳
普通 IOL 检查	Enhanced Dynamic	5-15	晶体和 IOL 分析时需要扩瞳

4. 检查质量评价　用鼠标左键点击操作界面的"QS"键（图 8-2-5 左下角）就可以打开图 8-2-6 所示的窗口。检查质量的描述是用这些参数和指标来描述的。

（1）如果各种参数旁为黄色标记，需要认真考虑结果的可靠性。如果不能确定，则需重新检查一次。

（2）如果各种参数旁为红色标记，说明在图像采集和计算时发生了严重错误。这时，必须重新检查。

三、操作注意事项

在进行检查时，应该使仪器中心和患者眼睛对齐，使角膜充分暴露并叮嘱患者眼睛盯住红灯且不能跟随蓝条转动。患者注视异常，眼球位置不正也会导致检查结果发生异常或偏差。当机器拍摄时，操作人员应注意患者眼睛表面的状态，当患者角膜表面有分泌物、异物或水肿

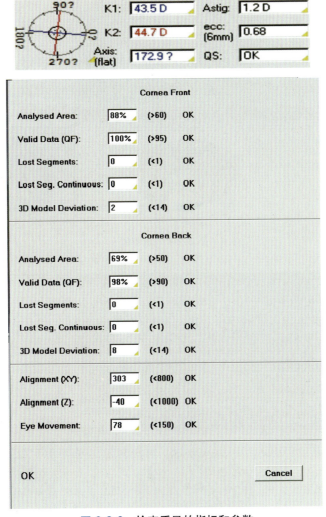

图 8-2-6　检查质量的指标和参数

时,应停止检查并做处理;检查过程中发现患者眼干、泪膜异常时也应重新检查或点药后进行检查。

四、临床应用

(一)角膜屈光手术前圆锥角膜的筛查

Pentacam 三维眼前节分析仪在屈光手术中的应用包括术前筛查排除角膜病变和术后随诊观察手术效果。角膜屈光手术前最常用于圆锥角膜的筛查,并且其检查方法已经成为金标准。其标准读图流程为:①总览图;② BAD 扩张分析;③屈光四图;④双眼对照;⑤圆锥角膜分级。

1. 总览图分析　Pentacam 三维眼前节分析仪术前检查主要是筛查出不适合进行屈光手术的患者,如角膜瘢痕、圆锥角膜等角膜病变。做完检查后,看到总览图中的 Scheimpflug 图像(图 8-2-7),可以观察到整个角膜。图像右边是光学密度的显示图,"0"读数表示光学透明(无浑浊)。晶体读数低于 20 一般无临床意义。

软件中参数众多,当不明白参数意义时,可点击右下角黄色小三角(图 8-2-8),即出现该参数的具体解释。

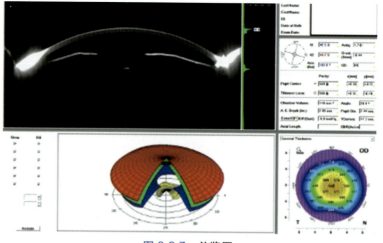

图 8-2-7 总览图

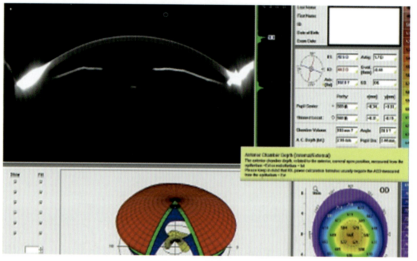

图 8-2-8 黄色小三角

在总览图中，观察角膜形态是否规则对称、厚度是否均匀、眼表或层间是否有混浊、外伤、手术瘢痕等。观察前房深度是否正常，观察房角、瞳孔及虹膜状态，排查青光眼。观察晶体是否透明、有无混浊、混浊的部位及大小、前后囊膜情况（图 8-2-9）。

2. BAD 扩张分析　首先注意前后表面高度图中角膜分析直径（Dia）要达到 8.00mm，保证检查数据有效，第三代 BAD 扩张分析软件含中国人数据库，软件利用数据库比对筛查圆锥角膜改变，对异常角膜进行快速初筛。由图 8-2-10 可知，BAD 扩张分析软件主要包括高度数据、厚度数据和 D 值分析 3 个部分。

（1）高度数据筛查：在高度数据比对中，以标准型最佳拟合球面为参考球面得到了前 / 后表面"基线高度图"，以增强型最佳拟合球面为参考球面得到了前 / 后表面"增强高度图"，两者相减得到了两者"差异图"，通过差异图的红黄绿报警提示角膜前 / 后表面高度是否异常（图 8-2-11）。

标准参考球面和增强型参考球面的区别。标准拟合球面是选取角膜 8mm 区域内所有数据的平均值计算得到的，"基线高度图"是角膜原始高度与标准拟合球面的差。增强拟合球面是

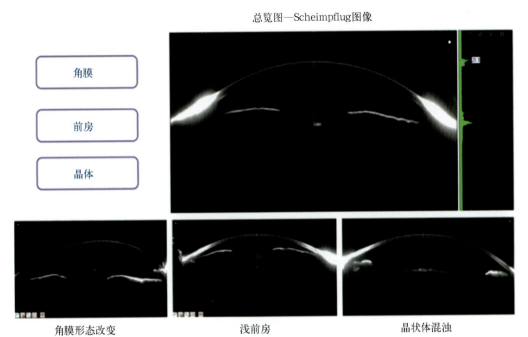

图 8-2-9　Scheimpflug 图像

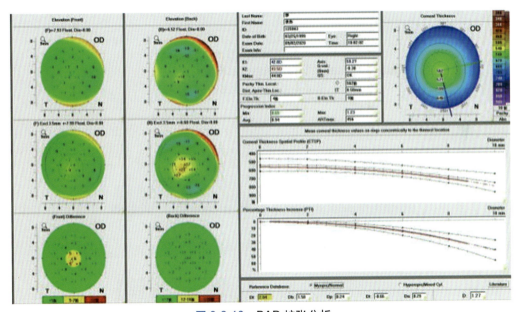

图 8-2-10　BAD 扩张分析

在角膜 8mm 区域内剔除了以角膜最薄点为中心的 3mm 或 3.50mm 的数据的平均值得到的,"增强高度图"是角膜原始高度与增强拟合球面的差。获得的新参考面更接近于更为正常的周边角膜,并将锥形隆起凸显出来。对于异常(扩张)角膜,用增强型最佳拟合球面建立的高度图比采用标准最佳拟合球面建立的高度图会有显著差别;而对于正常角膜,两者的高度差异则非常小(图 8-2-12)。

对于异常(扩张)角膜,"增强高度图"和"基线高度图"之间会有显著差别;对于正常角膜,两者之间的高度差异则非常小;对于异常(扩张)角膜,"差异图"相对于"基线高度图"

能更加凸显高度异常（图 8-2-13）。

（2）厚度数据：在厚度数据（图 8-2-14）比对中，是通过厚度空间分布（STSP）和厚度变化率（PI）（图 8-2-15）来提示厚度数据异常人群的。厚度变化率图中的 3 条黑色虚线表示正常角膜的变化情况，患者的当前角膜厚度用红色线标出；正常角膜的红色曲线应与黑色虚线重合或平行，不可交叉。

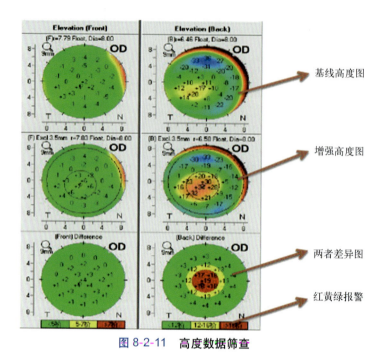

图 8-2-11　高度数据筛查

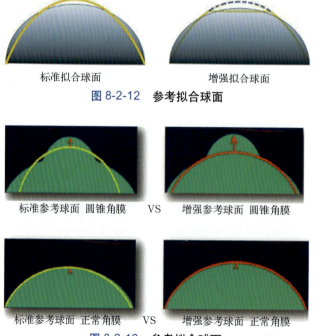

图 8-2-12　参考拟合球面

图 8-2-13　参考拟合球面

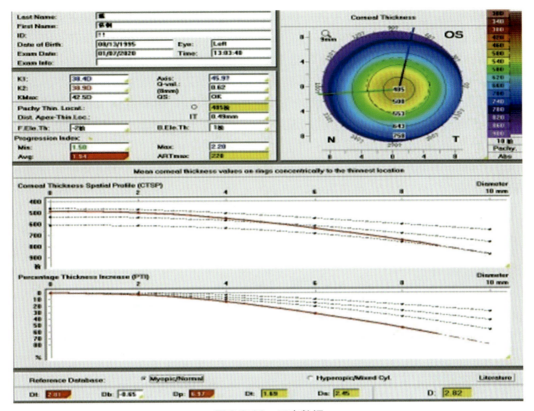

图 8-2-14　厚度数据

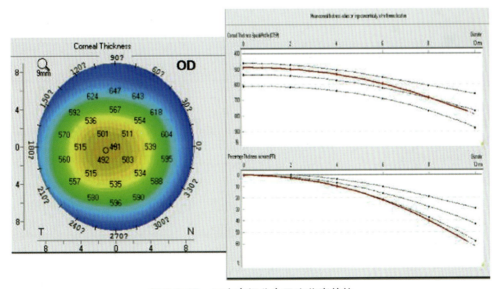

图 8-2-15　厚度空间分布及变化率趋势

(3) D 值分析（图 8-2-16）：圆锥角膜和正常薄角膜的厚度变化趋势对比：圆锥角膜患者角膜厚度变化趋势较正常薄角膜更大，曲线更陡，且圆锥角膜患者厚度变化曲线与正常人曲线不在厚度变化图下方。5 个 D 值：< 1.6SD，正常，白色；< 2.6SD，可疑，爆黄；> 2.6SD，异常，爆红。综合 D 值根据 5 个小 D 值综合分析。有时，当有一项 D 值显示为异常时，大 D

显示可以是正常的。当有多个小 D 参数可疑时，大 D 才可能显示为异常。D 值的异常不能替代详细的眼部检查来给出临床诊断。

3. 三维角膜地形图屈光四联图　在屈光手术中屈光四联图（图 8-2-17）是检查中重要的显示，分别为角膜前表面曲率图、前表面高度图、后表面高度图、角膜厚度图（图 8-2-18～图 8-2-21），其主要目的是圆锥角膜的判定。先判定图形的形态，再看数值。圆锥角膜高度图形态为岛形。圆锥角膜高度图参考值：前表面最薄点高度值 +8 ～ +11μm；后表面最薄点高度值 +13 ～ +16μm。

4. 三维角膜地形图的双眼对照　双眼对照的目的是针对疑似病例，提高诊断的特异性。其方法是：先判断形态对称性，再看数值。如差异：前表面曲率＞ 0.3D、后表面曲率＞ 0.1D、

Df：前表面高度的标准偏差

Db：后表面高度的标准偏差

Dp：厚度变化率的标准偏差

Dt：最薄点厚度的标准偏差

Da：最薄点相对厚度的标准偏差

D：综合偏差分析（不同权重）

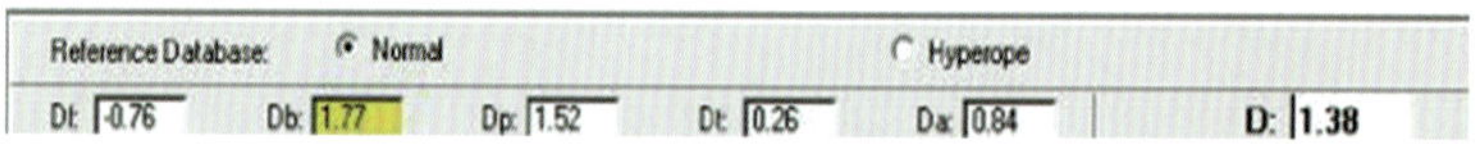

图 8-2-16　D 值分析

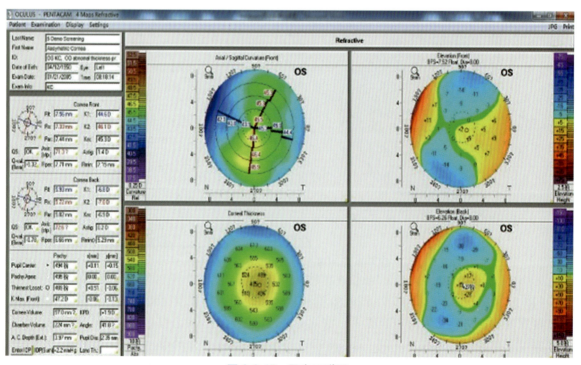

图 8-2-17　屈光四联图

第 8 章　三维眼前节分析仪

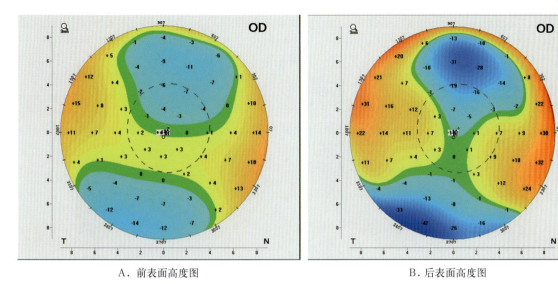

A. 前表面高度图　　　　　　　　　　　　B. 后表面高度图

图 8-2-18　角膜前、后表面高度图

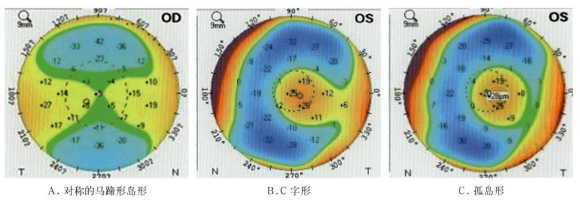

A. 对称的马蹄形岛形　　　　B. C 字形　　　　C. 孤岛形

图 8-2-19　角膜高度图形态

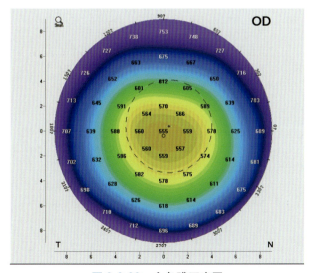

图 8-2-20　全角膜厚度图

角膜厚度＞12μm、前表面最薄点高度＞2μm、后表面最薄点高度＞5μm，则应考虑圆锥角膜（图 5-2-22）。

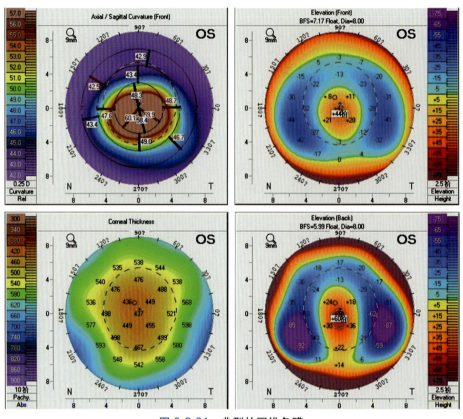

图 8-2-21　典型的圆锥角膜

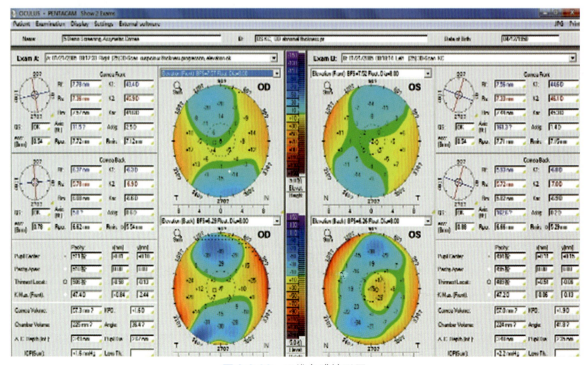

图 8-2-22　三维角膜地形图

5. 圆锥角膜的分级　确定圆锥严重程度。采用 ABCD 分级法（图 8-2-23，表 8-2-2）：

A．代表前表面 3mm 区域平均曲率半径（以最薄点为原点）。

B．代表后表面 3mm 区域平均曲率半径（以最薄点为原点）。

C．代表最薄点角膜厚度。

D．代表最佳矫正视力。

（二）角膜屈光手术术后评估

1. 通过前表面曲率图，可以得到术后的实际光学区大小，二次手术扩大光学区可采用角膜地形图引导或波前像差引导。

2. 了解有无光学区偏中心。这是由于：

（1）大 KAPPA 角。表现为双眼切削区对称偏斜，特别是偏向鼻上方，在出现这种问题时应注意瞳孔中心的 X、Y 以及地形图上的瞳孔位置。

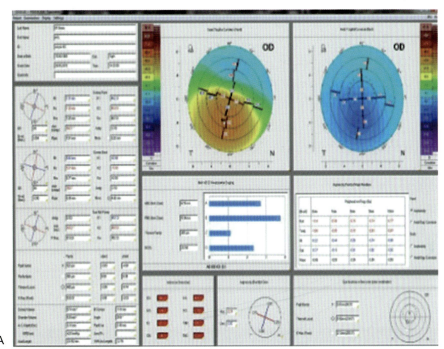

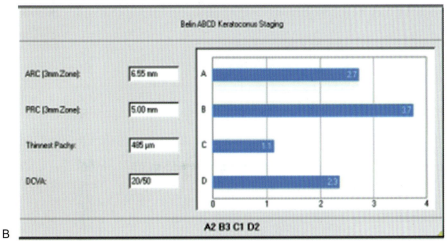

图 8-2-23　ABCD 分级图

表 8-2-2　圆锥角膜的分级表

ABCD 标准	A ARC（3mm 区域）	B PRC（3mm 区域）	C 最薄点厚度	D 最佳矫正远视力	瘢痕形成
0 级	＞7.25mm（＜46.5D）	＞5.90mm	＞490μm	≥20/20（≥1.0）	−
Ⅰ 级	＞7.05mm（＜48.0D）	＞5.70mm	＞450μm	＜20/20（＜1.0）	−, +, ++
Ⅱ 级	＞6.35mm（＜53.0D）	＞5.15mm	＞400μm	＜20/40（＜0.5）	−, +, ++
Ⅲ 级	＞6.15mm（＜55.0D）	＞4.95mm	＞300μm	＜20/100（＜0.2）	−, +, ++
Ⅳ 级	＞6.15mm（＜55.0D）	＜4.95mm	≤300μm	＜20/400（＜0.05）	−, +, ++

（2）中心未对正。

（3）其他原因。

3. 评价准分子激光患者术后 DLK。应用 Scheimpflug 图像，表现为前基质亮度增强，厚度增加。通过术前及术后的比较可以客观的评价角膜前部浅层的浑浊程度。

（三）ICL 植入和房角选择

1. 选择增强的拍摄模式（图 8-2-24、图 8-2-25）。

2. ICL 观察（Scheimpflug 图像）：点击调整"Adjust Image"，勾选"Gamma Corrector"，增强边界对比度（图 8-2-26）。

3. ICL 拱高测量：Scheimpflug 图像放大后，用测量工具测量拱高（图 8-2-27 A、B、C）。

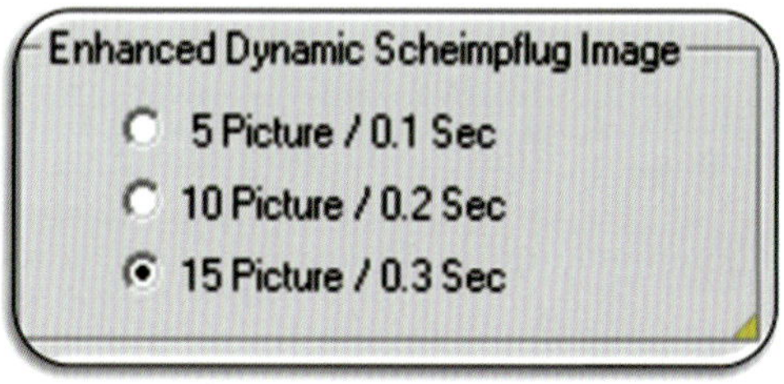

4. 屈光四图对 ICL 的应用

（1）在屈光四图中可以直观地看到 ACD 的值，为患者术前筛查提供依据。

（2）直观地了解患者角膜直径，对患者 ICL 晶体型号进行选择。

（3）前房深度＞2.8mm。

5. 从白对白（WTW）选择 ICL 直径，但前房角一般需大于 40°，小于 30°选择需谨慎（表 8-2-3）。

图 8-2-24　选择增强的拍摄模式

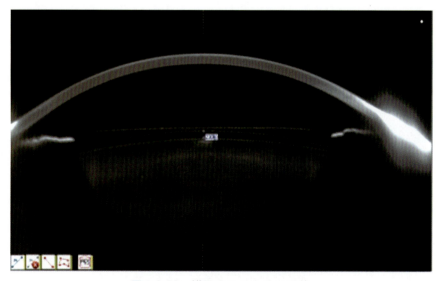

图 8-2-25　增强 Scheimpflug 图像

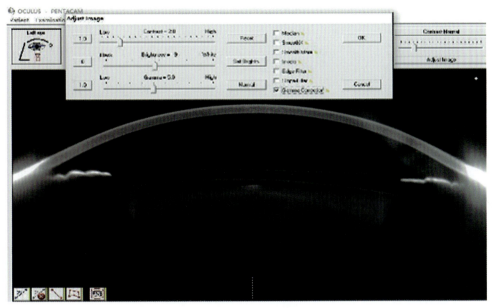

图 8-2-26　ICL 观察

表 8-2-3　通过角膜直径选择晶体型号换算表

角膜直径（WTW）	晶体型号
10.5～11.1	12.1
11.2～11.6	12.6
11.7～12.2	13.2
12.3～12.6	13.7

（四）白内障评估和人工晶体选择应用

1. 晶状体光学密度分析　通过分析 Scheimpflug 断层扫描图中的晶状体光学密度，可辅助评估白内障的性质及程度，还有助于观察术后人工晶状体的解剖位置、撕囊直径、撕囊完整性、前房深度、后囊膜上皮细胞增生等情况（图 8-2-29）。

2. 人工晶状体度数计算　人工晶状体（intraocular lens，IOL）度数有多种计算公式和计算方法。在现有的一些计算公式中，角膜前表面原始曲率是其中一项参考指标，而角膜屈光手术会改变角膜前表面的原始曲率，导致 IOL 度数计算出现较大误差。三维角膜地形图可根据角膜后表面的形态及角膜前、后表面形态相关性，推测角膜前表面的自然曲率，对 IOL 度数计算有一定参考意义。需要注意的是，上述公式仍存在两种误差，其一来自推测角膜前表面自然曲率，其二来自角膜屈光术后屈光指数的改变。

3. 功能性 IOL 的选择　目前没有一种功能性 IOL 可以满足所有患者的需求。为了选择最佳的人工晶状体，获得更好术后视觉质量，三维角膜地形图的检查结果是重要参考依据，包括：角膜高阶像差、kappa 角、瞳孔大小等。

（五）青光眼中的应用

通过看青光眼总结图，前房深度、房角开放情况和眼内压值是青光眼筛查和早期诊断中的重要指标。三维角膜地形图可直观显示出各区域前房深度及部分区域房角的开放情况。此外，

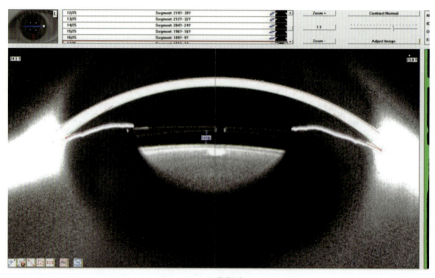

A. 正常拱高

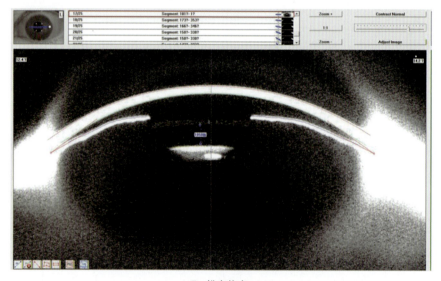

B. 拱高偏高

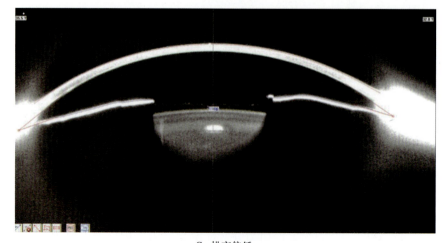

C. 拱高偏低

图 8-2-27　ICL 术后不同的拱高

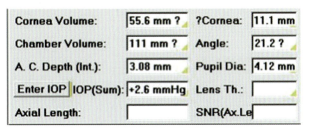

图 8-2-28　眼前节数据

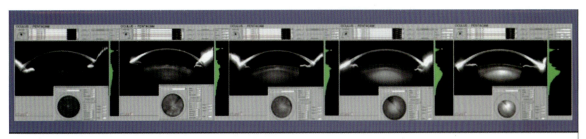

图 8-2-29　基于 Scheimpflug Imaging 技术的 PNS 核分级方法

还可通过角膜厚度、角膜前/后表面曲率半径等数据，利用多种公式提供经手动输入眼内压值的校准值，这对角膜屈光手术后患者、角膜过薄或过厚患者而言尤为重要。

Scheimpflug 技术在原发性闭角型青光眼筛查中的应用

角膜地形图仪集成了旋转 Scheimpflug 相机照相技术。Scheimpflug 相机断层扫描可以通过非侵入的方式进行眼前段数据的获取，通过 Scheimpflug 相机和裂隙光的配合，多角度地拍摄角膜不同子午线断层数据，从而进行眼前段的三维重建。旋转过程中每个子午线角度的断层图像都会被拍摄，计算机会对拍摄过程中的眼动或者是照片的角度倾斜等进行校正，并重建最终的三维眼前段数据。与青光眼相关的这些数据包括：前房深度地形图数据、前房体积、前房夹角、瞳孔直径、角膜厚度以及角膜曲率等。Scheimpflug 照相技术相对于 UBM 测量有非侵入的优势，同时三维角膜地形图拥有眼前段数据量化分析的优势，采用 Scheimpflug 照相对于眼前段进行重建评估，可以很好地辅助原发性闭角型青光眼的筛查。

角膜地形图对于眼前段的测量不仅局限于观察，更重要的是量化分析。其给出的前房深度分布图、前房体积、前房夹角等数据对于 PACG 的风险因素研究有重要意义。对于青光眼医师所关心的重要信息，包含中央角膜厚度（Central Corneal Thickness，CCT）、中央前房深度（Anterior Chamber Depth，AC）、前房体积以及前房形态图像均有展示。

（六）角膜接触镜验配

角膜接触镜适配模拟图可根据角膜前表面的形态与数据库中硬性透气性角膜接触镜（RGP）的形态进行最佳匹配，辅助角膜接触镜参数的选取，并模拟角膜接触镜佩戴时荧光染色后的图像，不仅可提高角膜接触镜适配的效率，还可减少适配时反复摘戴的流程（图 8-2-30）。

随访观察可以为佩戴后多次复查的患者提供更快速、直观的对比。

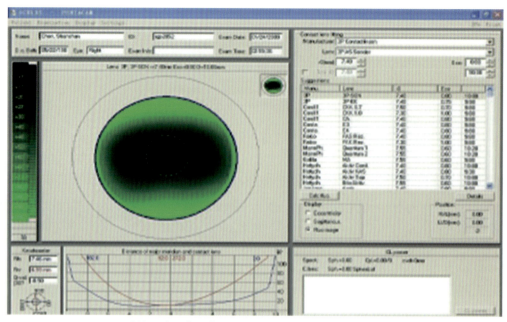

图 8-2-30　泪液镜厚度分布，荧光素配适状态，右上角为推荐品牌及推荐参数

第三节　Orbscan 三维眼前节分析仪

一、Orbscan 三维眼前节分析仪特性与基本原理

1995 年美国博士伦公司第一个开发出了可以获得角膜前后表面高度数据的商业化设备——Orbscan 三维眼前节分析仪（图 8-3-1）。

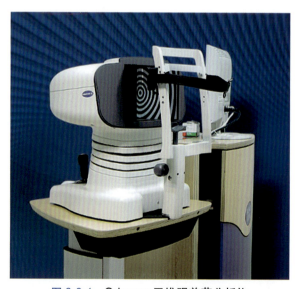

图 8-3-1　Orbscan 三维眼前节分析仪

Orbscan 三维眼前节分析仪的基本工作原理是利用光学裂隙扫描技术和 Placido 盘系统，提供角膜及眼前段其他结构的系统性全面分析。Orbscan 三维眼前节分析仪由以下几部分组成：

①光学探头,包括发射裂隙光的2个光学投射头及拍摄角膜裂隙光学切面的照相机;②计算机处理系统;③工作站;④彩色打印机。

在暗视野中,光学头的裂隙光以45°角投射于患者角膜,对角膜进行扫描,其中20条裂隙光由左向右连续扫描,20条裂隙由右向左扫描。在两个0.75s时间共获取40个裂隙切面,而每个裂隙切面可获取240个数据(图8-3-2)。根据这些裂隙光扫描获取的信息计算出全角膜前、后表面的屈光率,全角膜前、后表面的高度及全角膜厚度。全角膜厚度是根据全角膜前、后表面高度的差值而获得的。同样的原理,Orbscan三维眼前节分析仪还可测量前房深度。角膜厚度彩色编码图的颜色设计为:用暖颜色表示角膜较薄,颜色愈呈暖色,则角膜愈薄。冷颜色表示角膜较厚,颜色愈呈冷色,则角膜愈厚。

角膜的高度地形彩色编码图显示角膜与参考平面的相对高度,凡高于参考平面处用暖颜色表示,而低于参考平面处用冷颜色表示。颜色愈暖则表示角膜高出参考平面愈多,颜色愈冷则此处角膜愈低于参考平面。不同角膜,其前后表面参考平面的曲率不同,它是根据各个角膜具体形态由计算机进行设定的。

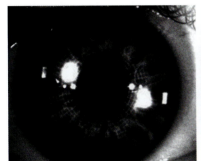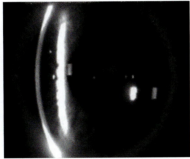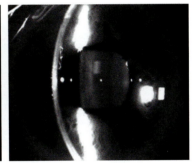

图 8-3-2 Orbscan 裂隙扫描

二、Orbscan 三维眼前节分析仪检查操作方法

Orbscan三维眼前节分析仪因出厂年代不同,分为Orbscan Ⅰ、Orbscan Ⅱ、Orbscan Ⅲ和Orbscan Ⅱz,目前常用的型号为Orbscan Ⅱ和Orbscan Ⅱz两种型号。下面以Orbscan Ⅱ为例来介绍该系统的操作方法。

(一)操作准备

1. 打开电源开关,初始化仪器参数,清洁下颌托和头靠。

2. 嘱患者摘掉眼镜和接触镜,引导患者将下颌放入下颌托,额头紧贴头靠;调整仪器高度和下颌托高度,使患者的外眦角与支架上的标志线平齐,并使患者和检查者的位置舒适(图8-3-3)。

3. 嘱患者测量过程中头位保持不动。

(二)操作步骤

1. **录入患者信息** 包括:姓名、门诊号、出生日期、性别等(图8-3-4)。

2. **患者位置** 患者的头位于Orbscan仪器正前方,确保患者头位垂直,没有倾斜。

3. **测量** 嘱患者注视仪器闪烁的固视红灯,并在采集数据前眨眼以确保泪膜的完整,在采集数据过程中不能眨眼。通过操纵杆可调整上、下、左、右、前、后,显示屏会显示"S"形状,点击按钮,机器进行扫描拍摄。

4. **数据处理** 检查完毕后,在中央3mm区域选择颜色最鲜明的位置,按住"ctrl"键,会

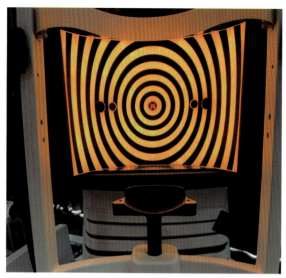

图 8-3-3　仪器正面及下颌托与头靠

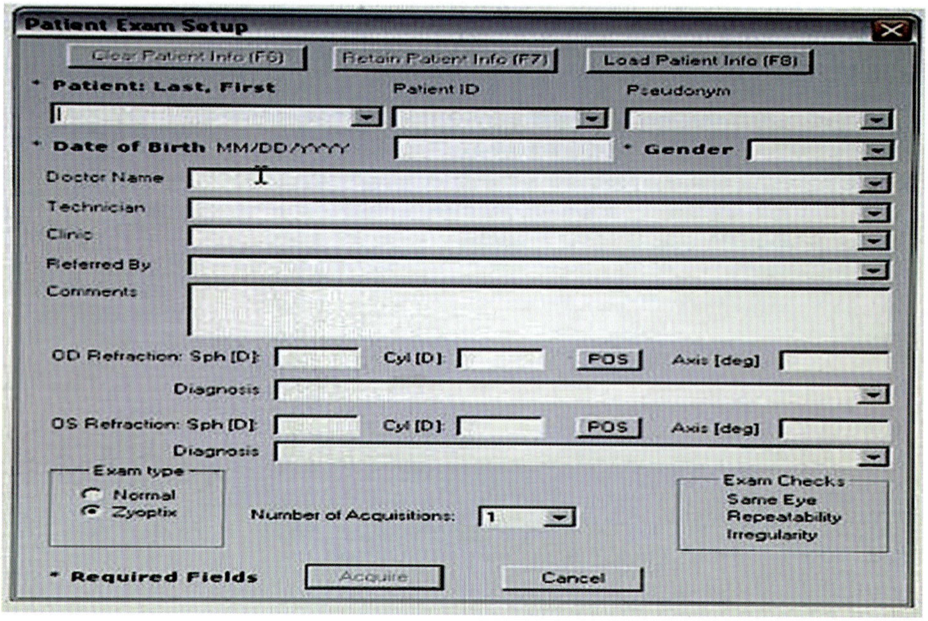

图 8-3-4　录入患者信息

显示 diff 值，观察此值是否在正常范围，若超出正常范围则需复测，并核对检查结果的可重复性。如果选择了 2 次或者更多次检查，选择"Average（平均值）"或者"Best Single Exam（最佳单次测量）"，然后按"Process/Save（处理/保存）"（图 8-3-5）。

5. **数据显示**　最后的数据显示在四联图中，将鼠标放在后表面高度图的最高点，点击"ctrl + P"键打印（图 8-3-6）。

（1）如果要改变保存文件目录，点击"Browse（浏览）"（图 8-3-7A）及"Save（保存）"（图 8-3-7B）。

（2）点击输出"Export"（图 8-3-8）。

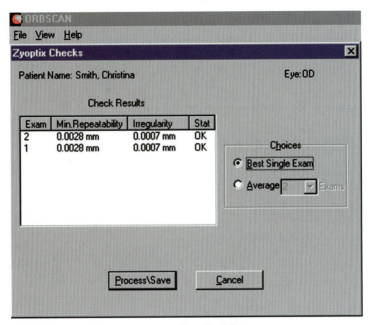

图 8-3-5　数据处理窗口

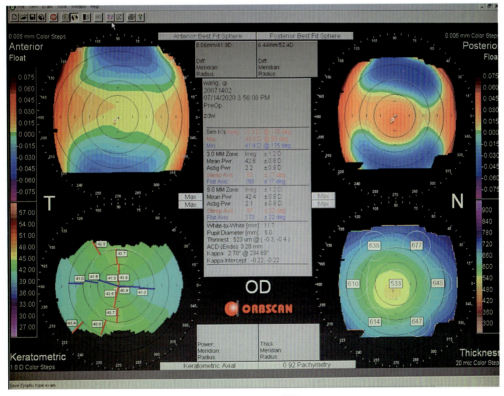

图 8-3-6　四联图

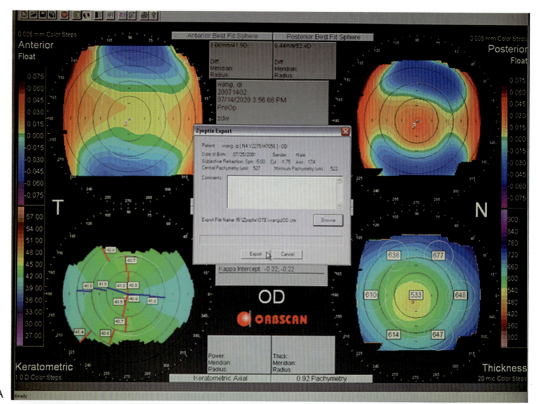

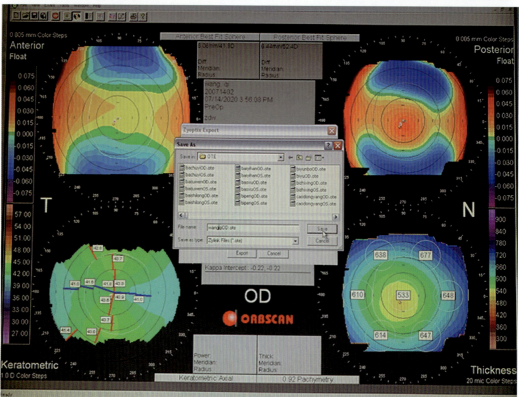

图 8-3-7 文件浏览与保存

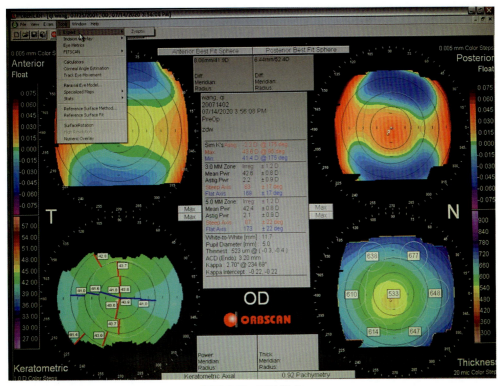

图 8-3-8　图片输出

(三) 操作注意事项

1. 检查应在暗室内进行。

2. 拍摄前让患者眨一眨眼睛，保持泪膜完整。

3. 检查过程中叮嘱患者尽量保持眼球不动，睁大眼睛，以增加分析面积；如遇患者睑裂较小可用棉签帮其撑开，但切勿压其眼球。

4. 在检查中如发现患者眼周围组织（如：鼻骨过高等）阻挡机器正常检查，可微调患者头位。

5. 检查中如发现患者过于紧张，检查者应给予安抚，以保持检查的完整性及准确性。

三、结果判读与临床应用

(一) 结果判读

四联图是 Orbscan 眼前节分析仪检查后最基本的结果显示（图 8-3-9）。

1. 利用 Orbscan 眼前节分析仪能更早发现和诊断圆锥角膜

(1) 角膜厚度：

①角膜最薄点≤500μm，双眼相差≥10μm，动态观察。

②角膜最薄点≤460μm，双眼相差≥20μm，提示异常角膜。

③最薄点与 7mm 区域内差异值>100μm，提示异常。

④如果最薄点在 5mm 区域外，提示异常。

(2) 屈光力图（图 8-3-10）：

①平均屈光力图（Mean Power Map）上的数值>45.5D。

②领结/破领结（Bow-tie/broken bow-tie）出现在轴向屈光力图（Axial Power Map）上。

③轴向屈光力图上 3mm 区域内最高点和最低点差>3D。

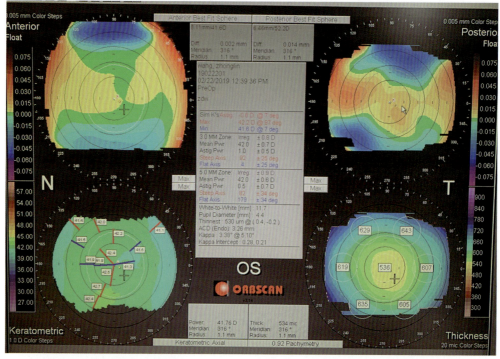

图 8-3-9 四联图

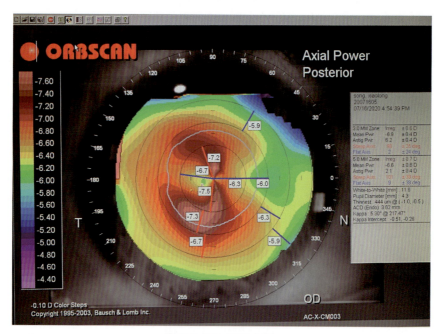

图 8-3-10 屈光力图

(3) Diff 值：

在中央 3.00mm 和 5.00mm 区域选择最鲜明的位置，按住"ctrl"键，会显示 diff 值，观察此值是否在正常范围（中央 3.00mm 区域 1.6，中央 5.00mm 区域 2.1）。

前 Diff ≥ 0.020，后 Diff ≥ 0.040，动态观察。

前 Diff ≥ 0.025，后 Diff ≥ 0.050，初步诊断。

(4)参数的综合分析：
①角膜最薄点与前后曲面顶点及散光类型的对应显示——更利于解读圆锥角膜。
②角膜后表面高度较前表面高度更早更隐匿且更能反映角膜的圆锥风险（图 8-3-11）。
③如仅为个别指标的轻度异常，则强调全面动态观察。
④如结合共焦角膜显微镜等其他检查设备可能更早更准确诊断。
⑤术后继发圆锥角膜的诊断更强调以上指标向不利方面较快发展。
⑥ Orbscan Ⅱ 的优势在于发现或提示临床前期的圆锥角膜特别是后圆锥角膜及全圆锥角膜，及其定量动态观察（图 8-3-12）。

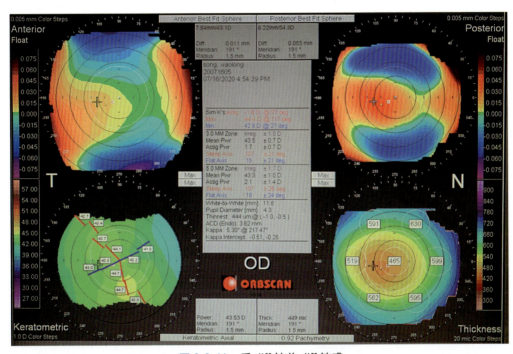

图 8-3-11　后 diff 较前 diff 敏感

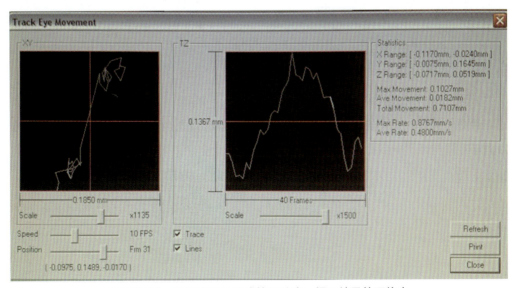

图 8-3-12　显示检测是眼球的运动度，提示结果的可信度

2. 其他参数分析　在四联图参数界面中以下参数用途（图 8-3-13）。

（1）前房深度（ACD）：用于有晶体眼 IOL 计算。

（2）白到白（WTW）距离：用于 ICL 检查时，检查两次同一个数值才可使用。

（3）Kappa 角：显示视轴。

（4）瞳孔尺寸：用于检测瞬时光照下的瞳孔直径，协助决定光学区的大小。

（二）临床应用

1. 测量前房深度　ORBSCAN 地形图系统是一个 3D 裂隙扫描系统，能用来分析角膜前后表面参数及眼前段结构，如瞳孔、晶体等。用 x、y、z 轴三维描述角膜表面各点数据，制成颜色编码地形图。

2. 测量角膜厚度　Orbscan 三维眼前节分析仪利用角膜前后表面相关数据来推算角膜厚度。

3. 评估长期戴角膜接触镜的患者对角膜厚度、曲率和表面规则性的影响　Orbscan 三维眼前节分析仪可以检测整个角膜厚度、曲率、角膜前表面曲率、前后表面地形图，以评估长期戴角膜接触镜对患者角膜的影响。

4. 供体角膜筛选　当前对行角膜移植术供体角膜的筛选方法还不能有效地排除有局部解剖

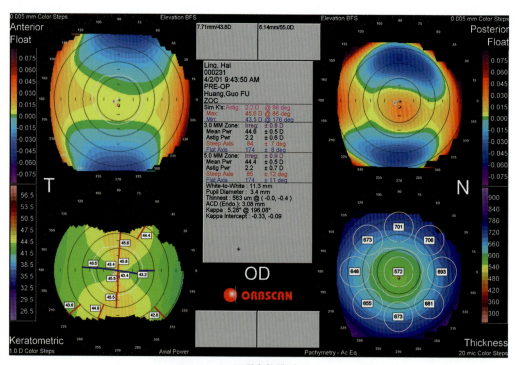

A. 四联参数界面

B. 四联参数界面

图 8-3-13　四联图参数

异常的供体角膜。一些研究者尝试用 Orbscan 三维眼前节分析仪来筛选供体角膜。

5. 圆锥角膜的筛查　角膜屈光手术的最大隐患之一是圆锥角膜，术前筛查出圆锥角膜及有此趋势者是手术医师非常关心的问题。通过对 SRI、SAI……KP 等指数的观察，提前数年发现圆锥角膜或在临床前期排除其存在。但 Orbscan 仅限于前圆锥角膜筛查。

角膜膨隆或继发圆锥角膜的观察。通过对手术前后角膜前后曲率及高度的差异图、全角膜厚度尤其是角膜最薄点数值及方位的观察，结合临床病史及屈光状态，有助于观察角膜膨隆或继发圆锥角膜的发生和发展（图 8-3-14）。

6. 屈光手术方案的选择

（1）分析角膜形状和眼整体屈光状态及像差的关系，对于角膜偏薄或角膜表面不规则及瞳孔直径偏大者，优先选择个性化的激光切削手术。

（2）白到白距离（角膜的大小）对 ICL 晶体型号的选择有指导意义；如角膜厚度已不能保证屈光性角膜手术的安全，而前房深度适合 ICL 者，应放弃角膜类屈光手术，改行 ICL 手术。

（3）对 Kappa 角过大者，瞳孔移位或不规则者，在定切削中心时做相应调整。

（4）显示检测瞬时光照度下的瞳孔大小的功能，使得医师可以对不同光照度下的瞳孔大小进行观察，结合患者的职业需要，有针对性地选择切削光区的大小，也可更进一步结合波前像差的检查，以决定是否需要选择波前引导的个性化手术方案。

7. 角膜屈光手术的应用（图 8-3-15）　Orbscan 的全角膜屈光力图（Orbscan TOP）能精确检测准分子激光原位角膜磨镶术（LASIK）后角膜屈光力改变，进行术后角膜中央岛的临床分析及角膜后表面曲率变化的研究，进行 Orbscan Ⅱ 角膜地形图引导下的个性化 PRK 术。因此，Orbscan 三维眼前节分析仪的检查结果对个性化手术方案的设计具有指导意义。值得注意的是，Orbscan 三维眼前节分析仪的角膜厚度图在角膜屈光术后的厚度值测量误差较大，可信度较低。这时，角膜最薄点方位的显示意义较大。

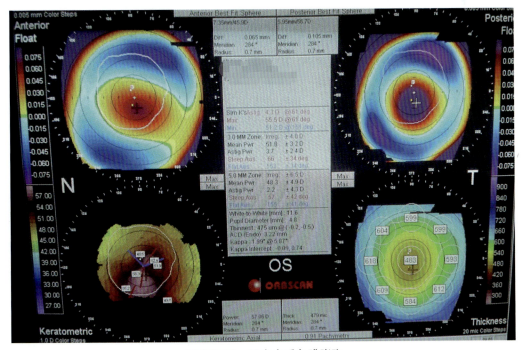

图 8-3-14　屈光术后角膜膨隆

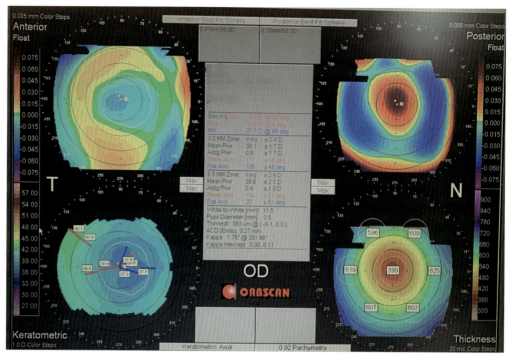

图 8-3-15 圆锥角膜

8.角膜屈光手术后分析矫正误差及眩光等并发症的原因,确定再手术的时机及手术方案 通过对手术前后角膜前后曲率及高度的差异图观察,能帮助分析矫正误差的原因及变化,通过观察切削区的大小及位置并结合瞳孔大小和波前像差检查,分析眩光等视觉质量方面并发症的原因,从而帮助医师决定二次手术的时机和方式,以利于更精确地进行二次手术。对患者选择二次手术时,在初次手术条件的基础上更强调动态观察及对角膜最薄点的观察。术后多次检测,Diff 值不变或变小,偏中心、切削区及规则性异常在可纠正范围内时,方可进行修正手术。

9. ICL 术前 WTW 及 ACD 等重要参数检测　Orbscan 三维眼前节分析仪获取的前房深度、角膜直径、周边房角、曲率对 ICL 手术设计和预后有意义。

(方学军　李　莹　郭子铭　王世宏　张林春)

主要参考文献

刘磊.全国医用设备(准分子激光)使用人员上岗考试指南[M].北京:中华医学会继续教育部,2005.

第 9 章 视觉功能分析仪

第一节 概述

随着社会整体生活质量的提高，人们对视觉质量有了更高的要求，同时视觉科学的发展和交叉学科的渗入，又为推动视功能评价技术的不断进步提供了可能。由此，近年来推出了许多更为准确、全面、客观评估视功能的视觉功能分析仪。

一、视觉功能分析仪的历史

早在 1935 年，Le Grand 就提议用干涉条纹作为视力测定的视标，但限于当时的科技水平，未能如愿。1956 年，Schade 首先提出对比敏感度的概念，将空间光栅用于分析视觉系统的信息传递特性。1978 年，Arden 发明了快速对比敏感度检查法，对比敏感度才真正成为具有临床价值的视功能检查方法。在此基础上，人们开始研究人眼的 P-VEP 的幅值与对比度的关系，用 P-VEP 测量对比敏感度，使对比敏感度检查由主观的心理物理学检查进入到客观的视觉电生理检查阶段，从而更有利于疾病的早期诊断。对比敏感度检测设备很多，美国 OPTEC 6500 就是其中的一种。

人眼不是理想的光学系统，在低阶像差被矫正后，高阶像差、散射成为影响视觉质量的主要因素。20 世纪 70 年代，Shack 等用一组矩阵排列的透镜将每束光聚成一点，通过每点的位移计算相应的波前斜率，即著名的 Hartmann-Shack 波前检测装置，可检测各种光学系统的像差。1994 年，Liang 等第一次利用 Hartmann-Shack 原理设计了人眼像差仪，开启了人眼波前像差的研究。波前像差仪可以精确、快速、敏感地反映人眼屈光系统的光学特点，很快成为研究人眼视网膜成像质量的工具。波前像差仪检测的是全眼球的整体像差，但眼球的屈光系统是由多个成分组成的，因此检测结果不能定位。2002 年，美国 TRACEY 公司将波前像差和角膜地形图两者结合在一起，推出了第一代的 iTrace 视功能分析仪。它通过波前像差、点扩散函数、调制传递函数等客观指标，从视网膜的成像质量这个角度来评估视觉质量。现在同类的视功能分析仪还有许多，如日本 NIDEK 公司的 OPD-SCAN、日本 TOPCON 的 KR-1W 等。

眼内散射是指光线经过人眼屈光介质时发生散射的物理现象。由于人眼各屈光介质的非均匀性，光学折射率不同，光线经过这些介质时会发生散射，从而导致眼内散射光的产生。散射光可以形成光幕，投射到视网膜上，降低物像的对比度，从而影响人眼的视觉质量。眼内散射光是失能性眩光的主要原因，可以引起多种视觉不适，包括光晕、星芒、眩光，导致夜间视力、对比敏感度及色觉识别能力的下降等。散射光值实际上是视觉质量的重要评估指标，能够表达一部分无法用视敏度或对比敏感度描述的视觉损失。20 世纪初期，许多学者就认识到散射光对于视觉质量的重要性。1911年，Cobb引入了等效幕照样亮度的概念，20世纪20到30年代，Holladay等利用经典的Stiles-Holladay公式计算失能性眩光，为眼内散射的研究打下了良好的基础。散射测量仪器一般是在可变或恒定眩光光源下，使用不同对比度背景下的视标进行测试，常用仪器包括Miller-Nadler眩光测试仪、Vistech MCT8000型仪器及C-Quant散射光计量仪等。2002年，西班牙Visiomertrics公司结合波前像差和眼内散射测量技术推出双通道视觉质量分析系统（double pass visual optical quality analysis system, OQAS Ⅱ），这是一种客观评估眼内像差及眼内散射光的技术。光线经过双通道光学系统及人眼各屈光介质后，到达视网膜，再经视网膜反射回来，通过分析视网膜反射像可得到人眼的点扩散函数（Point Spread Function, PSF），根据PSF的周边区域分布，得到散射光的大小，从而可以客观评价眼的成像质量。

二、视功能分析仪的基本原理

视功能分析仪种类繁多，不同类型原理不同。目前眼科临床使用的主要有三类：

第一类是检测对比敏感度，如OPTEC 6500。

第二类是检测波前像差，包括全眼像差和角膜波前像差。全眼像差仪又包括Hartmann-Shack原理和Ray Tracing原理像差仪。角膜波前像差是由角膜高度图转换而来，根据公式眼内像差=全眼像差-角膜像差计算眼内像差。这类视功能分析仪如iTrace、OPD-SCAN。iTrace、OPD-SCAN采用的都是Ray tracing像差仪和Placido盘原理的地形图，但不同厂家的设备测量环的数量、测量范围、分析点数等参数各有不同。

第三类是检测眼内散射，如OQAS。

因此，所谓的视觉功能分析仪就是一类整合了验光、波前像差、角膜曲率、角膜地形图、前房深度、瞳孔分析及对比敏感度等多种功能于一体的眼科检查设备。只是不同设备的检查侧重点（或主要功能）及检查项目多少有所不同而已。这种集成的眼科功能与影像检查设备极大地减少了患者的检查时间与费用，提高了患者检查时的舒适性。

第二节　视功能分析仪的检查操作

结合波前像差和角膜地形图的视功能分析仪检查内容主要包括：波前像差、角膜地形图、自动验光仪验光、角膜曲率、瞳孔直径。由于波前像差检查结果受瞳孔因素的影响，所以一般先检查波前像差，后检查角膜地形图。拍摄模式有自动、手动和半自动3种。不同厂家的设备功能相似，但各项功能参数不尽相同，表9-2-1对iTrace及OPD-SCAN进行了比较。

表9-2-1　iTrace与OPD-SCAN参数比较

设备型号		iTrace	OPD-SCAN-Ⅲ
拍摄模式		自动，手动，半自动模式	自动，手动，半自动模式
角膜大小测量范围		2～14mm	1～10mm
瞳孔大小测量范围		2～8mm	2～9.5mm
验光仪	电脑验光球镜	－15D～+15D	－20D～+22D
	电脑验光柱镜	－10D～+10D	－12D～+12D
	最小可测瞳孔直径	2mm	2.6mm
	开放式验光	有	无

续表

角膜曲率	角膜曲率半径	5～10mm	5～10mm
	角膜屈光力	33.00～67.5D	33.75～67.5D
	角膜柱镜	－10D～+10D	－12D～+12D
	测量范围	2～10mm	5～10mm
波前像差	测量原理	Ray Tracing	Ray Tracing
	球镜度数	－15D～+15D	－20D～+22D
	柱镜度数	－10D～+10D	－12D～+12D
	测量范围	0～8mm	2～9.5mm
	分析点数	256×1024，256束光，每束光1024个测量点	7×360（2520）7条测量线，360个分析点
角膜地形图	测量环	24环	33环
	测量范围	0～8mm	0.5～11mm
	分析点数	24×360（8640）	33×360（11 880）
视觉质量分析	视觉质量指标	PSF、MTF、SR*、模拟视力表	PSF、MTF、模拟视力表
	Kappa & Alpha 测量	有	无

PSF. 点扩散函数；MTF. 调制传递函数；SR. 斯特列尔比

临床上使用的视功能分析仪有许多种，本章主要就 iTrace 视功能分析仪进行阐述，其它视功能分析仪将在相关章节讨论。

一、iTrace 仪器概述

iTrace 是美国 Tracey 公司生产的视功能分析仪，包括波面测量系统主机和工作台。主机由角膜面瞄准装置、固视调节系统、半导体弱激光源扫描系统和正交坐标成像测量系统构成。分析仪需配备计算机和监视器共同使用，能进行波前像差测量、自动验光仪验光、角膜地形图测量、角膜曲度测量、瞳孔直径测量。能以色标显示总屈光异常地形图、全波像差图、高阶波像差图，还能给出被测眼视网膜点扩散弥散斑模拟图、E 字视标眼视网膜像质模拟图等多种视图，包括对比差异图（两个测量的差异）等（图 9-2-1）。

屈光测量范围：
球镜度测量范围：+15.00D～－15.00D，误差：±0.25D
柱镜度测量范围：+10.00D～－10.00D，误差：±0.25D
柱镜轴位测量范围：0°～180°，测量误差 ±10°
瞳孔测量范围：2～8mm

二、iTrace 的操作流程

（一）操作准备

1. 打开电脑，开启 iTrace，按下开关后 8s 左右的系统测试，电源开关转为固定绿色。
2. 启动电脑桌面的 iTrace 软件。

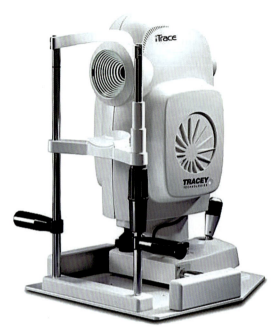

图 9-2-1　iTrace 视觉功能分析仪

3. 输入患者个人信息，点击 OK 进行保存。

4. 调整电动桌至适当高度，引导患者下颌放在下颌架上，额头向前靠紧额带。

5. 双击患者名字或选择患者名字后点击右侧"➡"按钮进入患者检查列表（图 9-2-2），选择相应的测量程序（拍摄选项），开始检查。

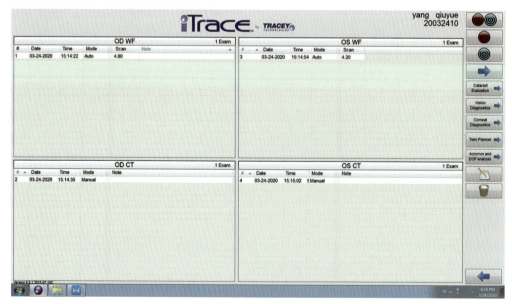

图 9-2-2　患者检查列表

在 iTrace 的检查中有 3 个拍摄选项：

① 连续拍摄，即拍完波前像差接着拍摄角膜地形图。

② 单独拍摄波前像差。

③单独拍摄角膜地形图。

建议刚操作 iTrace 时选择单独拍摄，先拍摄波前像差，再拍摄角膜地形图，原因是不管在拍摄波前像差还是角膜地形图时，右上角都显示有拍摄时间限制，波前像差是 60s，角膜地形图 30s，如果在该时间内不能完成拍摄，则退出到最初界面。波前像差比较好拍摄，基本能在限制的时间内完成，角膜地形图拍摄需要对 3 个中心，要求操作熟练。刚开始操作时可能不熟练，难以在 30s 时间内完成，如果此时选择同时拍摄，则不光角膜地形图的结果得不到，连已经拍摄好的波前像差结果也不能保存，所以建议刚开始操作时选择单独拍摄。

图 9-2-2 是检查列表，右上角第一排的红色和蓝色按钮表示连续拍摄，第二排的红色按钮表示单独拍摄波前像差，第三排的蓝色按钮表示单独拍摄角膜地形图。

（二）波前像差检查

1. 在患者检查列表中点击右上角波前像差测量程序，iTrace 自动决定所需测量的眼别 OD 或 OS。

2. 嘱患者注视红色固视灯（可以通过 F10 按钮开关信号灯，屏幕上会有提示固视灯是开还是关）。

3. 当眼部对准后，iTrace 自动探测瞳孔边缘，显示绿色瞳孔轮廓及入射瞳孔，并自动裁剪扫描图像尺寸。移动操作杆，将入射瞳孔中略偏于中心的白色交叉瞄准线放置于瞳孔中央，当虹膜变得清晰时系统聚焦，检查者将观察到瞳孔中心有 4 个白点，当 4 个白点变得清晰时，iTrace 软件将自动采集初次屈光度，视频也将变成几秒钟空白。当出现视频图像时，对准操作将再次进行，iTrace 软件也将采集 256 点扫描图像（图 9-2-3）。

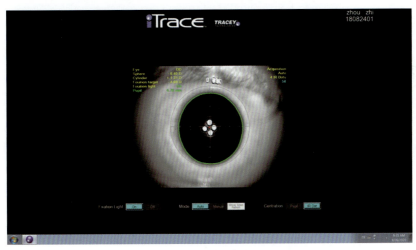

图 9-2-3　波前像差拍摄时显示界面

在 iTrace 拍摄波前像差时，拍摄屏幕的下方有 3 个蓝色的可选项（图 9-2-3）：

第一个选项是固视灯的开 / 关，当打开后盖进行开放式验光时需要关闭固视灯；

第二个选项是自动 / 手动拍摄模式选择，以下情况下选择手动模式：

①瞳孔较小或 Kappa 角较大，扫描区域小于 2.5mm，拍摄完成后会提示"小于 2.5mm DLI 报告无法提供"。如果患者是瞳孔大于 2.5mm 但扫描区域小于 2.5mm，就可以选择手动拍摄模式。

②白内障较严重，或者 IOL 术后人工晶体有反光。

③科研需要，比如需要做一批患者视觉质量的分析，那么所有患者检查时扫描范围的大小

应该一致,这样检查结果才有可比性。只有在手动模式下,才能设置扫描范围,可以将所有患者设置成相同的扫描范围。虽然在做结果分析时,iTrace 分析软件也有选择瞳孔大小的功能,但如果检查时扫描的范围不一样,即便选择的瞳孔大小一致,分析的点的数量是不一致的,结果不可靠。

第三个选项是视轴/瞳孔拍摄中心的选择。

4. 波前像差检查结束后需要对检查结果进行确认(图 9-2-4),一般看两个地方:

一是左上角拒绝点的多少(拒绝点即为往眼内投射的 256 个点有一些因为晶体混浊或者其他原因导致点的缺失),若缺失点小于 10 会以黄色来显示,若大于 10 则显示红色。一般拒绝点越少越好,但有一些患者做了几次每次都有几个拒绝点,则选择拒绝点最少的进行参考。

二是左下角的视网膜点阵图,正常情况下点排列规则,如果排列非常混乱,则建议多做几次,若做的几次每次形态都差不多,那代表患者确实像差过大导致的点阵图杂乱。

如果这两个图形都没问题,那结果就可采纳,在屏幕右上角点击"√",如果不被接受,需要重新检查,点击"×"(图 9-2-4)。

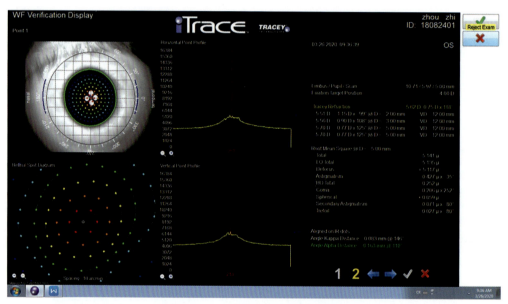

图 9-2-4 波前像差检查后确认界面

(三)角膜地形图检查

1. 在患者检查列表中点击角膜地形图测量程序,iTrace 自动决定所需测量的眼睛为 OD 或 OS。

2. 嘱患者注视红色固视灯。

3. 屏幕上将显示视频图像,图像包括眼睛、圆环及中心目标。使用操纵杆,将圆环放置于目标中心位置,再向前后移动,直到白色光斑穿过中间圆环及目标中心。当中间圆环及目标靠近中心时,白点将变红。红色光斑缓慢穿过此区域时,iTrace 自动开始测试(图 9-2-5)。

4. 角膜地形图检查结束后也需要对检查结果进行确认,一般看两个方面,一是泪膜的好坏,二是测量范围是否达到要求(参考角膜地形图检查相关内容)。如果结果被接受,在屏幕右上角点击"√",如果不被接受,需要重新检查,点击"×"。

(四)连续拍摄波前像差和角膜地形图

在患者检查列表中选择连续拍摄程序,其他具体参考以上操作。

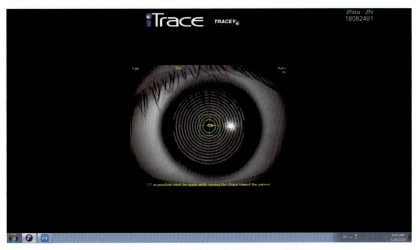

图 9-2-5 角膜地形图拍摄时显示界面

(五) 检查结果检视

在患者列表中选择一位患者,双击进入患者检查列表,选择检查类型,点击右侧"➡"按钮,或者直接双击,检查结果就会显示出来。不同数据可右键选择切换,或者选择屏幕右侧的不同数据类型。

三、iTrace 视功能分析仪检查的注意事项

1. iTrace 设备应定期保养和校准,以确保检查结果准确。

2. 每位患者检查前要调整座椅和下颌托的高度,保证患者坐姿舒适,头位正确。

3. 每次角膜地形图和波前像差检查后要判断检查结果的质量是否符合要求,如果达不到质量要求时应删除重做。

4. 在分析眼的高阶像差分布时,要确保角膜地形图和波前像差是同一次或同一天的检查结果,否则会出现结果错误。如用术前的角膜地形图和术后的波前像差一起看,得到的结果毫无意义。

第三节　视功能分析仪在眼科的临床应用

iTrace 结合了眼波前像差和角膜地形图检查,在眼科临床的应用主要包括以下几个方面。

一、开放式验光

对于验光而言,调节的控制尤其重要。几乎所有的验光仪都要求被检者注视测试光标,虽然测试光标通过光路设计在无穷远处,但由于仪器非常靠近被检者的脸部,诱发了近感知性调节,使得检测结果近视过矫远视欠矫。iTrace 的开放式验光在于验光时可以打开机器后面的盖子,让患者直接透过机器看向远方,并不是依靠模拟远方的视标来测量,所以验光结果更加准确。还可以测量调节幅度。

二、对视觉质量进行分析

iTrace 通过对角膜和全眼波前像差的测量,用 PSF、SR、MTF 等指标对视觉质量进行客观

的定性和定量分析,用模拟视力表直观表达,对可能存在的视觉质量问题做出结论,并用不同的字体颜色作简单直观的区分(图9-3-1)。通过对不同屈光手术方式、不同人工晶体术后视觉质量的比较,可以促进手术方式和人工晶体设计的进步。

图9-3-1中右眼的视觉质量问题为"Starburst",字体为红色,表示很严重;左眼的视觉质量问题为"Blur/Double Vision",字体为黄色,表示中等程度。

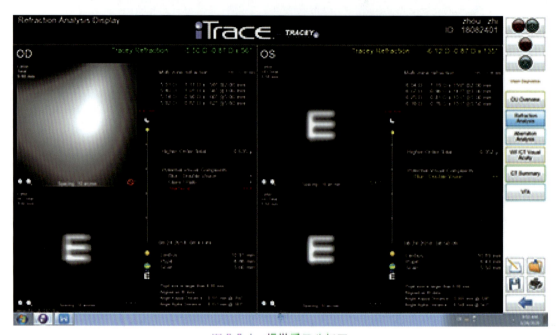

图9-3-1 视觉质量分析图

三、在屈光手术中的应用

1. 圆锥角膜的筛查是屈光手术前检查的重点内容之一,对于临床期的圆锥角膜诊断比较容易,难点是临床前期的圆锥角膜。在iTrace中,若I-S值大于1.4D且中央角膜曲率大于47.2D,当两者同时达到要求,则会在软件下方显示"可疑圆锥角膜"的信息。

2. 眼的高阶像差来源于角膜前表面和眼内(主要为晶状体),这两者的高阶像差可以表现为补偿或叠加作用,通过分析各项高阶像差在角膜前表面、眼内的分布情况,可以为屈光手术方式的选择提供依据。如图9-3-2所示,患者全眼球差为+0.2μm,稍偏高,但进一步检查发现,角膜球差为+0.077μm,眼内球差为+0.123μm,眼的球差主要来源于眼内,不适宜用角膜地形图引导的个性化手术来降低球差。

3. iTrace可以选择(或者不选择)单独显示哪一种像差可造成的视觉质量影响,对比较重要的四项高阶像差(球差、彗差、三叶草、次级散光)中每一种像差造成的视觉质量影响进行量化分析,为选择性消除高阶像差的个性化角膜屈光手术设计奠定了基础。

4. 检查暗视下瞳孔大小,为手术方案的设计提供参考。

5. 测量Kappa角及明暗视下Kappa角的偏移量,决定术中是否做Kappa角补偿。从笔者的经验来看,当iTrace测量的Kappa角大于0.4时应做补偿。

6. 角膜缘距离(白对白)测量。

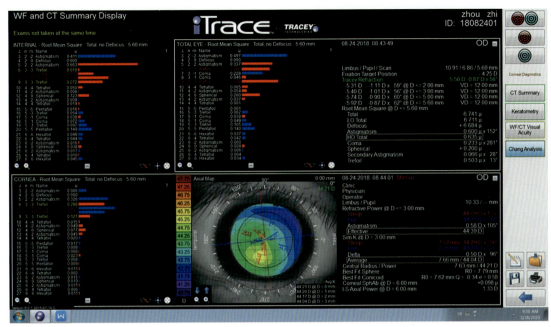

图 9-3-2　眼高阶像差分布

四、在白内障手术中的应用

1. iTrace 视功能分析仪利用 Ray Tracing 像差分析系统对患者进行客观测量,基于高阶像差、对比敏感度、瞳孔直径等数据计算得出晶状体功能失调指数（Dysfunctional Lens Index,DLI）,能够客观、量化地反映年龄相关性白内障的晶状体混浊程度,对于核型白内障超声乳化术中释放能量的大小有一定的预测性。

2. Alpha 角是指角膜中心与视轴的夹角,正常人理应角膜中心与囊袋中心重合,所以大多数人 Alpha 角也是囊袋中心与视轴的夹角,对于评估患者是否适合多焦点人工晶体或散光晶体有很重要的指导作用。厂家建议,Alpha 角数值大于 0.3mm 则需慎重植入多焦 IOL,如在 0.5mm 以上则不适合植入多焦 IOL。

3. 用 iTrace 视功能分析仪测定角膜球差,指导个性化选择非球面 IOL,使术后总球差趋于预期值,可获得较好的视觉质量。

4. 检查白内障术后 IOL 的倾斜与偏心。

（马代金）

主要参考文献

马代金,朱睿玲,蔡望. 近视眼患者眼内高阶像差对角膜高阶像差补偿作用的研究. 国际眼科杂志,2014,1:122-124.

祖培培,王雁,王璐,等. 近视眼角膜高阶像差特征及与全眼高阶像差的关系. 中华眼视光学与视觉科学杂志,2013,15(3):137-141.

Artal P, Guirao A, Berrio E. Compensation of corneal aberrations by the internal optics in the human eye. Journal of Vision, 2001, 1:l-8.

Artal P. Understanding aberrations by using double-pass techniques. J Refract Surg, 2000, 16(5):560-562.

Dubbelman M, Victor Arni DP. The contribution of the posterior surface to the coma aberration of the human cornea. Journal of vision, 2007, 7(7):10-18.

Faria Correia F, Ramos I, Lopes B, et al. Comparison of dysfunctional lens index and scheimpflug lens densitometry in the evaluation of age-related nuclear cataracts. J Refract Surg, 2016, 32(4): 244-248.

Gatinel D, Adam PA, Chaabouni S. Comparison of corneal and total ocular aberrations before and after myopic LASIK. J Refract Surg, 2010, 26:333-340.

Goreno-Barriuso S, Marcos, Navarro R, et al. Comparing laser ray tracing, the spatially resolved refractumeter and the Hartmann-Shack sensor to measure the ocular wave aberration. Optom Vis Sci, 2001, 78:152-156.

Gwiada J, Marran L. The many facts of the myopic eye:A review of genetic and environmental factors. In: Lakshminarayanan V ed. Vision science and its applications. Trends in optics and photonics. Vol 35, Washington DC: Optical Society of America(OSA), 2000: 393-406.

Haughom B, Strand TE. Sine wave mesopic contrast sensitivity: defining the normal range in a young population Acta Ophthalmol, 2013, 91(2):176-182.

Kelly JE, Mihashi T, Howland HC. Compensation of corneal horizontal ∕ vertical astigmatism, lateral coma and spherical aberration by internal optics of the eye. Journal of Vision, 2004, 4:262-271.

Koefoed VF, Baste V, Roumes C, et al．Contrast sensitivity measured by two different test methods in healthy young adults with normal visual acuity. Acta Ophthalmol, 2015, 93(2):154-161.

Liang J, Grimm B, Goelz S, et al. Objective measurement of wave aberrations of the human eye with the use of a Hartmann-Shack wavefront sensor. J Opt Soc Am A Opt Image Sci Vis, 1994, 11(7):1949-1957.

Pinero DP, Ortiz D, Alio JL. Ocular scattering. Optom Vis Sci, 2010, 87: E682-696.

Prieto PM, Vargas-Martin F, Goelz S, et al. Analysis of the performance of the Hartmann-Shack sensor in the human eye. J Opt Soc Am A Opt Image Sci Vis, 2000, 17: 1388-1398.

Schuster AK, Tesarz J, Vossmerbaeumer U. The impact on vision of pheric to spherical monofocal intraocular lenses in cataract surgery: a stematic review with meta-analysis. Ophthalmology, 2013, 120(11):2166-2175.

Vanden Berg TJ. Depth-dependent forward light scattering by donor lenses. Invest Ophthalmol Vis Sci, 1996, 37:1157-1166.

Vos JJ. On the cause of disability glare and its dependence on glare angle, age and ocular pigmentation. Clin Exp Optom, 2003, 86:363-370.

Wang J, Simpson TL, Fonn D. Objective measurements of corneal light backscatter during corneal swelling, by optical coherence tomography. Invest Ophthalmol Vis Sci, 2004, 45:3493-3498.

Williams DR, Brainard DH, McMahon MJ, et al. Double-pass and interferometric measures of the optical quality of the eye. J Opt Soc Am A Opt Image Sci Vis, 1994, 11:3123-3135.

Zhu L, Bartsch DU, Freeman WR, et al. Modeling human eye aberrations and their compensation for high-resolution retinal imaging. Optom Vis Sci, 1998, 75(11): 827-839.

第 10 章

眼超声生物显微镜检查

第一节 概述

超声生物显微镜（ultrasound biomicroscope，UBM）是 20 世纪 90 年代初加拿大医师 Pavlin 等设计的超高频超声诊断系统，90 年代后期开始应用于眼科临床。由于它分辨率高，可以在活体条件下观察眼前节组织结构的细微改变，对于眼前节结构和病变具有很好的分辨能力，因此，在眼前节疾病的诊断、青光眼类型的确定和疗效评价等方面有着重要的临床价值。

一、超声生物显微镜的基本原理

医用超声的频率一般在 2～100MHz，用于眼科的超声诊断仪工作频率一般在 10～100MHz，常用的超声诊断设备有 A 型、A/B 型、B 型、彩色血流成像等。UBM 是眼科超声诊断仪中频率最高的，超声波频率多在 40～100MHz，如此高的超声频率可使分辨率达到 50μm，与光学显微镜的分辨水平相当，因此被称为超声生物显微镜。

UBM 采用 40～100MHz 的换能器在成像区域进行线性移动，收集扫描线上的无线电频率的超声波数据，通过脉冲激励换能器，产生 40～100MHz 的超声波脉冲，传送到扫描物体中。由于物体内部密度不一、声阻抗不同，从而发生反射和散射的超声波，这些超声波被同一探头接收后转化为无线电频率的信号。该信号通过传递、滤过、放大处理后形成数字信息。这些数字信息再经过数-模转换最后形成二维的超声图像。

二、超声生物显微镜的设备构成

UBM 一般都与计算机相连接，借助计算机完成影像工作站的功能（图 10-1-1），包括图像采集、处理，病历的存储、检索和报告打印等。UBM 主机作为核心部件可独立于计算机，也可作为一个功能扩展部

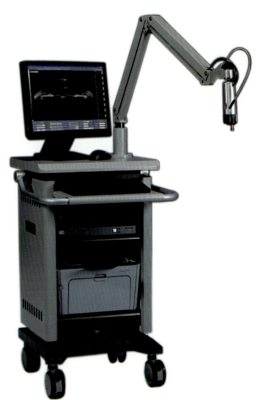

图 10-1-1 索维 UBM3200-L 外观及组成

件嵌在计算机内,完成探头的驱动、超声波的发射和接收、信号的放大及数字化等,并将信息传输至计算机并接收计算机发出的指令。控制面板包括键盘、鼠标及脚踏开关等输入设备。采用线性扫描方式的 UBM 由于探头比较大,通常固定在机械臂上,而采用扇形扫描的 UBM 则可以选择手持操作或固定在机械臂上使用。

三、超声生物显微镜的性能参数

UBM 的扫描模式通常有宽景和窄景两种:窄景的扫描宽度在 5～6mm,主要观察房角、睫状体等部位的详细结构;宽景的扫描宽度一般在 12mm 以上,主要观察一侧房角到对侧房角等较大的范围。

UBM 所采用的换能器都是具有固定焦点的圆形换能器,根据不同厂家的设计,焦距一般选择在 5～13mm。聚焦的范围较短,一般不能覆盖整个探测深度,因此在探查时,应注意调节换能器与探测部位的距离,以便将感兴趣的部位置于换能器的焦点附近。

UBM 还有一个需要经常调节的参数是仪器的增益,它影响回波的接收灵敏度。增益越高,灵敏度越高。由于 UBM 的回波信息很弱,因此其增益可调节的余地不像一般 B 超那么大,通常设置在较高水平,以使图像信息比较丰富。然而较高的增益对于大信号可能造成回波宽度增宽,从而降低轴向分辨力。因此,在使用时要根据具体情况适当调整,一般建议 60～90dB 最佳。

第二节　超声生物显微镜的检查技术

一、检查前准备

UBM 是一种超高频、安全无创的超声检查手段,但由于采用水浴检查法,需要在结膜囊内放置眼杯,因此检查前应就检查过程及注意事项对患者进行必要的解释说明,消除患者的紧张心理,以便患者能够更好地配合检查。

1. **仪器准备**　接通电源,检查 UBM 是否正常工作,检查机械臂及探头的关节是否松脱、机械臂是否稳定和升降自如。探头松紧调节适宜,脚踏控制器摆放在合适的位置以便操作。检查前还应确认所需药品、物件是否齐备。

2. **患者准备**　患者通常取舒适的仰卧位,检查者可坐于患者头侧或头部右侧。比较适宜的位置是前者,这时可将手腕置于患者的额部便于控制和转动探头,操作方便。为降低患者角、结膜的敏感性,检查前一般先对受检眼实施表面麻醉。

3. **眼杯及水囊的放置**　眼杯是辅助进行水浴检查的重要工具,起到撑开眼睑、暴露检查区域及储存超声介质的作用。不同仪器可能配备不同形状的眼杯,眼杯直径为 18～28mm,应根据患者睑裂大小选择合适直径的眼杯。过大放置困难,过小不能充分暴露检查区域且介质易流失。眼杯与眼球直接接触,需注意消毒,避免交叉感染。

眼杯的放置方法:嘱患者眼球向下转,检查者用手轻提上睑将眼杯一侧置于上睑下,然后让患者向上转动眼球,检查者将患者下睑向下拉,暴露患者的下穹窿,将眼杯完全置于患者结膜囊内。一般不使用开睑器协助放置眼杯,以免造成损伤。

部分仪器的探头支持采用水囊进行检查,水囊的优点是可直接接触角结膜,不需将眼表浸没于水浴环境中,操作较为简便,甚至可在坐位下进行检查,儿童及过度紧张的患者容易接受。缺点为水囊属于一次性耗材,代价较高。

4. 耦合剂的选择　在 UBM 检查时，耦合剂用于填充换能器与眼球之间的空间。用于 UBM 检查的耦合剂不仅要有很好的透声性，而且要有一定的黏稠度，防止在检查过程中由于眼球的转动而导致液体的流失。可使用隐形眼镜的全护理液、唯地息（卡波姆滴眼液）、迪可罗眼膏等。

二、检查方法

检查前首先需明确所用仪器探头标示方向与图像显示的关系，便于病灶描述及定位。检查过程中操作者以左手扶眼杯，持探头的右手需保持稳定，避免探头在检查过程中触及眼球造成损伤。

1. 正中切面　嘱患者直视正上方天花板，探头垂直于角膜中央进行扫描，获得眼前节正中切面图（图10-2-1）。该切面上可见结构包括中央角膜、前房、瞳孔周围虹膜及晶状体前部1/3，通常用于中央角膜厚度、瞳孔直径及中央前房深度的测量，也可用于观察有无房水混浊及晶状体偏移。如仪器具备宽景扫描模式，采集到的眼前节全景图可显示晶状体位置及形态（图10-2-2）。

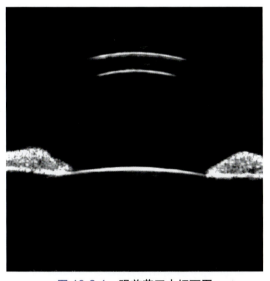

图 10-2-1　眼前节正中切面图

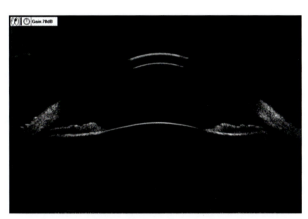

图 10-2-2　宽景扫描获得的正中切面眼前节全景图

2. 放射状检查法（图10-2-3）　自12点位开始顺时针转动探头一周，此过程中注意探头始终与角膜缘保持垂直。放射状检查法是观察眼内病变最常用的 UBM 检查法，尤其对观察前房角、虹膜、睫状突、后房、悬韧带等结构具有优势。

3. 水平检查法（图10-2-4）　探头扫描方向与角膜缘平行，探头沿图中箭头方向做往复运动，通常作为放射状检查法的补充或用于病灶范围的界定。

4. 其他检查法　当需要对病变进行定位时可采用连续扫描检查法（图10-2-5），即将探头标示朝外在一定区域内沿角膜缘进行连续性放射状扫描，主要用于病灶钟点位

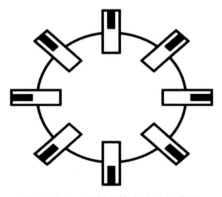

图 10-2-3　放射状检查方法示意图

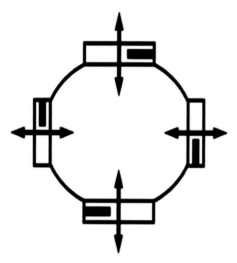 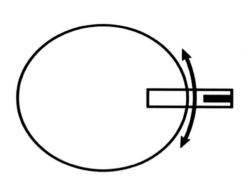

图 10-2-4　水平检查方法示意图　　　　图 10-2-5　连续扫描检查法示意图

的确定。当病变位于睫状体平坦部、周边玻璃体及周边视网膜时，检查时需要将扫描窗尽可能向眼球赤道方向移动，并嘱患者配合转动眼位，通常可以观察到睫状体平坦部甚至周边部视网膜情况，用于眼内异物筛查、葡萄膜炎及玻璃体视网膜疾病的观察等。

三、检查流程

根据需要选择合适的扫描方法。用脚轻踩脚踏控制器的左键，探头开始扫查，扫查过程中保持探头与欲扫查部位垂直才可获得最佳图像。当获得理想图像后，再次轻踩脚踏控制器的左键来冻结图像，轻踩脚踏控制器的右键存储图像。在图像处于冻结的状态下，若再次轻踩脚踏左键则可再次启动图像进行扫查。扫查完毕取出眼杯后注意观察球结膜及角膜有无损伤，询问患者眼部有无疼痛等不适，然后滴消炎滴眼液，嘱患者不要揉搓眼睛。

四、检查注意事项

1. **检查的相对禁忌证**　检查前应了解患者有无检查禁忌证。感染性角结膜炎、眼球破裂伤、角膜穿孔等患者不能做 UBM 检查；内眼手术后 1～2 周内一般不宜行 UBM 检查；角膜上皮有损伤而又必须进行 UBM 检查的患者，可使用角膜接触镜，但此时如使用液体介质，隐形眼镜可随着换能器摆动漂浮在液体中，从而起不到保护角膜的作用，因此耦合剂需选择眼用凝胶。角膜接触镜在 UBM 上表现为角膜表面的双线弧形强回声带。

2. **合适的增益**　增益选择与所检疾病有关，正确选择增益有助于分辨病灶特征。对于一般结构的观察，增益通常设置为 80dB；而对于眼内异物、巩膜病变、浅表组织占位病变等均应降低仪器增益至 60dB 左右，以利于分辨病灶边界、内部回声及与周围组织关系等特征。

3. **探头操作**　操作中要注意探头应始终垂直于所要检查的部位，保持探头稳定，组织成像聚焦于焦点线附近，当声波垂直入射界面时，探头接收的回声能量最强。检查者可通过角膜前后弹力层、虹膜的色素上皮层、晶状体前表面的反射线是否清晰、晶状体前表面与虹膜的后表面是否相切来判断 UBM 的图像质量。

第三节　正常眼前段结构超声生物显微镜表现

一、正常角膜的超声生物显微镜表现

观察角膜结构时，应注意将角膜置于超声生物显微镜（UBM）的聚焦线上。正常角膜在 UBM 上自前向后共有四条强度不等的带状回声（图 10-3-1）。前表面相邻的两条弧形强带状回声分别为角膜上皮细胞层和前弹力层，后表面的弧形强带状回声为后弹力层和内皮细胞层，两者紧密相贴，无法分辨，表现为一条强回声带。前后表面之间分布均匀的低回声区域为角膜基质层。

在病理情况下，UBM 通过观察角膜的回声强度及厚度的异常变化来了解角膜结构的改变，除此之外，还可以对角膜各层厚度进行精确测量。

二、正常结膜 UBM 表现

正常结膜组织在 UBM 上可见表层强带状回声为结膜上皮层，与角膜上皮层相延续，其下不规则薄层中低回声区为结膜下组织及球筋膜组织（图 10-3-2）。球结膜水肿或变性肥厚时，可见上皮下组织厚度及回声发生改变。

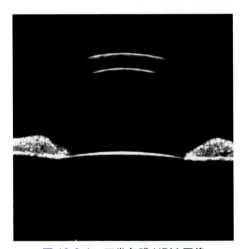

图 10-3-1　正常角膜 UBM 图像

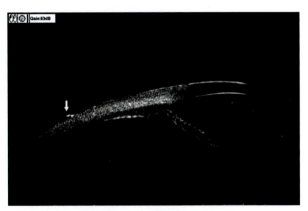

图 10-3-2　结膜强回声光带

三、正常巩膜的 UBM 表现

正常巩膜组织在 UBM 上显示为回声强度均匀的高回声（图 10-3-3），在角巩膜移行处的前房面点状强回声突起为巩膜突，这是眼前段结构测量的重要解剖标志，巩膜组织的病变常可导致巩膜厚度改变、巩膜内回声改变及巩膜结构的紊乱。

四、正常前房和前房角的 UBM 表现

UBM 检查前房为无回声暗区（图 10-3-4），其周围的结构因组织结构的不同而表现为不同的回声强度，因此前房的界限很容易确定。近视眼前房较深，远视眼前房较浅。前房深度是诊断和观察青光眼患者的重要指标。

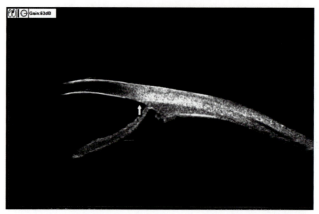

图 10-3-3　正常巩膜 UBM 表现，白色箭头显示处为巩膜突

UBM 可以清晰地显示前房角的相关结构（图 10-3-5），不过目前常用的 50MHz 的 UBM 上，小梁网、Schlemm 管并不能清晰显示，因此巩膜突成为分辨房角结构的重要解剖标志，由巩膜突向前约 500μm 处可估算为小梁网的前界所在。UBM 可以清晰地观察到前房深度的改变、前房内回声的改变以及房角形态的改变。

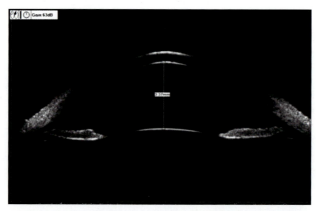

图 10-3-4　中央前房深度

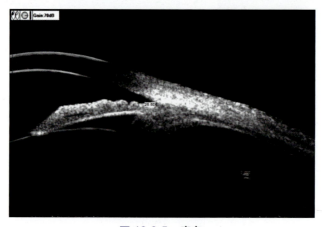

图 10-3-5　房角

五、正常虹膜的 UBM 表现

正常虹膜组织在 UBM 上呈中高回声：前后表面回声较高，内部回声稍低。虹膜厚度不均，近瞳孔区较厚，根部较薄。虹膜前表面高低不平，内侧段常见坑状凹陷，为虹膜隐窝；外侧段可见数个小凹，为虹膜收缩沟所在（图 10-3-6）。病理情况下可见虹膜形态、厚度及内回声改变。

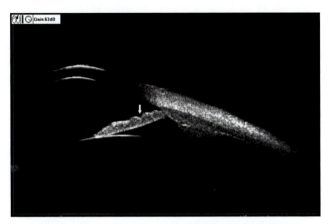

图 10-3-6　正常虹膜，白色箭头显示虹膜收缩沟

六、正常睫状体的 UBM 表现

UBM 可以清晰地观察自虹膜根部、睫状突至睫状体平坦部的整个睫状体。正常睫状体的纵切面为类三角形的均匀中强回声（图 10-3-7），前与虹膜、巩膜相连，依次为睫状体冠部和平坦部，水平切面可探查到睫状突表现为水平排列的条带状回声（图 10-3-8）。通常情况下 UBM 对睫状体内的各层结构不能分辨，病理情况下睫状体的形态、厚度、内回声及睫状突位置可能发生改变。

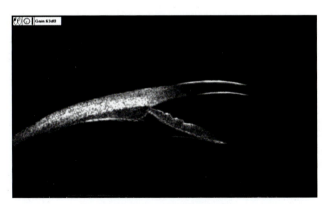

图 10-3-7　睫状体纵切面

七、正常后房 UBM 表现

正常情况下，后房在 UBM 表现为无回声暗区（图 10-3-9），由虹膜、睫状体、晶状体悬韧带、晶状体赤道部和周边玻璃体共同组成。病理情况下，后房形态或内回声可能发生改变。

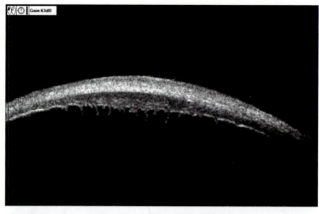

图 10-3-8　睫状体水平切面

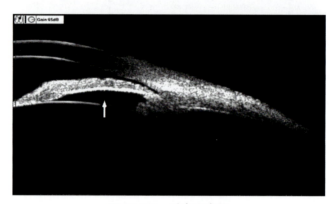

图 10-3-9　后房示意图

八、正常晶状体及悬韧带 UBM 表现

一般 50MHz 的 UBM 上可以显示晶状体前囊、赤道部、前部 1/3 的晶状体皮质及部分晶状体悬韧带，而晶状体的后囊则无法探查清晰。正常晶状体的囊膜呈光滑强带状回声，晶状体的皮质和核呈无回声暗区。晶状体悬韧带正常情况下为晶状体赤道部与睫状突之间的条状中强回声（图 10-3-10）。病理状态下，UBM 可以发现晶状体内回声、位置发生的改变。

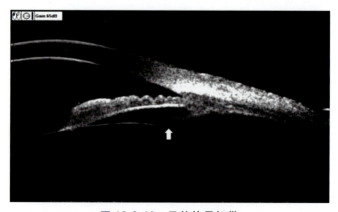

图 10-3-10　晶状体悬韧带

九、正常周边玻璃体 UBM 表现

正常玻璃体呈无回声暗区,并以后组悬韧带为界与后房相隔。病理情况下可以发现玻璃体内回声可发生改变(图 10-3-11)。

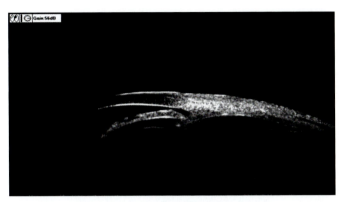

图 10-3-11　周边玻璃体腔内回声改变

第四节　超声生物显微镜的临床应用

超声生物显微镜是一种无创超高频的超声诊断设备,因其具有超高的分辨率,可以清晰地显示角膜、前房、房角、虹膜、睫状体、晶体赤道部和悬韧带、周边玻璃体等眼前段组织结构的图像,因此在诊断各类青光眼,眼外伤,角结膜、巩膜、晶状体疾病,眼外肌病以及眼前段肿瘤中发挥着重要作用。

一、青光眼

(一)青光眼相关参数及测量方法

1. 正中切面测量参数　在眼前节正中切面可进行中央前房深度、中央角膜厚度测量。当角膜前、后表面及晶状体前囊 3 条弧形带状回声均显示清晰且回声最强时,表明声波垂直于角膜中央入射,此时测得上述参数最为准确(图 10-4-1)。

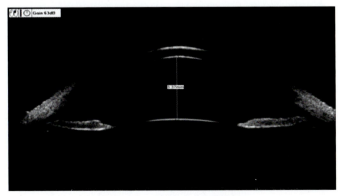

图 10-4-1　正中切面测量参数

2. 房角开放距离　在巩膜突前 500μm 处小梁网上一点，垂直于角膜作一直线与虹膜相交，两点间的距离为房角开放距离（Angle Opening Distance，AOD）（图 10-4-2）。

3. 小梁虹膜夹角　以巩膜突为顶点，其前 500μm 处小梁网上的一点，与相应虹膜上一点与巩膜突之间连线的夹角即为小梁虹膜夹角（Trabecular-Iris Angle，TIA）（图 10-4-2）。

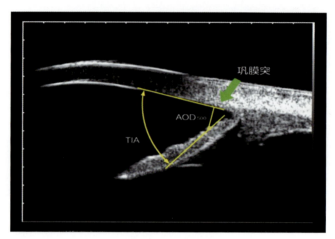

图 10-4-2　TIA

（二）原发性闭角型青光眼 UBM 表现

1. 急性闭角型青光眼　急性闭角型青光眼患者通常具有显著浅前房（图 10-4-3），还具有明显虹膜膨隆、睫状突旋前、晶状体前移、房角入口狭窄的解剖特征。对于急性发作期，除上述解剖特征外，还可见房角大部或全周呈关闭状态，角膜不同程度水肿。

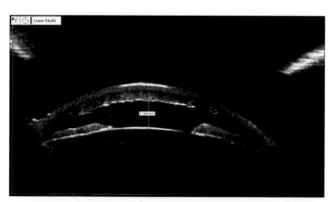

图 10-4-3　急性闭角型青光眼发作期角膜回声粗糙、浅前房

2. 慢性闭角型青光眼　慢性闭角型青光眼患者也存在浅前房，较急性闭角型青光眼略深。UBM 观察到多数伴有虹膜膨隆、晶状体位置前移、房角狭窄的征象（图 10-4-4）。除此之外，患者还可能伴有虹膜根部肥厚、虹膜根部附着点偏前、睫状突肥厚前旋等特征。

3. 高褶虹膜综合征　在高褶虹膜综合征患者通常观察不到明显的虹膜膨隆。前房正常或略浅。特征性改变是虹膜根部肥厚使得平坦的虹膜在房角处突然形成折角导致房角狭窄甚至关闭（图 10-4-5、图 10-4-6），典型者虹膜根部呈"屈膝状"改变。此外，多数患者还可观察到睫状突明显前旋，向前推顶虹膜根部，与虹膜根部相贴而致睫状沟消失。需要注意，暗室中瞳孔扩大使虹膜组织向周边堆积也可产生类似高褶虹膜的形态特征，因此，用 UBM 观察虹膜根部"屈膝状"改变，应避免在暗室条件下进行。

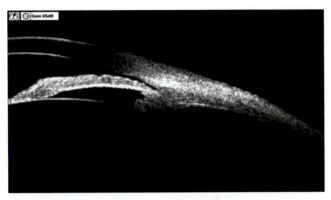

图 10-4-4　房角狭窄

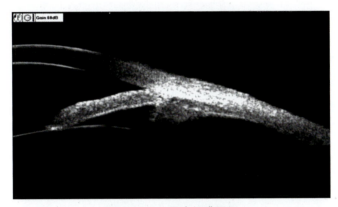

图 10-4-5　周边虹膜肥厚

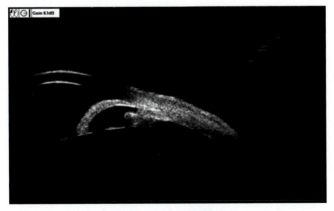

图 10-4-6　虹膜高褶

4.闭角型青光眼 UBM 检查注意事项

（1）前房需常规进行中央前房深度测量，并观察双眼前房深度是否对称，通常双眼数值差异不应 > 0.2mm，差异明显者应注意观察晶状体及悬韧带情况。

（2）观察虹膜应尽可能在自然瞳孔状态，正中全景图有助于呈现虹膜形态的整体观，注意观察虹膜膨隆、肥厚程度，虹膜根部附着点是位于巩膜突或睫状体前、中、后部。

（3）注意观察睫状突是否有肥厚、旋前，睫状突与晶状体赤道部间距，以及是否存在睫状体囊肿。

（4）注意晶状体厚度，以及是否存在半脱位或悬韧带松弛，原发性闭角型青光眼常具有较厚的晶状体，悬韧带异常会导致双眼前房不等深或患眼前房深浅不均。

（三）恶性青光眼 UBM 表现

与正常眼相比，恶性青光眼常表现为角膜小、眼轴短、前房浅、房角窄、晶体厚、晶状体位置偏前。恶性青光眼发作时 UBM 表现：

1. 晶体虹膜隔前移，虹膜从根部至瞳孔缘部与角膜内皮完全相贴，前移的晶状体使中央前房变的极浅或消失（图 10-4-7）。

2. 睫状体增厚，肿胀的睫状突前旋，玻璃体前界膜前凸，睫状突 - 玻璃体前界膜 - 晶状体赤道部三者紧密相贴、间隙消失，虹膜晶状体相贴范围增大（图 10-4-8），部分前凸的玻璃体前界膜在 UBM 上表现为晶状体与睫状突之间凸面向前的短弧线状回声。

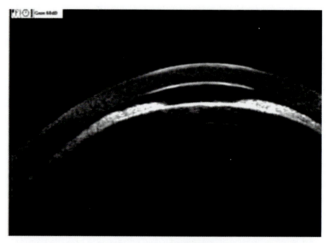

图 10-4-7　前房极浅

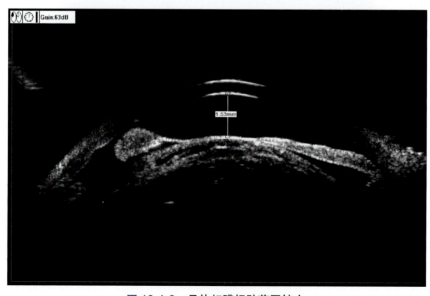

图 10-4-8　晶体虹膜相贴范围较大

3. 部分病例由于睫状体上腔积液，UBM 表现为全周范围内睫状体浅脱离。

通常认为，恶性青光眼是由于睫状突、晶状体和玻璃体三者之间的关系异常，房水逆流进入玻璃体，导致晶状体虹膜隔前移、前房变浅甚至消失使眼压升高，而 UBM 的出现使我们对恶性青光眼的诊断有了客观的依据。

（四）先天性青光眼 UBM 表现

先天性青光眼是指由于房角结构先天发育异常，导致房水排出障碍所引起的青光眼，临床上分为婴幼儿型青光眼、青少年性青光眼、合并其他异常的青光眼 3 种类型。

婴幼儿型青光眼的 UBM 表现：
1. 角膜前后表面强回声光带欠清晰，结构模糊，角巩缘及前部巩膜组织扩张变薄。
2. 前房中央深度加深，房角发育异常，巩膜突不分明，虹膜附着点可前移至巩膜突。
3. 虹膜常表现为基质萎缩、变薄，形态僵直、隐窝及收缩沟均不明显（图 10-4-9）。
4. 睫状突长度、厚度均大于同龄正常儿童，且向前向内移位，部分与虹膜相贴。

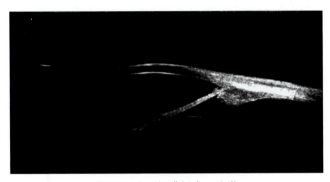

图 10-4-9　虹膜僵直、变薄

（五）继发性青光眼 UBM 表现

继发性闭角型青光眼常见于新生血管性青光眼、葡萄膜炎、多发性睫状上皮囊肿等。继发性闭角型青光眼的 UBM 表现因原发疾病不同而有所不同，如为单眼受累，对侧眼 UBM 表现可为正常。

葡萄膜炎及新生血管所导致的闭角型青光眼常表现为周边虹膜广泛前粘连致房角关闭，新生血管性青光眼通常无明显虹膜膨隆，平坦的虹膜与角膜所形成的假房角易被误认为正常房角（图 10-4-10）。检查时应特别留意巩膜突与虹膜的相对位置关系。部分葡萄膜炎继发闭角型青光眼若因瞳孔闭锁或膜闭产生完全性瞳孔阻滞，前、后房房水交通阻断，后房房水积聚产生进行性虹膜膨隆，进而房角关闭。这种情况下 UBM 显示虹膜瞳孔缘粘附于晶状体，伴有明显虹膜膨隆、房角狭窄甚至关闭（图 10-4-11）。

多发性睫状体囊肿或者是形态较大的睫状体囊肿也有可能引起房角关闭，或继发闭角型青光眼。UBM 可在虹膜后、睫状沟观察到圆形或类圆形、边界清楚光滑的薄壁囊样肿物，内部为无回声区，虹膜被推顶向前膨隆，局部房角狭窄甚至关闭（图 10-4-12）。

色素播散综合征多见于年轻、男性、近视患者，由于房角大量色素沉着或伴有房角发育异常，一些色素播散综合征患者可出现眼压升高，称之为色素性青光眼。UBM 表现为虹膜后凹，与晶状体表面及悬韧带广泛接触（图 10-4-13），虹膜中周部变薄，虹膜周边切除术后或使用缩瞳剂后虹膜变平直。

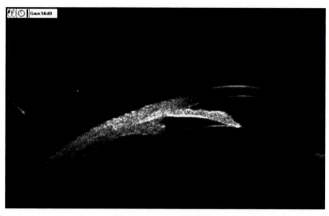

图 10-4-10 假房角

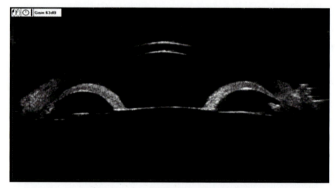

图 10-4-11 葡萄膜炎继发青光眼

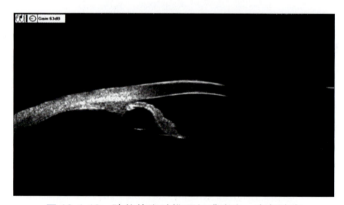

图 10-4-12 睫状体囊肿推顶虹膜膨隆、房角狭窄

晶状体膨胀继发性青光眼，其 UBM 表现为角膜前后表面的强回声带欠光滑，基质层回声较对侧眼模糊，前房中央深度变浅，晶状体呈片状强回声区，晶状体与虹膜接触距离增大（图 10-4-14）。

晶状体脱位继发青光眼，UBM 可以观察到前房深度不一致、悬韧带部分断裂、晶状体移位、虹膜与晶状体之间的关系改变，玻璃体前表面前凸（图 10-4-15）。

虹膜角膜内皮综合征（ICE 综合征）是一组伴有继发性闭角型青光眼的疾病，病因不明，多见于中青年女性，多单眼发病。其共同特征为角膜内皮细胞异常生长覆盖于房角及虹膜表面，内皮膜收缩产生房角关闭、瞳孔变形和虹膜改变。UBM 表现为中周部虹膜广泛前粘连，虹膜

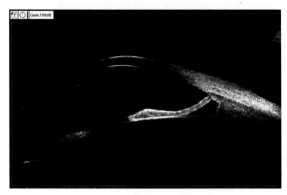
图 10-4-13　色素性青光眼虹膜后凹

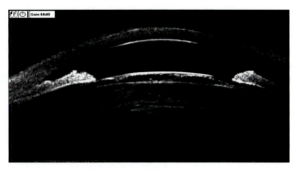
图 10-4-14　晶体膨胀、前房浅、房角窄，部分关闭

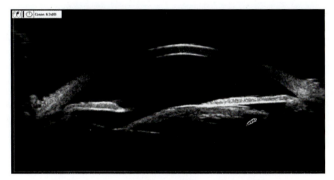
图 10-4-15　晶状体不全脱位，前房深浅不一

形态异常、僵直、变薄、萎缩，萎缩的虹膜可形成半层孔或全层孔。

（六）UBM 在青光眼手术前后的应用

1. 激光虹膜打孔术 / 周边虹膜切除术

UBM 检查：注意观察虹膜色素上皮是否穿透（图 10-4-16）、虹膜膨隆是否改善、房角是否增宽。对于慢性闭角型青光眼患者尚需注意解除虹膜膨隆之后是否仍存在周边虹膜肥厚或由于睫状突前旋导致房角虹膜组织堆积，以明确是否需要采取其他补充治疗手段。

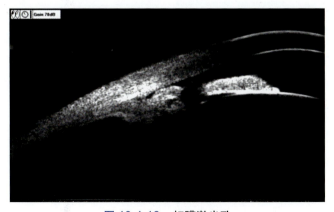
图 10-4-16　虹膜激光孔

2. 小梁切除术后，应用 UBM 观察滤过泡以及滤道的内、外口及巩膜瓣情况，对评价小梁切除术后滤过泡的功能状态有着极其重要的意义。

3. UBM 检查滤过通道的注意点

（1）观察滤道内口是否通畅，通畅的小梁切除内口显示为角巩缘内壁长方形局部缺如（图 10-4-17，图 10-4-18）。

（2）观察巩膜瓣情况，如滤过通道内、外口均通畅，可见与巩膜瓣之间有一间隙，提示有房水流入滤过泡。当外口被表层巩膜瘢痕关闭时，可见外口与巩膜瓣粘连。

（3）观察滤过泡形态，判断滤过泡是否为理想状态（图 10-4-19）。

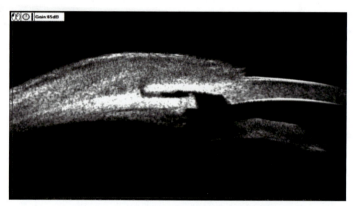

图 10-4-17　显示小梁切除内口及滤过通道

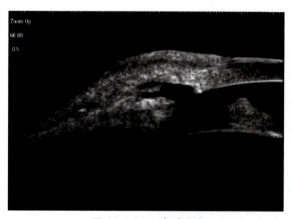

图 10-4-18　滤过通道

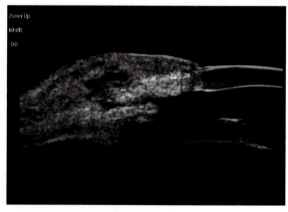

图 10-4-19　滤过泡

二、角结膜疾病

（一）角膜水肿

角膜水肿的 UBM 表现，可根据角膜受累层次不同分为角膜上皮水肿、角膜基质水肿和全层水肿。

角膜上皮水肿 UBM 表现为：角膜上皮回声区增厚，回声减弱，角膜上皮与前弹力层之间的距离增加，如有角膜大泡则可见角膜上皮与前弹力层之间形成局限的无回声区。

角膜基质层水肿 UBM 表现为：角膜基质层回声强度减弱，角膜厚度较正常增加，角膜各层显示欠清晰。

角膜内皮水肿 UBM 表现为：角膜内皮细胞层回声减低，厚度增加，严重者角膜内皮可呈波浪形不规则回声（图 10-4-20），甚至有部分表现为内皮细胞层与后弹力层完全分离（图 10-4-21），导致前房内出现条带状回声且与角膜内表面相连。往往合并角膜上皮层或基质层的水肿。

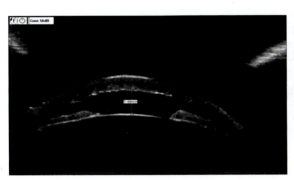

图 10-4-20　角膜全层水肿

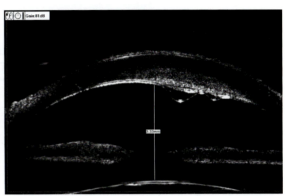

图 10-4-21　角膜上皮层水肿以及后弹力层脱离

（二）粘连性角膜白斑

角膜白斑常见的病因有角膜营养不良、角膜炎、外伤、先天性异常等。UBM 可以清楚地了解角膜白斑患者角膜、前房、房角、虹膜以及晶状体状况，为临床医师提供所需的影像信息。

角膜白斑 UBM 表现为：角膜厚薄不均，基质层回声不规则增强，局部角膜分层结构不清（图 10-4-22），可有虹膜组织前粘连。若虹膜根部与角膜内表面相粘连，可出现房角关闭（图 10-4-23）。角膜斑翳则仅表现为角膜基质层回声不规则增强，而角膜形态及厚度无明显改变。

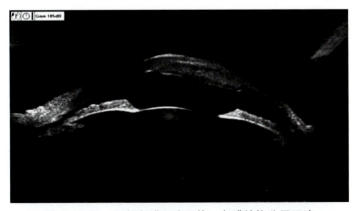

图 10-4-22　局部角膜厚度不均、角膜结构分层不清

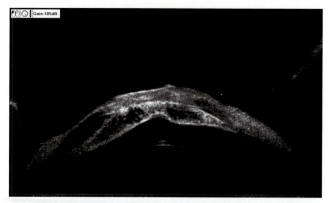

图 10-4-23 虹膜粘连房角关闭

（三）圆锥角膜

在疾病早期，角膜形态可无明显异常改变。随病程进展，病变区角膜形态发生改变，UBM 表现为局部角膜回声增强、角膜后弹力层向前突出（图 10-4-24），连续性发生改变，一般不伴有虹膜前粘连。

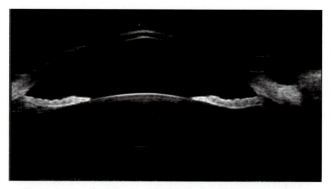

图 10-4-24 圆锥角膜（感谢南宁爱尔李凌提供此照片）

（四）结膜水肿

球结膜水肿在 UBM 上表现为起自角巩缘的隆起波浪样粗带状回声，其下为无回声腔隙（图 10-4-25），隆起程度取决于积液量的多少。

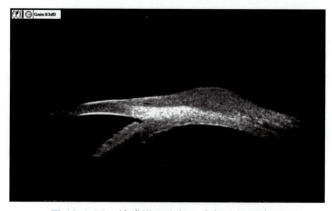

图 10-4-25 结膜增厚隆起，内部分低回声区

（五）翼状胬肉

翼状胬肉在 UBM 表现为上皮下的高回声隆起，可延伸至角膜，表面上皮完整并与角结膜上皮相延续，局部角膜的前弹力层及基质浅层可受累，病变与周围组织界限清楚（图 10-4-26）。

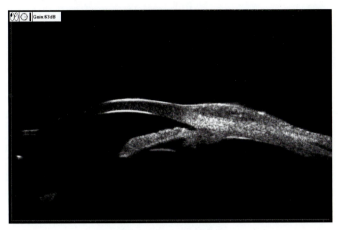

图 10-4-26　翼状胬肉

（六）角结膜皮样瘤

角结膜皮样瘤在 UBM 下可以清晰地探查到病变与角结膜之间的关系，病变呈中等回声的半球形或梭形隆起，内部回声一般均匀（图 10-4-27）。

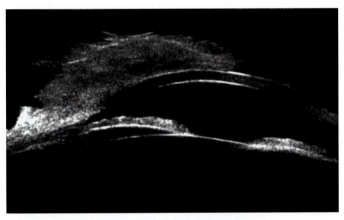

图 10-4-27　角结膜皮样瘤

三、晶状体疾病及人工晶体眼

（一）晶状体位置异常

晶状体不全脱位时，UBM 表现为：前房深度不等、局部悬韧带缺失、晶状体赤道部前移、睫状突 - 晶状体赤道部距离不等，一般晶状体向距离缩小的一侧移位（图 10-4-28）。

完全脱离的晶状体，UBM 检查时，在正常的晶状体解剖位置无法探查到晶状体，表现为晶状体回声缺如（图 10-4-29）。

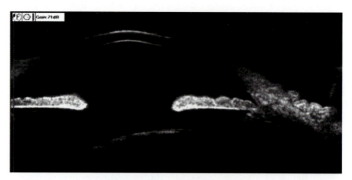

图 10-4-28　晶体不全脱位

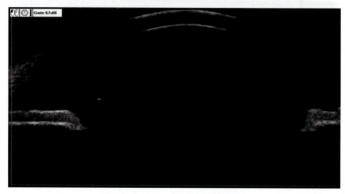

图 10-4-29　晶状体全脱位

但应注意与晶状体悬韧带松弛的鉴别：

大多数情况下 UBM 难以显示弯曲的悬韧带，部分晶状体悬韧带松弛的 UBM 表现可以探查到晶状体悬韧带形态的改变，原本条带状排列的悬韧带部分变得弯曲，但此弯曲的悬韧带仍与晶状体的赤道部及睫状突相连，晶状体悬韧带与睫状突之间的距离各方向变化不明显。

（二）白内障

晶状体的混浊称为白内障，可以分为：先天性、老年性、并发性、外伤性、后发性等多种。

1. 老年性白内障　UBM 表现为晶状体内的无回声暗区，为呈同心圆形的不均匀回声增强，类似"洋葱皮"样改变（图 10-4-30），在膨胀期可观察到晶状体体积增大、赤道部圆钝，以及由此可能产生的浅前房、虹膜膨隆、房角狭窄甚至关闭。

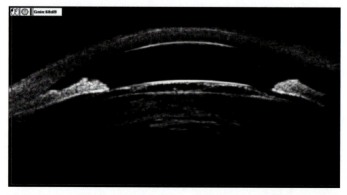

图 10-4-30　晶状体内部回声不均，环形排列，"洋葱皮"样改变

2. 外伤性白内障　UBM 表现为晶状体局部回声增强，膜状白内障时晶状体形态发生改变，由正常的纺锤形中强回声环变为膜状中强回声（图 10-4-31）。

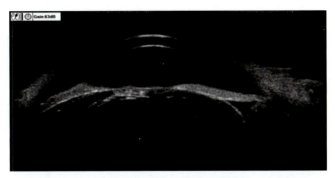

图 10-4-31　外伤性白内障，膜状回声增强、形态改变

（三）人工晶体眼

人工晶体在白内障手术和屈光手术中被广泛应用，UBM 能够较好地显示人工晶体植入术后晶体的位置，对于人工晶体半脱位、全脱位、夹持、移位等异常情况可做出较为准确的判断，对于临床手术效果评价、并发症判断及手术修正均具有重要意义。

后房型人工晶体 UBM 表现：正常情况下后房型人工晶体的光学区位于虹膜后，且不与虹膜接触，中央区为纺锤形强回声（图 10-4-32），虹膜后表面与睫状突之间的三角形无回声区内可探及点状强回声，为人工晶状体的袢（图 10-4-33）。

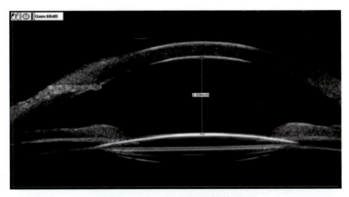

图 10-4-32　人工晶状体中央区

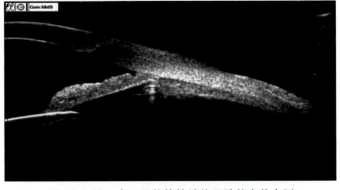

图 10-4-33　人工晶状体的袢位于睫状突前内侧

前房型人工晶体 UBM 表现：前房型人工晶体通常固定于虹膜表面或支撑于房角，UBM 上光学区位于虹膜前，后方呈多次反射，遮蔽部分组织回声，襻可位于虹膜表面或房角（图 10-4-34）。

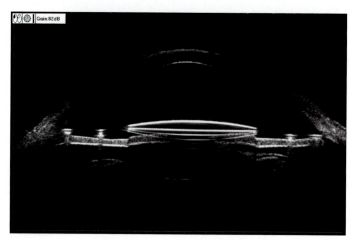

图 10-4-34　前房型人工晶体

ICL 是用于矫正高度近视的人工晶体，是平凹透镜，即光学区前表面平直，后表面前凸，四个襻分别位于鼻上、鼻下、颞上、颞下 4 个方位的睫状沟中，呈弧形的带状强回声（图 10-4-35）。UBM 有助于判断术后并发症产生的原因，如 ICL 选择过大，UBM 可见 ICL 拱高过高，浅前房，ICL 襻可深插入睫状冠内，并可继发房角关闭，襻移位可产生 ICL 倾斜，拱高不均，也可继发房角关闭。

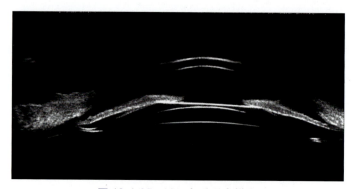

图 10-4-35　ICL 术后观察拱高

四、玻璃体视网膜葡萄膜疾病

（一）虹膜睫状体炎

UBM 表现为前房及周边玻璃体点状混浊（图 10-4-36）。因瞳孔闭锁或膜闭而继发闭角型青光眼，可见虹膜与晶状体前囊黏附、虹膜明显膨隆，房角关闭（图 10-4-37）。

（二）中间葡萄膜炎

UBM 表现为：睫状体平坦部及锯齿缘表面呈高回声的"雪堤"状改变（图 10-4-38），周边玻璃体弥漫性点状混浊（图 10-4-39），增殖形成的高回声机化条索，形态不规则、粗细不一，多与睫状体平坦部或周边视网膜粘附，部分病例可并发玻璃体视网膜牵拉，睫状体浅脱离，睫状突水肿前旋可致晶状体虹膜隔前移、瞳孔阻滞、虹膜膨隆，部分患者可致房角狭窄，甚至关闭。

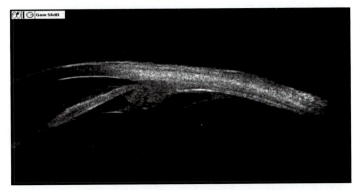

图 10-4-36　前房、周边玻璃体点状混浊

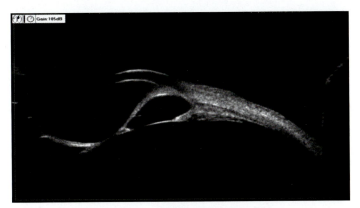

图 10-4-37　虹膜睫状体炎瞳孔闭锁

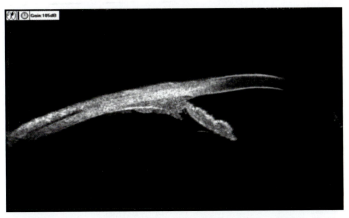

图 10-4-38　睫状体扁平状渗出物呈高回声的"雪堤"状

（三）局灶性睫状上皮脱离

在 UBM 放射状切面上，表现为睫状体表面光滑弧形隆起的带状高回声，两端连于睫状体（图 10-4-40）。大范围的睫状上皮脱离若与脱离的视网膜相延续，表现为睫状体表面的"波浪样"带状高回声，前端止于睫状体表面，后端开放。

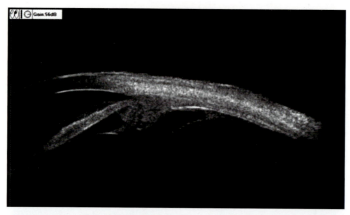

图 10-4-39　周边玻璃体膜状弱回声，睫状体平坦部较正常增厚

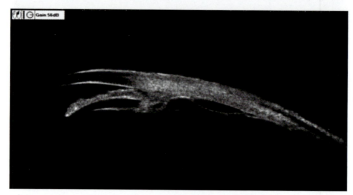

图 10-4-40　局灶性睫状上皮脱离

（四）玻璃体的 UBM 检查

UBM 检查可以比较直观的观察前部玻璃体情况，可以观察玻璃体混浊与周围组织的关系，与睫状体、虹膜、晶状体后囊等有无粘连，同时可观察有无牵拉性视网膜脱离、睫状体脱离等，但不能对后部玻璃体进行很好的观察，后部玻璃体需要结合 B 型超声来诊断。

（五）视网膜脱离

UBM 上呈双线带状回声，若由玻璃体机化组织牵拉形成的牵引性周边部视网膜脱离，UBM 上表现为周边部视网膜呈角状隆起的带状回声（图 10-4-41），表面可有玻璃体机化条索粘附。

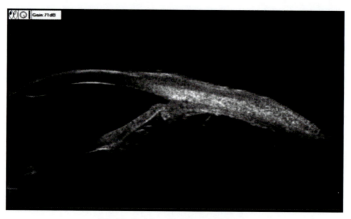

图 10-4-41　带状视网膜脱离

(六）硅油眼的 UBM 改变

无晶状体眼可在瞳孔区及睫状体表面探及光滑弧形硅油界面（图 10-4-42），与球壁及虹膜睫状体间存在低回声间隙。当硅油充满前房时，由于硅油内声速明显减慢，虹膜回声不能在 UBM 显示区域内出现，即不显示硅油界面，造成全周虹膜自睫状体附着处起完全消失的假象。房角结构也无法显示，但在睫状体表面仍可见硅油界面（图 10-4-43）。硅油乳化后，角膜后、虹膜前后表面、睫状体表面、房角等处可见大量密集分布的点状高回声（图 10-4-44），后方组织结构因回声衰减明显而难以显示。

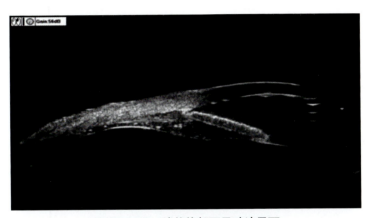

图 10-4-42　睫状体部可见硅油界面

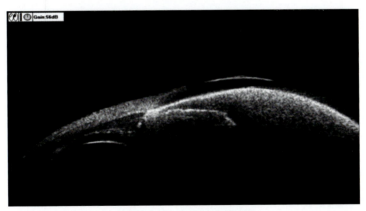

图 10-4-43　硅油充满前房

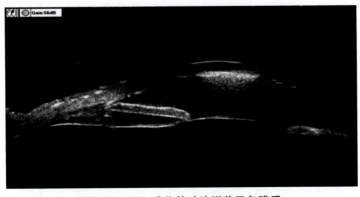

图 10-4-44　乳化的硅油附着于角膜后

五、眼外伤

（一）前房积血

眼外伤极易引起前房积血，约占眼挫伤中的25%，挫伤后前房积血是由于虹膜撕裂伤致大小动脉环血管破裂或睫状突受损伤及睫状血管所致。

正常前房为无回声的暗区，新近发生前房积血时，UBM检查可发现前房内均匀点状中高回声。仰卧位检查出血一般在虹膜前表面（图10-4-45），出血较多可充满整个前房（图10-4-46）。部分患者可同时观察到其他眼前段改变，如房角后退、睫状体离断、晶体脱位等（图10-4-47）。

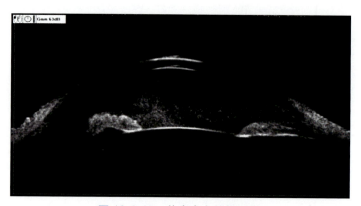

图 10-4-45　前房内点状低回声

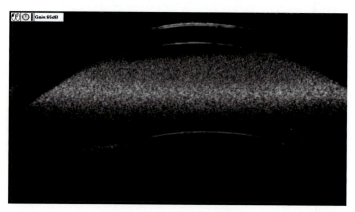

图 10-4-46　前房充满积血

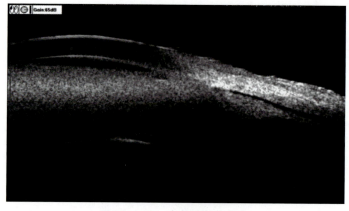

图 10-4-47　合并睫状体脱离

（二）虹膜根部离断

虹膜根部离断是指虹膜根部与睫状体相连处的分离，常因眼球受挫伤和震荡而发生离断。UBM 一般表现为虹膜与巩膜突、睫状体完全分离（图 10-4-48）。部分病例可同时合并晶状体半脱位或全脱位、睫状体脱离（图 10-4-49）、玻璃体疝等情况（图 10-4-50）。

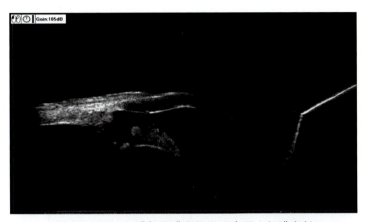

图 10-4-48　虹膜与巩膜突间无回声区，虹膜离断

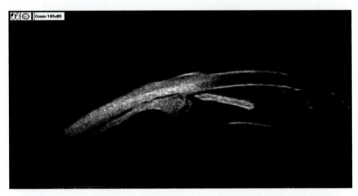

图 10-4-49　前房内点状低回声，虹膜离断合并睫状体脱离

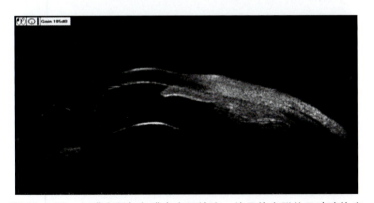

图 10-4-50　虹膜离断与角膜内表面粘连，伴晶体半脱位及玻璃体疝

（三）睫状体的损伤

外力作用于眼球的瞬间同时造成眼球的横向压迫和赤道部的被动扩张，这一过程极易造成睫状体损伤，可表现为 3 种形式：①睫状体纵行肌和环形肌之间的纤维分离，即为房角后退；

②睫状体与巩膜之间分离，但巩膜突处相连即为睫状体脱离，睫状体脉络膜上腔为潜在间隙，因此睫状体脱离可 360°全周存在，但睫状体上腔与前房不相通；③睫状体前端与巩膜突分离，即睫状体离断，形成前房与睫状体上腔之间通道。

1. **房角后退** 钝挫伤后房角改变主要为房角后退或撕裂，即睫状体的环形肌与纵形肌的纤维分离，环形肌纤维撕裂，而纵形肌纤维仍附着于巩膜突上。房角后退依据程度与形态不同，在 UBM 上可表现为前房加深、房角增宽、加大或圆钝，虹膜根部附着点后退，小梁虹膜夹角角度增大（图 10-4-51、图 10-4-52）。

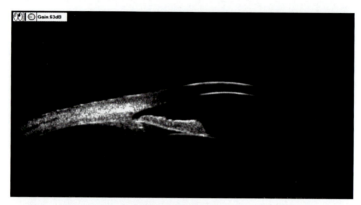

图 10-4-51 虹膜与巩膜突完全分离，房角后退

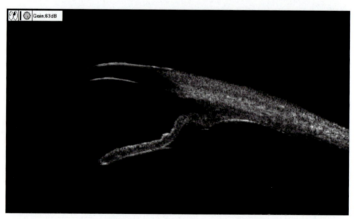

图 10-4-52 房角后退、睫状肌撕裂

2. **睫状体脱离与睫状体离断** UBM 是诊断睫状体脱离及睫状体离断的最佳检查手段。睫状体脱离表现为全周睫状体与巩膜之间的分离，睫状体上腔呈低回声腔隙，前端止于巩膜突处，后部开放，其间可见丝状组织回声（图 10-4-53）。睫状体脱离常同时伴随浅前房、睫状突前旋、虹膜膨隆、晶状体虹膜隔前移等。

睫状体离断 UBM 表现常见形态有 3 种：A. 睫状体前端与巩膜突之间分离，睫状体上腔与前房相通，即前交通型（图 10-4-54、10-4-55）；B. 睫状体冠部与平坦部均与巩膜分离，脉络膜上腔与后房贯通，即后交通型（图 10-4-56）；C. 虹膜与巩膜突相连，睫状体位于巩膜突附近，发生了相对位移，称之为相对位移型（图 10-4-57）。

（四）眼前段异物

眼前段异物中最多见的是金属异物，UBM 上，异物的主要特征为在高增益条件下表现强

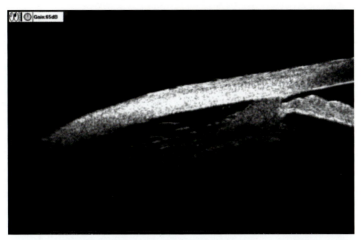

图 10-4-53 睫状体与巩膜间无回声暗区内丝状回声、虹膜膨隆，房角窄

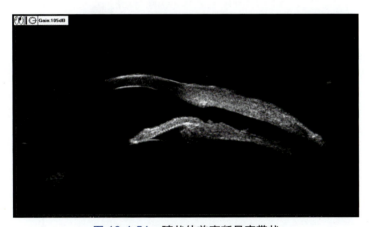

图 10-4-54 睫状体前离断呈宽带状

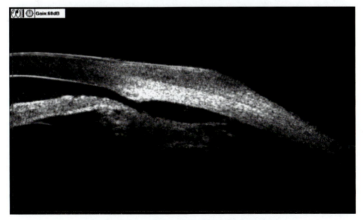

图 10-4-55 睫状体前离断呈楔形相通

回声斑（图 10-4-58），降低增益后其回声仍然高于周围组织。当异物位于前后房或周边玻璃体时，由于声波的内部混响效应，产生异物后方的彗尾征。不同性质的异物，其回声强度及"彗尾"程度有所不同。植物异物与其他异物相比较，其回声强度仅略高或等同于软组织回声，且通常无明显彗尾，伴或不伴有声影（图 10-4-59）；当异物位于球壁或组织内时，由于声波的衰减可

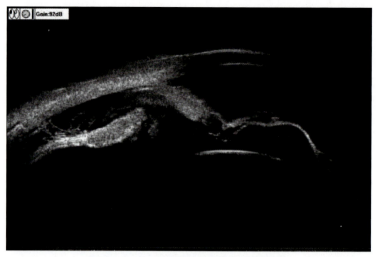

图 10-4-56　睫状体后离断与后房相通

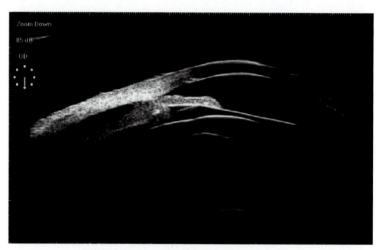

图 10-4-57　睫状体脱离呈相对位移型

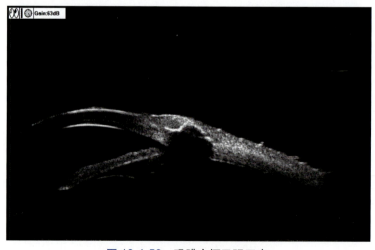

图 10-4-58　巩膜内探及强回声

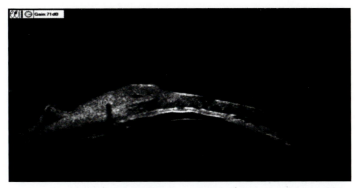

图 10-4-59　板栗刺患者结膜增厚，巩膜可见狭长的管状低回声声影

在异物后方产生声影现象（图 10-4-60）。

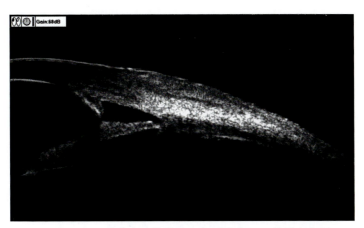

图 10-4-60　前房内异物粘连于角膜内表面，伴后方声影

六、眼前段肿瘤

（一）虹膜和睫状体囊肿

虹膜和睫状体囊肿是最常见的眼前段良性占位性病变，包括虹膜基质囊肿、虹膜或睫状体色素上皮囊肿、植入性囊肿等。UBM 为虹膜和睫状体囊肿的最佳诊断手段。虹膜基质囊肿、虹膜或睫状体色素上皮囊肿均表现为椭圆形、类圆形或圆形囊样无回声区，内回声均匀，囊壁薄，边界清晰。虹膜基质囊肿位于虹膜基质内、虹膜或睫状体色素上皮囊肿位于虹膜后、睫状沟、睫状突等处（图 10-4-61），可单发或是多发。位于虹膜后或睫状沟的较大囊肿可伴有局部虹膜膨隆（图 10-4-62），可与角膜相接触，甚至导致继发性青光眼。

（二）虹膜色素痣

虹膜色素痣是一种错构性病变，一般位于虹膜浅基质层，多数稳定无明显生长倾向，少数发生恶变。可分为局限性虹膜色素痣和弥漫性虹膜色素痣。UBM 检查虹膜色素痣可见在虹膜表面局限性隆起，内回声不均匀，大多数病例边缘整齐，部分前表面不规则，可伴有凹陷及不规则隆起。

（三）虹膜黑色素瘤

虹膜黑色素瘤是一类发生在虹膜基质内黑色素肿瘤。临床分为局限性和弥漫性黑色素瘤两

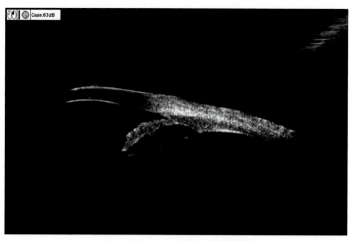

图 10-4-61　睫状体多发囊肿

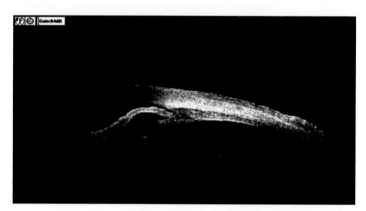

图 10-4-62　虹膜睫状体囊肿、虹膜膨隆、房角窄

种。黑色素瘤可侵及整个虹膜基质，UBM 表现为病变虹膜基质完全增厚，病变边界清晰，形态不规则，其内呈均匀低回声，衰减不明显。发生在虹膜根部的病变由于隆起遮挡巩膜突，可能导致继发性青光眼。

（四）睫状体黑色素瘤

睫状体黑色素细胞瘤为少见的睫状体良性肿瘤，可引起眼内色素播散、继发性葡萄膜炎和继发性青光眼。UBM 表现为拱形或半圆形中等回声，内回声不均，伴有声衰减，边界清晰，病变的基底部可探及圆形、椭圆形无回声区为病变内血管回声，部分病例病变边缘可探及囊性圆形无回声区，为伴发的虹膜囊肿。

（五）睫状体无色素上皮腺瘤

发生于睫状体无色素上皮细胞，主要发生于成年人，可以导致晶状体悬韧带松弛、白内障和继发性青光眼等改变，一般为良性生长。UBM 表现多呈类圆形、边界清楚的中高回声，内回声高低不均，无明显声衰减。可对邻近组织如虹膜、晶状体产生明显推挤。瘤体生长缓慢，边缘可探及与病变相连的继发类圆形无回声区，为肿瘤继发的囊肿。

[丁　蕾　刘　勇（合肥）]

主要参考文献

陈倩, 孙兴怀. 超声生物显微镜. 上海: 复旦大学出版社, 2015.

黎晓新, 王宁利. 眼科学. 北京: 人民卫生出版社, 2016.

刘磊. 眼超声生物显微镜诊断学. 北京: 科学技术出版社, 2002.

杨文利, 刘磊, 李雪非, 王景昭. 超声生物显微镜测量正常人眼前节结构的初步研究[J]. 中华眼科杂志, 1997,33(2):85-87.

Dada T, Gadia R, Sharma A, et al. Ultrasound biomicroscopy in glaucoma. Surv Ophthalmol, 2011, 56: 433-450.

Dada T, Gadia R, Sharma A, et al. Ultrasound biomicroscopy in glaucoma. Surv Ophthalmol, 2011, 56: 433-450.

Kanadani FN, Dorairaj S, Langlieb AM, et al. Ultrasound biomicroscopy in asymmetric pigment dispersionsyndrome and pigmentary glaucoma. Arch Ophthalmol, 2006, 124: 1573-1576.

Kaushik S, Ichhpujani P, Ramasubramanian A, et al. Occult intraocular foreign body: ultrasound biomicroscopyholds the key. Int Ophthalmol, 2008, 28: 71-73.

Kaushik S, Kumar S, Jain R, et al. Ultrasound biomicroscopic quantification of the change in anterior chamberangle following laser peripheral iridot- omy in early chronic primary angle closure glaucoma. Eye (Lond), 2007, 21:735-741.

Kumar RS, Quek D, Lee KY, et al. Confirmation of the presence of uveal effusion in Asian eyes with primaryangle closure glaucoma: an ultrasound biomicroscopy study. Arch Ophthalmol, 2008, 126: 1647-1651.

McWhae J A, Crichton AC. Rinke M. Ultrasound biomicroscopy for the as- sessment of zonules afterocular trauma. Ophthalmology, 2003, 110: 1340-1343.

Osman EA. The benefit of ultrasound bio^riicroscopy (UBM) in management of total Descemet's membranedetachment after deep sclerectomy surgery. Int Ophthalmol,2011, 31: 345-348.

Zhang M, Chen J, Liang L. et al. Ultrasound biomicroscopy of Chinese eyes with iridocorneal endothelialsyndrome. Br J Ophthalmol, 2006, 90: 64-69.

第 11 章

眼科超声波检查

第一节 概述

1880年皮埃尔·居里和雅克·居里兄弟发现电气石具有压电效应。1881年,他们通过实验验证了逆压电效应。逆压电效应,是超声技术的基础,第二次世界大战中超声被应用于水下声呐系统。1949年,Ludwig 用超声观察到了患者的胆囊结石。1956年,美国眼科医师 Mundt 和 Hughes 首先利用 A 型超声波检查进行眼部占位病变的研究。1958年,Baum 和 Greenwood 开始将二维超声应用于眼科。20 世纪 70 年代中期,开始使用超声测量眼轴,80 年代眼科超声诊断技术传入我国。90 年代初,出现了高频超声用于眼前节检查。

现有的眼科超声包括了 A 型超声、B 型超声(传统 B 超、超声生物显微镜)、彩色多普勒超声、超声造影和三维超声等(图 11-1-1)。随着仪器技术不断革新,在近 40 年时间里眼科超声逐渐成为眼科重要的生物测量和影像检查手段之一。

超声波在传播过程中遇到声学性质(声学密度、声速)不同的介质的分界面时就发生反射,

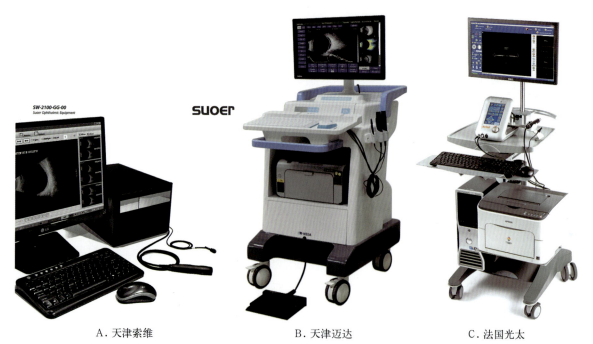

A. 天津索维　　　　　　　　B. 天津迈达　　　　　　　　C. 法国光太

图 11-1-1　不同厂商的眼用超声诊断仪

反射回来的声波称为回声（echo）；将回声加以接收，转变为电信号，经过两次放大、检波、修饰，显示为波形（A-scan）或图像（B-scan）于屏幕上，来进行诊断和鉴别诊断，又称为回声诊断法（echography）（图 11-1-2）。

A 型超声扫描是将所探测组织的界面回声以波峰形式显示，按回声返回探头的时间顺序依次排列在基线上，构成与探测方向一致的一维图像。A 型超声探查可获得两个关键性的资料，其一是探头到回声源（回声点）的距离，是生物测量的基础；其二是回声信号的波峰高度，部分由回声界面的反射性质决定，构成定量检查的基础。A 型超声扫描是最基本的超声模式，它是构成其他更复杂应用模式的基础。

B 超是通过扇形或线阵扫描，将组织的界面回声转为不同亮度的回声光点，由无数回声光点组成的二维声学切面图像。界面反射是超声诊断的基础，声波折射是 B 超诊断仪产生伪像的原因之一。

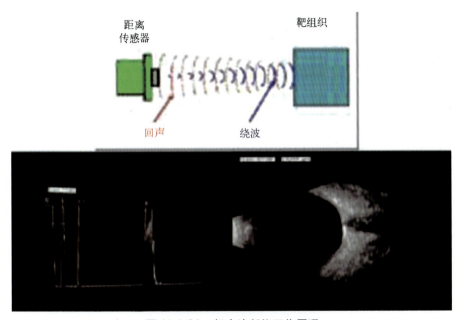

图 11-1-2A 超声诊断仪工作原理

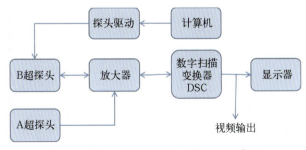

图 11-1-2B 超声诊断仪工作原理示意图

第二节 仪器操作

一、A超检查

（一）A超检查的适应证与禁忌证

1. A超检查的适应证

（1）精确的眼球生物学参数测量，包括角膜厚度、前房深度、晶状体厚度、玻璃体腔长度和眼球轴长。

（2）进行眼部肿瘤诊断和病理膜性质鉴别（需要特殊标准化A超诊断仪）。

2. A超检查的禁忌证　急性眼表感染性疾病、开放性眼外伤。

（二）操作前准备

1. 测量前，向患者说明所使用的仪器及测量方法，使患者消除紧张情绪。

2. 询问患者有无表面麻醉药物过敏史。

3. 确保所有的测量条件都正确的设置完毕。

4. A超检查无须散瞳。

5. 体位：仰卧位/坐位。

6. 表面麻醉：在被检眼结膜囊内滴入表面麻醉眼药水，嘱患者闭眼休息。

（三）A超检查的参数设置（表11-2-1）

表11-2-1　参数设置（A超）

操作参数	天津索维	天津迈达	法国光太
探头频率	10MHz	10MHz	11MHz
增益	30～105（dB）	1～105（dB）	20～105（dB）
深度	16～40mm	AL：15～40mm AC：2.0～6.5mm LEN：2.0～6.5mm VITR：12～33mm	AL：14～45mm AC：1.5～7mm LEN：2.0～7mm
测量精度	±0.05mm	AL、AC、LEN 误差≤±0.05mm，VITR≤±0.1mm	±0.04mm
眼睛模式	有晶体眼、致密晶体眼、无晶体眼、PMMA、丙烯酸和硅凝胶	正常眼、无晶体眼、致密白内障眼、人工晶体眼、特殊眼（可测硅油眼、可自行设置声速）	有晶体眼、高密度晶体眼、不同晶体材料（PMMA/Acrylic/Silicone）、无晶体眼、硅油填充眼
测量方法	接触式	接触式、浸润式	接触式、浸润式
IOL公式	SRK-Ⅱ、SRK-T、HOFFER-Q、HOLLADAY、BINKHORST-Ⅱ、HAIGIS	SRK-Ⅱ、SRK-T、HOFFER-Q、HOLLADAY、BINKHORST-Ⅱ、HAIGIS 支持屈光手术后的IOL计算，History-derived、Double K/SRK-T、Refraction-derived、ROSA、SHAMMAS任意两组公式可对比计算，同时显示	SRK-Ⅱ、SRK-T、HOFFER-Q、HOLLADAY、BINKHORST、HAIGIS

续表

操作参数	天津索维	天津迈达	法国光太
统计计算	平均值和标准差		
传导速度	前房、玻璃体：1532m/s；晶状体：1641m/s　致密晶状体=1590m/s 硅油（1000 centistoke）：980m/s 硅油（5000 centistoke）：1040m/s PMMA532m/s　空气343m/s		
存储	每只眼可存储10次A超扫描结果	每只眼可保存多次A超扫描结果，每次结果10组数据	每只眼可保存多次A超扫描结果，每次结果10组数据

注：眼轴长度（AL）、前房深度（AC）、晶体厚度（LEN）、玻璃体厚度（VITR）

（四）A超检查操作方法

A超分类：生物测量A超、标准化A超、伴随A型超声。此处重点描述生物测量A超，主要分为直接接触检查法和间接浸润检查法。

1. **直接接触检查法**（图11-2-1）　指A型超声探头直接接触角膜上皮对眼球结构参数进行测量的方法。将探头置于角膜表面，声波透过角膜顶点的中央，经晶状体中央、玻璃体，直至黄斑中心，即可得到眼轴长度和相关的生物测量参数。

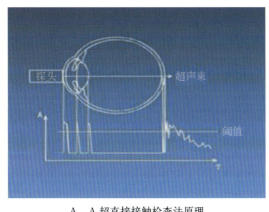 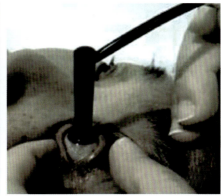

A．A超直接接触检查法原理　　　　B．A超直接接触检查法示意图

图 11-2-1　眼A超检查

具体步骤：

（1）将设备调整至A超直接接触法测量模式。

（2）探头消毒：每次使用探头前及每检查一例患者前均应对探头进行消毒，以避免交叉感染。硬质探头可用75%的酒精或聚维酮碘进行消毒，软质探头可用双氧水或肥皂水进行消毒。但一定要注意检查前探头上不要残留消毒剂，以免造成角膜化学烧伤。

（3）眼球状态的选择：根据患者眼球状态进行选择，如正常眼、致密晶状体眼、无晶状体眼、假晶状体眼、硅油眼。

（4）检查方式的选择：自动测量和手动测量。自动测量时，仪器根据所选择的眼球状态，符合预设条件则自动冻结图像并将结果保存。手动测量状态下，由检查者根据仪器所显示的图像，人工冻结图像然后移动电子门进行测量。

检查方法：每个专用探头的顶端都有一个红色的注视灯，如果患者的视力能够注视，则在检查时嘱患者将受检眼注视红灯。将探头垂直轻放于瞳孔中央的角膜顶点上,在探头接触角膜的瞬间,如果测量条件满足预设值,仪器自动冻结图像并显示测量的结果。如此反复测量5～10次,如果多次测量的标准差在0.1以内,则可确定检查结果;反之,重复前述检查结果直到满足测量条件为止。

(5) 测量结束,抗生素点眼,嘱患者勿揉眼。

2. 间接浸润检查法(图11-2-2) 指A型超声探头不直接接触角膜上皮对眼球结构参数进行测量的方法。与直接接触检查法相同,只是在检查前需准备眼杯。

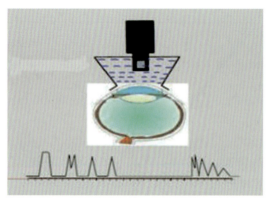 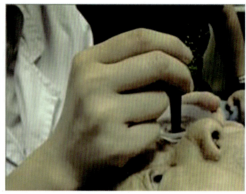

A. A超间接浸润检查法原理　　　　　　B. A超间接浸润检查法示意图

图 11-2-2　A超间接浸润检查法

具体步骤:

(1) 将设备调整至A超间接浸润法测量模式。

(2) 置入眼杯(图11-2-3):根据患者的睑裂大小选择合适的眼杯,眼杯直径有18～28mm多种。成人:22mm和24mm,儿童:18mm。

(3) 检查者双手将受检者的眼睑分开,嘱患者眼球向下转,轻提上睑,将患者的下睑向下拉,暴露出下穹窿,将眼杯完全置于患者的结膜囊内。检查时,先向眼杯内注入耦合剂(如平衡盐溶液、人工泪液等,图11-2-4),然后将探头缓慢置入耦合剂内,不直接与角膜相接触,二者之间的距离在3mm之间,通过移动探头获得最佳图像满足仪器的预设值即可获得检查结果。

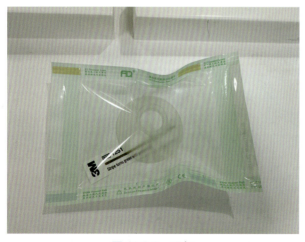 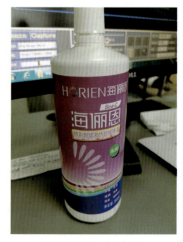

图 11-2-3　眼杯　　　　　　图 11-2-4　耦合剂

(4) 测量结束，抗生素点眼，嘱患者勿揉眼。

（五）检查注意事项

1. 设备的校正：至少每周一次使用模型眼对仪器进行校正。如测定的范围在探头允许的误差范围内，则探头的准确性可靠，可以应用。

2. 探头的消毒：因 A 超探头与眼角膜直接接触，可能有病菌传播，引起交叉感染。所以在使用前要对 A 超探头用医用酒精擦拭进行消毒，但严禁用酒精长时间浸泡探头，以避免影响 A 超探头使用寿命。

3. 检查过程中嘱咐患者身体不能突然活动，眼球尽可能不转动，避免造成角膜损伤，配合医师检查。

4. 做完检查后，为防止感染，对检查眼滴抗生素滴眼液。

5. 检查后短时间内眼睛会有麻痛的感觉，是麻药的后续作用，避免用手用力揉眼睛。有少数患者会出现角膜上皮少量脱落引起疼痛，这是麻药引起的，24h 内可以痊愈。如感觉刺痛明显，应立即门诊就诊。

6. 增益的调节：以能测量眼轴的最低增益为佳。如正常晶状体眼、无晶状体眼、人工晶状体眼可适当降低增益；致密晶状体眼和硅油填充眼可适当调高增益；玻璃体内病变（变性）、视网膜疾病（如视网膜脱离）、脉络膜疾病（如脉络膜脱离）、球壁病变（如 AMD）等疾病应适当降低增益，以区别眼内疾病和真正的测量目标。

二、B 超检查

（一）B 超检查的适应证与禁忌证

1. B 超检查的适应证　眼内及眼眶疾病的辅助检查及随访、生物测量（浸润式 B 超）。

2. B 超检查的禁忌证　对于某些感染性眼病急性期患者操作后探头无法彻底消毒的，以及严重眼外伤患者操作易造成眼内容物流出的暂缓进行检查。

（二）操作前准备

1. 检查前，向患者说明所使用的仪器及测量方法，使患者消除紧张情绪，并嘱患者配合医师检查。

2. B 超检查无须散瞳。

3. 确保所有的测量条件都正确的设置完毕。

（三）B 超检查的参数设置（表 11-2-2）

表 11-2-2　B 超检查参数设置

操作参数	天津索维 SW-2100	天津迈达 MD-2400S	法国光太
探头频率	10MHz	10MHz、20MHz	10MHz、20MHz
扫描方式		电磁驱动扇形扫描	
分辨率	轴向：≤0.3mm 侧向：≤0.2mm	轴向 10MHz 探头：≤0.2mm 20MHz 探头：≤0.15mm 侧向 10MHz 探头：≤0.1mm 20MHz 探头：≤0.08mm	轴向 10MHz 探头：≤0.15mm 20MHz 探头：≤0.1mm 侧向 10MHz 探头：≤0.3mm 20MHz 探头：≤0.25mm

续表

操作参数	天津索维 SW-2100	天津迈达 MD-2400S	法国光太
几何位置精度	横向≤10% 纵向≤5%	横向≤5% 纵向≤3%	横向≤10% 纵向≤5%
探测深度	≥50mm	33～60mm	20～60mm
B超盲区	≤3mm		
探头增益	30～105（dB） 数字调节增益，确保获得最佳图像 超大增益，具有玻璃体增强功能	1～105（dB） TGC调节范围：-20～+20 dB 三种模式：标准，玻璃体增强，自定义	20～105（dB） TGC调节范围：0～-30db 能够在后节增益不变的同时降低前节增益，从而更加清晰的显示前房结构
扫描角度	53°	53°	50°
图像灰阶	256级		
伪彩模式	七种彩色编码	八种彩色编码	八种彩色编码
测量类型	长度、角度、周长、面积等		距离、面积、角度、标识、注释
病例报告	PDF格式病例报告存储	PDF格式病例报告存储	PDF、WORD
电影回放	100幅图片电影回放、AVI、ZIP格式影像输出 自动记录冻结前10s内100幅图像，可以进行逐幅或连续回放	图像存贮：100幅 动态回放：10s/100幅循环或单幅播放	自动记录冻结图像前40s共400幅图像，并可连续或逐幅播放
显示方式	B、B+A		

（四）B超检查的操作方法

B超检查分类：经眼睑皮肤直接接触检查法、间接浸润检查法。

1. 经眼睑皮肤直接接触检查法（图11-2-5） 主要应用于眼内及眼眶疾病的辅助检查、随访。

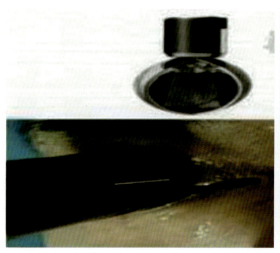

A．B超经眼睑皮肤直接接触检查法操作

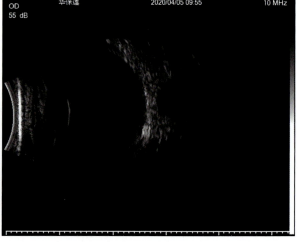

B．B超经眼睑皮肤直接接触检查法报告图

图 11-2-5 B超经眼睑皮肤直接接触检查法

具体步骤：

（1）选择一种B超模式，进入该模式。

（2）嘱患者仰卧，轻闭双眼。

（3）在受检眼睑上涂少许超声耦合剂，将B超探头轻放在患者眼睑上；眼科专用B超均为扇形扫描，探头表面设扫描方向标志（白线或白点），探头上的标记代表声束方向。探头标记朝向哪个方向，这个方向的图像就出现在显示屏的上方。

（4）踏下脚踏开关，探头开始扫描，此时屏幕应能显示眼睛的实时超声剖面图像。通常每眼需行9方位扫描（中央、上、下、鼻、颞、鼻上、鼻下、颞上、颞下）。

（5）拖动Gain滑动条调节增益使病灶显示清楚、图像满意后，再压下脚踏开关，使图像冻结，即完成一次B超图像的采集。获得高质量B超图的必备条件：病变位于声像图中心；声束垂直于被检测界面；调节最合适的增益。

（6）若图像需保存，按踩脚踏开关的SAVE键，保存当前图像。

（7）动态回放：拖动滑块可实现100幅图像的单帧回放。

B型超声眼内疾病基本扫描方法

轴位扫描：探头位于角膜中央，声束自晶状体中央穿过，将眼球后极部以视神经为中心分为两部分图像，由于晶状体造成显著的声衰减，显示眼后段和某些眶部病变需要较高的增益，使分辨率降低，不能获得太多的信息，主要用于后极部病变的显示。

横切扫描：探头标记方向与角巩膜缘相平行的扫查方法，从角膜缘滑向穹窿部，探查对侧眼底。与轴位扫描不同的是声束避过晶状体，有更高的分辨率。

纵切扫描：将横切扫查时探头旋转90°，探头标记方向与角巩膜缘垂直，探头标志总是指向角膜中心，患者向探头相反方向注视，此种方式仅产生一条经线方向上的眼球前后声学切面图，从眼底周边至视神经。周边眼底位于上方，视神经始终位于声像图的下方。主要适用于显示病变的前、后边界，了解病变与视神经的关系及贴附于视盘上的病变。

特殊检查技术的应用：通过对病变超声特征的分析，提供对眼内疾病诊断和鉴别诊断信息。一般包括以下几个方面：

形态学改变：主要包括形状、位置、边界等。

定量诊断：主要包括回声强度、内回声和声衰减等。

动态检查：主要包括后运动、血管征和流动性等。

2.间接浸润检查法　主要用于眼生物测量。应用浸润式做水平轴位扫描，在B超引导下，A超分段测量，对眼球的结构参数可视化的进行测量。通过对眼部结构进行电子门标记从而得出眼轴长度（图11-2-6）。

具体步骤：

（1）仰卧位，被检眼行表面麻醉。

（2）根据患者睑裂大小选择合适的眼杯，眼杯内倒入平衡盐溶液或人工泪液等，将B型超声探头（10MHz或20MHz）酒精消毒晾干后浸入耦合剂内，探头以轴切方向放置于眼杯中央，经瞳孔中心（小瞳测量），探头指示标志线朝向鼻侧，嘱患者伸一手放置眼前双眼注视，调整患者眼位，仪器选择A+B模式，调整增益，观察A超波形从左至右依次显示角膜波、晶状体前囊波、晶状体后囊波、玻璃体暗区、视网膜球壁波，选择波形高耸、陡峭的饱和波，仔细分辨球壁波形，标记波峰；运用仪器测量工具测量角膜前表面波峰至黄斑中心凹的波峰距离为眼轴长度，并记录数值。重复上述检查步骤5次以上取平均值即为检

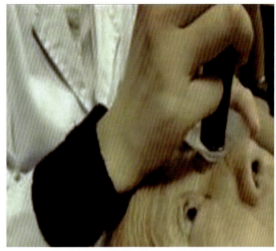
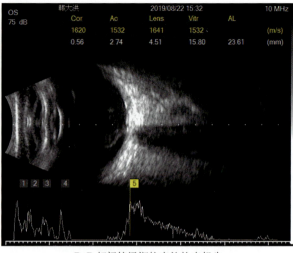

A. B超间接浸润检查法操作　　　　　B. B超间接浸润检查法检查报告

图 11-2-6　B超间接浸润检查法

查结果。

（3）测量结束，抗生素点眼，嘱患者勿揉眼。

（五）B超检查注意事项

1. 眼部急性炎症，尤其急性结膜炎，如病情允许，可待炎症消退后检查。必须立即检查时，检查后注意对仪器和探头进行消毒，以免造成交叉感染。

2. 眼球穿通伤及内眼术后，伤口未缝合前，如必须进行超声检查，应注意避免探头对眼球局部的加压造成眼内容物脱出。

3. 增益的调节是影响B超图像质量的关键操作之一，不同的患者及诊断条件，增益调节是有差异的。切忌将增益固定不变，也并非越大越好。

第三节　结果判读与临床应用

一、结果判读

（一）A超报告结果判读

A超中波峰的距离、高度等不仅由界面的性质即"组织因素"决定，仪器的分贝增益、声束方向等多种"外部因素"对其亦有影响。

标准有晶状体眼的测量图像应具备以下条件（图11-3-1）：

1. 角膜波、晶状体前囊波、晶状体后囊波、视网膜波4个波形。
2. 这4个波高度基本等高，与基线基本垂直，上升波形基本没有结点。
3. 晶状体前囊波和晶状体后囊波基本等高，说明声波是沿着晶状体中央穿过。
4. 视网膜波形一定与基线垂直，否则表明声波没有沿着黄斑中心凹垂直穿过。

A超结果数据的判定：至少进行5次测量且取平均值，删除测量结果中与平均值偏差明显的数据，重复上述操作步骤，直至满足下列条件：正常眼球轴长范围内的受检者 $SD \leq 0.05$；合并黄斑病变、后巩膜葡萄肿及其他眼内疾病的病例 $SD \leq 0.1$；一般双眼眼球轴长的差值不超过0.3mm，如超过0.3mm需要复核确认结果的可靠性。

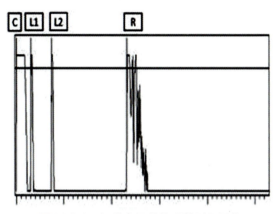

图 11-3-1　标准有晶状体眼的测量图像

C.角膜波；L1.晶状体前囊波；L2.晶状体后囊波；R.视网膜波及后方逐渐衰减的眶软组织波

（二）B 超报告结果判读

正常眼部 B 超图（图 11-3-2）：

1. 轴位扫描　超声声束轴向穿过晶状体和视神经。晶体后囊回声（图 11-3-2A 黄色箭头所示）、视神经暗区（图 11-3-2A 红色箭头所示）位于图像中央。

2. 横向扫描　玻璃体腔无回声区。

3. 纵向扫描　视神经位于最下方，可见眼外肌（图 11-3-2C 黄色箭头所示）。

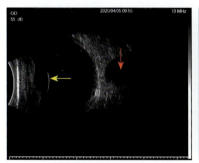 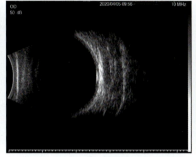 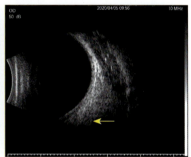

A．轴位扫描　　　　　　　　　B．横向扫描　　　　　　　　　C．纵向扫描

图 11-3-2　正常眼位三种 B 超扫描图

眼组织的回声表现（图 11-3-3）：

1. 回声强弱的描述

高水平回声：视网膜母细胞瘤内的钙斑、异物、肿瘤内的静脉石、脉络膜骨瘤等（图 11-3-3A）。

中等水平回声：眼球壁、晶状体的后囊囊壁、脉络膜血管瘤等眼内占位病变、眶内的脂肪组织等（图 11-3-3B）。

低水平回声：玻璃体类的积血、眼外肌、异常扩张的血管、视神经等（图 11-3-3C）。

无回声：正常的玻璃体、前房、眼部囊性病变等（图 11-3-3D）。

回声形态的描述：

点状回声：均匀、细弱，可以广泛亦可局限，如玻璃体积血。

斑片状回声：通常为非均质性结构，如玻璃体内实性占位病变。

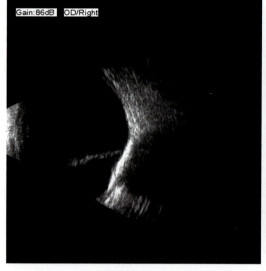
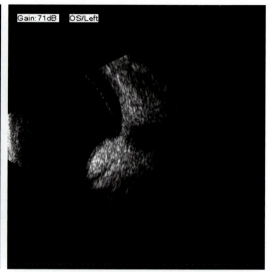

A. 脉络膜骨瘤：高水平回声　　　　　　　B. 脉络膜血管瘤：中等水平回声

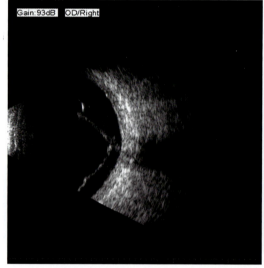

C. 玻璃体积血：均匀、细弱、低水平回声　　　　　　　D. 正常的玻璃体：无回声

图 11-3-3　B 超扫描眼组织的不同强弱回声表现

团块状回声：较大的异物、眼内气体等。

条带状回声：粗细不同，光滑、平整，如眼内的病理膜、病变的包膜。

2. 回声分布分类

均匀、不均匀。

密集、稀疏、散在。

3. 特征性形态（图 11-3-4）

"彗尾"征：眼内异物、眼内气体内部混响的作用（图 11-3-4A）。

"对吻"征：脉络膜脱离。

"花环"征：脉络膜脱离，涡静脉（图 11-3-4B）。

"挖空"征：脉络膜黑色素瘤（图 11-3-4C）。

"T形"征：后巩膜炎等。

"落雪"征：晚期 Coats 病，胆固醇结晶。

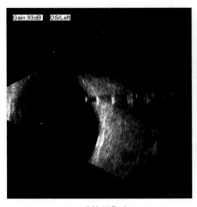 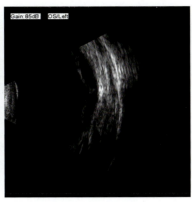 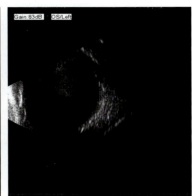

A．"彗尾"征　　　　　　　　B．"花环"征　　　　　　　　C．"挖空"征

图 11-3-4　B 超扫描特征性形态

二、临床应用

（一）A 超的临床应用（图 11-3-5，图 11-3-6）

A 型超声在眼科具有 3 类用途：

1. 用于眼部肿瘤诊断和病理膜性质鉴别，需要特殊标准化 A 超诊断仪，随着各种超声诊断技术的出现已逐渐淡出临床应用。

2. 用于眼球生物测量，利用 A 超回声测距原理可精确测量眼轴长度、角膜厚度、前房深度、晶状体厚度等，主要用于 IOL 度数计算。

3. 最后一种伴随型 A 超，超声诊断仪上一般都有伴随 A 型超声的功能，即在应用 B 型超声显示病变后，再将 A 型超声扫查线放置在感兴趣的 B 型超声图像上，观察 A 型超声特点，可以观察病变的内部回声等声学特点，为疾病的诊断提供帮助。

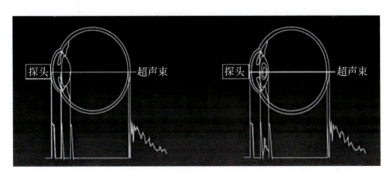

图 11-3-5　左：正常眼 A 超波形；右：致密白内障眼 A 超波形

（二）B 超的临床应用

B 型超声诊断设备因具有小巧方便、安全无创的特点，广泛应用于眼内及眼眶疾病的诊断随访中，对于屈光间质混浊的患者尤其具有重要诊断价值。近年来 B 超水浴法检查对高度近视、眼底病等困难眼的生物测量方面也体现出特有的优势。眼部 B 超对于眼内及眼眶疾病的检查适用范围主要包括：玻璃体内病变（玻璃体积血、机化膜、先天性原始玻璃体永存等）、眼内膜

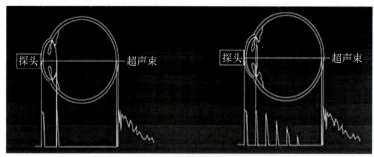

图 11-3-6　左：无晶状体眼 A 超波形；右：人工晶状体眼 A 超波形

性病变的诊断和鉴别诊断（视网膜脱离、脉络膜脱离、机化膜）、眼球内肿瘤（视网膜母细胞瘤、脉络膜血管瘤、脉络膜黑色素瘤等）、眶内肿瘤（海绵状血管瘤、炎性假瘤、泪腺肿瘤）、眼外伤（异物、晶状体脱位、巩膜裂伤）等等，眼科超声已经成为眼科检查中重要的不可替代的影像检查手段。

1. **晶状体脱位**　在玻璃体暗区内中后部可探查到椭圆形回声（图 11-3-7 黄色箭头所示）。部分晶状体内无回区，多见于新鲜的晶状体脱位；部分晶状体内回声不均与增强，多见于陈旧性晶状体脱位。

2. **玻璃体积血**　玻璃体腔中大量细密的中等或弱点状回声（图 11-3-8）。

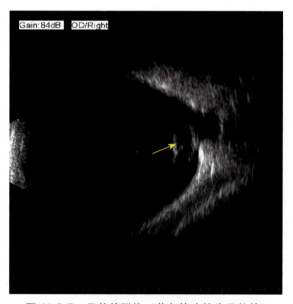

图 11-3-7　晶状体脱位（黄色箭头处为晶状体）

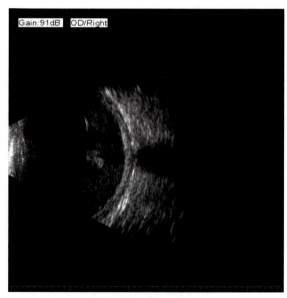

图 11-3-8　玻璃体积血

3. **视网膜脱离**　玻璃体腔中上下两条条带状回声（图 11-3-9 黄色箭头所示），后端与同侧视盘沿相连，两端分别于周边球壁回声相连。

4. **脉络膜黑色素瘤**　显示蕈样脉络膜实质性点位病变，伴"挖空"征（图 11-3-10 黄色箭头所示）。

5. **眼外伤**　巩膜裂伤表现为球壁回声连续性中断，可有眼内组织嵌顿其中，球壁后可探及不规则无回声区，为巩膜裂伤周围形成的血肿或由于玻璃体溢出造成，可伴有大量的球内出血、视网膜脱离及脉络膜脱离征像（图 11-3-11）。

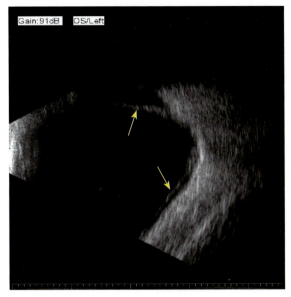
图 11-3-9　视网膜脱离

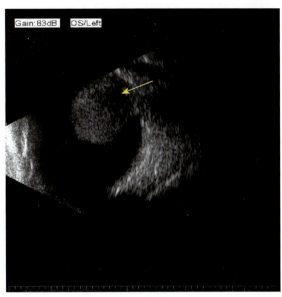
图 11-3-10　脉络膜黑色素瘤"挖空"征

6. **甲状腺相关性眼病**（Thyroid Associated Ophthalmopathy, TAO）　眼外肌增厚，内、外、上、下直肌的对侧行各个方向纵向扫描，自动或者半自动测量，正常厚度 5mm 以下（图 11-3-12）。

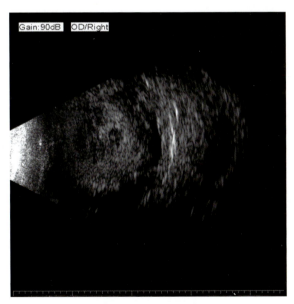
图 11-3-11　眼外伤

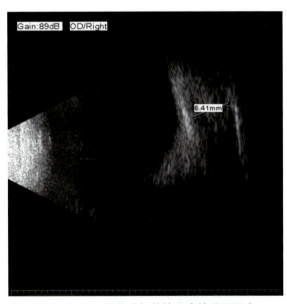
图 11-3-12　甲状腺相关性眼病的眼肌肥大

7. **牵牛花综合征**　表现为视盘及其周围组织向眼球后极部凹陷扩大，玻璃体腔后部呈倒置的"瓶颈状"回声图像（图 11-3-13 黄色箭头所示），瓶颈轮廓显示分明，凹陷底部界限清楚。

总之，超声检查是影像学检查的一种，是一种辅助检查手段，它绝对不能脱离临床检查而独立存在，更不可能单独成为一种确诊的依据。作出超声诊断的同时，一定要与临床表现和临床相关的检查相结合，结合疾病的发病机制、病理变化过程等作出准确的诊断。如果单纯依靠影像改变而不联系临床特点，将可能产生错误的诊断。

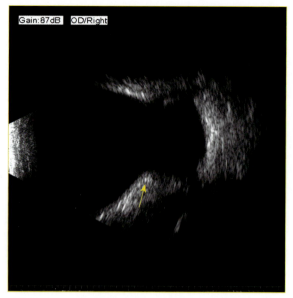

图 11-3-13　牵牛花综合征：倒置的"瓶颈状"回声

（唐罗生　王　漫）

主要参考文献

李立新. 眼部超声诊断图谱. 第 2 版. 北京：人民卫生出版社，2013.
杨文利. 简明眼超声诊断手册. 北京：人民卫生出版社，2015.
杨文利. 人工晶状体屈光度计算专家共识与解读. 北京：人民卫生出版社，2019.

第 12 章

光学生物测量仪

第一节 概述

眼科光学生物测量是一种利用光学生物测量仪来测量眼球生物学参数，计算人工晶状体度数的新技术，具有非接触性、准确性高、可重复性高的优点，为眼科疾病的诊疗提供了重要的依据，为屈光性白内障手术的发展奠定了重要基础。

1999年，Haigis等利用部分相干干涉测量（Partial Coherence Interferometry，PCI）技术研制了第一台光学相干生物测量仪 IOL-Master（德国 Carl Zeiss Meditec 公司）。随着技术的改进，继 IOL-Master 之后，IOL-Master 500 在临床上已得到广泛的应用，并成为眼科生物测量的金标准。IOL-Master500 将角膜曲率（Keratometry，K）、角膜直径白到白（White-to-White，WTW）、前房深度（Anterior Chamber Depth，ACD）、眼球轴长（Axial Length，AL）的测量集中于一体，具有较高的精准性和可重复性，为屈光性白内障手术术前眼球生物参数的精准测量提供了条件。

现在，已有基于不同原理的光学生物测量仪应用于临床。

一、基于部分相干干涉测量

基于部分相干干涉测量（Partial Coherence Interferometry，PCI）的光学生物测量仪有 IOL-Master500（德国 Carl Zeiss Meditec 公司）和 AL-Scan（日本 NIDEK 公司）。

部分相干干涉测量原理：采用半导体激光发出的一束具有短的相干长度的红外光线（波长780nm），并人工分成两束。这两束光分别经过不同的光学路径后，都照射到眼球，经过角膜和视网膜反射回来。干涉测量仪的一端对准被测量的眼球，另一端有光学感受器，当干涉发生时，如果这两束光线路径距离的差异小于相干长度，光学感受器就能够测出干涉信号，根据干涉仪内的反射镜的位置（能够被精确测量），测出的距离就是角膜到视网膜的光学路径。AL-Scan通过探测由830nm波长的高亮度发光二极管（Super Luminescent Diode，SLD）发出的光波经过部分相干叠加后产生的信号来测量眼轴长度；分析角膜中央区直径2.4mm和3.3mm的两个迈尔（mires）环光源（360°）的反射像，得到不同直径范围的角膜屈光力；使用Scheimpflug原理测量患者前房深度和中心角膜厚度；通过分析与探测边缘形成最小偏差平方的最佳适配圆环，计算得出角膜水平直径和瞳孔直径。

二、基于低相干反射

基于低相干反射（Optical Low Coherence Reflectometry，OLCR）原理的光学生物测量仪有

Lenstar LS900（瑞士 Haag-Streit AG 公司）。Lenstar LS900 是基于低相干反射技术测量眼轴长度的代表性产品，该仪器采用 820nm 相干长度约 30μm 的超级发光二极管（Super Luminescent Diode，SLD）作为光源。激光配合旋转立方体以一定的重复率和速度发出纵向扫描光线，经耦合器分为扫描光和参考光，通过旋转立方体改变参考臂的光程长，Lenstar LS900 扫描光通过被测物能分辨出屈光指数相近的组织，再与反射界面垂直的光束形成干涉信号进行分析处理，其测量及成像部分的光路示意如图 12-1-1。

低相干反射测量仪在光源上采用宽谱带超连续光源，采用光纤传导，可降低光源的强度，减少对患者眼睛的刺激，各散射光返回时不重叠，容易得到多层结构的信息。其眼轴长度测量主要利用眼球结构各界面的反射与参考臂的反射光形成的干涉信号，从而得到眼球的角膜厚度、前房深度（角膜后表面至晶体前表面）、晶体厚度、眼轴长度等一系列的轴向参数。测量结果显示，眼轴的测量范围为 14～32mm，分辨率可达 10μm。

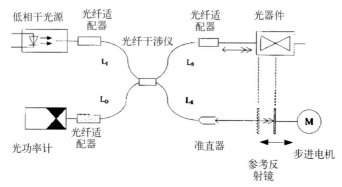

图 12-1-1　Lenstar LS900 测量及成像部分的光路示意图

三、基于扫频光学相干断层成像

基于扫频光学相干断层成像（Swept-Source Optical Coherence Tomography，SS-OCT）技术的 OA-2000（日本 Tomey 公司）和 IOL-Master700（德国 Carl Zeiss Meditec 公司）：扫频光学相干断层成像系统使用扫频光源，采集信号光和参考光的干涉信号，进行傅立叶转换（Fourier Transform）重建样品信息。该系统使用单点探测器，不同光敏材料的使用可在多个波段获得良好的响应，适用于对高散射的上皮组织等生物结构进行成像。此外，SS-OCT 在深度方向灵敏度下降较慢，采集速度快，系统结构更加简单，集成度更高，系统搭建和调试也更加方便。

第二节　光学生物测量仪的操作方法

一、部分相干干涉测量仪 IOL-Master 500

IOL-Master 500（图 12-2-1）是基于部分相干干涉测量（Partial Coherence Interferometry，PCI）的光学生物测量仪，结合专利的组合信号处理技术，大大增强了测量时的信号强度，拥有较高的白内障检出率。在极速测量模式下，自动完成参数的检测，对于固视欠佳或配合不良的患者，亦可采用手动模式完成测量。

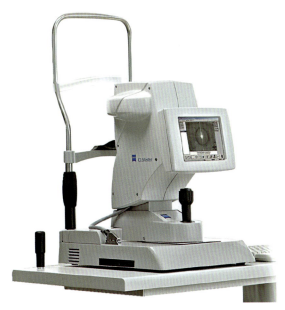

图 12-2-1　IOL-Master 500

IOL-Master 进行光学生物测量：眼球轴长是角膜前表面到视网膜色素上皮层的光学路径距离。光学测量曲线显示光学感受器接收到与眼底位置相关的干涉信号曲线。最强的峰值可以认为是视网膜色素上皮层；对称存在于峰值旁的是半导体激光的伪迹（图 12-2-2）。

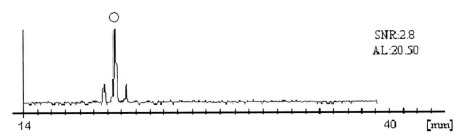

图 12-2-2　IOL-Master 光学生物测量仪工作原理示意图

（一）操作前准备

1. 仪器启动与校正（图 12-2-3）

（1）设备启动之后，在开始测量患者之前进行每日校准检测。点击开始测试"Start test"键开始测量功能的测试。

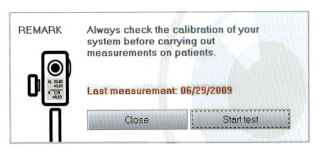

图 12-2-3　仪器校准

(2) 本设备提供的测试眼用于验证设备是否可使用且已经正确校准。可以对该测试眼进行测量，和人眼测量方法相同。提供的可读数值用于检查角膜白到白（WTW）的值。将不对称固定架插入到下颌托架旁边的孔中。通过固定螺丝将测试眼固定器固定到芯轴上，允许它旋转。测试眼固定器有相应的设定数值和允差以便检查校准状态（图 12-2-4）。

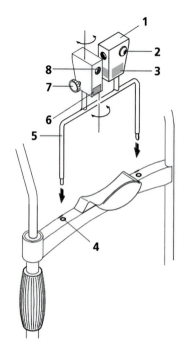

1　测试眼固定器
2　ACD的测试眼
3　设置数值和允差
4　安装孔
5　非对称固定器
6　设置数值和允差
7　锁定螺丝
8　测试眼Dual模式（ALM和KER）

图 12-2-4　安装测试眼

(3) 检查眼轴长度测量和角膜曲率计。标有 AL、R 相应的设定数值和允差的测试眼用于校正眼轴长度（AL）和角膜曲率计（R）。测量方法和人眼的测量方法相同。如果读数在固定架上标明的允差之内，则设备处于已校准状态。

(4) 检查前房深度测量设备。测试眼固定器一侧的(较大的)测试眼 [标有 VKT(ACD)符号、设定值和允差] 用于检查测量设备的前房深度测量功能。表面结构模拟角膜。在开始测量之前，必须保持表面洁净和无油脂（可用干布擦拭）。测量方法和人眼的测量方法相同。在屏幕上验证最优光学部分的调节条件是否正确（请参见 IOL-Master 的软件说明）。如果测量数值在给定允差之内，则表示前房深度测量功能正常。

(5) 验证白到白测量。白到白刻度（图 12-2-5）适用于验证白到白的读数。
如果测量的读数在允差范围内，表示白到白测量已经正确校准（图 12-2-6）。

注意：白到白刻度必须完全出现在视频窗口中。该刻度（黑色的线）必须对准焦点。

2.患者管理（图 12-2-7）　创建患者，正确选择患者眼睛的状态，用于精准测量和准确的人工晶体度数计算。

（二）操作方法

1. Dual 测量模式：启动眼轴长（AL）和角膜曲率（K）测量（图 12-2-8），角膜曲率自动测量 3 次、眼轴长自动测量 5 次。根据带圆圈的十字线选择最佳测量位置。若角膜曲率 3 次读

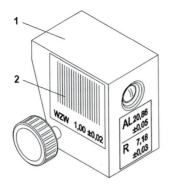

1　测试眼固定器
2　白到白（WTW，角膜直径）刻度

图 12-2-5　测试眼固定器上的白到白刻度

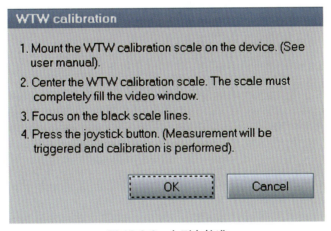

图 12-2-6　白到白校准

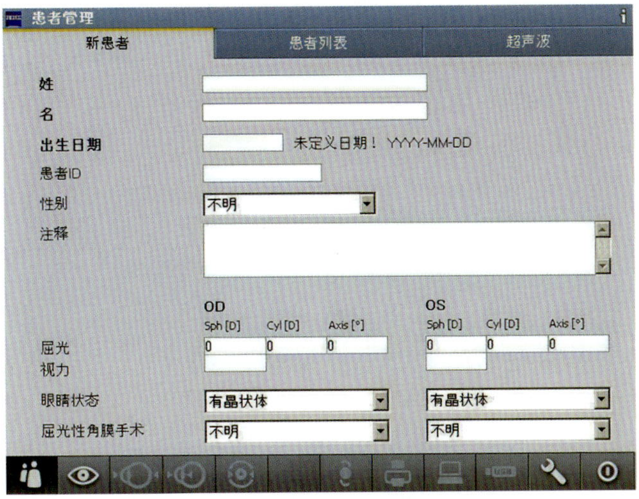

图 12-2-7　患者管理器的新建患者窗口

数超过 0.5D（最后 3 次测量的球镜等价平均值），将出现"评估！"提示，这时可以让患者眨眼后重新测量，直到结果在容许的范围内。若双眼测量结果超过 0.2mm 或 1D，系统会提示再次检测测量数据。如果出现该警告，务必检查眼睛是否发生病理的变化，可能需要重新进行测量。轴长测量若 SNR（Signal Noise Ratio，信噪比）介于 1.6～1.9 将提示"不确定数值"；SNR ＜ 1.6，无法得到可靠的轴长，显示"--"；若单次测量轴长偏差＞50μm，将出现"多峰！"提示；若双眼差别＞0.3mm，将提示检测测量数据。

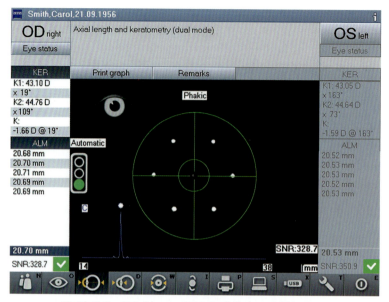

图 12-2-8　IOL-Master 500 角膜曲率及眼轴长测量

2. 前房深度（ACD）测量（图 12-2-9）：患者注视黄色固视灯，调整设备，完成 ACD 测量。

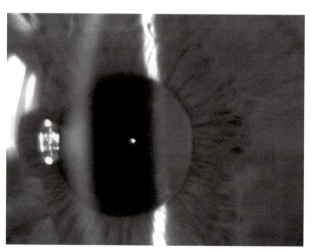

图 12-2-9　前房深度的设置

3. 角膜直径白到白（WTW）测量（图 12-2-10）：患者注视黄色固视灯，嘱患者尽量睁大双眼，6 个周边亮点对称分布于十字线周边，且巩膜结构或瞳孔边缘达到最佳聚焦状态，完成测量。测量结果呈现 WTW、瞳孔直径及视轴偏心距（视轴中心到巩膜中心的偏差 Ix，Iy 以及视轴中心到瞳孔中心的偏差 Px，Py）。

4. 切换对侧眼，设备能够自动识别，完成测量。

5. 启动人工晶体度数计算：针对不同的眼轴长度，提供全面的人工晶体计算公式，包括 SRK/T、Hoffer Q、Holladay 1、Holladay 2 及 Haigis 公式。对于激光近视矫正术后患者，IOL-

Master 500 内置独有的 Haigis-L 公式可直接进行计算。

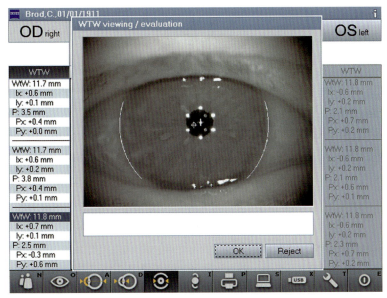

图 12-2-10　IOL-Master 500 角膜直径白到白（WTW）测量

6. 眼前节导航定位图像（图 12-2-11）：用于蔡司 CALLISTO eye 眼科导航系统进行白内障术中匹配定位，为术中导航提供无痕标记的前节定位图像。

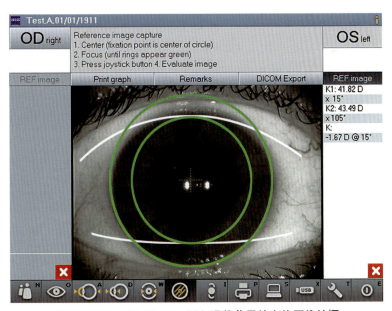

图 12-2-11　IOL-Master 500 眼前节导航定位图像拍摄

（三）IOL-Master500 测量报告（图 12-2-12）与人工晶体计算报告（图 12-2-13）

（四）注意事项

1. 角膜接触镜会影响角膜表面几何光学以及眼睛光学状态，导致测量错误，戴软镜至少停戴 2 周，戴硬镜至少停戴 3 周。

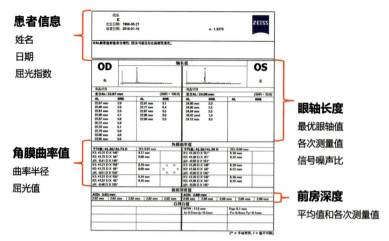

图 12-2-12　IOL-Master500 测量报告

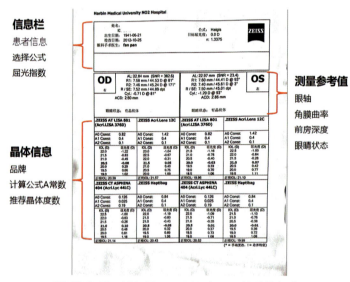

图 12-2-13　IOL-Master500 人工晶体计算报告

2. 测量前避免使用滴眼液。

3. 在接触式检查之前，先行光学生物检查。

4. 无法固视患者，如眼球震颤患者，请勿使用该设备测量。

5. 眼干、角膜瘢痕、化学烧伤、视网膜病变（网脱，水肿）屈光介质严重混浊，可能会影响测量。

6. 无晶体眼，无法测量前房深度。

7. IOL-Master500 测量提示信息（表 12-2-1）。

二、部分相干干涉测量仪 AL-Scan

AL-Scan（图 12-2-14）也是基于 PCI 原理测量眼球生物参数，其测量范围：眼轴长度（14～40mm）、角膜曲率半径（5～13mm）、前房深度（1.5～6.5mm）、中央角膜厚度（250～1300μm）、角膜直径（7～14mm），还能测量明视、

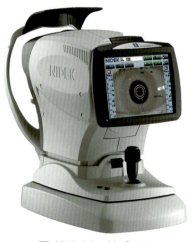

图 12-2-14　AL-Scan

表 12-2-1　IOL-Master500 测量提示信息

显示	含义	解释
23.12 mm 23.11 mm 23.15 mm	选中的第二个眼轴长度测量（23.11mm）	显示该测量的图形
23.11 mm ! 23.13 mm 23.11 mm	不确信的数值 $1.5 \leqslant SNR \leqslant 2.0$ (SNR= 信号噪声比)	"不确定度数值"显示在图形的上方。需要由用户检查结果的有效性
23.12 mm 23.11 mm 23.15 mm —	测量出错 SNR < 1.5 SNR 太低 (SNR= 信号噪声比)	"测量差错！"显示在图形上方
36.68 mm * 23.13 mm 23.11 mm	结果已经被改动	即使改动已经取消，仍然会显示 * 符号
✓ SNR: 6.4	SNR 显示和组合信号中的 SNR（SNR= 信号噪声比）	波峰的数值显示在测量光标下方
	测量光标位于信号峰值的上方	

半暗视瞳孔直径（1～10mm），并进行人工晶体度数计算。AL-Scan 还能通过配套的软件自动计算 Toric 人工晶体的散光度数和植入轴向。附带一内置超声生物测量模块可弥补光学测量的不足。

1. 操作前准备

（1）按 Model eye（模拟眼）键，进行模拟眼测量和使用前检查。

（2）患者准备。

光学测量

①使用浸有外用酒精的干净纱布清洁与患者接触的额托和下颌托。

②告知患者取下眼镜或隐形眼镜，坐在椅子上。

超声测量（BIO）（选配）

①告知患者取下眼镜或隐形眼镜。

②对将要测量的患者眼睛进行表面麻醉。

③请患者坐舒适进行测量。

④如有必要，在探头尖上涂用适量角膜保护剂。

注意：进行超声测量时，应将探头尖浸入消毒剂中，对探头进行消毒（图 12-2-15），用浸过乙醇的吸水棉擦拭浸泡过消毒剂的探头尖，吹干探头。

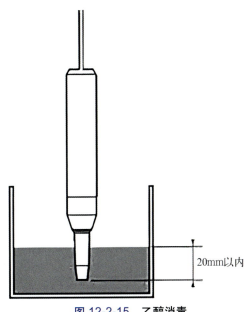

图 12-2-15　乙醇消毒

2. 新建病历（图 12-2-16） 输入患者信息（编号、姓名、性别、年龄、眼睛类型），按 OK 键，自动跳转到测量界面。

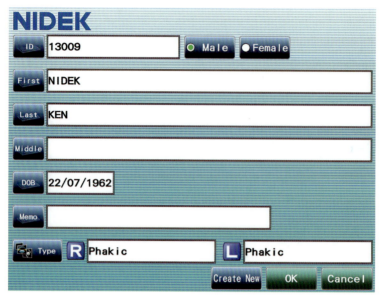

图 12-2-16 新建病历

3. 操作方法

光学法测量

（1）选择测量项目，确定是否使用自动拍摄功能，选择跟踪模式（图 12-2-17）。默认设置：Auto2、Auto、3D。

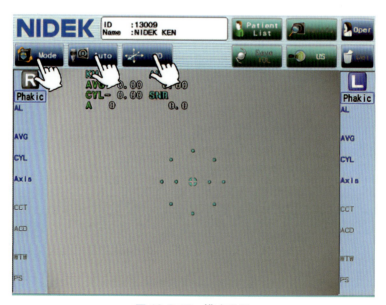

图 12-2-17 模式设置

（2）患者就位，眨眼 1 次或 2 次，然后睁开眼睛，盯住测量窗口内的红色固视灯。检查者操作控制杆对焦，开始测量（图 12-2-18）。

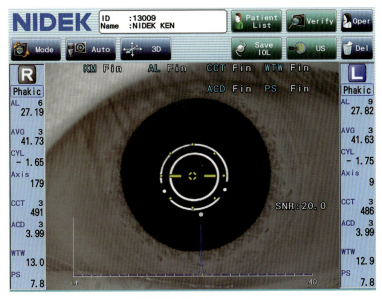

图 12-2-18 测量界面

（3）相同的方法，测量另一只眼睛。

（4）按"Verify"确认键，进入测量结果确认界面（图12-2-19）。确认后，点"Back"键返回测量界面。

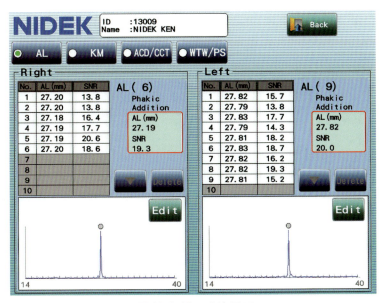

图 12-2-19 确认界面

（5）按"Save IOL"键，保存数据，自动跳转到人工晶体度数计算界面，确定参与计算的参数、选择计算公式及要植入的人工晶体型号，在"Ref Target"处输入术后预留度数，仪器将自动进行计算（图12-2-20）。计算后，按"Save Output"保存计算结果。

超声测量（BIO）（选配）

如果光学测量不成功，使用超声测量法。A-scan探头接触角膜测量眼轴长度。但是填充了硅油的晶状体眼和无晶状体眼不适用BIO模式测量。

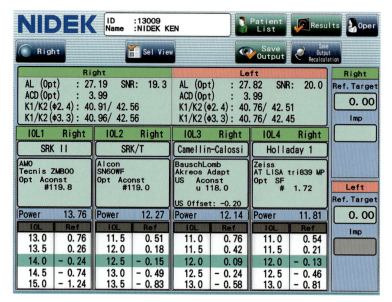

图 12-2-20　人工晶体度数计算

（1）在"Patients List"患者列表窗口（图 12-2-21），选定或输入患者信息，然后按"US"键。

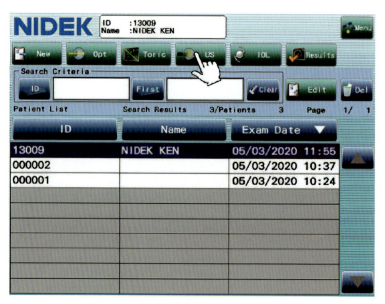

图 12-2-21　患者列表

（2）选择眼别：Left、Right，指定数据获取方法：Auto、SemiAuto、Speedy、Manual（图 12-2-22）。

Auto：启动测量后，设备自行评估测量条件。

SemiAuto：启动测量后，操作者评估测量条件。

Speedy：测量开始后，开始采集数据，获取三组数据后，自动停止测量。

Manual：测量开始后操作者采集数据。

（3）按"LIVE"键或脚踏开关上的"MEASURE"开关，启动 BIO 模式。按键上显示"REEZE"，且启动 BIO 测量模式。

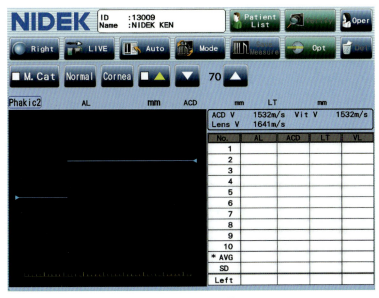

图 12-2-22　指定数据获取方法

（4）用 A-scan 探头接触角膜中心。重复测量几次，确保获取数据的有效性。

（5）测量完毕后，按"Verify"键进行测量结果检查，确定后保存测量结果并计算人工晶体度数。

Pachy 模式测量（选配）

使用超声测量功能选配的测厚探头接触角膜，可测量角膜厚度。设备必须具备选配的超声测量功能和测厚探头。

（1）在"Patients List"患者列表窗口（图 12-2-23），选定或输入患者信息，然后按"US"键。

（2）显示 Pachy 模式窗口（图 12-2-24）。按"Mode"键，显示"Measurement Mode"窗口。选择"Pachy"键，然后按"OK"键。显示 Pachy 模式窗口。

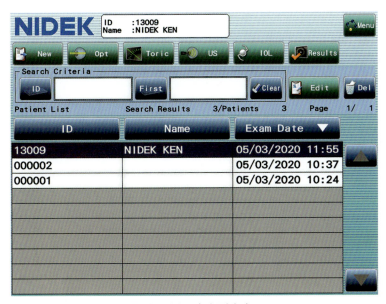

图 12-2-23　患者列表窗口

(3)选择所要测量的眼睛：Right/Left，指定数据获取方法：Auto、Speedy，按"Map"键，选择要测量的点。

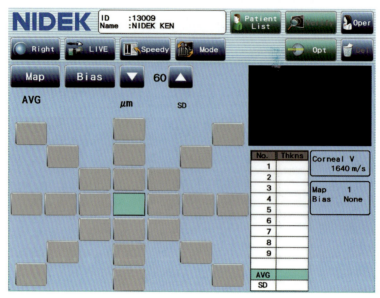

图 12-2-24　Pachy 模式窗口

(4)按"LIVE"键或脚踏开关上的"MEASURE"开关，开启测量程序。从"LIVE"变为"FREEZE"，Pachy 测量模式启动。

(5)用测厚探头接触图示上淡蓝色标示部位的角膜。测量完毕后，按"Verify"键，进入测量结果确认。

(6)保存测量结果并计算人工晶体度数。

Toric 测量模式

眼前节上覆盖着最陡和最扁经线，用于测量经线和基准线之间的角度，在植入 Toric 人工晶体时，此数据作为参考数据。

(1)在"Patient List"窗口选择或输入患者信息（图 12-2-25），然后按"Toric"键。

(2)设置拍摄模式和追踪模式（默认 Auto、3D）（图 12-2-26）。

(3)进行对齐对焦，然后开始测量。拍摄的眼前节图像上显示最陡和最扁经线（图 12-2-27）。

(4)测量完毕，可以用手在主机触摸屏上将绿线旋转到特征血管位置处，打印此图，手术台上用刻度盘的 0°～180°对准特征血管并通过瞳孔中心，在刻度盘 74°的眼表位置做刻线，作为植入 Toric 人工晶体轴度的标记。

(5)按"Verify"键，检查 KM 测量数据的细节。

(6)按 Save Output 键保存测量结果。如必要，相同的方法测量另一只眼睛。

4. 注意事项

(1)光学测量时的注意事项——光学测量过程中的错误信息（表 12-2-2）。

(2)BIO 模式测量时的注意事项：

①嘱患者不要转动眼睛。如果患者很紧张，可让患者休息放松。

②确保探头与角膜中心接触。

第 12 章　光学生物测量仪

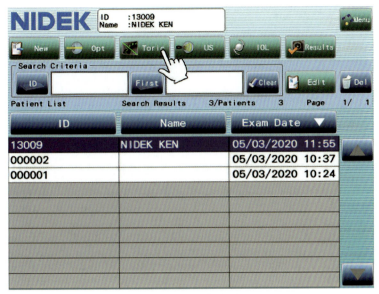

图 12-2-25　患者列表

表 12-2-2　光学测量过程中的错误信息

信息	内容
错误	SNR 小于 2.0 由于存在成熟白内障，无法获得信号。再次测量仍无法获得综合波数值的，进行超声测量
BLK （眨眼）	由于患者眨眼，无法实现测量 提示患者在测量结束前不要眨眼 等患者停止眨眼后，再次进行测量
ALM （对齐错误）	对齐不合适 进行对齐再次测量
FAR （对焦错误：距离所测眼睛太远）	对齐不合适 进行对齐再次测量
NEAR （对焦错误：距离所测眼睛太近）	对齐不合适 进行对齐再次测量
+OVR （超出角膜曲率半径测量范围）	角膜曲率半径超出测量范围
－OVR （小于角膜曲率半径测量范围）	角膜曲率半径小于测量范围
COVR （超出散光测量范围）	CYL 数值超出测量范围
IMG （角膜图像错误）	轻微的眼部移动，导致无法实现测量 提示患者在测量完成前不要移动眼睛 等患者眼睛停止移动后，再次进行测量

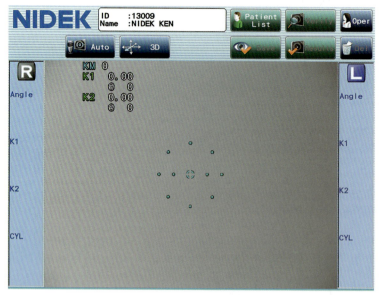

图 12-2-26　设置模式

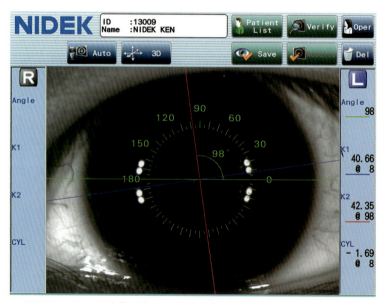

图 12-2-27　眼前节图像。图中红线：最陡经线，蓝线：最扁经线

获取准确的 BIO 模式测量结果，探头与角膜之间的接触是非常重要的因素。改变探头接触角度，获取合适的 A-scan 波形。合适的波形是指从以下 3 个部位得出回声：角膜，晶体的前表面和后表面。合适的 A-scan 波形也有大的视网膜回声，此回声伴随着一个小的虹膜声影。

③在确定 BIO 模式测量数据前，检查以下事项：

a. 是否已经获取到合适的 A-scan 波形？

b. 探头与角膜的接触方式是否合适？

c. 患者的眼睛是否是固定的？

d. 获取的数据是否稳定？（所得数据的标准差是否在 ±0.05mm 范围内）

此外，BIO 模式测量需要充足的时间。如果 BIO 模式测量进行得很匆忙，是无法得到准确的数据的。

④在 Auto 模式，获取数据后仍显示测量图示，可能是视网膜回声没有升到足够高度，或是没有晶体回声或回声太弱。改变探头的接触角度，获取合适的波形（图 12-2-28）。

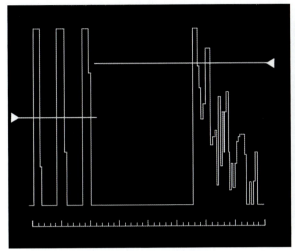

图 12-2-28A　合适的波形　　　　　图 12-2-28B　不合适的波形

⑤根据信噪比（SNR）判断结果的可信度：

SNR 可信度：大于 10 精准，3～10 可谨慎使用，小于 3 不可用。

5.AL-Scan 人工晶体度数计算结果（图 12-2-29）

三、低相干反射测量仪 Lenstar LS900

瑞士 Haag-Streit 公司的光学生物测量仪 Lenstar LS900（图 12-2-30）是基于低相干反射技术测量眼轴长度的代表性产品，其眼轴长度测量主要利用眼球结构各界面的反射与参考臂的反射光形成的干涉信号，从而得到眼球内部角膜厚度、前房深度（角膜后表面至晶体前表面）、晶体厚度、眼轴长度等一系列的轴向参数。测量结果显示，眼轴的测量范围为 14～32mm，分辨率可达 10μm。

（一）操作前准备

设备状态确认。设备状态指示器提供设备在无 PC 软件状态下的监控；状态指示器不亮，设备关闭；状态指示器橙色，设备待机；状态指示器绿色，设备开启；状态指示器蓝色，设备激光开启；状态指示器红色，设备关错误。

设备的定位是由检查者手工操作。患者眼睛到测量头的距离必须定位于约 68mm 的位置（图 12-2-31）。将患者头部很好地抵住下颌托和前额托，并让患者握住设备提供的把手获得稳定头部定位，有助于缩短调整时间与增加测量精度。

要获得准确的结果，在测量前，需要告知患者盯着设备内的固视光。如果患者被测眼难以看到固视光，可让患者另一只眼固视于相对远的目标来弥补。

（二）操作方法

1.录入患者信息　点击"New"新增患者信息，输入患者姓名（Last name）、出生年月（Date of birth）、性别（Gender），可选择输入病历号码（ID）、姓（First name）、备注等。点击"Save"保持患者信息，点击"Edit"修改相关患者信息（图 12-2-32）。

2.进入操作界面（图 12-2-33）　其中，晶体状态选择（图 12-2-34）包括：正常眼

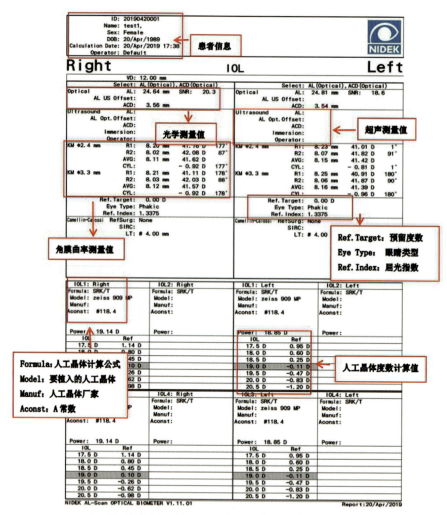

图 12-2-29　AL-Scan 人工晶体度数计算结果

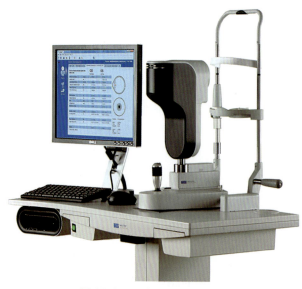

图 12-2-30　Lenstar LS900

(Natural)、无晶体眼（None）、人工晶体眼（Standard IOL）、PMMA 材料人工晶体（PMMA）、丙烯酸人工晶体（Acrylic）、硅胶人工晶体（Silicone）等；玻璃体状态选择（图 12-2-35）包括：正常眼（Normal）、硅油眼（Silicone oil-filled）；单次测量详细结果包括：眼轴长度（Axial length）、角膜厚度（Cornea thickness）、前房深度（Aqueous depth）、晶体厚度（Lens thickness）、平坦轴（flat meridian）、陡峭轴（steep meridian）、散光（Astigmatism）等。

3. 测量 进入数据拍摄界面，首先进行位置粗调，界面转换为患者眼的实时图像，请患者注视红色闪烁固视灯。向前慢推主机，并调节位置，至清晰见到两个16点的圆环，且测量光的反光应位于十字中央；完成粗调后按快门键进入细调：对焦引导为两个圆弧；继续对焦，至圆弧稍微清晰；当聚集基本到位时，会出现一个绿色圆圈，并有箭头引导对焦方向；聚焦良好，按手柄快门开始测量（图 12-2-36）。

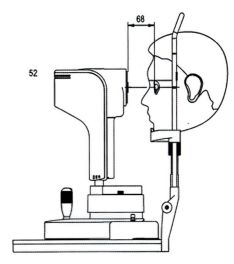

图 12-2-31 工作距离示意图

测量中，白色圆圈完成的过程表示测量的进程。如患者失去固视，测量过程会暂停，重新对焦后，可继续测量。测量结束，应嘱患者眨眼，但不应移动头位。一次测量结束后，按快门键可再次测量；如一次测量结束后 10 秒内再次测量，测量可直接进入细调；默认每眼最少测量 3 次（可以设置），如测量次数少于设置，会有提示（图 12-2-37）。

4. 结果浏览（图 12-2-38） 测量结束，显示测量数据详情。黄色三角感叹号标记表示测量数据不合理；如显示为红色，应按 [DEL] 键或右击鼠标选择删除数据；黄色圆形标记表示双眼测量结果差距较大，建议检查确认。

如对数据有疑问，可点击测量数据，查看数据详情。工具栏可重新计算测量数据，取消所有改变，恢复默认状态。确认患者、检查、诊断、眼别等信息。软件会分析相关数据，对错误数据进行删除，也可手动删除单一数据或全部测量数据。最下方会显示数据的平均值及数据间最大差值。

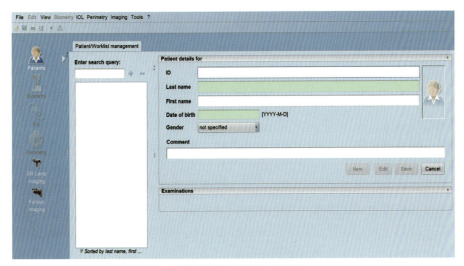

图 12-2-32 新增患者界面

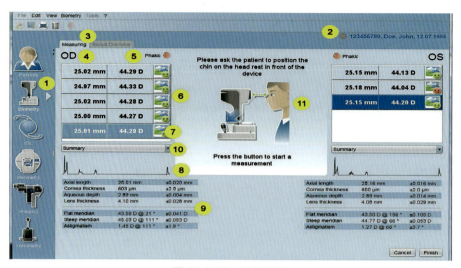

图 12-2-33　操作界面

1.Biometry（生物测量）；2.患者信息；3.measuring（测量）；4.眼别显示（OD，OS）；5.测量模式选择：可选择眼部状态（如 Phakic）；6.测量结果区；7.单次测量结果；8.A-Scan 显示；9.单次测量详细结果：眼轴长度（Axial length）、角膜厚度（Cornea thickness）、前房深度（Aqueous depth）、晶体厚度（Lens thickness）、平坦轴（flat meridian）、陡峭轴（steep meridian）、散光（Astigmatism）；10.选择显示数据；11.测量进程引导

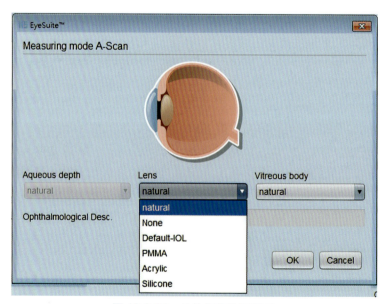

图 12-2-34　晶体状态选择界面

（1）眼轴数据确认（图 12-2-39）：可显示每次测量 A-scan 波形图以及信号强度。

（2）角膜曲率数据确认（图 12-2-40）：提供每次测量的高清图片，角膜反光点清晰度作为判断数据是否准确的依据。

（3）角膜直径测量数据确认（图 12-2-41）：提供每次测量的高清图片，与虹膜边缘最匹配圆的直径，作为判断数据是否准确的依据。

（4）瞳孔直径测量数据确认（图 12-2-42）：提供每次测量的高清图片，与瞳孔边缘最匹配圆的直径，作为判断数据是否准确的依据。

第 12 章 光学生物测量仪 301

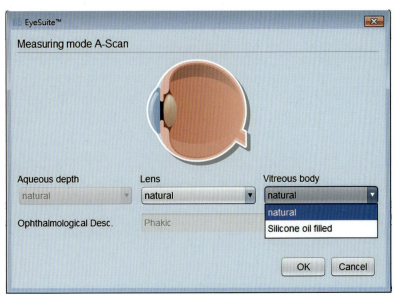

图 12-2-35 玻璃体状态选择界面

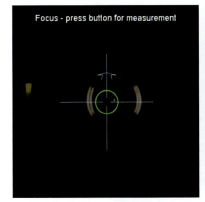 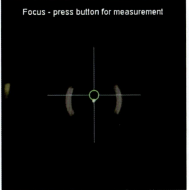 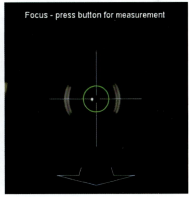

图 12-2-36 测量时的调节与对焦

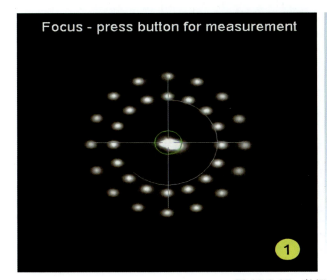 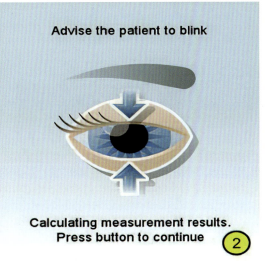

图 12-2-37 数据拍摄界面

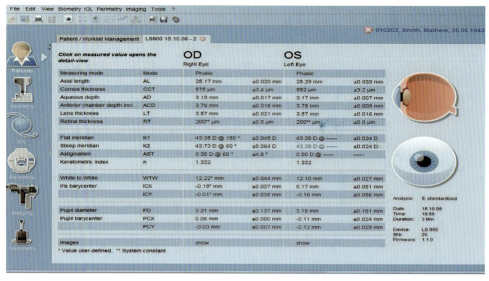

图 12-2-38　测量数据详情

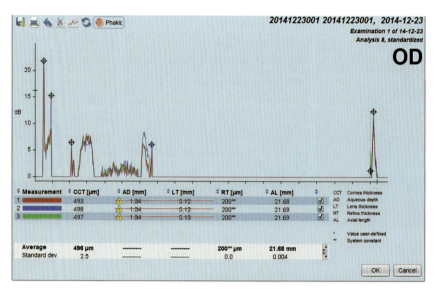

图 12-2-39　眼轴数据确认

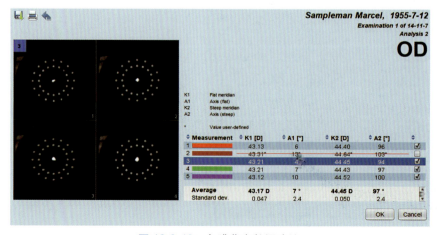

图 12-2-40　角膜曲率数据确认

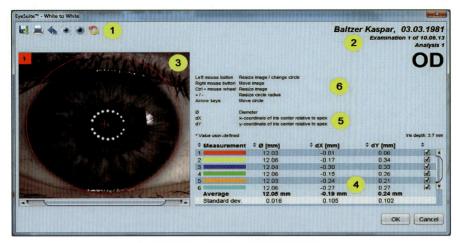

图 12-2-41　角膜直径测量数据确认

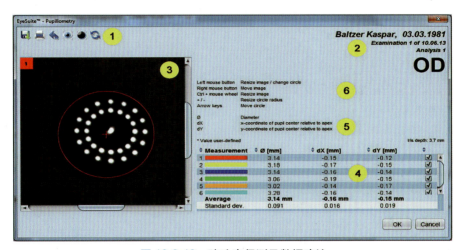

图 12-2-42　瞳孔直径测量数据确认

（5）晶体计算模式选择：常规晶体计算模式为 Standard（图 12-2-43），可确认常规生物测量参数，如果相关数据仪器未能测量出来，可通过其它仪器数据代入，并选择相关数据来源。

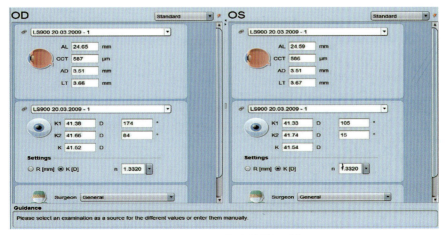

图 12-2-43　晶体计算模式选择

屈光术后晶体计算模式（图12-2-44），需要选择手术方式，选择患者近视或远视，如果使用 Barrett True-K 和 Shammas 公式，可以不用输入患者术前相关信息。如果使用 Masket 和 Modified Masket 公式，则需要输入患者术前相关信息。对双眼晶体计算结果浏览，可在报告中设置标准模板，设置目标屈光度。下拉框可以根据需求选择晶体型号以及常用公式。

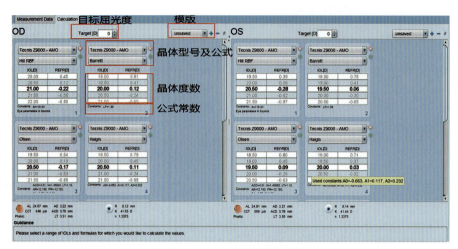

图 12-2-44　晶体计算数据详情

晶体计算完成后点击打印，生成打印报告（图12-2-45），确认打印即可。

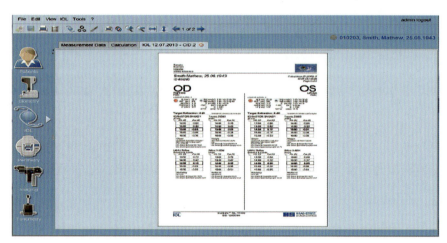

图 12-2-45　打印报告

Toric 晶体计算（图12-2-46）。可对双眼晶体计算结果浏览。设置手术切口位置与手源性散光值（SIA）（图12-2-47）。规划后可显示 Toric 晶体所需散光度数及植入轴位，可预估术后结果。

Toric 晶体规划完成后点击打印，生成打印报告（图12-2-48），确认打印即可。

Lenstar LS900 人工晶体计算报告（图12-2-49）。

（三）注意事项

1.操作时，建议双手操作，一手操作基座，一手操作手柄。注意仪器先远离患者，再推向患者至测量位置。为提高检查速度，测量间隙患者及设备均不要移动。

2.患者不配合或固视不良，表现为患者频繁眼动而无法聚焦，绿圆会消失及引导会停止，

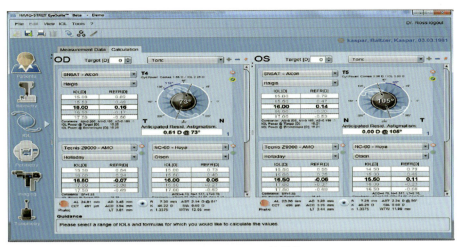

图 12-2-46　Toric 晶体计算

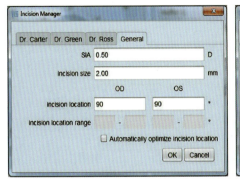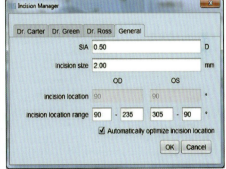

图 12-2-47　手术切口位置与手源性散光值

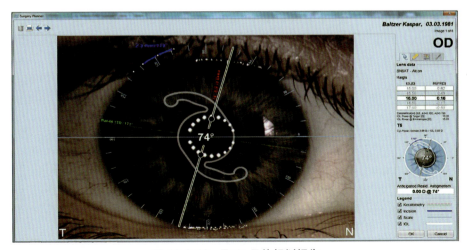

图 12-2-48　Toric 晶体规划报告

一段时间后，检查将被取消。

3. 聚焦不良：光线未聚焦在患者角膜，而是聚焦在晶体，这种情况称之为"OVERFOCUSING"。软件可识别这种情况，并提出警示（图 12-2-50）。

4. 眼睑下垂（Low-lying eyelashes）：会影响角膜曲率值，测量完成后会有相应提示（图 12-2-51）。

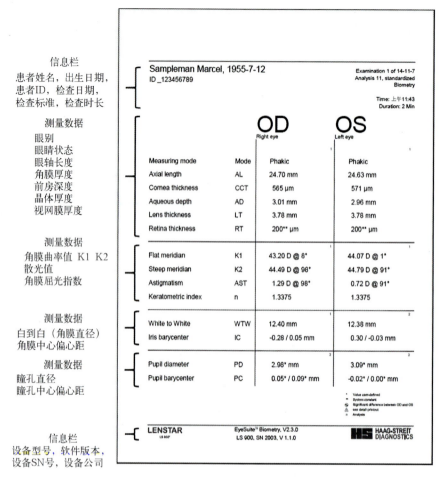

图 12-2-49 Lenstar 人工晶体计算报告

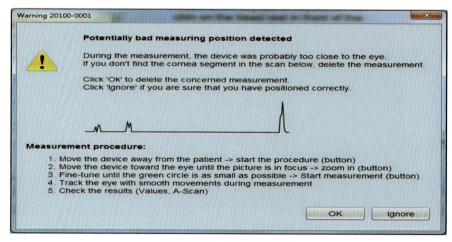

图 12-2-50 聚焦不良界面

5. 启动致密白内障测量模式（DCM；Dense Cataract Measurement Mode），三次测量均无有效眼轴数据时，会启动致密白内障测量模式。测量数据会显示为黄色，并会随着测量次数进行更新，叠加所有不良 A-Scan 信号进行处理，形成测量结果（图 12-2-52）。

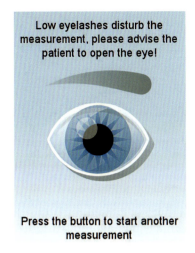

图 12-2-51　眼睑下垂提示

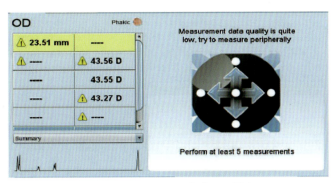

图 12-2-52　致密白内障测量模式

四、扫频光学相干断层成像测量仪 OA-2000

OA-2000（图 12-2-53）是日本 TOMEY 公司 2014 年发布的利用波长 1060nm 的扫描激光光源和 Placido 投影环，采用全自动追踪对焦方式得到眼部 8 项参数（角膜曲率、眼轴长度、前房深度、晶体厚度、角膜厚度、瞳孔直径、角膜直径、角膜地形图）的光学生物测量仪。最新扫频技术的参考镜面不需要移动，测量速度更快，可达 1000 个 A 扫描 / 秒；使用面扫描方式，自动搜索回波最强点，对于 V 级核的检出率也大大提高，且不受后囊性白内障的影响。并且 Placido 投影环方式测量角膜曲率值，每个投影环采样点为 256 个，不会遗漏任何角膜的特殊形状，同时获得 1.5～5.5mm 范围内的角膜地形图，非常容易判断角膜曲率测量值是否受泪膜破裂的影响。

（一）操作前准备

1. 患者管理（图 12-2-54）　长按"New"新患者按键，输入患者的基本信息，包含编号（ID）、姓名、性别、出生年月等，患者 ID 是必须输入的项目。询问患者是否有眼部手术史（白内障手术史，屈光手术史等），选择相应的眼球状态。

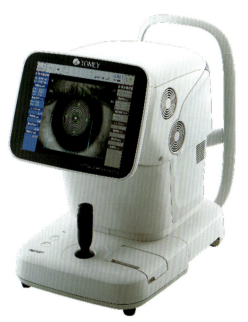

图 12-2-53　OA-2000

2. 设置测量选项（图 12-2-55）　点击"设置"键，进入设置界面，设置测量参数。

（1）选择测量项目：角膜曲率 / 眼轴长度 / 前房深度 / 角膜厚度 / 瞳孔大小 / 角膜直径。

（2）选择眼类型：正常眼 / 无晶状体眼 / 人工晶体眼（PMMA）/ 人工晶体眼（硅胶 Silicon）/ 人工晶体眼（丙烯酸 Acrylic）/ 正常玻璃体（Vitreous）/ 硅油眼（SiliconeOil）。

（3）选择对齐方式：自动 / 手动。

（二）操作方法

1. 让患者的下颌紧贴下颌托，额头紧贴额托，眼角与眼标志线对齐，并嘱患者注视测量窗

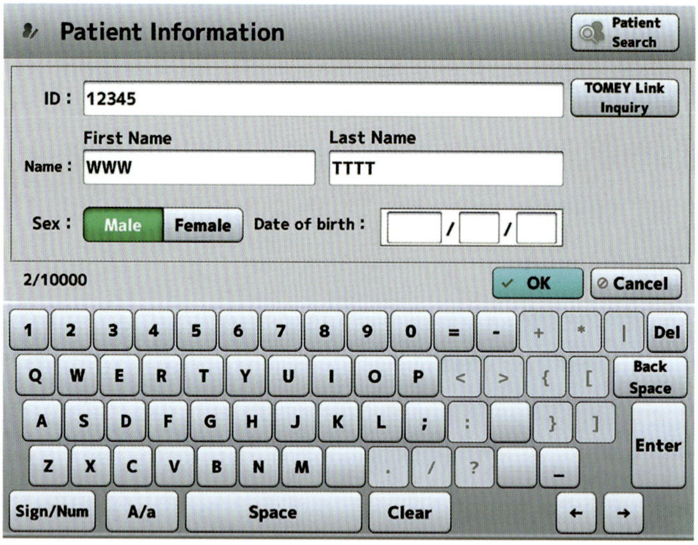

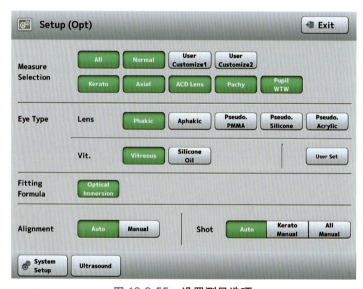

图 12-2-54　OA-2000 患者管理

图 12-2-55　设置测量选项

口的固视灯保持固视,开始进行测量。

2. 点击触摸屏或操作手柄,上下左右移动测量头,使设备测量头对齐患者被测眼;自动对齐打开时,仅需在屏幕上点击瞳孔中心,设备自动对齐被测眼;自动测量打开时,设备自动开始测量;所有项目测量完成后,蜂鸣器响两声,测量结束。角膜曲率测量为手动时,眼球对准后,点击"capture"键,或者按下手柄键,开始测量。

3. 点击眼选择按键"R(右)"或"L(左)",切换到另一只眼。重复步骤,完成测量。检查测量结果(图 12-2-56)。

测量结果显示(图 12-2-57):

4. IOL 计算:点击 IOL 按键,进入人工晶体计算界面。如果无须修改默认预留值、计算公式、晶体型号,切换左右眼计算结果后,可直接打印。设备自带最新一代的 BARRETT 人工晶体计算公式。对于有多种晶体以及高端晶体选择的医院,OA-2000 可建立个性化的医生模板。即:

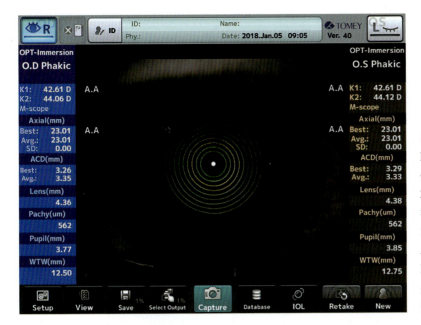

图 12-2-56　OA-2000 测量界面
K1. 最陡峭径线上的角膜曲率值（单位为 mm 或 D，直径 2mm/2.5mm/3mm）；K2. 最平坦径线上的角膜曲率值（单位 mm 或 D（直径 2mm/2.5mm/3mm）；Axial. 眼轴长；ACD. 前房深度；Lens. 晶状体厚度；Pachy. 角膜中央厚度；Pupil. 瞳孔直径；WTW. 角膜直径

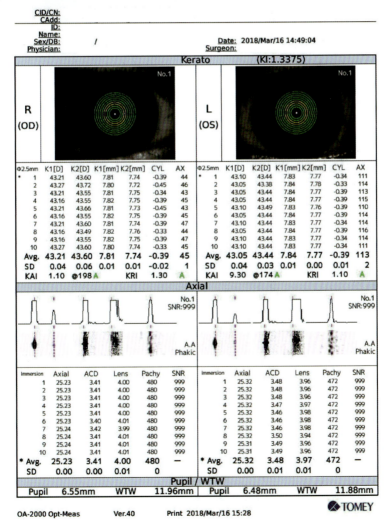

图 12-2-57　OA-2000 测量结果显示

多种公式对应同一种人工晶体进行计算或单一公式对应多种人工晶体进行计算（图 12-2-58）。

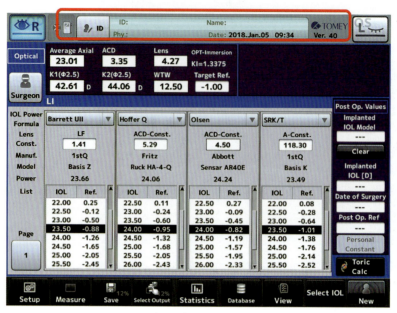

图 12-2-58　IOL 计算

（三）注意事项

1. 嘱咐患者在测量前瞬目，以保持泪膜的良好状态，保证曲率测量结果准确。

2. 固视困难的患者可使用引导对侧眼保持直视标志的方法进行固视。

3. 对于可信度低的参数，会有"！"提示，此时应当重新测量该参数。

4. Placido 环投影扭曲，泪膜导致曲率测量可信度降低。带有"！"提示。此时应当嘱咐患者注意瞬目或使用人工泪液后再次测量（图 12-2-59）。

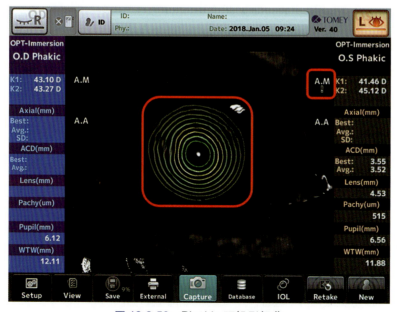

图 12-2-59　Placido 环投影扭曲

5. 视网膜脱落的眼底波形及断层图像，眼底双波峰。OA-2000 会识别脱落部分的波形，使测量结果更精准可靠（图 12-2-60）。

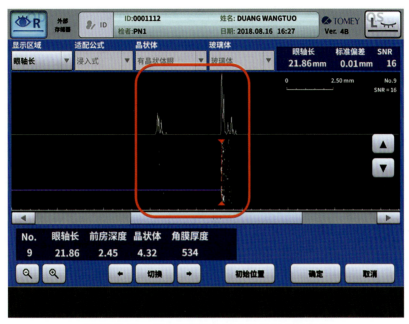

图 12-2-60　视网膜脱落的眼底波形及断层图像

五、扫频光学相干断层成像测量仪 IOL-Master 700

IOL-Master 700（图 12-2-61）为全新一代扫频生物测量仪，使用中心波长 1055nm 的扫频光源，沿视轴方向获取从角膜顶点到视网膜全程 OCT 断层图像，并提供基于图像的生物测量数据。从眼前节图像、全程 OCT 断层图像及独有的固视确认图像，均有助于帮助检查者确认测量数据的准确性及可靠性，最大程度减少因固视不佳导致的测量误差，确保各项参数的准确性及可靠性。

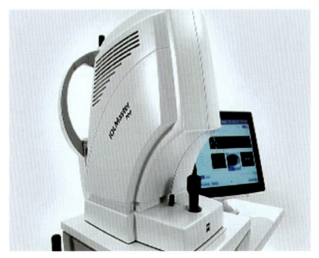

图 12-2-61　IOL-Master 700

(一)操作前准备

1. 按系统提示完成测试校准 测试时,下颌托隔间内的测试工具支架会自动上升(图12-2-62,图12-2-63)。

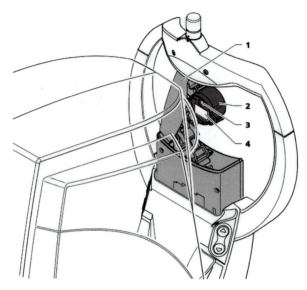

1. 颏托折叠
2. 测试工具支架
3. 生物测量和角膜曲率测量的测试眼
4. WTW比例尺

图 12-2-62　IOL-Master700 测量校准工具

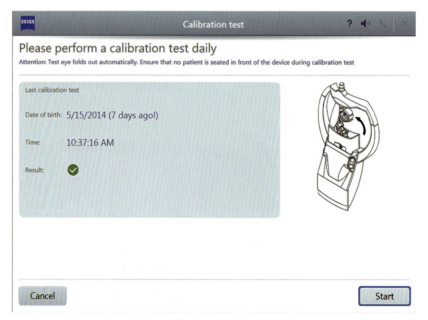

图 12-2-63　点击开始,启动校准

测量头需要进行粗略对准,6个LED测试标记必须在十字线中心,且聚焦(图12-2-64)。

2. 检查OCT扫描和角膜曲率计校准 使用步骤1中的调整工具来聚焦18个LED灯的反射

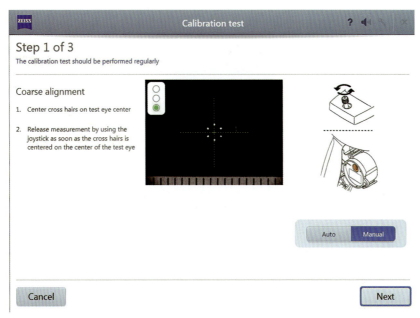

图 12-2-64　校准测试 - 步骤 1

模式。除了实时图像之外，水平（中央实时图像的右侧）和垂直（中央实时图像的底部）OCT 扫描也会显示。在每幅图像中，均有一个建议的调整区域（显示为绿色）。如果测量光束正交反射，则水平和垂直 OCT 扫描图像中调整区域的绿色矩形中将显示一个黄点。如步骤 1 一样，测量将自动或手动进行（图 12-2-65）。

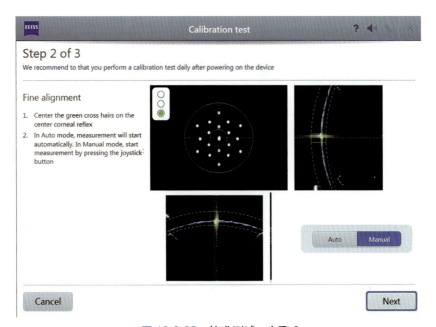

图 12-2-65　校准测试 - 步骤 2

3. 通过测量线性光栅来检查白到白测量的校准　可以根据显示器左边描述和右边的图解表示来进行必要的程序步骤。如图 12-2-66 所示，操纵杆将逆时针移动（向下），直到线性光栅显示在实时图像中。线性光栅应当完全填满整个实时图像，并在手动点击操纵杆上的键触发测量之前尽可能早的聚焦。

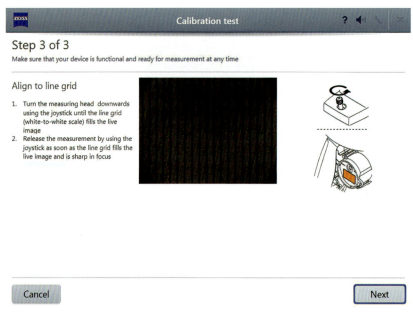

图 12-2-66　校准测试 - 步骤 3

4.患者管理　新建患者，选择正确的晶体状态和玻璃体状态（图 12-2-67）。

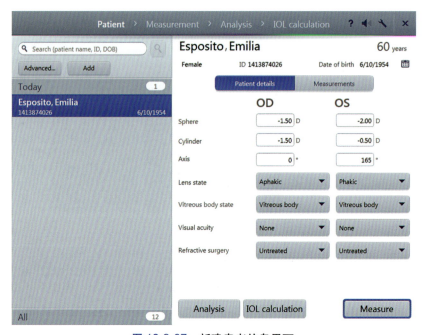

图 12-2-67　新建患者信息界面

（二）操作方法

1.初步对准（图 12-2-68）　将测量头对准瞳孔中心并向前推进，6 个 LED 测量点以十字线居中分布并聚焦。

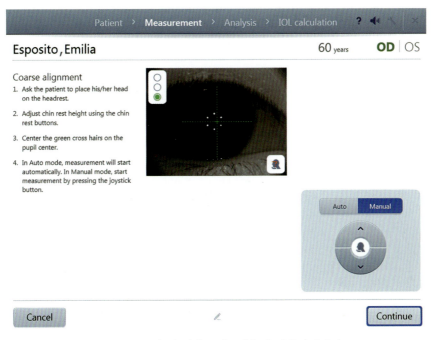

图 12-2-68　初步对准 - 测量头初步对准瞳孔中心

2. 精确对准（图 12-2-69）　移动测量头往眼睛靠近，使 18 个 LED 测量标记的反射点聚焦。除实时图像外，垂直（在中央实时图像的右边）和水平（在中央实时图像的下方）OCT 扫描也显示出来。在每幅图像中均有推荐对准区域（绿色矩形框）。黄点在水平和垂直 OCT 扫描图像中的绿色矩形框时，正确对准。据选择模式不同，而开始自动或手动触发测量。同时捕获前节参考图像或巩膜图像。

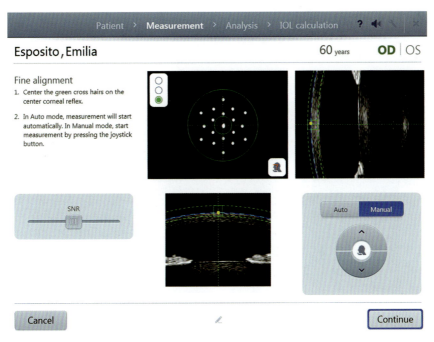

图 12-2-69　精确对准

3. 固视检查（图 12-2-70） 固视检查与精确对准的方法相同。不同的是仅需要聚焦对准 6 个 LED 测量标记点。

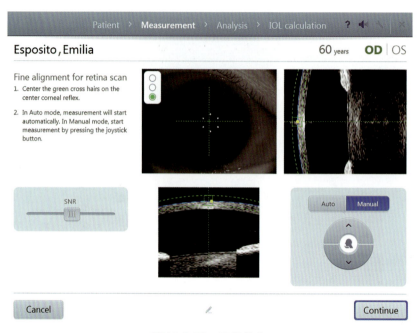

图 12-2-70　固视检查

4. 质量检测　检查界面（图 12-2-71）显示角膜曲率、眼前节图像、全程扫频 OCT 断层图像及 IOL-Master 700 独有的黄斑固视确认图像。

✅ 绿色信号指示灯提示测量在技术上合格；

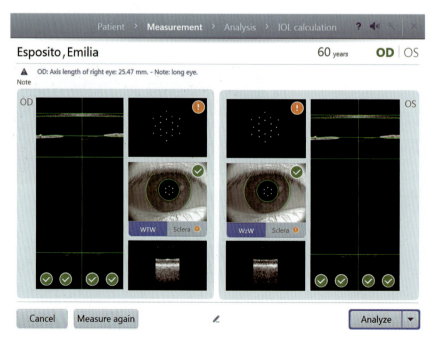

图 12-2-71　质量检查界面

- 黄色指示灯提示操作者检查相关测量标记点；
- 红色指示灯提示未检测到测量结果。

另外，操作者需检查固视情况（图12-2-72），固视良好时显示正常黄斑中心凹结构（右侧），说明检查期间患者固视良好；若未见正常中心凹结构（左侧），提示患者未正确固视，即轴长测量等数据不可信，需嘱患者正确固视，并重复测量，若始终未见正常中心凹结构，应结合其他检查，排除眼底异常或其他情况。

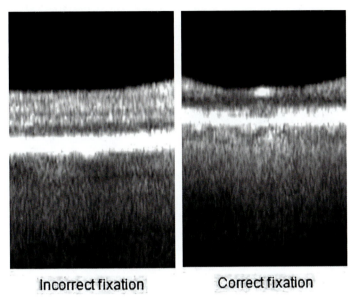

图12-2-72　IOL-Master 700 独有固视确认图像

5. 分析界面（图12-2-73）　显示扫频 OCT 断层图像、角膜曲率测量图像、角膜直径白到白（WTW）图像、巩膜图像（用于白内障导航定位）、固视确认图像及各项生物学测量参数，

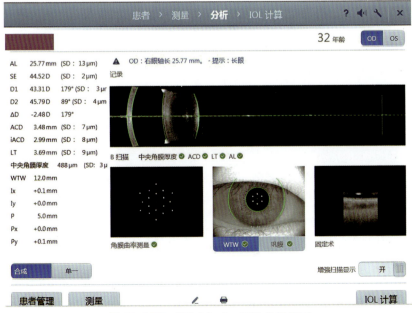

图12-2-73　IOL-Master 700 分析界面

除轴长、前房深度等数据外，中央角膜厚度（CCT）及晶体厚度（LT）也可准确测量。应检查确认 B-scan 图像中绿色标记线，WTW 和巩膜图像是否离焦或角膜曲率测量点是否扭曲或缺失，并帮助检查者及时发现更多晶体、黄斑、眼前节异常结构。全面检查测量数据及警告信息。

6. IOL 计算　双眼分别进行人工晶体度数计算。IOL-Master 700 提供 SRK/T、Hoffer Q、Holladay1、Holladay 2 及 Haigis Suite 和 Barrett Suite 等最新计算公式，根据不同眼球状态自由选择，准确预测术后屈光度。在 IOL 计算界面中，选中的眼睛的测量数据以白色背景显示，对侧眼数据以灰色背景显示。另外，选中眼以粗体蓝色字母在界面的右上角显示（图 12-2-74）。

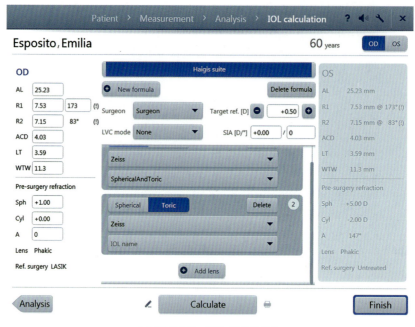

图 12-2-74　IOL 计算界面

（1）点击屏幕右侧或左侧的测量的数据区域可切换左右眼或点击 键，在测量数据下方，显示每只眼的晶体状态和屈光手术状态。

（2）点击 选择需应用的计算公式。

（3）点击 后开始计算 IOL 度数。为能将结果打印或导出至 FORUM，需选中一款 IOL 后计算。

（4）点击"Finish（完成）"/"Print（打印）"/"Export（导出）"（依个性化设置而显示键不同），报告将被打印/导出。

（5）点击相应区域可手动编辑测量值。手动编辑值以星号 * 标识。当 IOL 计算窗口关闭时，手动编辑值将被撤销。当重新开始 IOL 计算时，测量值将显示在这些区域。

（6）IOL-Master 700 测量数据可传输至蔡司 CALLISTO eye 眼科导航系统做术前规划，与白内障术中镜下实时图像进行术中匹配，实现目镜下投射导航辅助线完成精准的屈光白内障手术。

IOL-Master700 分析打印报告（图 12-2-75）、生物测量报告（图 12-2-76）及人工晶体度数计算报告（图 12-2-77）。

（三）注意事项

如同 IOL-Master500 的注意事项 1～6 外，IOL-Master700 测量人工晶体眼时，前房深度和晶体厚度可能不准确，尤其是 PMMA 型和 Piggyback 型人工晶体，需仔细确认测量标线位置是否正确。对有晶体眼也需仔细确认测量标线位置是否正确。

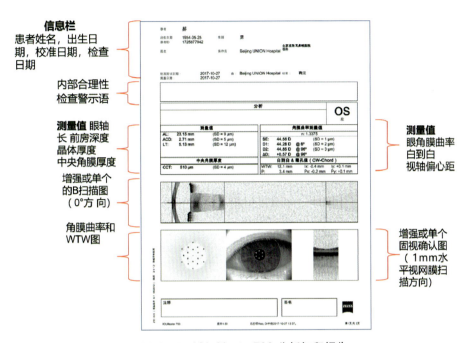

图 12-2-75　IOL-Master700 分析打印报告

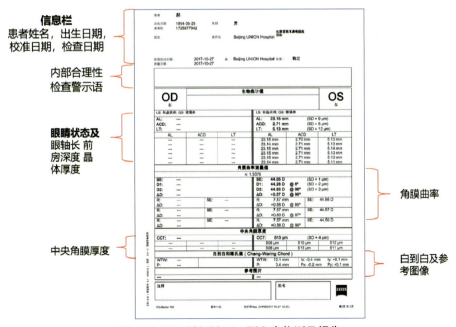

图 12-2-76　IOL-Master700 生物测量报告

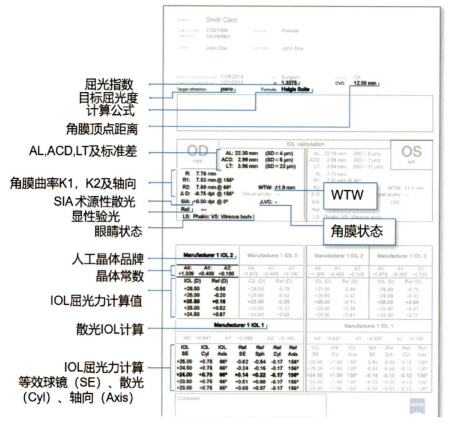

图 12-2-77 IOL-Master700 人工晶体度数计算报告

第三节 光学生物测量仪结果判读与临床应用

一、正常表现及测量结果的判定

光学生物测量仪依据产品的设计原理不同表现有所不同，与 A 型超声的正常表现类似，但更关注视网膜色素上皮波形的识别能力。正常视网膜色素上皮波表现为突出于其他任何波形的单高波，其前后各有小的丛状波。

光学生物测量结果，可根据系统提供的 SNR（signal noise ratio，信噪比）值或者测量值的标准差（SD 值）进行判断。如果 SNR 值 > 2.0，结合测量的波形为单高波，共同判定结果是可靠的。

1. SNR 值的意义：SNR 值是所检查组织的信号和噪声之比，SNR 值越大测量结果越可靠。一般仪器的最小阈值设定为 2，如果 SNR 值小于 2 则表明测量结果不可靠，需要其他检查方法确认测量结果方能代入公式进行计算，建议 SNR 值小于 20 均需要重新测量或结合其他方法测量。

2. 测量值的标准差（SD 值）：光学生物测量仪将根据测量的结果推荐检查者对所获得的数值进行取舍，直到测量数值的数量达到仪器计算平均值的要求（一般 > 5 次）方可进行平均值的计算，建议测量值的标准差（SD）小于 0.02mm（< 20μm）。

3. 图像的识别：光学生物测量与声学生物测量一样，在注重数值分析的同时，也要注重图像特征的识别。如：视网膜色素上皮的波峰是否为单高波，如果不是，表明黄斑区有病变存在，需要结合 B 型超声、OCT 等检查的结果对测量结果进行再评估，方可确定检查结果。

4. 理论上，同一受检眼光学法与声学法测量结果因目标不同存在差异，但仪器的设计者对实际显示的眼轴长度进行了修正，修正后的光学测量结果与超声间接浸润法测量的结果相近。

5. 一般情况下双眼眼轴长度相差应≤0.3mm，如果测量结果大于0.3mm，仪器会自动提示，此时应对结果的可靠性进行鉴别。

二、临床应用

光学生物测量仪器凭借自身非接触性、操作简单、高分辨等优势，逐渐替代传统的A超测量，成为白内障术前生物测量的金标准。此外，光学生物测量对青光眼、屈光不正、角膜病等其他眼病的诊断和治疗提供了重要的参考依据。

（一）白内障及屈光手术所需的眼球全部生物学参数的精确测量

1. 各种人工晶体，包括有晶体眼人工晶体的屈光度的确定。
2. 角膜屈光手术后人工晶体屈光度的计算。
3. 有晶状体眼屈光手术评估。
4. 儿童白内障术前的测量和计算。

以 AL-Scan 通过选配的 Barrett 公式实现 Toric 人工晶体度数和轴度计算并辅助植入为例。

（1）AL-Scan 主机正常录入患者信息测量传输到电脑，无须任何额外操作。

（2）自动计算：电脑上预先设置好晶体参数、保留度数、医生手术源性散光（SIA）大小和切口轴度。打开患者数据后点"IOL Calc"，选择晶体品牌型号即可自动计算得到结果（图12-3-1）。

例如：由装机时预设的 SIA 手术源性散光 0.6D，120°（假设医师 3.0 切口和位置 120°），选择 SN6AT2-9[T] 晶体后，Barrett UII 公式根据预留—0.5D，自动算出并推荐度数 22.5D 的 T2 晶体，散光 1D，Toric 植入轴向 94°。

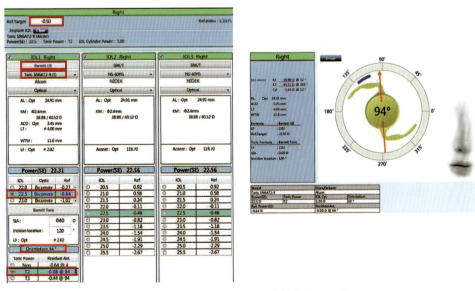

图 12-3-1 Toric 人工晶体度数和轴度计算

（3）裂隙灯下在眼表 94°位置做好标记，就确定好了植入轴度，手术台上将晶体按标记对准即可。

（4）但是这种裂隙灯下的标记方法，可能会因患者头位不正、眼球旋转等带来一定误差。NIDEK 针对此开发了 Toric 人工晶体巩膜标记法，采用特征血管定位或者龙胆紫标记定位。

①特征血管定位（图 12-3-2）：红线是角膜陡峭轴，蓝线是角膜平坦轴，黄线是植入 Toric 人工晶体轴度，绿线可以旋转到红箭头处的特征血管位置，打印此图，手术台上用刻度盘的 0°～180°对准特征血管并通过瞳孔中心，在刻度盘 75°的眼表位置做刻线，作为植入晶体轴度的标记。

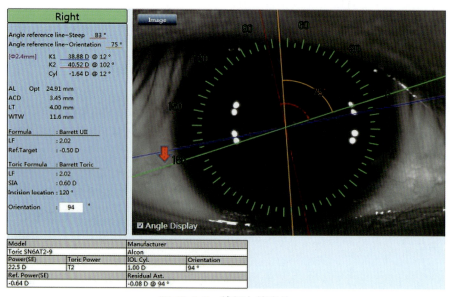

图 12-3-2　特征血管定位

②龙胆紫标记定位（图 12-3-3）：红线是角膜陡峭轴，蓝线是角膜平坦轴，黄线是植入 Toric 人工晶体轴度，绿线可以旋转到红箭头处的龙胆紫标记位置（先标记后测量），打印此图，手术台上用刻度盘的 0°～180°对准特征血管并通过瞳孔中心，在刻度盘 99°的眼表位置做刻线，作为植入晶体轴度的标记。

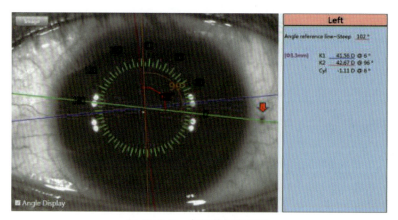

图 12-3-3　龙胆紫标记定位

（二）青少年屈光不正评估和追踪随访

眼轴、角膜曲率与眼屈光状态关系密切，既往研究认为眼轴与平均角膜曲率半径的比值

(Axial Length/Corneal Radius，AL/CR）与近视的相关性很高，较大的角膜曲率和较高的 AL/CR 比值是儿童青少年近视的危险因素。光学生物测量获得的轴长和曲率数值，为青少年屈光管理提供了强有力的技术支持。

（三）眼科术前筛查和手术评估

角膜水平直径的测量对 ICL 直径的选择起着重要的作用。精准的测量角膜曲率，并结合角膜地形图模式有助于对圆锥角膜的早期诊断，临床医师可尽早地对患者进行治疗，从而使其获得良好的视力并控制疾病进展。

扫频光学相干断层扫描生物测量仪 IOL-Master 700 提供了从角膜顶点到视网膜全程扫频 OCT 断层图像，可以评估术前晶状体脱位、术后 IOL 位置（图 12-3-4），有助于评判术后效果及选择 IOL 植入类型，保证屈光性白内障手术的效果。

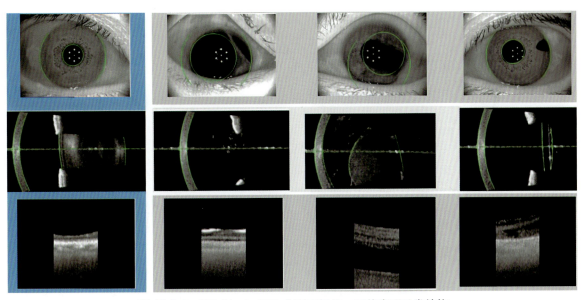

图 12-3-4　IOL-Master700 全程可视化，可能发现异常结构

（四）基于不同原理的光学生物测量仪器，在临床实际应用中有一定差异，表 12-3-1 进行了评估，可供同行们在具体工作中参考

表 12-3-1　光学生物测量仪器评估

设备类型	部分光学相干原理	低相干光学原理	扫频 OCT 原理
功能性	6 项参数	8 项参数	8 项参数
检出率	较高	较高	很高
精确性	准确	准确	准确
操作性	快捷	稍慢	非常快
IOL 公式	常规 4 代公式	更新快且全 含 Barrett，Olsen，RBF 公式	非更新快且全 含 Barrett 公式

（李雪婷　张　莹　王　勇）

主要参考文献

兰长骏, 彭凯, 廖莹. 扫频光相干断层扫描生物测量仪在白内障中的应用 [M]. 中华实验眼科杂志, 2019, 37(2).

潘聪. 扫频 OCT 系统及其功能成像研究与应用 [D], 2016.

祁媛媛, 张丰菊. 光学相干生物测量仪的临床应用 [J]. 中国实用眼科杂志, 2007, 25(8).

杨文利. 人工晶状体屈光度计算专家共识与解读 [M]. 北京：人民卫生出版社, 2019.

Haigis W, Lege B, Miller N, et al. Comparison of immersion ultrasound biometry and partial coherence interferometry for intraocular lens calculation according to Haigis[J]. Graefes Arch Clin Exp Ophthalmol, 2000, 238(9):765-773.

He X, Zou H, Lu L, et al. Axial length/corneal radius ratio: association with refractive state and role on myopia detection combined with visual acuity in Chinese schoolchildren[J]. PLoS One, 2015, 10(2):e111766.

第 13 章

激光扫描检眼镜

第一节 概述

传统的眼底照相机或眼底观察方法,均以白光作为眼底照明的光源,光线从视网膜反射之后,被检查者看到或用胶片、数码设备获取,图像的亮度代表了光线的反射量。1980年,Webb 等报道了应用激光扫描技术进行眼底成像,称为激光扫描检眼镜(Scanning Laser Ophthalmoscope,SLO)技术。其工作原理是激光机在短时间发出一个高度校准的细光束,通过多边形的镜子水平反射形成线扫,对视网膜进行扫描,从视网膜反射的光线可由光束分离器收集并通过镜头聚焦在图像探测器,进而同步解码到显示屏上形成图像。

SLO 可以应用在两种不同的成像模式上,即非共聚焦模式和共聚焦模式。其中共聚焦 SLO(Confocal Scanning Laser Ophthalmoscope,CSLO)模式是目前临床最常用的成像模式,最常见的成像系统有两种。

一、海德堡炫彩(Multi-Color)成像系统

海德堡炫彩(Multi-Color)成像系统扫描光源分别为红外光(815nm)、绿激光(518nm)和蓝激光(488nm),最后合成伪彩图。由于不同波长的激光,其在视网膜的穿透力和反射层次并不相同,因此可以获得来自视网膜不同层次结构的信息。绿激光波长 518nm,扫描视网膜色素上皮以内的各层;红外激光波长 815nm,扫描较深层结构,可对视网膜色素上皮层和脉络膜层成像;而蓝激光波长 488nm,在视网膜表面及浅层反射,主要反映玻璃体视网膜交界面的视网膜情况(图 13-1-1)。

二、欧堡 200°超广角眼底成像系统

欧堡 200°超广角眼底成像(Ultra-Widefield Imaging,UWFI)系统结合椭圆镜面成像特点和两束激光光源:绿激光(532nm)和红外激光(633nm),进行共聚焦扫描后合成伪彩图(图 13-1-2)。绿激光波长 532nm 不能穿透视网膜色素上皮,在其表面反射,主要显示 RPE 以内的层次情况;而红外激光波长 633nm,扫描较深层结构,可显示视网膜色素上皮层和脉络膜情况。

CSLO 眼底成像的共同特点是,仪器采集及合成来源不同光源扫描的单张影像,为黑白灰度图。不同光源形成的黑白图经过计算机合成处理,形成临床常见的伪彩图。

本章详述欧堡 200°超广角眼底成像系统的成像原理、操作及临床应用。

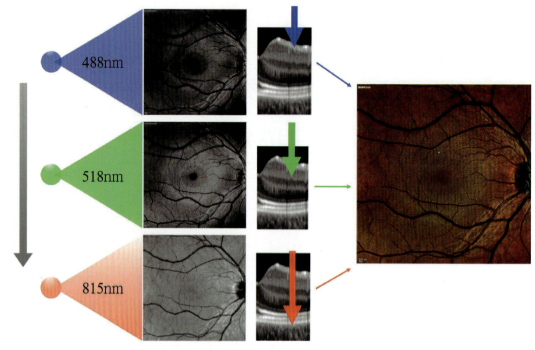

图 13-1-1　海德堡 HRT-OCT 的 Multi-Color 成像原理

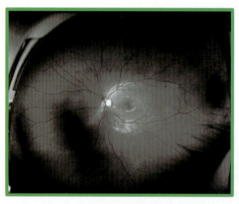

A. 绿激光眼底成像

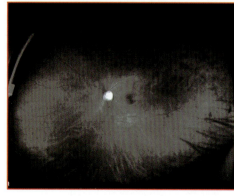

B. 红外激光眼底成像

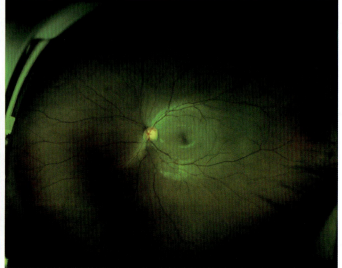

C. 合成眼底伪彩图

图 13-1-2　欧堡 200° 超广角眼底成像

第二节 欧堡 200°超广角眼底成像系统

一、200°超广角眼底成像原理

200º超广角眼底成像（图 13-2-1）是以 CSLO 为基础，结合椭圆镜面的设备，光源包含两束激光束，一束激光是波长为 532nm 的绿激光，另一束激光是波长为 633nm 的红外激光。设备的光路由电光学元件组成，包括数个分色片和一个共焦孔径。

（一）红、绿激光在眼底的成像原理

200º超广角眼底成像系统拍摄眼底像时，两种不同波长的激光：绿激光（532nm）和红外激光（633nm）同时进行眼底扫描，形成不同灰度的黑白图像，即绿激光眼底成像和红外激光眼底成像。由于激光波长的差异，在眼内组织的穿透力不同，可以获得来自视网膜不同层次结构的信息（图 13-2-2）。与绿激光眼底成像对比，红外激光眼底成像能更清晰地显示脉络膜情况，如涡静脉等（图 13-2-3）。绿激光眼底成像对视网膜脱离、视网膜裂孔的显示更加清晰（图 13-2-4 为右眼颞侧锯齿缘离断合并视网膜脱离的患者眼底像）。

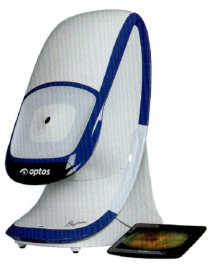

图 13-2-1 欧堡 200°超广角眼底成像系统

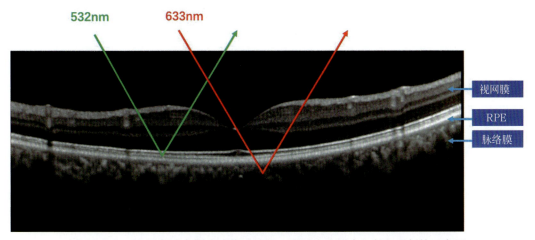

图 13-2-2 200º超广角眼底成像系统红、绿激光在眼内入射和反射的示意图

绿激光（532nm）经玻璃体和视网膜到达光感受器的外节层面形成反射。
红外激光（633nm）可直达脉络膜层后形成反射

（二）200°超广角眼底成像原理

200°超广角眼底成像系统在拍摄眼底像时，红、绿激光束经过光束混合器合并成一束激光，通过旋转快门到达扫描器，在控制器的驱动下，使光束作水平和垂直扫描（如 CSLO），扫描头精确的定位在椭圆体腔的实焦点处，随着激光头精确而稳定地围绕共轭焦点（F1）旋转，其射出的激光束快速地在椭圆镜面上扫描，椭圆镜面反射扫描激光进入人眼后，

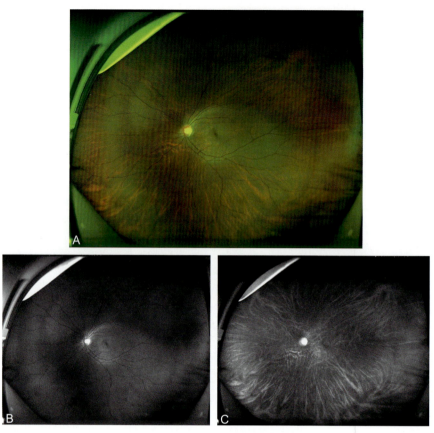

图 13-2-3 200°超广角眼底成像

A.眼底伪彩图；B.绿激光眼底图，主要显示视盘、黄斑以及视网膜血管行径；C.红激光眼底图，主要显示脉络膜大血管及涡静脉

在眼底（第二个共轭焦点 F2）产生再次反射，然后经椭圆镜面放射，进入 F1 处接收器接收，被激光分离器分出不同来源的光反射，形成 2 帧黑白照片（绿激光通道眼底图和红外激光通道眼底图），照片的分辨率可高达 3900 像素 ×3072 像素。经电脑软件的处理得到综合反映红、绿激光情况的伪彩图（图 13-2-5）。基于椭圆镜面辅助的 CSLO 成像，可以经过小瞳孔对约 80% 的视网膜范围成像，在散瞳并配合眼位引导转动的情况下，可以观察到锯齿缘的情况。

  200°的概念是指成像范围所对应的眼内角。眼内角是指眼轴距视网膜 11mm 处为圆心作圆，过圆心 O 做一垂线，把此圆分成四个象限，对应 0°～360°。据测算，视网膜在眼内 360°的圆周上约占 250°的范围。超广角眼底成像系统能够一次拍摄到视网膜的大部分范围，按眼内角计算约为 200°（约占视网膜面积的 80%），如图 13-2-6 所示。

  为了进行面积大小的对比，我们拍摄了 200°超广角眼底彩图和普通眼底照相机的彩色眼底像（图 13-2-7）。

二、200°超广角眼底成像系统的操作及应用

（一）200°超广角眼底成像系统操作步骤

1.患者信息录入 200°超广角眼底成像具有较好的图像数据管理功能。

（1）患者基本数据管理：操作者输入患者的基本信息，包括 ID 号、姓名、性别、出生日期、

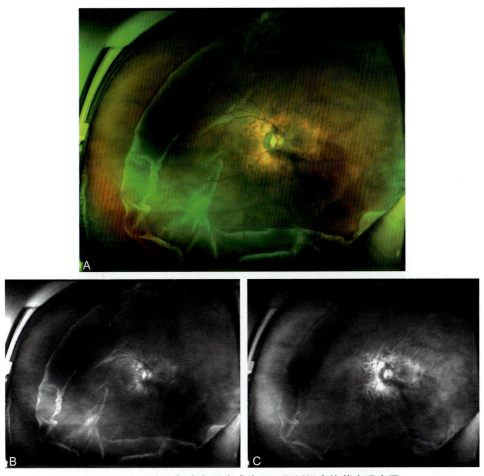

图 13-2-4 200°超广角眼底成像显示颞侧锯齿缘截离眼底图

A. 眼底伪彩图：显示颞侧锯齿缘截离、翻转；B. 绿激光眼底图：主要显示锯齿缘截离形成脉络膜裸露区，呈暗灰色；局部边界清的视网膜脱离，呈浅灰白色；C. 红激光眼底图：锯齿缘截离视网膜的裂孔不太清晰，视网膜脱离范围仍可见，视盘周围后极部脉络膜大中血管显露

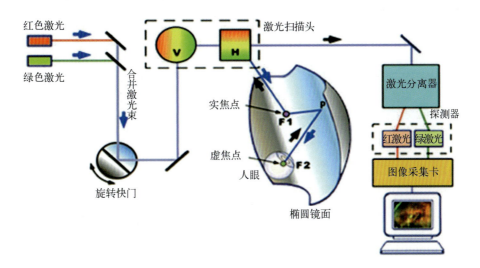

图 13-2-5 200°超广角眼底成像系统共焦激光扫描结构图（制造商提供）

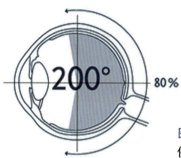

图 13-2-6　200°超广角眼底成像的眼内角示意图（制造商提供）（眼轴和眼内角）

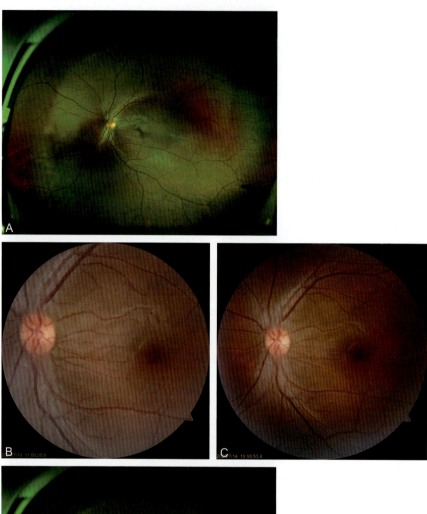

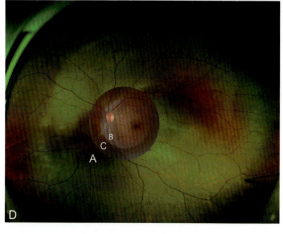

图 13-2-7　200°超广角眼底成像和普通眼底照相机眼底成像的区域对比
A.200° 超广角眼底彩图；B.27° 普通彩色眼底像；C.45° 普通彩色眼底像；D. 三种角度的眼底照相拍摄范围比较

检查医师等信息（图13-2-8）。

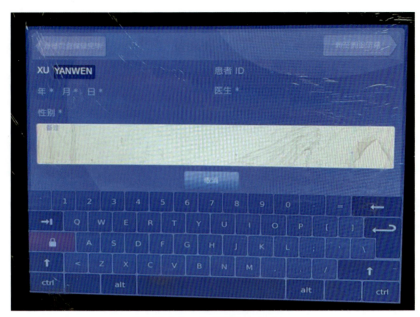

图13-2-8　患者信息录入窗口

在随访检查或结果远程浏览时，通过筛选器查找患者姓名或ID号，可以快速定位患者（图13-2-9）。系统可自动为患者生成ID号，但值得一提的是，为患者信息管理的规范化和标准化，应用患者唯一的ID号和统一基本信息录入格式是必须的。

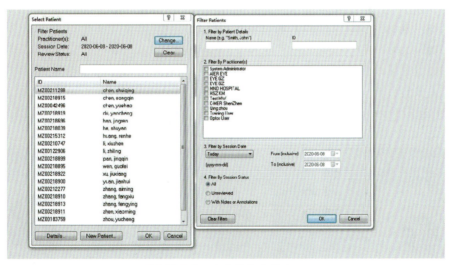

图13-2-9　患者信息查找窗口

（2）患者图像数据档案管理：200°超广角眼底成像按患者以病历的形式将图像数据进行归类，即每一个患者都在数据库里建立一个档案，该档案里有检查时间的条目，有左右眼的彩色图像的缩略图，在缩略图的左下角还标示出眼位引导的标记，无标记为正位图，S（上方），I（下方），T（颞侧），N（鼻侧）分别表示引导的方向（图13-2-10）。

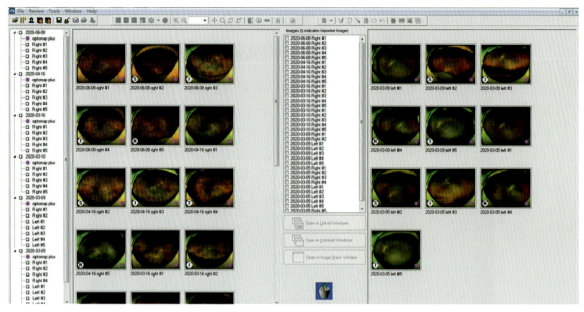

图 13-2-10　患者图像数据档案

2.患者眼底图像拍摄　在操作界面（计算机桌面或手触屏操控板）上录入患者一般情况和相关信息，建立档案后，进入拍摄界面。嘱患者用自己的手指（一般为小指）轻拉同侧受检眼的下睑，检查者站在患者身后，用同侧的手指（一般为示指）轻拉患者上睑，充分暴露全角膜情况。用另一只手辅助患者头位的摆放，并嘱患者看镜头圆孔内的蓝色花瓣注视标。手触屏操控板界面上可见对患者眼部及瞳孔的实时监控影像，在此影像中，可见患者瞳孔。双手合作，引导患者头位及眼位，使其瞳孔中央对准手触屏操控板十字交叉的中央蓝点，并向前后引导患者向镜头靠近，直至手触屏操控板上蓝色点变成绿色，可有助手点击拍摄图像，也可将其设置为自动拍摄，即仪器自动感应焦点的位置（图11-2-11）。

若屏幕上蓝色或红色的图标变成绿色，即焦点对准时便可自动触发拍摄。若屏幕上显示蓝点，则向镜头方向引导；若屏幕上显示红色，则稍微离开镜头方向，直到点变成绿色。

3.患者眼位引导　为避免遗漏周边部视网膜病变，可通过选择手触屏控制板的眼位方向（图

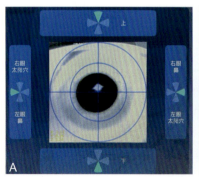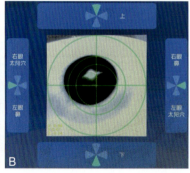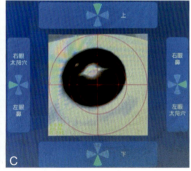

图 13-2-11　手触屏操控板眼位及焦点调整模式

A.瞳孔区焦点指示呈蓝色,提示视网膜焦点距成像焦点过远,需引导患者向镜头靠近；B.瞳孔区焦点指示呈绿色,提示视网膜焦点对准，可以拍摄；C.瞳孔区焦点指示呈红色，提示视网膜焦点超过成像焦点，需引导患者稍离开镜头

13-2-12)。200º超广角眼底成像系统通过内固视标的位置变化,引导受试者眼位转动,拍摄上方、下方、鼻侧、颞侧四个方位的视网膜图像,与正位图配合,就可拍摄到220°～240°范围的视网膜图像,并可显示锯齿缘,甚至部分睫状体扁平部(图13-2-13)。

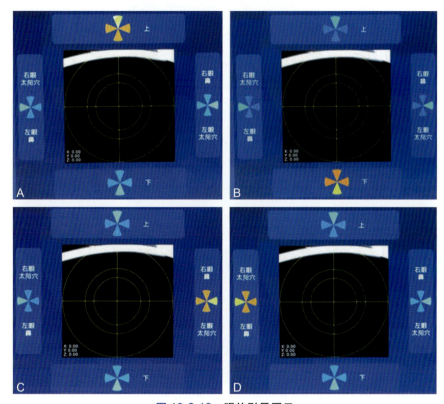

图 13-2-12　眼位引导图示

200º超广角照相机除了正位眼底像达200º视网膜范围外,还可以通过眼位引导方法,让患者根据眼位的提示,眼球做上(A)、下(B)、鼻侧(右眼C,左眼D)和颞侧(右眼D,左眼C)转动,可拍摄到220°～240°更接近锯齿缘的部位

(二)图像调整及图像打印

200º超广角眼底成像具有图像的数字化处理功能,为增强图像打印质量或发现隐秘的病灶,可对图像进行调整。

1. 改变图像的对比度(Contrast)　通过对比度调整,可增加或降低图像清晰程度。
2. 改变图像的亮度(Brightness)　通过改变图像亮度来调整图像对病变的显示程度。
3. 灰度控制(Gamma)　通过改变图像的灰度范围和比值,使病灶更加突出。
4. 彩色图像的色彩处理(Green Balance)　通过调节绿、红通道色彩的比例来获得更接近真实的彩色图像。
5. 图像的放大处理　图像标准为3900像素×3072像素,显示图像可以进行等比例缩放,也可选择"放大镜"功能进行局部放大,以便观察微小病变。

(三)标注、测量工具使用

图形注释工具:方框、椭圆、多边形和箭头等工具,方便对图像的指引及报告打印。

文本框工具:在需要注释的地方插入文本框,书写文字标注。

测量工具:进行两点距离、杯盘比和面积的测量。

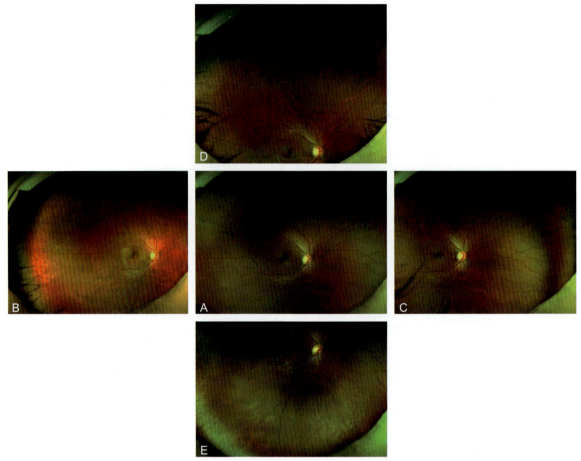

图 13-2-13 200°超广角照相机眼位引导同一眼（右眼）的各方位彩图
A.正位图；B.颞侧位图；C.鼻侧位图；D.上方位图；E.下方位图

（四）图像服务器联网使用（远程浏览）

200°超广角眼底成像系统可通过互联网或局域网实现远程浏览（图 13-2-14），在不同端口计算机上安装浏览软件并接入局域网（远程登录），可对图像资料进行浏览。相关的医护人员可在不同的楼层或诊室、激光室甚至手术室查看和处理患者的图像，为临床工作提供了极大的方便。

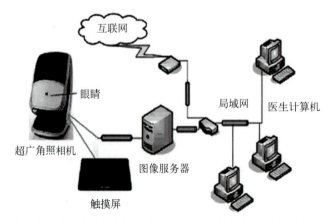

图 13-2-14 200°超广角眼底成像系统联网示意图（来源于制造商）

第三节 200°超广角眼底成像临床应用及实例

由于200°超广角眼底成像具有广角、免散瞳、自发荧光拍摄、便捷、适宜各类人群等优点，对眼底病变诊断准确性较高，可广泛应用于一线临床的眼底病初筛和眼底影像记录。

一、眼底病患者

200°超广角眼底成像对于眼底病患者，不但可简化诊疗流程，全面记录患者全眼底的情况，还有利于发现周边部的裂孔、变性和糖尿病视网膜病变等血管性病变（图13-3-1），避免漏诊。

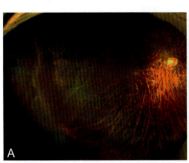 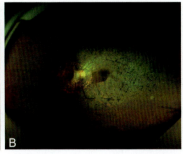 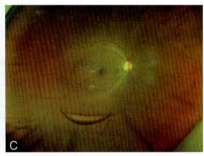

图13-3-1　200°超广角眼底成像
A.右眼颞侧周边部见视网膜裂孔；B.视网膜色素变性，左眼后极部可见大量骨细胞样色素沉着；C.右眼糖尿病视网膜病变，可见视网膜新生血管及视网膜前出血

二、白内障患者

白内障术前和术后进行全面眼底检查十分重要，既能评估患者的手术预后，使得术前医患沟通更加顺畅；早期发现需要治疗的眼底病变，进行早诊断、早治疗，保护患者视功能；还可作为术后视力不佳提供临床证据。

三、屈光手术患者

近视患者，尤其是高度近视患者，往往伴随不同程度周边视网膜变性等改变，严重的病变甚至影响手术安全性（图13-3-2）。因此对术前的眼底情况进行详尽检查，是保证手术效果、预防和减少术后并发症的重要措施，避免医疗纠纷。

四、视光初诊患者

视力矫正不能达到正常的患者，在诊断弱视前必须排除眼底的发育异常、遗传性眼病或其他病理改变；高度近视（近视度数＞600度）患者，理由同屈光手术前患者。

五、其他

此外，超广角成像的自发荧光还适用于光感受器或RPE病变的诊断和鉴别诊断，例如，视网膜色素变性、隐匿性外层视网膜病变患者等（图13-3-3）。

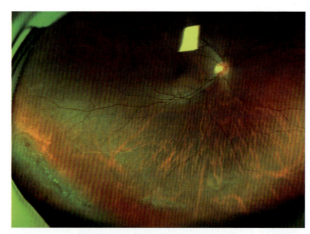

图 13-3-2　右眼颞下方可见周边部格子样变性区及视网膜裂孔

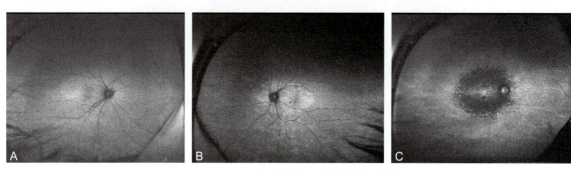

图 13-3-3　200°超广角眼底自发荧光成像
A. 正常眼底自发荧光；B. 急性区域性隐匿性外层视网膜病变；C. 视网膜色素变性

（马红婕）

主要参考文献

吴德正，马红婕，张静琳. 200°超广角眼底像图谱 [M]. 北京：人民卫生出版社，2020.

Ashraf M, Sampani K, Abdelal O, et al. Disparity of microaneurysm count between ultrawide field colour imaging and ultrawide field fluorescein angiography in eyes with diabetic retinopathy [J]. Br J Ophthalmol, 2020,

Dodo Y, Murakami T, Unoki N, et al. White Dots as a Novel Marker of Diabetic Retinopathy Severity in Ultrawide Field Imaging [J]. PLoS One, 2016, 11(11): e0165906.

Silva P S, Cavallerano J D, Sun J K, et al. Nonmydriatic ultrawide field retinal imaging compared with dilated standard 7-field 35-mm photography and retinal specialist examination for evaluation of diabetic retinopathy [J]. Am J Ophthalmol, 2012, 154(3): 549-592.

Silva P S, Cavallerano J D, Sun J K, et al. Peripheral lesions identified by mydriatic ultrawide field imaging: distribution and potential impact on diabetic retinopathy severity [J]. Ophthalmology, 2013, 120(12): 2587-2595.

Sisk R A, Hufnagel R B, LAHAM A, et al. Peripheral Cone Dystrophy: Expanded Clinical Spectrum, Multimodal and Ultrawide-Field Imaging, and Genomic Analysis [J]. J Ophthalmol, 2018, 2018(2984934).

第14章

眼底光学相干断层扫描

第一节 概述

光学相干断层扫描（Optical Coherence Tomography，OCT）技术从发明至今有30余年，现已广泛应用于眼科临床。它以非侵入性、非创伤性以及图像高分辨率等优点，深受广大眼科医师的青睐。OCT检查时能快速地得到如病理切片般的视网膜微观结构图像，对于一些常见疾病的病理变化有了全新的认识，对于疾病的诊断及追踪病变的发展提供了重要的手段。可以说，OCT技术是近代眼科诊断技术发展的里程碑。

一、OCT的历史

1989年，由David Huang在James G.Fujimoto实验室获得了第一帧OCT图像。1991年，他和同事在《Science》上报道了使用样机做出的人视网膜OCT图像，图像有近15μm的轴向分辨率，可看到有一定层次的视网膜及视神经乳头结构。他们还把OCT图像与同样的视网膜组织学切片进行比较，以确定OCT样机看到的这些结构。1994年，这项技术申请专利，并转让给Carl Zeiss公司。1996年，第一台OCT仪（称为OCT 1000）投入市场。2000年又生产了OCT 2000。2003年，OCT3（Stratus OCT）投入使用。

引起OCT重大变革的事件是使用光的波长代替时间延迟以测定反射光的空间位置，通过使用傅立叶转换技术，将OCT技术从最初的时域OCT发展成频域OCT。2006年，第一台高速、高分辨率OCT（被称为傅立叶OCT或称为傅立叶频域OCT）出现。它采用傅立叶解析技术，可以将扫描速度提高至20 000A扫描/秒至40 000A扫描/秒，大大提高了成像速度和图像分辨率。由于扫描速度的加快使得OCT可达到每个B扫描最多可含有4098个A扫描，对视网膜进行更为细密的扫描，并进行三维成像。

2012年，第一台扫频OCT（DRI OCT）问世，它采用1050nm波长的扫频激光光源，A扫描速度达100 000次/秒，具备频域OCT同样的快速成像能力，同时兼有时域OCT的点探测优势。扫描速度快，穿透深度深，能够更加清晰地显示玻璃体、视网膜、脉络膜及巩膜结构，大大提高了图像识别能力。

二、OCT的基本原理

光波的传播速度比声波的传播速度快得多，来自于不同层面的光反射时间的延迟是飞秒级的，并不能被直接测量。OCT使用低相干光的干涉测量法来检测与各种组织间距离相对应的时间差异。这一过程用宽频带激光或超级发光二极管的低相干光源，光线经分流器后，一半的光线进入参考臂上已知位置的镜面，另一半进入样本臂内，被所检查的组织散射和反射。从参考臂和样本臂反射的光线回到光线分流器后被光捕捉器发现并结合形成一幅干涉图像。当从样本组织来的光线和参考镜面来的光线处于几乎相同距离时，光线才能结合。干涉仪的分辨率是由所使用的相干光的波长来决定的，相干光的波长越短，分辨率越好。在时域OCT，每一个轴向扫描，参考镜面振动以允许已知深度的组织形成图像。

频域OCT（SD-OCT）的原理与时域OCT（TD-OCT）相似，但与时域OCT的可活动的参考镜面不同，频域OCT的镜面是静止的。光干涉图形被光栅劈开成不同的成分，所有这些成分同时被电荷耦合装置（CCD）捕获。电荷耦合装置有一排光捕捉器，每一个捕捉器对一定频率的光敏感。所接收的光信号经傅立叶转换（Fourier Transform）后，被捕获的每一种频率相对应于组织内的某一深度。与时域OCT一样，通过组织的许多A扫描沿着横向偏转板被获取而集合成B扫描。由于组织内各层次的距离以反射光频率的傅立叶转换形式进行编码，因此频域OCT也被称之为傅立叶频域OCT，图14-1-1是频域OCT系统的模式图。

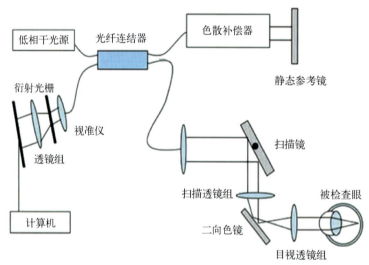

图14-1-1　频域OCT（SD-OCT）系统模式图

频域OCT有更高的敏感性，较弱的后向散射，更高的轴向分辨率，能高速获取2D和3D图像。

能提供比频域OCT更高信息获取速度的方法是扫频OCT（Swept-Source OCT、SS-OCT）。它是另一种傅立叶技术的OCT，在快速获取数据上不同于频域OCT。SS-OCT使用一个可调的激光源，通过相关频率范围来进行快速扫描。这种经调谐放大的光能被单个的光捕捉器发现，这比电荷耦合装置快得多，费用也很低廉，并且比电荷耦合装置的光捕捉器更为简单。图14-1-2显示的是SS-OCT系统的模式图。

SS-OCT的扫描速度可达到100 000A～400 000A扫描/秒，光学轴向分辨率为5～8μm，成像深度可达6mm，眼底扫描长度可达17mm。SS-OCT既有SD-OCT快速成像能力，又具有TD-OCT的点探测优势，可以提供更深的探测深度和超高的图像采集速度，且具有更强大的消除运动伪影的功能。

在眼部，用OCT进行超快的高密度横向扫描能有效增加横向分辨率，然而，这将受晶状体及角膜的像差限制。适配光学（adaptive optics，AO）在20世纪90年代中期被引入眼底成

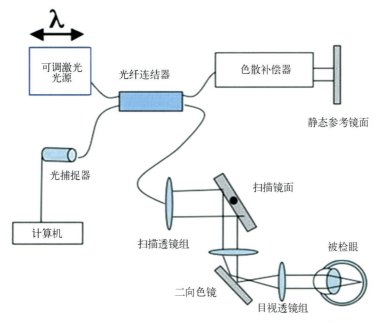

图 14-1-2　SS-OCT 系统模式图

像,它能够同时校正人眼低阶和高阶像差,因此即使在大瞳孔情况下也能获得衍射极限的分辨率。通常情况下,当临床成像要求视网膜横向分辨率小于 5μm(瞳孔直径大于 2mm)时,必须使用 AO。AO 本身不能进行视网膜成像,而是与现有的成像设备结合,通过实时测量与矫正光学像差以提高成像质量。在 OCT 中加入适配光学系统,即适配光学 OCT(AO-OCT),AO-OCT 有能力提供最好的轴向与横向分辨率。

光学相干断层扫描(OCT)与超声扫描的基本原理相似,它们都是测量组织内不同层次的回波时间以及光或声音的反射和反向散射密度获得一帧横截面图像,只是前者使用光作为媒介而后者使用超声波。与超声扫描相似,OCT 使用这些信息来刻画光线经某一点通过一定深度的组织时光反射的变化,称之为 A 扫描。通过组织的许多单个轴向扫描成线性集合产生一帧横截面图像,称 B 扫描。许多帧平行的 B 扫描图像可集合组成 3D 图像(图 14-1-3)。

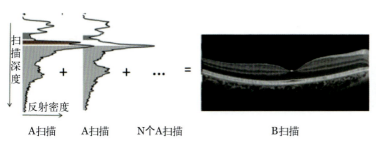

图 14-1-3A　OCT 的 A 扫描示意图及 B 扫描横截面图

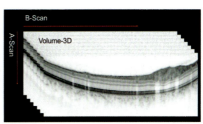

图 14-1-3B　许多帧平行的 B 扫描横截面图集合后组成 3D 图像

近年来,国内眼科医师正在使用的有不同厂商生产的 OCT 仪,以下将就 Topcon 公司生产的 DRI OCT Triton 系统、Heidelberg 公司生产的 Spectralis OCT、Carl Zeiss 公司生产的 CIRRUS™ HD-OCT、Optopol 公司生产的 Rtvue XR Oct Avanti System 四款 OCT 仪的操作分别进行简单介绍。

第二节　眼底 OCT 的检查操作

一、基本操作程序

1. 启动设备。

2. 新患者，首先创建患者档案：包括姓名（必填）、出生日期、性别、患者 ID 号等。复诊患者，在数据库中搜索并显示患者档案。

3. 检查前清洁并消毒托架和镜头。根据患者情况调节桌面高度。让患者将前额紧靠前额托，转动托架柱上的黑色调节螺栓，直至患者眼睛与托架柱上的标志线平齐。嘱患者在整个检查期间将前额紧靠前额托，使用内部/外部固视标让患者盯着注视点固视（可眨眼）。告诉患者检查只需几秒钟。

4. 单击"扫描"按钮转到扫描窗口。在扫描窗口中，选择要扫描的眼及扫描部位、类型和方式，调整扫描参数（如扫描线的长度、线间距、角度等）及显示方式（黑底白图、白底黑图、伪彩图）。

5. 检查者谨慎推进操纵杆，将瞳孔置于视频图像中，将镜头向患者移动，使视频图像通过瞳孔，直到眼底进入视图（视网膜和神经纤维扫描）。调整镜头和患者眼之间的距离，以优化视频图像。优化的眼底图像其照明应均匀地从边缘到边缘。

6. 仪器可自动调整对焦或通过手动调整对焦。

7. 按操纵杆按钮，捕获扫描。

8. 图像浏览与质量检查。如果质量合格，结束扫描。如果质量不合格，可返回再次捕获图像。

9. 图像捕获完成后，可查看和测量扫描的数据，按需要进行编辑，打印检查报告。

二、CIRRUS™ HD-OCT

（一）CIRRUS™ HD-OCT 仪器简介（图 14-2-1）

CIRRUS™ HD-OCT 依托于自身的光学品质和先进的图像处理技术，配备视网膜神经纤维层（RNFL）、黄斑、视神经乳头、神经节细胞的亚洲标准化数据库，并以此为基础开发出全面而可靠的针对眼底病和青光眼的分析软件。

（二）CIRRUS™ HD-OCT 眼底图像采集的扫描模式

1. 黄斑和视盘容积扫描

（1）黄斑容积（Macular Cube）512×128：此扫描可获取每条线由 512 个 A 扫描和一个中央水平 HD B 扫描组成的一系列水平扫描线（128 条），从而通过 6 mm 正方形网格生成数据容积。黄斑容积 512×128 是默认扫描。和 200×200 相比，此扫描从左到右的每条线具有较高的分辨率，但线之间的间隔较大，使从上到下的分辨率降低。此扫描可用于测量黄斑厚度和创建数据的 3D 图像。图 14-2-2 为黄斑容积 512×128（Macular Cube 512×128）的扫描图像显示窗口。

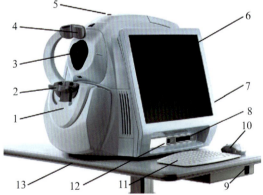

图 14-2-1　CIRRUS™ HD-OCT 系统

1. 电动对准被检查者装置；2. 带有自动右/左眼传感器的下颌托；3. 目镜；4. 头靠；5. 外部固视设备臂架端口；6. 集成式视频监视器；7.USB、网络等连接器和后盖下的标签；8.USB 端口（2）；9. 仪器高度控制钮；10. 鼠标；11. 键盘；12. 系统电源开关；13. 仪器台面

第 14 章　眼底光学相干断层扫描　341

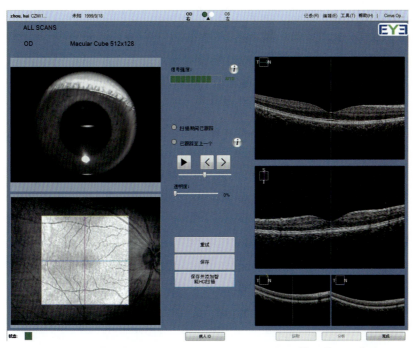

图 14-2-2　黄斑容积（Macular Cube）512×128 的图像显示窗口

（2）黄斑容积（Macular Cube）200×200：此扫描可获取每条线由 200 个 A 扫描和一个中央水平 HD B 扫描组成的一系列水平扫描线（200 条），从而通过 6 mm 正方形网格生成数据容积（图 14-2-3）。

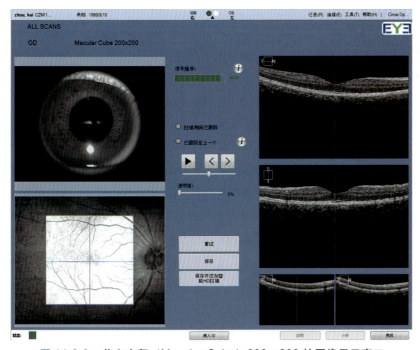

图 14-2-3　黄斑容积（Macular Cube）200×200 的图像显示窗口

（3）视盘容积（Optic Disk Cube）200×200：此扫描可获取每条线由 200 个 A 扫描组成的一系列共 200 个水平扫描，通过 6mm 正方形网格生成数据容积。视盘容积 200×200 具有和黄斑容积 200×200 相同的扫描尺寸，但视盘容积 200×200 不使用容积数据获取高清扫描，并且其固视目标偏移到一侧以允许视神经的中心移动到该扫描模式的中心。此外，扫描模式覆盖图由同心环组成，能帮助对准视盘。图 14-2-4A 为视盘容积 200×200（Optic Disk Cube 200×200）扫描时的图像扫描窗口。图 14-2-4B 显示扫描模式覆盖图由同心环组成，能帮助对准视盘。

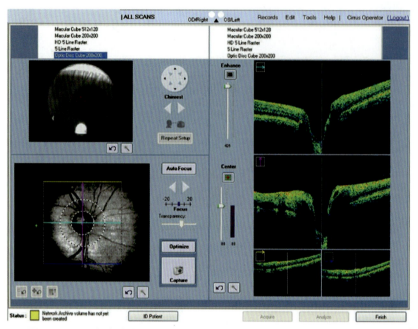

图 14-2-4A　视盘容积（Optic Disk Cube）200×200 的图像显示窗口

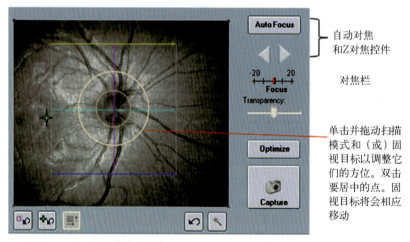

图 14-2-4B　视盘容积（Optic Disk Cube）200×200 眼底视盘扫描对准

2. 平行线扫描　每个 B 扫描都由 1024 个 A 扫描组成，该扫描的可调线长度为 3mm、6mm 或 9mm，可调角度为 −89°～90°。该扫描可定位在眼底图像上的任何位置。平行线可以使用实时眼底图像上的图像模式控件来手动更改线长度、线间距或旋转角度。或使用"定制扫描模式"对话框执行上述操作。平行线扫描的方式包括：

（1）HD 1 线（100×1）：此扫描使用 100 个 B 扫描生成深度为 2.0 mm 的单一高分辨横截面图（图 14-2-5）。

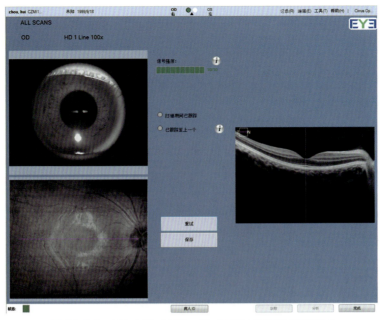

图 14-2-5　HD 1 线（100×1）扫描时的图像显示窗口

（2）HD 5 线光栅（5 Line Raster）和 HD 1 线：HD 5 线光栅扫描可生成 5 个平行 B 扫描，线间距的调整范围为 0～1.25 mm、增量为 0.025 mm。将间距调整为 0 时，则 5 个平行 B 扫描可叠加形成单一高分辨横截面图。图 14-2-6A 为 5 线光栅扫描的显示窗口。窗口的左上部分显示扫描时的对焦状态，左下部分显示 5 线扫描在眼底的动态位置。右侧为 5 线光栅扫描时对应的视网膜横截面图，其中，重点扫描区域（绿色扫描线）对应的视网膜横截面以大图显示。图 14-2-6B 显示扫描模式覆盖图由 5 条平行线组成，线的间距、长度及角度可调。当 5 线的间距为 0 时，成为与 HD 一线（100×1）一样的单线扫描。

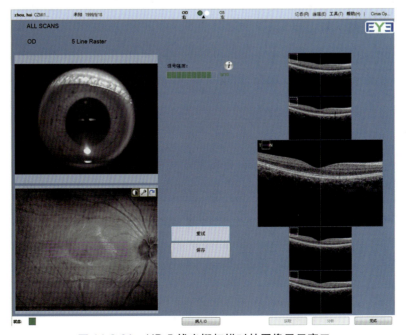

图 14-2-6A　HD 5 线光栅扫描时的图像显示窗口

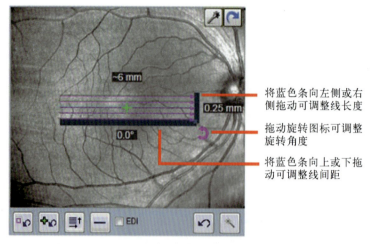

图 14-2-6B　HD5 线光栅扫描模式图与眼底像叠加

（3）HD 21 线（图 14-2-7）：此扫描为每条线获取 8 个 B 扫描，生成 21 条深度为 2.0 mm 的高分辨率水平扫描线。该扫描范围为 0～4 mm、增量为 0.025 mm 的可调间距，扫描线的长度和角度可调。

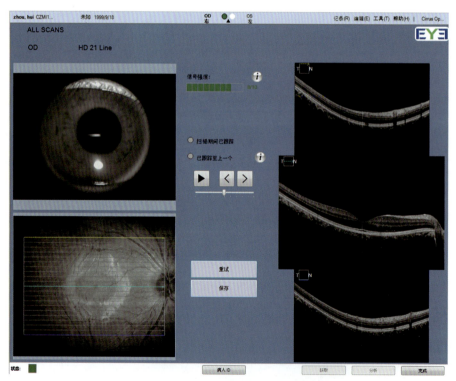

图 14-2-7A　HD21 线扫描时的图像显示窗口

（4）HD 十字（图 14-2-8）：此扫描每条线获取 8 个 B 扫描，生成深度为 2.0 mm 的 5 条水平和 5 条垂直高分辨率扫描线。扫描范围为 0～1.5 mm、增量为 0.025 mm 的可调线间距。

（5）HD 径向（径线）：此扫描每条线获取 8 个 B 扫描，生成深度为 2.0 mm 的 12 条高分辨率径向扫描线。该扫描具有 3 或 6 mm 的可调线长度，扫描线的旋转和线间距是固定的（图 14-2-9）。

第 14 章　眼底光学相干断层扫描　345

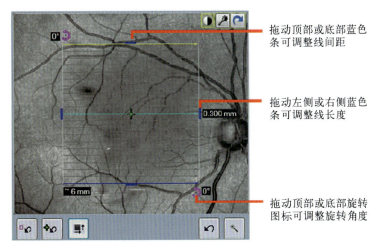

拖动顶部或底部蓝色条可调整线间距

拖动左侧或右侧蓝色条可调整线长度

拖动顶部或底部旋转图标可调整旋转角度

图 14-2-7B　HD21 线扫描模式与眼底像叠加

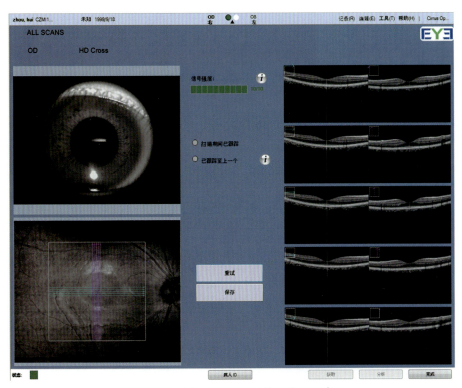

图 14-2-8　HD 十字扫描时的图像显示窗口

（6）增强深度成像（EDI）："增强深度成像"（Enhanced Depth Imaging，EDI）是一个适用于单线和多条平行线扫描的可选模式，可提高 B 扫描视网膜深部及脉络膜结构的可见性。OCT 扫描的信噪比在轴向范围内各不相同。CIRRUS 默认设置为在扫描的顶部获得最佳信号。"增强深度成像"允许更改平行线扫描的获取设置，以便在 B 扫描的底部获得最佳信噪比，能获得在特定扫描关注区内优化的 HD 图像。若要在 EDI 和标准扫描模式之间切换，可选择位于眼底图像下面的 EDI 复选框。

（三）CIRRUS™ HD-OCT 眼底扫描图像质量要求

CIRRUS™ HD-OCT 将扫描信号强度范围设为 0～10，10 为最大信号强度。当其值低于 6 时，

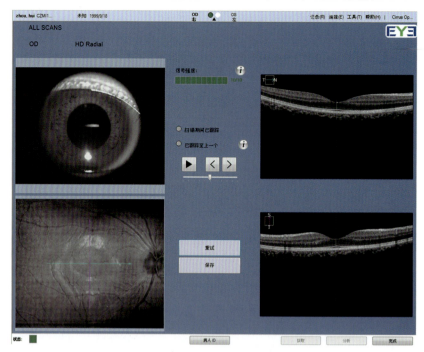

图 14-2-9　HD 径向的扫描时的图像显示窗口

指示器为红色（低于可接受阈值），当值为 6 或更高时，为绿色（可接受）；对于 Fast Trac 扫描，除了信号强度，还有一个针对扫描图像的质量等级，称为"眼底图像质量"分数。如果眼底图像质量得分不小于 6，则证明质量是令人满意的，可以用于将来的扫描（图 14-2-10）。

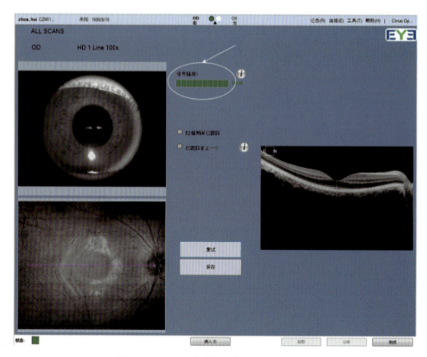

图 14-2-10A　扫描时的信号强度指示

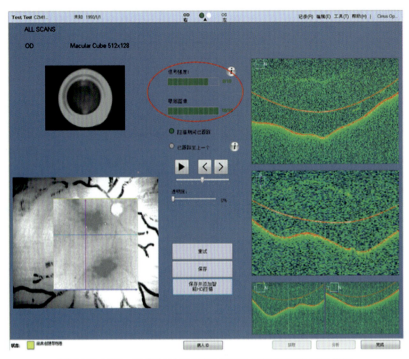

图 14-2-10B　扫描时的信号强度指示与眼底图像质量指示

三、RTVue XR Avanti OCT

（一）RTVue XR Avanti OCT 仪器简介

RTVue XR Avanti OCT 是一个宽域 OCT 系统，系统包含以下硬件（图 14-2-11）。

1. 扫描仪　这是系统的主要组件，用于查看和扫描患者的眼睛，收集 OCT 信号并发送到计算机处理。

2. 计算机　系统计算机支持扫描仪操作和数据处理，通过应用软件存储和显示检查数据。

3. 监视器　21.5 吋液晶宽屏显示器提供图形用户界面（GUI）。

（二）RTVue XR Avanti OCT 图像采集

RTVue XR Avanti OCT 设计了 6 种扫描模式，即单线、十字线、网格、栅格、径向和增强的高清线扫描。这些扫描可单独或组合使用。

（1）单线（Line）扫描（图 14-2-12）：在其报告中平均单行扫描的多个帧，并报告用于平均的帧数，扫描长度单位为毫米，长度可调。

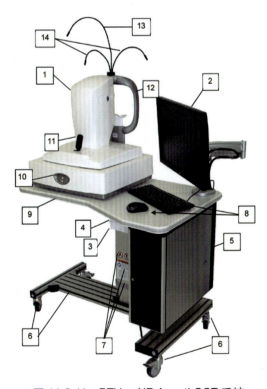

图 14-2-11　RTVue XR Avanti OCT 系统
1. 扫描仪；2. 监视器；3. 电源开关；4. 操作台向上/向下开关；5. 计算机；6. 操作台车轮和锁闭装置（×4）；7. 警告标志和序列号标签；8. 键盘和鼠标；9. 操作台；10. 颌架向上/向下开关；11. 操纵杆；12. 前额托；13. 外部固视灯；14. 红色 LED 辅助照明 CAM（×2）

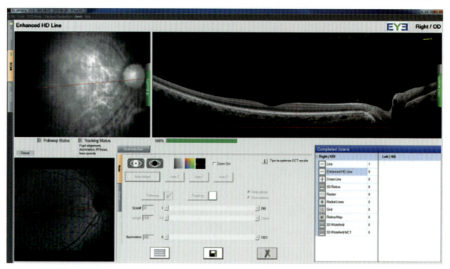

图 14-2-12　单线扫描时的图像显示窗口

（2）增强型高清线扫描（图 14-2-13）：可获取单个可调长度的高清线扫描。其位置在 3D 宽域参考图像上显示为叠加，设计用于在玻璃体或脉络膜中显示细节，与 ZEISS CIRRUS™ HD-OCT 及 Heidelberg Spectralis OCT 的增强深度成像的作用基本相同，采集前可以选择使用扫描自动选项卡上的相应单选按钮。图 14-2-13 显示了在玻璃体视网膜扫描模式下捕获的增强高清线扫描报告示例。

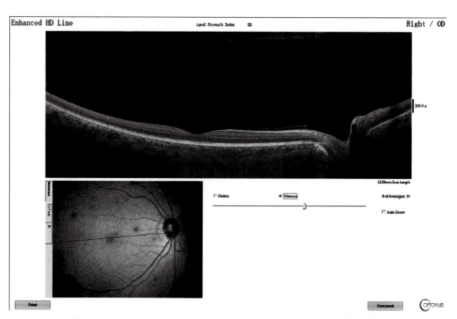

图 14-2-13　增强型高清线扫描（玻璃体）时的图像显示窗口

（3）交叉线（Cross Line）扫描（图 14-2-14）：平均多帧垂直和水平线扫描并报告每行平均使用的帧数，扫描长度（两条线相同，但可调）以毫米为单位出现在 B 扫描之间。

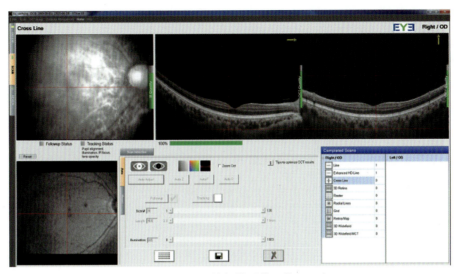

图 14-2-14　交叉线扫描时的图像显示窗口

（4）3D 视网膜（3D Retina）扫描（图 14-2-15）。

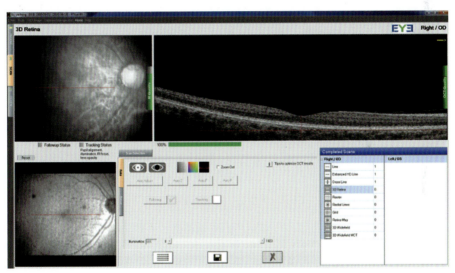

图 14-2-15　3D 视网膜扫描时的图像显示窗口

（5）栅格（Raster）扫描（图 14-2-16）：显示覆盖 3D 的 21 条水平线扫描堆栈在宽域眼底图像上。这种扫描模式长度和宽度可调。B 扫描横截面图用于当前选定的线扫描，在眼底图像上以红色突出显示。使用鼠标滚轮或箭头键滚动可浏览每个扫描。

（6）径向（Radial lines）扫描（图 14-2-17）：显示像车轮上的辐条一样排列的线扫描，叠加在 3D 宽域眼底图像上。B 扫描横截面图用于当前选定的线扫描，在眼底图像上以红色突出显示。使用鼠标滚轮或箭头键滚动浏览每个扫描。扫描长度单位为毫米，可调。

（7）网格（Grid）扫描（图 14-2-18）：显示 5 个水平线扫描和 5 个垂直线扫描的网格叠加在 3D 宽域眼底图像上。这种扫描模式的长度和宽度可调。水平和垂直的 B 扫描对应于左上角眼底图像上以红色突出显示的水平线和垂直线扫描。可使用鼠标滚轮或箭头键滚动浏览每个扫描。扫描长度单位为毫米。

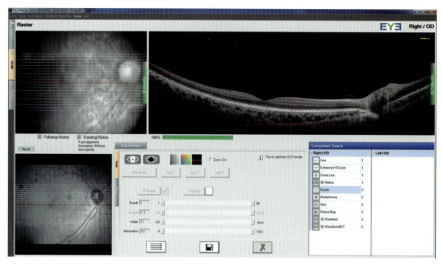

图 14-2-16　栅格扫描时的图像显示窗口

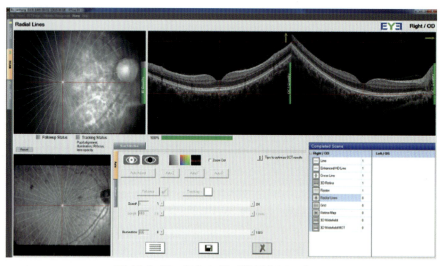

图 14-2-17　径向扫描时的图像显示窗口

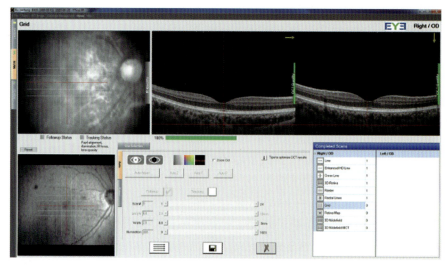

图 14-2-18　网格扫描时的图像显示窗口

（8）视网膜地形图（Retina Map）扫描（图 14-2-19）。

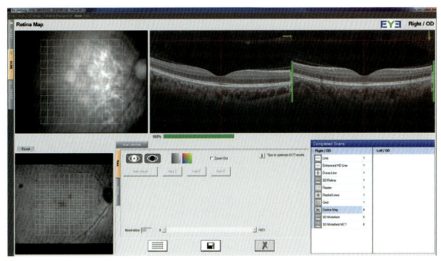

图 14-2-19　视网膜地形图扫描时的图像显示窗口

（9）3D 宽域（3D Widefield）及 3D 宽域黄斑中心厚度（3D Widefield MCT）扫描（图 14-2-20）。

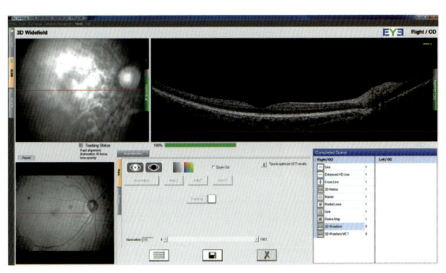

图 14-2-20A　3D 宽域扫描时的图像显示窗口

（三）RTVue XR Avanti OCT 眼底扫描图像质量要求

信号强度指数（SSI）值出现在每个扫描的中心，它有助于确定扫描质量是否可接受。SSI 基于扫描过程中反射光的强度或亮度，更大的强度对应具有更高的 SSI。SSI 还基于整个扫描模式的全局平均值，当 SSI 低于给出的最小建议值时，建议重新进行扫描，以实现 SSI 值高于最低建议值（表 14-2-1，图 14-2-21）。

表 14-2-1　每种扫描类型的最小推荐 SSI 值表

Scan Type	Minimum Recommended SSI
Retina Map	SSI > 39
ONH	SSI > 28
GCC	SSI > 32

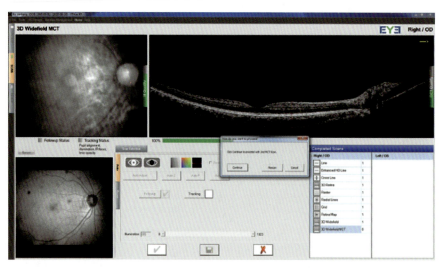

图 14-2-20B　3D 宽域 MCT 扫描时的图像显示窗口

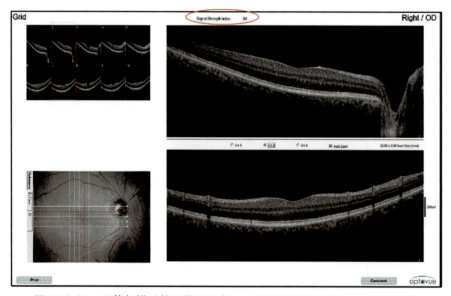

图 14-2-21　网格扫描时的图像显示窗口，上方红色圆圈内显示信号强度值

四、Heidelberg Spectralis OCT

（一）Heidelberg Spectralis OCT 仪器简介

Heidelberg Spectralis OCT 系统（图 14-2-22）使用超级发光二极管（Super Luminescent Diode，SLD）的光束扫描视网膜，系统利用两个独立光束同时捕捉两幅图像，配合 Tru Track 动眼追踪技术，可产生无运动伪影的 OCT 图像、OCT 图像与 cSLO（Confocal Scanning Laser Ophthalmoscope，共焦扫描激光检眼镜）图像的精确配准以及精确的随访检查。

（二）Heidelberg Spectralis OCT 的图像采集

Heidelberg Spectralis OCT 的扫描模式与类型：有单线扫描（section scan）、环形扫描（circle scan）、径向扫描（star）和容积扫描（volume）等扫描模式，单线扫描（section scan）和环形扫描（circle scan）还分高速模式和高分辨率模式。高速模式和高分辨率模式的轴向分辨率为 3.9μm，横向分辨率分别是 11μm 和 6μm。高速模式的图像为 768 像素、512 像素、384 像素（A

扫描个数),高分辨模式的图像则可达 1536 像素、1024 像素、768 像素(A 扫描个数)。

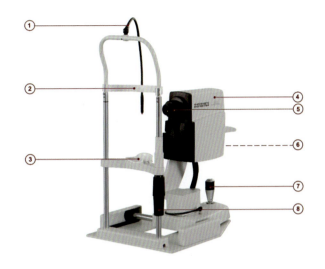

图 14-2-22 Heidelberg Spectralis OCT 系统
①外固视灯;②前额托架;③颏托架;④激光扫描摄像机;⑤ SPECTRALIS 30°镜头;⑥聚焦旋钮(未显示);⑦操纵杆;⑧颏托架调节螺栓

1. 单线扫描(line) 图 13-2-23 是 Heidelberg Spectralis OCT 的单线扫描操作界面。扫描长度有 15°、20°、30°可选(15°、20°、30°分别约相当于长度 4.5 mm、6 mm、9mm),线的长度、旋转角度可调。左侧是红外眼底像,右侧是经黄斑中心凹的水平扫描所获得的该区域的横截面图。

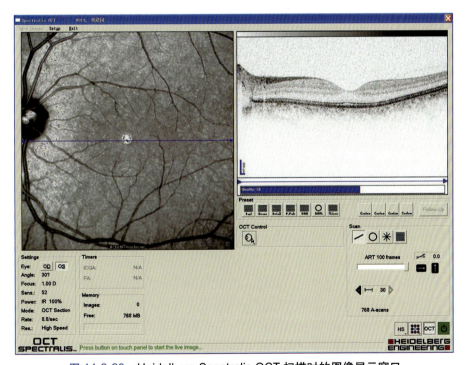

图 14-2-23 Heidelberg Spectralis OCT 扫描时的图像显示窗口

2. 容积(volume)扫描 包括 Fast 20×20、Dense20×20、Detail 15×5、Posterior Pole50×25、ONH15×15、7-lines 等扫描方式。其中 Fast 20×20、Dense20×20 的扫描范围为 20°的方格,每条扫描线包括 512 个 A 扫描,默认扫描线数为 25,但扫描线的多少可调,

线的间距在一定范围内可调。而 Detail 15×5、Posterior Pole50×25 扫描范围分别为 15×5、50×25，每条扫描线包括 768 个 A 扫描。7-lines 的扫描范围为 30×5，每一扫描线包括 1538 个 A 扫描，共做 7 个连续平行线扫描，这一扫描方式所采集的图像质量最好，分辨率最高。另有一种 ONH15×15 连续平行线扫描，在 15°范围内，每一扫描线包括 384 个 A 扫描，主要用于视神经乳头的形态分析。

图 14-2-24 为左眼黄斑区 Fast 20×20 扫描的图像显示窗口。左侧红外眼底像中的平行线，显示了扫描的范围，右侧为经黄斑中心凹的扫描线（蓝色箭头）产生的视网膜横截面图。对黄斑区进行这种连续平行的多条线扫描，获得这一区域连续的 B 扫描图像，既可对每一层面单独分析，也可形成该区域的 3D 图像及地形图（map），使检查者能对该区域的形态变化有较完整的了解。扫描线的长度及两条平行线之间的宽度可调。距离越窄，对该区域的扫描线数越多，获取的信息越详细，越不容易遗漏细小改变，但同时检查所需的时间增加，对被检查者的配合要求更高。连续平行线扫描，线间距最低可达 30μm 左右，扫描线数可调。

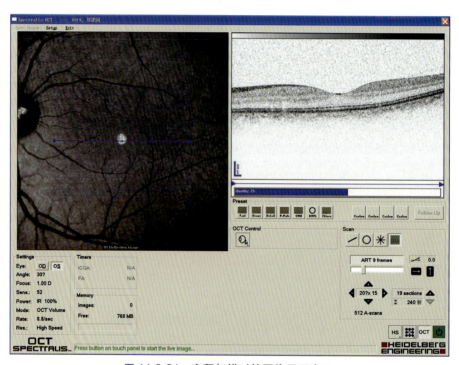

图 14-2-24　容积扫描时的图像显示窗口

3.环形（circle）扫描　是以环代替直线，多是对视盘周围进行扫描，环的直径为 3.45mm，整个扫描环包含 768 个 A 扫描，主要分析视盘周围神经纤维层的厚度。视盘的环状扫描，要求操作者将扫描环的中心放在视神经乳头的正中心，环的位置变化能使神经纤维层的分析产生大的误差。图 14-2-25 为视盘周围环形扫描时的图像显示窗口及所获得的视网膜横截面图。

4.径向扫描或星形（star）扫描　扫描范围 15°、20°、30°内可选，扫描线数在 2、4、6、12、24、48 之间可选，线间的角度发生相应变化。图 14-2-26 为经左眼黄斑区径线扫描的图像显示窗口及垂直线经过区的视网膜横切面图。这种扫描所得的横截面图分辨率低，只设计来做厚度和体积的定量分析。径线扫描所产生的横截面，也能进行单独分析，了解该区域的大概情况，但扫描的径线较少时，两条径线间的成角较大，细小病变容易遗漏。

第 14 章　眼底光学相干断层扫描

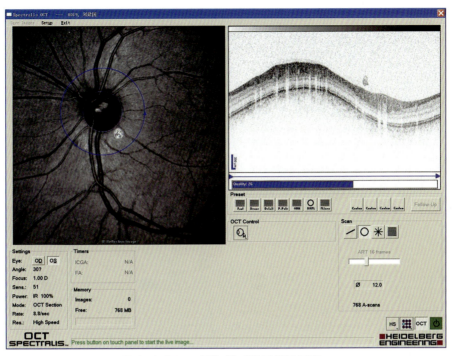

图 14-2-25　环形扫描时的图像显示窗口

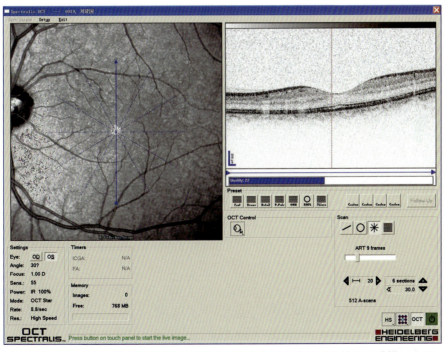

图 14-2-26　径向扫描时的图像显示窗口，右上为垂直线经过区的视网膜横切面图

（三）Heidelberg Spectralis OCT 的应用预设置与增强深度成像

1. 采集图像的预设置（图 14-2-27）　检查者可通过采集预设置或个性化扫描模式预设置采集图像。并可将其保存作为以后的采集预设置。

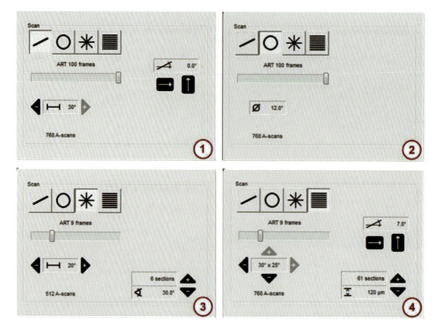

图 14-2-27　扫描模式选项：1.单线扫描；2.环形扫描；3.径向扫描；4.容积扫描

（1）视网膜应用的预设置（表 14-2-2）。

表 14-2-2　视网膜应用的预设置

	Fast	Dense	P.Pole	RNFL	ONH
扫描模式	容积	容积	容积	环形	容积
扫描尺寸 [*]	20×20	20×20	30×25	φ12	15×15
模式的中心位置	中心	中心	中心	2.6°鼻部；向上 2.1°偏离中心	2.6°鼻部；向上 2.1°偏离中心
角定向 [°]	0	0	7 上鼻部	T 到 T	0
# 横轴断面扫描	25	49	61	1	73
截面的距离 [μm]	240	120	120	—	60
#ART 平均值	9	16	9	100	9
扫描角度 [°]cSLO 图像	30	30	30	30	30
图像分辨率	HS	HS	HS	HS	HS
固定视标	中心	中心	中心	鼻部	鼻部
结构	视网膜	视网膜	视网膜	PPR	ONH

（2）青光眼应用的预设置（表 14-2-3）。

表 14-2-3　青光眼应用的预设置

	ART 1	Fast	Dense	Detail	P.Pole	7Lines
扫描模式	容积	容积	容积	容积	容积	容积
扫描尺寸 [*]	20×20	20×20	20×20	15×5	30×25	30×5
模式的中心位置	中心	中心	中心	中心	中心	中心
角定向 [°]	0	0	0	0	7 上鼻部	0
#横轴断面扫描	97	25	49	49	61	7
截面的距离 [μm]	60	240	120	30	120	240
#ART 平均值	1	9	16	16	9	25
扫描角度 [°]cSLO 图像	30	30	30	30	30	30
图像分辨率	HS	HS	HS	HR	HS	HR
固定视标	中心	中心	中心	中心	中心	中心
结构	视网膜	视网膜	视网膜	视网膜	视网膜	视网膜

2.增强深度成像（Enhanced Depth Imaging，EDI） 是一种成像模式，适用于所有 OCT 扫描，用于增强 OCT 图像中深部组织结构的可视化。通过 EDI，可采集以下结构的图像：A. 外层视网膜；B. 脉络膜；C. 筛板（图 14-2-28）。

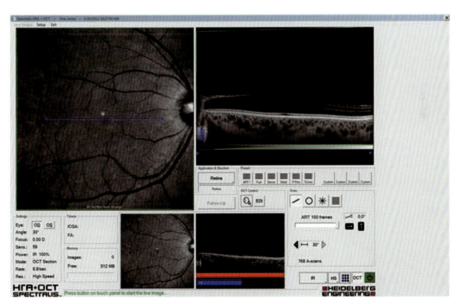

图 14-2-28　在 EDI 扫描时，位于最有效点中的 OCT 图像采集窗口

（四）Heidelberg Spectralis OCT 眼底扫描图像质量要求

Heidelberg Spectralis OCT 信号强度范围设为 0～40，如果信号强度低于 15 时，指示器为红色，低于可接受阈值；当信号强度值大于 15 时，为蓝色，可接受（图 14-2-29）。

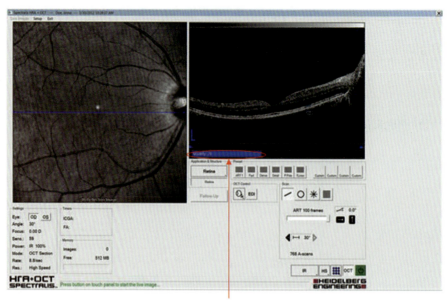

图 14-2-29　Heidelberg Spectralis OCT 信号强度显示（图中红色圈内的信号强度值及蓝色条块）

五、DRI OCT Triton

（一）DRI OCT Triton 仪器简介

DRI OCT Triton 是 TOPCON 推出的一台扫频 OCT（SS-OCT），将扫描仪、计算机和监视器集于一体，以控制面板和触摸屏来操作（图 14-2-30）。

1. 控制面板及按键名（图 14-2-31）
2. 触摸屏（图 14-2-32）
3. 触摸屏操作方法　输入患者信息后，用一个手指轻敲触摸屏，选择相关项目（图 14-2-33）。

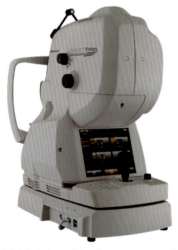

图 14-2-30　DRI OCT Triton 系统

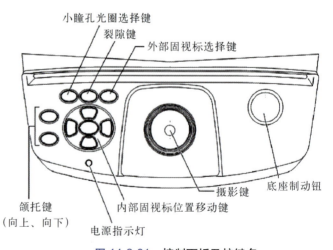

图 14-2-31　控制面板及按键名

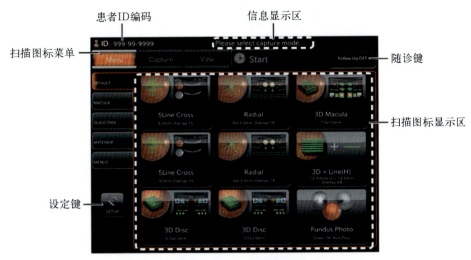

图 14-2-32　触摸屏分区

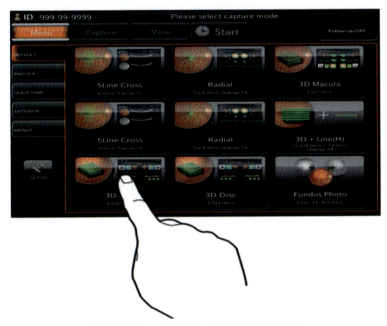

图 14-2-33　以手指点按触摸屏进行操作

（二）DRI OCT Triton 眼底 OCT 图像采集

DRI OCT Triton 的扫描模式包含扫描方式、扫描线的多少及长度、适合的场景等。分为以下 5 种。

1. Line　线扫描。

2. 3D　用设定的分辨率水平扫描设定的区域，立体显示扫描对象。

3. 3D Wide（H）　用设定的分辨率水平扫描设定的区域，立体显示扫描对象。

4. 5 Line Cross　5 条线以一定的间隔，水平或垂直十字形扫描。

5. Radial　用设定的径线扫描。

表 14-2-4 是常用于视网膜疾病的扫描模式。

表 14-2-4　视网膜疾病常用扫描模式

	扫描详情	适合场景
3D Wide	12mm×9mm 超宽扫描	临床常规检查或筛查，可随访
Radial Scan	12 条线的 12mm 径线扫描	临床常规检查或筛查，可随访
	12 条线的 9mm 径线扫描	对于眼轴过长或视网膜翻折时，可调低扫描长度为 9mm
Line Scan	单条线的 12mm 扫描，叠加 128 次	可获得最佳图像，适合对单张扫描成像要求高时
	单条线的 12mm DF 动态聚焦	对玻璃体成像更好
5Line Scan	水平垂直各 5 条线的扫描	垂直扫描适合高度近视眼轴长的患者
3D Macula	7mm×7mm 的立体扫描	密集覆盖黄斑区视网膜，可得到该区域的立体视网膜图像

表 14-2-5 是常用于青光眼和视盘相关疾病的扫描模式。

表 14-2-5　青光眼和视盘相关疾病常用扫描模式

	扫描详情	适合场景
3D Disc	6mm×6mm 的立体扫描	密集覆盖视盘区视网膜，可作为视盘区域常规检查，得到该区域的立体视网膜图像、杯盘比、环视乳头 RNFL 分析结果等
Radial Scan	12 条线的 9mm 径线扫描	适用于对视盘区域筛板等组织的观察
3D Wide	12mm×9mm 超宽扫描	密集覆盖从视盘区到黄斑区的视网膜，适用于早期青光眼或神经纤维层/节细胞复合体层（RNFL/GCL）的定量测量

（三）DRI OCT Triton 眼底扫描图像质量要求

DRI OCT Triton 在进行眼底扫描时，用数值及彩条显示获得的断层影像质量（图 14-2-34A、B）。如果需要一幅可供分析和处理的断层影像，其影像质量值必须到达 30 或更高，才表示断层影像质量合格。如果影像质量低于 30，虽然可进行断层影像分析，但分析结果的可靠性降低，因此这种断层影像不能用于分析。

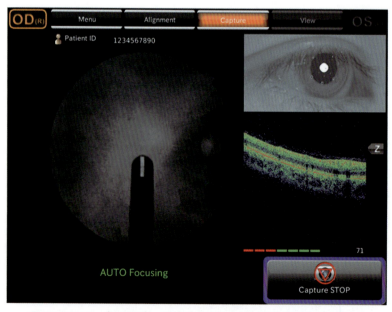

图 14-2-34A　自动聚焦、锁定位置与跟踪眼底时的图像显示窗口

第 14 章 眼底光学相干断层扫描

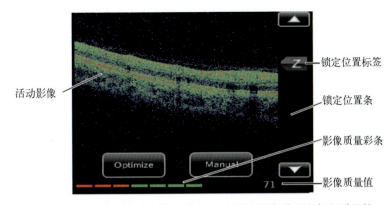

图 14-2-34B　上图右上部的扫描活动影像及影像质量彩条和质量值

六、OCT 扫描图像显示设置

无论哪个厂家生产的 OCT 仪，对于同一 OCT B 扫描横截面图可以灰阶图或伪彩图的形式显示，检查者都可在菜单栏中选择 OCT B 扫描横截面图的以下 3 种显示设置：

- "White on Black"（黑底白图）
- "Black on White"（白底黑图）
- "Spectrum"（伪彩图）

选定的色度出现在 OCT B 扫描横截面图上，并可形成打印报告（图 14-2-35A、B）。

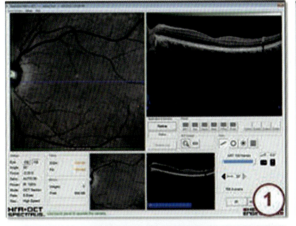

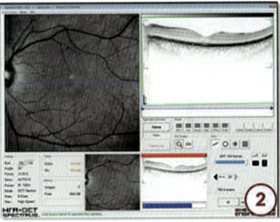

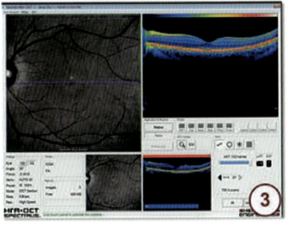

图 14-2-35A　①黑底白图；②白底黑图；③伪彩图 (Heidelberg Spectralis OCT)

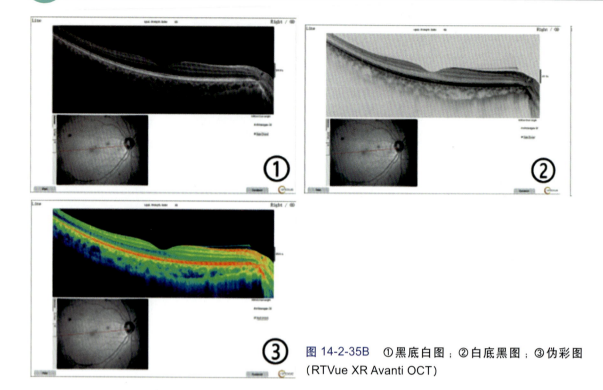

图 14-2-35B　①黑底白图；②白底黑图；③伪彩图（RTVue XR Avanti OCT）

计算机只能提供 8 比特（256 线）的灰阶分辨率，观察者眼睛也限于计算机只能区别的灰阶线数。而计算机的彩色能以 24 比特以上分辨率显示，观察者眼睛就能识别成百万比特的不同色点，尽管这种彩色可能诱导人为的误差，但 OCT 图像以伪彩图显示可改进分辨不同组织结构的能力。在一个典型的伪彩图像中，红色和白色代表 -50dB 最高密度水平，而蓝色和黑色代表 -95dB 的最低密度水平。灰阶图（包括白底黑图和黑底白图）及伪彩图都能进行对比度和亮度调节。

在实际应用中，依笔者个人使用几种不同频域 OCT 仪的经验，灰阶图中的黑底白图由于背景暗，层次过渡自然，图像较细腻，显示细节最为清楚；而灰阶图中的白底黑图对比过于强烈，层次过渡突然，图像较粗糙，各层的细节往往不能清楚地显示；伪彩图能改进分辨不同组织结构的能力，如神经纤维层及色素上皮层显示明显的红色，让检查者一目了然地看到这些层次，但对细节显示最差，无论怎样调节亮度及对比度，都难以清楚地显示视网膜各层次及细节。无怪乎在 2014 年发布的"光学相干断层扫描的国际术语"中也是采用黑底白图来显示眼底的 OCT 层次。因此，建议在临床进行 OCT 图像读片时采用黑底白图。同一图像的黑底白图、白底黑图及伪彩图的对比如图 14-2-36 所示。

七、眼底 OCT 检查的注意事项

OCT 检查，要注意以下几点：

1. 要获得理想的 OCT 图像，检查者应对仪器的原理、操作程序有全面、系统、细致的了解。

2. 在扫描前，检查者应了解病变的部位、大小及检查的意图，必要时可与申请检查的眼科医师进行沟通。

3. 参考其它检查结果，如荧光血管造影及眼底彩色照片，采取最有效的检查方式来获得满意的 OCT 图像。

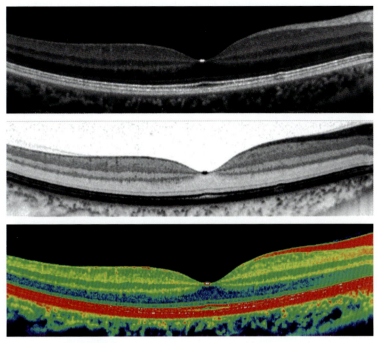

图 14-2-36　同一 B 扫描横截面图的 3 种不同显示：黑底白图（上），白底黑图（中），伪彩图

4. 对于复查的患者，要复习过去检查所做的 OCT 图像，采用以前的扫描方式，对同一部位重复扫描，追踪病变的变化。

5. 一般来说，OCT 检查不要求扩瞳，但对瞳孔极小的患者或屈光间质欠清的患者，扩瞳检查有利于获得更好的图像。

6. 检查时，应让患者保持较好的体位，减少患者的不适感，也有利于检查的顺利进行。扫描时间最好不超过 10min，减少对患者的心理负担。

第三节　OCT 检查的结果判读与临床应用

一、OCT 检查的结果判读

OCT 是一种眼科形态学的影像检查，因其非侵入性和检查的便利性，在眼科应用非常普遍。无论是哪个厂家生产的 OCT 仪，其目的无非就是帮助眼科医师了解所检查的眼部组织其结构是否异常，以辅助诊断、了解疾病发展过程中这些眼部组织的变化、分析病变的转归。各种眼底病变的 OCT 检查主要从以下两方面来呈现检查结果：一是眼底结构的断面，即 B 扫描横截面图，每一个线扫描都可得到一帧横截面图，反映从视网膜到脉络膜各个层次的相对位置、厚度、结构的变化；二是眼底视网膜表面或各层次的地形图，反映其形态和厚度的变化。OCT 眼底检查主要用于后极部的两大结构——黄斑区及视盘。眼科医师应能熟练地分析 OCT 的检查结果，用以辅助眼底疾病的诊断，辅助早期青光眼的筛查及随访等。

（一）黄斑区 OCT 检查报告

黄斑区 OCT 检查报告主要以 B 扫描横截面图、覆盖扫描区域地形图的眼底像、ETDRS 网格、扫描区域各部分厚度与容积等来呈现。

1. 黄斑区 B 扫描横截面图　OCT 的每一个线扫描都可以获得一帧横截面图。理论上，容积扫描时，除在扫描方向的每一扫描线可得到一帧横截面图外，在其垂直方向还可以获得与扫描方向 A 扫描个数一致的横截面图，如 ZEISS CIRRUS™ HD-OCT 的 Macular Cube 512×128，通过 6 mm 正方形网格生成数据容积，就可得到水平方向 128 帧及垂直方向 512 帧横截面图，由于垂直方向的 A 扫描个数（128）较少，A 扫描之间的距离较大，横截面图的分辨率低，图像质量较差，因此很少用于检查结果报告。在各种线扫描所获得的横截面图中，检查者可从中选择一帧（或几帧）能满意地反映检查结果的横截面图作为检查报告。单线扫描只能得到一帧 B 扫描横截图，但由于单线扫描时的 A 扫描个数可调到最高，因此图像质量最好，细节显示最清楚，可细致地观察视网膜层次结构的变化，是黄斑区病变进行 OCT 检查最常用且较好的扫描方式。为了能更全面地反映病变的细节，检查者可先对病变区进行连续平行线扫描来确定病灶的具体位置，然后再对该病灶进行目的明确的多个单线扫描，以获得高质量的 OCT 横截面图。图 14-3-1 至图 14-3-4 是通过黄斑区进行的几种 OCT 扫描模式及其所获得的横截面图，其中单线扫描的横截面图显示视网膜的层次结构更为清楚。

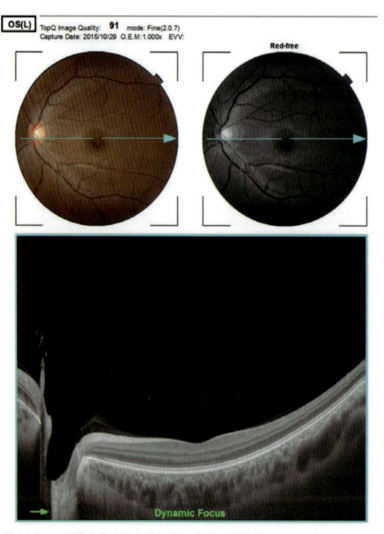

图 14-3-1　经黄斑中心凹单线扫描，获得一帧横截图（DRI OCT Triton）

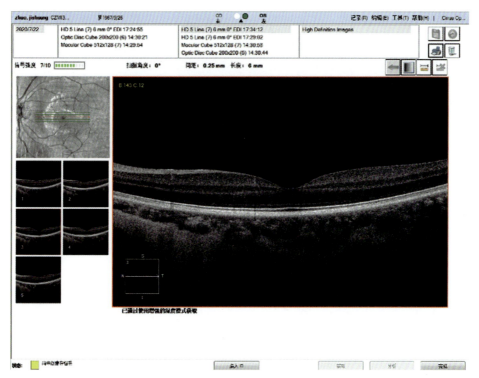

图14-3-2 经黄斑区的水平5线扫描，获得5帧横截图，其中红色线扫描的横截面图以大图呈现（ZEISS CIRRUS™ HD-OCT）

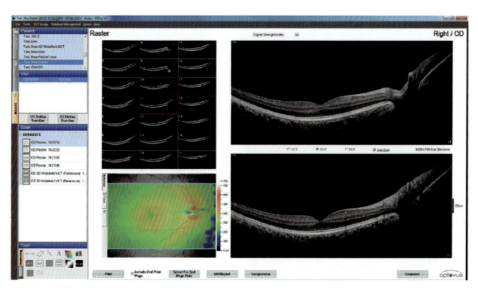

图14-3-3 格栅扫描获得的眼底扫描区域的横截面图，其中10、11扫描线经过区以红色框标出（检查者可自行设定）、相应横截图以大图在右侧显示（RTVue XR Avanti OCT 的 Raster Scan Report）

2. 覆盖扫描区域地形图的眼底像（图14-3-5和图14-3-6） 只有做黄斑、视盘容积扫描（或3D扫描），即获得一个区域的OCT扫描信息，才能形成该区域的地形图。检查报告常以黄斑区扫描模式、地形图及眼底图像叠加的方式呈现，还可以厚度颜色代码反映黄斑区视网膜各部分的厚度。在OCT的视网膜地形图（retinal map）上，以厚度颜色代码体现视网膜地形图中各部分的高度或视网膜的厚度变化，由冷色调的蓝色甚至灰黑色到暖色调的红色甚至白色，

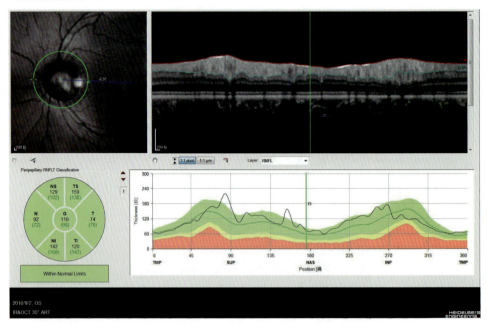

图 14-3-4　黄斑径线扫描,上右为与经黄斑中心径线扫描中自下而上径线(蓝箭)相对应的横截面图(Heidelberg Spectralis OCT)

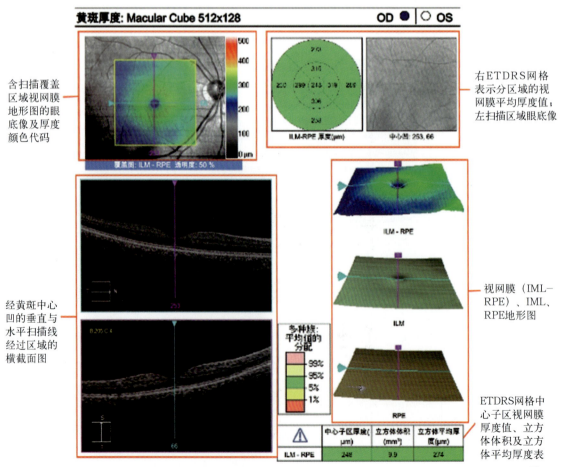

图 14-3-5　黄斑区容积扫描报告,左上为扫描模式、扫描区域地形图及眼底像叠加（ZEISS CIRRUS™ HD-OCT）

其中蓝色表示该部分低凹,红色表示该部分隆起。灰黑色为极为低凹,白色则为高度隆起,这时的低凹与隆起甚至可能超出仪器本身所设定的下、上限。

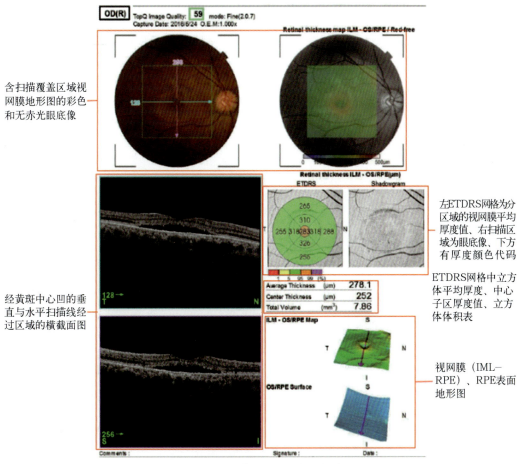

图 14-3-6　黄斑区容积扫描报告

左上为扫描模式与彩色眼底像叠加,右上为扫描区域地形图与无赤光眼底像叠加(DRI OCT Triton)

图 14-3-7 是 ZEISS CIRRUS™ HD-OCT 行右眼黄斑区容积扫描报告中扫描覆盖区域的黄斑区地形图、扫描模式及眼底图像叠加,右侧有厚度颜色代码。

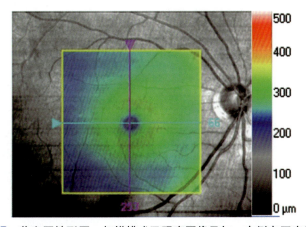

图 14-3-7　黄斑区地形图、扫描模式及眼底图像叠加,右侧有厚度颜色代码

报告中的黄斑区视网膜（IML-RPE）、内界膜（IML）、（色素上皮）RPE厚度图。除以图形显示外，一般都没有详细的分析（图14-3-8）。

3. ETDRS网格（图14-3-9） OCT检查利用"早期治疗糖尿病性视网膜病变研究"的ETDRS网格来显示黄斑各部分的厚度（容积）。ETDRS网格直径为6mm，由3个环组成，通过两个外环从颞上向鼻下及从鼻上向颞下做两条互相垂直的线，将黄斑区视网膜分为9个区，分别为黄斑中心区，内环（1～3mm）的上、下、鼻、颞区，外环（3～6mm）的上、下、鼻、颞区（图14-3-9）。OCT行黄斑区容积扫描，当扫描区域大于或等于6mm，扫描中心与黄斑中心重合时，就可获得ETDRS网格。在黄斑区OCT容积扫描报告中，ETDRS网格的各个分区都显示了厚度值（μm），也有同时显示容积值（mm³）的，ETDRS网格还可以厚度颜色代码来显示（图14-3-10）。

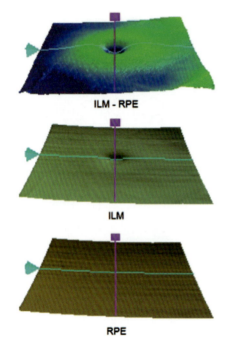

图14-3-8 黄斑区视网膜（IML-RPE）、内界膜（IML）、色素上皮（REPE）厚度图

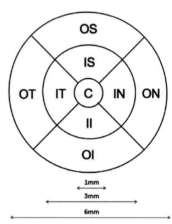

图14-3-9 ETDRS网格

C：黄斑中心（center）；OS：外环上区（outer superior）；ON：外环鼻侧区（outer nasal）；OI：外环下区（outer inferior）；OT：外环颞侧区（outer temporal）；IS：内环上区（inner superior）；IN：内环鼻侧区（inner nasal）；II：内环下区（inner inferior）；IT：内环颞侧区（inner temporal）

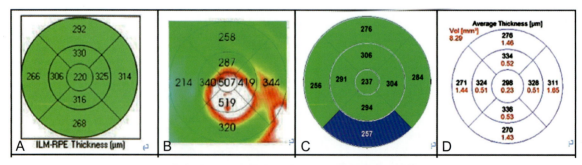

图14-3-10 不同OCT仪所显示的ETDRS网格

A. ETDRS网格及分区厚度值（μm）伴厚度颜色编码（ZEISS CIRRUS™ HD-OCT）；B. ETDRS网格及分区厚度值（μm）伴厚度颜色编码（DRI OCT Triton）；C. ETDRS网格及分区厚度值（μm）伴厚度颜色编码（RTVue XR Avanti）；D. ETDRS网格及分区厚度值（μm）和容积值（mm³）（Heidelberg Spectralis）

4. 黄斑区厚度和容积值表（表 14-3-1） 除地形图及 ETDRS 网格外，RTVue XR Avanti OCT 报告中还以表格显示上、下半球和 9 个 ETDRS 网格各分区视网膜厚度值（以 μm 为单位）和容积值（mm³）。CIRRUS™ HD-OCT 与 DRI OCT Triton 则在黄斑区厚度和容积表中显示扫描区域的平均厚度、中央厚度与总容积。

表 14-3-1 黄斑区厚度和容积值表

A.RTVue XR Avanti

B.DRI OCT Triton

C.Zeiss Cirrus

（二）视盘 OCT 检查报告

视盘 OCT 的检查结果报告主要以扫描区域 RNFL 厚度图、厚度偏差图、视盘 3.45mm 环形断面（B 扫描）的 TSNIT RNFL 厚度图及 RNFL 厚度象限图和钟点图、视盘各部分面积表等来呈现（图 14-3-11～图 14-3-14）。

图 14-3-11 是 ZEISS CIRRUSTM HD-OCT 的双眼视盘容积扫描报告。两侧从上往下分别为右、左眼扫描区域 RNFL 厚度图、厚度偏差图，经视盘中心的水平与垂直扫描的横截面图及视盘 3.45mm 环形断面（B 扫描）的横截面图；中排从上往下分别为右、左眼视盘各部分厚度、对称性、面积、比值数据表，右、左眼视盘扫描区域的 TSNIT RNFL 厚度图、RNFL 厚度的象限图及钟点图。

图 13-3-12 为 RTVue XR Avanti 的 ONH 扫描报告。上排两侧分别为右、左眼视盘 3.45mm 环形断面（B 扫描）的横截面图，上中为 RNFL 和 ONH 分析表，中排两侧分别为右、左眼厚度颜色代码及数值表示的 RNFL 厚度图，中间为 TSNIT RNFL 厚度图，下排两侧分别为右、左眼经视盘中心的垂直 B 扫描横截面图，中间为视盘上下半球地形图、象限地形图及规范数据库图例。

图 14-3-13 为 Heidelberg Spectralis OCT 双眼 ONH 和 RNFL 报告。①患者数据、诊断和评论；②扫描模式与 cSLO 眼底像叠加；③与环形 OCT 扫描对应的横截面图；④ TSNIT RNFL 厚度图；⑤具有总体分类的 RNFL 象限图及圆形分格统计图；⑥参考数据库；⑦ OD-OS 不对称分析；

⑧注释空间。

图 14-3-14 为 DRI OCT Triton 右眼 ONH 和 RNFL 报告。上排从左至右依次为扫描区域的彩色眼底像、RNFL 厚度图、RNFL 厚度偏差图，中排从左至右依次为无赤光眼底像与 RNFL 平均厚度表、视盘 3.45mm 环形断面（B 扫描）的横截面图、TSNIT RNFL 厚度图及象限图和钟点图，下排为视盘断层扫描图，从左至右依次为视盘轮廓及经视盘中心水平 B 扫描的横截面图，视盘各区域的面积、比值与视杯的容积，盘沿与视盘的比值图（R/D）。

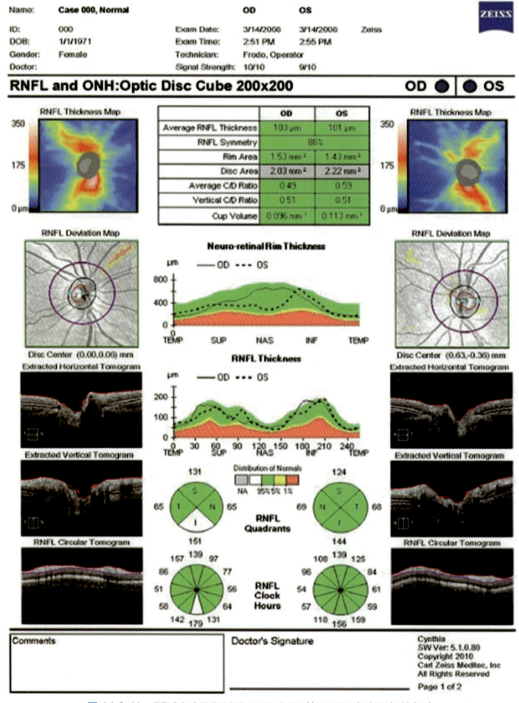

图 14-3-11　ZEISS CIRRUSTM HD-OCT 的双眼视盘容积扫描报告

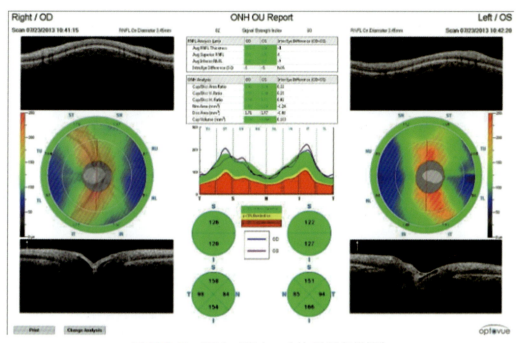

图 13-3-12　RTVue XR Avanti 的 ONH 扫描报告

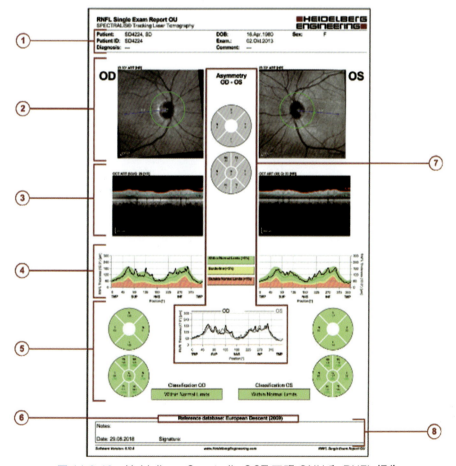

图 14-3-13　Heidelberg Spectralis OCT 双眼 ONH 和 RNFL 报告

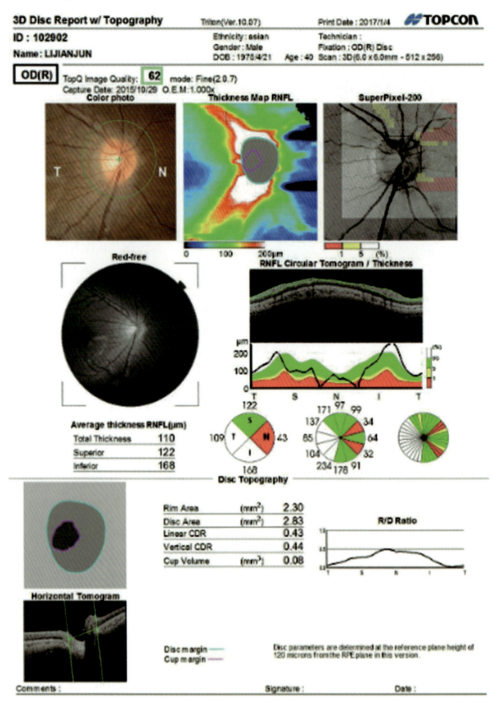

图 14-3-14 DRI OCT Triton 右眼 ONH 和 RNFL 报告

视盘 OCT 扫描时的 RNFL 厚度图与厚度偏差图（图 14-3-15）以及 TSNIT 厚度图（TSNIT Thickness Profiles，TSNIT 代表颞侧、上方、鼻侧、下方、颞侧）均以厚度颜色代码显示。TSNIT 厚度图（图 14-3-16）也称视盘周围视网膜神经纤维层厚度分析图，显示了视盘周围每一 A 扫描位置的厚度，与年龄匹配的视网膜神经纤维层标准数据库比较，使用白—绿—黄—红色来表示正常分布的百分位值。测量中最薄的 1% 位于红色区域。红色区域的测量值被认为处于标准限定值以外（红色＜1%）；测量中最薄的 5% 位于黄色或以下区域（1%≤黄色＜5%）；

测量中的90%位于绿色区域（5%≤绿色≤95%）；测量中最厚的5%位于白色区域（白色＞95%）。也就是说，在横截面的厚度分析图中，如果测量区域的厚度在正常分布的95%的可信限区间，以绿色表示，在正常范围；如果测量区域的厚度在正常分布的95%的可信限区间以外但在99%的可信限区间内，以黄色表示；如果测量区域的厚度在正常分布的99%的可信限区间以外，则用红色表示，仅1%的正常人在这一范围，应高度怀疑异常。

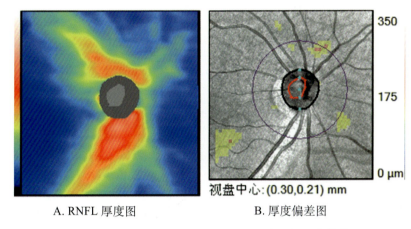

A. RNFL 厚度图　　　　　　B. 厚度偏差图

图 14-3-15　视盘 OCT 扫描时 RNFL 厚度图与厚度偏差图

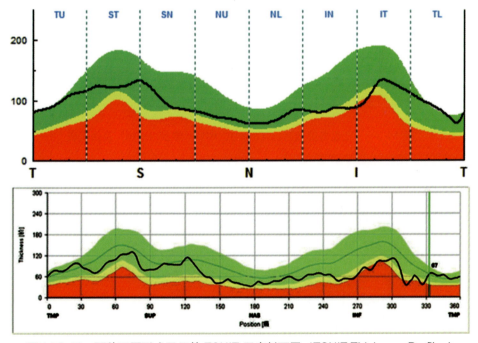

图 14-3-16　两种不同形式显示的 TSNIT 厚度剖面图（TSNIT Thickness Profiles）

Heidelberg Spectralis OCT 的圆形分格统计图（图 14-3-17A）将视盘分为6个部分：颞侧（T）、颞上（TS）、颞下（TI）、鼻侧（N）、鼻上（NS）、鼻下（NI），并有一个球平均值 G（global average）。黑色数值表示所测量的每一部分的视网膜神经纤维层平均厚度值，绿色数值为标准数据库中的正常平均值。与图 4-3-16 一致，如果测量区域的厚度在正常分布的95%的可信限区间，以绿色表示，在正常范围；如果测量区域的厚度在正常分布的95%的可信限区间以外但在 99% 的可信限区间内，以黄色表示；如果测量区域的厚度在正常分布的 99% 的可信限区间以外，则用红色表示，仅有 1% 的正常人在这一范围，应高度怀疑异常。

有些 OCT 仪采用象限图和钟点图（图 14-3-17B）来描述视盘周围 3.45mm 圆形区域横截面的视网膜神经纤维层平均厚度，可同样与年龄相匹配的视网膜神经纤维层标准数据进行比较。

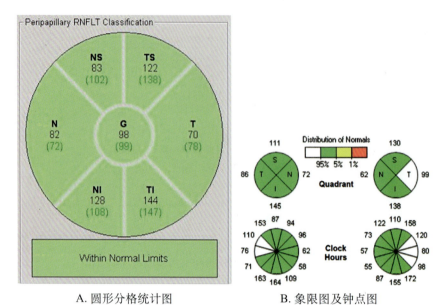

A. 圆形分格统计图　　　　　　B. 象限图及钟点图

图 14-3-17　圆形分格统计图与象限图、钟点图

视盘各部分面积（mm²）、RNFL 厚度（μm）及比值表，不同仪器表达方式稍有不同，并可用厚度颜色代码显示（表 14-3-2）。

表 14-3-2　视盘各部分面积（mm²）、RNFL 厚度（μm）及比值表

A. ZEISS CIRRUS™ HD-OCT　　　　　　B. RTVue XR Avanti

此外，RTVue XR Avanti OCT 和 ZEISS CIRRUSTM HD-OCT 的 GCC 报告还可评估节细胞复合体（Ganglion Cell Complex, GCC）：GCC 报告提供图像显示、表格和交互式地形图，对 GCC 进行定性和定量评估（图 14-3-18）。在 OCT 检查中，节细胞复合体（GCC）定义由三层细胞结构组成：

①视网膜神经纤维层（RNFL）由节细胞轴突组成。
②节细胞层（GCL）由节细胞体组成。
③内丛状层（IPL）由节细胞树突组成。

节细胞随着青光眼的发生而死亡，GCC 变薄。通过测量 GCC 厚度，帮助临床医师诊断和跟踪青光眼及影响 GCC 层的其他疾病。

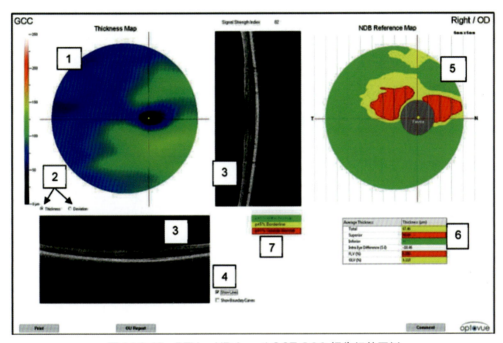

图 14-3-18　RTVue XR Avanti OCT GCC 报告组件图例

1. 厚度图；2. 厚度和偏差单选按钮；3. B 扫描显示；4. 显示线条和显示边界曲线复选框；5. NDB 参考图；6. 厚度和体积表参数；7. 规范数据库图例

ZEISS CIRRUS™ HD-OCT 双眼神经节细胞分析（图 14-3-19）可测量双眼神经节细胞层和内丛状层（GCL + IPL 层）的厚度之和。可使用标准化数据进行比较。厚度图为 6 mm × 6 mm 容积内 GCL +IPL 的厚度测量值，并包括中心点在中心凹位置的椭圆环。偏差图显示 GCL + IPL 厚度与标准化数据的对比（红色表示薄于标准的 1%，黄色表示薄于标准的 5%），而厚度表显示椭圆环内的平均和最小厚度。扇形图将厚度图的椭圆环分为 6 个区域：3 个大小相同的扇形位于上部区域，3 个大小相同的扇形位于下部区域。两侧分别为双眼经中心凹的水平与垂直 B 扫描横截面图，垂直 B 扫描中的断层导航器用于调节到其他水平 B 扫描。紫色分段线代表神经节细胞层的内层边界，这也是视网膜神经纤维层的外层边界。黄色线代表内丛状层的外层边界。图和报告的数值代表神经节细胞层和内丛状层的合并厚度。

二、眼底 OCT 的临床应用

作为一种非侵入性、非接触的眼科检查仪器，OCT 在眼底病诊断的应用，主要有以下几个方面。

1. OCT 可配合其它影像检查，对眼底疾病做出更为准确的诊断　对一些视力下降或视物变形又高度怀疑为黄斑病变的患者，做常规的眼部检查可能并未发现病变，甚至眼底荧光血管造

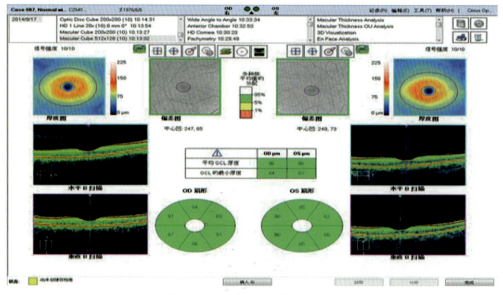

图 14-3-19 双眼神经节细胞分析

影也未发现异常，但 OCT 常可发现引起患者眼部症状的原因。一些视网膜患者经手术复位后，眼底镜下视网膜已完全平伏，但未恢复相应的视力，经 OCT 检查可能发现黄斑部仍存在很浅的视网膜神经上皮脱离。高度近视患者，后极部呈萎缩性改变，OCT 检查时，可发现视网膜的神经上皮劈裂，或神经上皮外层的缺失等。

2. OCT 发现各种微小病变　后极部的一些病变，特别是发生于中心凹区的病变，眼底镜与荧光血管造影检查可能无阳性体征，但 OCT 则容易发现一些微小病变，如黄斑中心凹处可能有易被忽视的小范围的黄斑前膜和牵拉条索、小的色素上皮脱离或神经上皮脱离、在黄斑区视网膜神经上皮光感受体出现缺损，或黄斑区外层的结构紊乱等等。

患者陈××，女，34 岁，因双眼视力下降二年余就诊，双眼视力 0.2，不能矫正，眼底检查，双眼黄斑中心凹为类圆形脱色素斑，荧光血管造影示双眼黄斑区动脉期后即为较高荧光，随背景荧光的强弱变化，大小形态无改变。无论眼底镜下或荧光血管造影均不能明确诊断（图 14-3-20A）。经黄斑区的 OCT 扫描，显示双眼黄斑中心凹下方外界膜外侧到色素上皮层之间缺损（图 14-3-20B）。

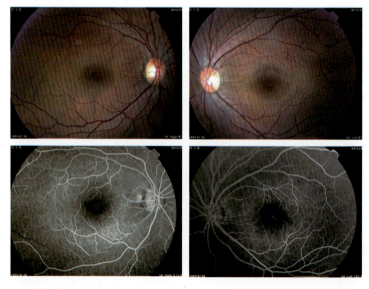

图 14-3-20A　患者的彩色眼底像双眼黄斑中心凹区色较红，荧光血管造影显示黄斑中心凹区透见荧光

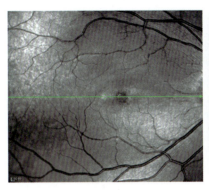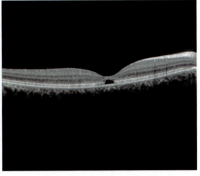

图 14-3-20B　经患者黄斑中心凹做水平扫描，可见中心凹外界膜至色素上皮间缺损

3. 确定病变位置　OCT 检查所显示的视网膜横切面图可以清晰显示病变的位置。如中心性浆液性视网膜脉络膜病变患者的色素上皮脱离区，往往是荧光血管造影时的渗漏点。在年龄相关性黄斑变性（AMD）患者，要了解脉络膜新生血管（CNV）是位于视网膜神经上皮下抑或是色素上皮下，OCT 图像能够提供比较确切的信息。患者张 ×，男，35 岁，因左眼视力下降伴视物变形一周就诊，左眼视力 0.2，矫正 0.4。彩色眼底像可见左眼黄斑区轻度盘状隆起，荧光血管造影左眼黄斑鼻侧自静脉期后可见一高荧光点，并逐渐扩散增强（图 14-3-21A）。OCT 检查可见左眼黄斑区神经上皮脱离，与荧光素渗漏点相对应处有一浅的色素上皮脱离（图 14-3-21B 白箭头所示）。

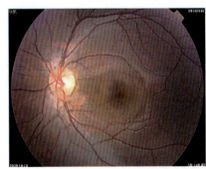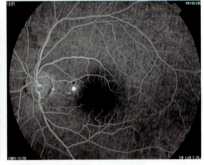

图 14-3-21A　患者左眼的彩色眼底像与荧光血管造影像

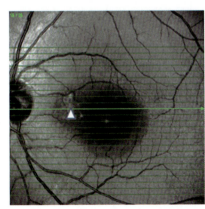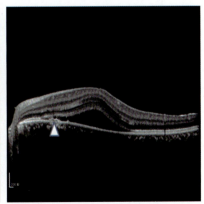

图 14-3-21B　经后极部的水平线扫描，绿色扫描线的横截面图

4. 眼底病变区域的厚度测量　OCT仪自身的各种软件,提供对所扫描的组织进行厚度测量,如黄斑水肿的厚度、视盘周围神经纤维层的厚度、黄斑裂孔大小的测量等。有时用裂隙灯加全视网膜镜检查亦难以确定的黄斑裂孔,而OCT图像能提供明确而直观的信息,可鉴别是假性裂孔、半层裂孔、全层裂孔、抑或是玻璃体黄斑牵引产生的小囊肿。

5. 追踪疾病的发展过程与眼底病变治疗前后的对比观察　在眼底病的发生发展过程中,医师可以采用OCT密切的观察疾病的发展与转归,进行合适的处理。如玻璃体黄斑牵引的患者,可进行一段时间的OCT随访,当牵引完全脱开并未造成黄斑裂孔时,患者可自行恢复黄斑的正常层次结构,视力也可能恢复;当牵引完全脱开造成较大的黄斑裂孔时,往往需要手术治疗。在一些眼底病的药物治疗或激光治疗前后,可用OCT来监测治疗效果。如中浆患者,行PDT、微脉冲激光、渗漏点激光光凝后,神经上皮或色素上皮脱离是否逐渐消退(图14-3-22);原田氏病患者经大剂量的激素冲击治疗,几天内在黄斑区即可观察到神经上皮的平伏;黄斑裂孔手术后,OCT图像能显示治疗后裂孔是否完全闭合,黄斑区是否恢复原来的形态,以此来判断裂孔修复的程度。

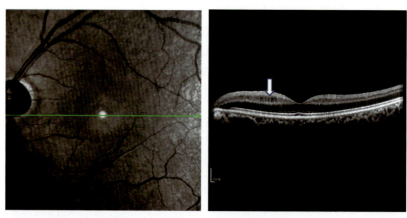

图14-3-22　左眼中心性浆液性视网膜脉络膜病变患者,对左眼黄斑鼻上方渗漏点激光光凝后一周,神经上皮脱离完全消退,各层次分明,但黄斑鼻侧视网膜内核层仍有成排的裂隙样囊腔

6. 探讨眼底病的发病机制　对先天性视盘小凹引起黄斑区神经上皮脱离以及脱离液体的来源一直是人们探讨的问题。有关于此类患者的OCT检查结果,显示视网膜脱离腔的液体有通道通向视神经后方,而且与玻璃体无交通。提示该病视网膜下液来源可能与后部视神经的缺陷有关。OCT还有助于我们重新认识疾病的本质,如Stargardt病眼底荧光血管造影所显示的卵圆形高荧光区,过去认为是色素上皮层色素脱失,但OCT检查却清楚地显示它是黄斑部神经上皮层变薄,荧光造影的高荧光可能是光感受体内视黄素下降的结果;病理性近视的视力严重下降可能是无裂孔的极浅的脱离或是合并视网膜劈裂等。这些病变用其他影像检查方法均不易显现,而OCT检查使我们对这些眼底病变能一览无余。

眼底本身解剖学特征决定了位于后极部的黄斑区及视盘在视觉的形成与传输中起主要作用,因此OCT检查对位于后极部的大多数眼底疾病的辅助诊断,已基本满足。但对于赤道部以前的眼底结构,即使配合转动眼球,也很难形成理想的图像。

(刘汉生　刘艳红)

主要参考文献

刘汉生. 眼底病的频域 OCT 检查图谱. 北京：科学技术文献出版社, 2011.

Ahmet Taylan Yazıcı, Osman Çekiç. The natural course of idiopathic epiretinal membranes with optical coherence tomography follow-up. Graefes Arch Clin Exp Ophthalmol, 2016 Dec, 254(12): 2485-2486.

Aumann S, et al. Optical Coherence Tomography(OCT): Principle and Technical Realization. High Resolution Imaging in Microscopy and Ophthalmology: New Frontiers in Biomedical Optics, 2019.

C Wilde, M Patel, A Lakshmanan, et al. The diagnostic accuracy of spectral-domain optical coherence tomography for neovascular age-related macular degeneration: a comparison with fundus fluorescein angiography. Eye(Lond), 2015 May, 29(5): 602-609.

Christos Haritoglou, Carolin A Gass, Markus Schaumberger, et al. Long-term follow-up after macular hole surgery with internal limiting membrane peeling Am J Ophthalmol, 2002 Nov, 134(5): 661-666.

Eric D Gaier, Ryan Gise, Gena Heidary. Imaging Amblyopia: Insights from Optical Coherence Tomography(OCT). Semin Ophthalmol, 2019, 34(4):303-311.

Hee MR, Baumal CR, Puliafito CA, et al. Optical coherence tomography of age-related macular degeneration and choroidal neovascularization. Ophthalmology, 1996, 103: 1260-1270.

Hee MR, Puliafito CA, Wong C, et al. Optical coherence tomography of central serous chorioretinopathy. Am J Ophthalmol, 1995, 120: 65-74.

Hee MR, Puliafito CA, Wong C, et al. Optical coherence tomography of macular holes. Ophthalmology, 1995, 102:748-756.

Hee MR, Puliafito CA, Wong C, et al. Quantitative assessment of macular edema with optical coherence tomography. Arch Ophthal-mol, 1995, 113:1019-1029.

Huang D, Swanson EA, Lin CP, et al. Optical coherence tomography. Science, 1991, 254: 1178-1181.

J Chhablani, M J Deepa, M Tyagi, et al. Fluorescein angiography and optical coherence tomography in myopic choroidal neovascularization. Eye(Lond), 2015 Apr, 29(4):519-524.

Jaesang Ko, Gyu Ah Kim, Sung Chul Lee, et al. Surgical outcomes of lamellar macular holes with and without lamellar hole-associated epiretinal proliferation. Ophthalmol, 2017 May, 95(3): e221-e226.

James Fujimoto and Eric Swanson. The Development, Commercialization, and Impact of Optical Coherence Tomography. Invest Ophthalmol Vis Sci, 2016 Jul 1, 57(9): OCT1-OCT13.

Karen W Jeng-Miller, Dean M Cestari, Eric D Gaier. Congenital anomalies of the optic disc: insights from optical coherence tomography imaging. Curr Opin Ophthalmol, 2017 Nov, 28(6): 579-586.

Leitgeb R, Hitzenberger CK, Fercher AF. Performance of Fourier domain vs. time domain optical coherence tomography. Opt E×p. 2003, 11:889-894.

Leung CK, Ye C, Weinreb RN, et al. Retinal nerve fiber layer imaging with spectral-domain optical coherence tomography: a study on diagnostic agreement with heidelberg retinal tomograph. Ophthalmology, 2010, 117(2):267-274.

Michael Pircher, Robert J Zawadzki. Review of adaptive optics OCT(AO-OCT): principles and applications for retinal imaging [Invited]. Biomed Opt Express, 2017 Apr 19, 8(5):2536-2562.

Michelle L Gabriele, Gadi Wollstein, Hiroshi Ishikawa, et al. Optical coherence tomography: history, current status, and laboratory work. Invest Ophthalmol Vis Sci, 2011 Apr 14, 52(5): 2425-2436.

Mohler KJ, Draxinger W, Klein T, Kolb JP, Wieser W, Haritoglou C, Kamplik A, Fujimoto JG, Neubauer AS, Huber R, Wolf A. Combined 60° wide-field choroidal thickness maps and high-definition en face vasculature visuali-zation using swept-source megahertz OCT at 1050nm. Invest Ophthal-mol Vis Sci, 2015, 55(11):6284-6293.

Nicolas A Yannuzzi, Orly Gal-Or, Elie Motulsky, et al. Multimodal Imaging of Punctate Outer Retinal Toxoplasmosis. Ophthalmic Surg Lasers Imaging Retina, 2019 May 1, 50(5):281-287.

Nicolas A Yannuzzi, Orly Gal-Or, et al. Multimodal Imaging of Punctate Outer Retinal Toxoplasmosis . Ophthalmic Surg Lasers Imaging Retina, 2019 May 1, 50(5):281-287.

Paulo E Stanga, Emmanouil Tsamis, et al. Swept-Source Optical Coherence Tomography Angio ™ (Topcon Corp, Japan): echnology Review. Dev Ophthalmol, 2016, 56:13-17.

Postaid B, Baumann B, Huang D, Barry S, Cable AE, Shchuman JS, Duker JS, Fujimoto JG. Ultrahigh speed 1050 nm swept source/fourier domain OCT retinal and anterior segment imaging at 100, 000 to 400, 000 axial scans per second. Opt Express, 2010, 18(19):200029-200048.

Puliafito CA, Hee MR, Lin CP, et al. Imaging of macular diseases with optical coherence tomography. Ophthalmology, 1995, 102: 217-229.

Schuman JS, Hee MR, Puliafito CA, et al. Quantification of nerve fiber layer thickness in normal and glaucomatous eyes using optical coherence tomography. Arch Ophthalmol, 1995, 113: 586-596.

Schuman JS, Puliafito CA, Fujimoto JG, Duker JS. Optical coherence tomography of ocular diseases. 3 ed. Thorofare, NJ: SLACK incorporated, 2013.

Sean T Garrity, David Sarraf, K Bailey Freund, et al. Multimodal Imaging of Nonneovascular Age-Related Macular Degeneration. Invest Ophthalmol Vis Sci, 2018 Mar 20, 59(4): AMD48-AMD64.

Wojkwski M, Srinivasan VJ, Ko TH, Fujimoto JG, Kwalczyk A, Duker JS. Ultrahigh-resolution, high-speed, Fourier domain optical coherence tomography and methods for dispersion compensation. Opt Express, 2004, 12(11):2404-2422.

Wojtkowski M, Leitgeb R, Kowalczyk A, et al. In vivo human retinal imaging by Fourier Domain optical coherence tomography. J Biomed Opt, 2002, 7(3):457-463.

Yang Z, Tatham AJ, Zangwill LM, Weinreb RN, Zhang C, Medeiros FA. Diagnostic ability of retinal nerve fiber layer imaging by swept-source optical coherence tomography in glaucoma. Am J Ophthalmol, 2015, 159:193-201.

第 15 章

眼前节光学相干断层扫描

第一节 概述

自 20 世纪 90 年代初光学相干断层成像技术的概念提出以来，相关领域的科研工作者们广泛开展了 OCT 系统的研制和应用研究，在各方面都取得了巨大的进展。目前的 OCT 检查系统既能对眼后段的组织结构和血流进行观察，也能用于眼前段组织的观察和成像，已经成为眼科医师临床工作中不可或缺的辅助诊断设备。各种商品化的 OCT 仪通过加载一个眼前节检查镜头都可以进行眼前节的 OCT 检查，本章仅以专用于眼前节检查的 OCT——TOMEY CASIA OCT SS1000 为例对眼前节光学相干断层成像的基本原理、设备特性、操作方法以及临床应用进行扼要介绍。

第二节 TOMEY CASIA OCT SS1000 的检查操作

一、仪器简介

TOMEY CASIA OCT SS1000 是一台三维光学相干断层扫描（OCT）成像设备（图 15-2-1，图 15-2-2），通过高速扫描采集患者眼前节的三维图像。除了 3D 模式获得三维图像外，还有能获得高清二维地形图的 2D 模式以及获得二维地形图的动画影像模式。

二、工作原理

TOMEY CASIA OCT SS1000 眼前节 OCT 的工作原理和眼后节 OCT 的工作原理基本相同，采用低相干光，波长为 1310nm。扫描光束通过照射某一特定区域获得该处不同组织的反射信号，将其与经镜面反射的对照光束进行干涉度测量，计算机软件处理后重建扫描区域的横截面图。TOMEY CASIA OCT SS1000 采用波长为 1310nm 的光束，穿透力较强，扫描深度可达 13mm 的前部玻璃体位置，扫描宽度可以达 16mm，超越了房角隐窝的间距，每秒可进行 30 000～50 000 次 A 扫描，一次拍摄可获取最多 256 帧图像，每帧图像获取时间约为 0.01s，因此几乎不受眼球转动的影响，患者配合比较容易，而且可以消除因眨眼及眼球运动造成的图像变形干扰。

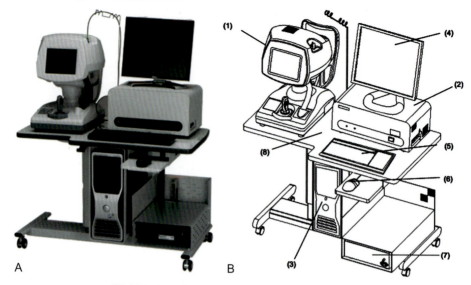

图 15-2-1 TOMEY CASIA OCT SS1000 系统

A.TOMEY CASIA OCT SS1000 系统实体图；B.TOMEY CASIA OCT SS1000 系统模式图

1.测量单元；2.照明光源单元；3.计算机；4.显示器；5.键盘；6.鼠标；7.绝缘变压器；8.工作台

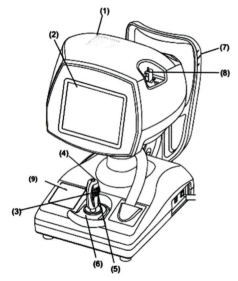 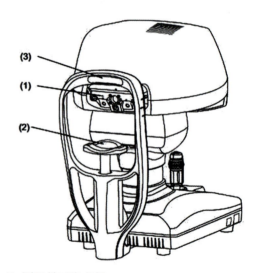

A.测量单元医师侧

1.测量头；2.显示器/触控板；3.操纵杆；4.操纵杆按钮；5.上/下环；6.扶手；7.眼部高度标记；8.光纤接头：为测量单元提供测量光线；9.薄膜开关面板：用户进行各种设定和操作

B.测量单元患者侧

1.测量窗口：患者的眼睛通过该测量窗口进行测量；2.下颌支架；3.前额托

图 15-2-2 TOMEY CASIA OCT SS1000 系统结构

系统技术参数

扫频光源激光波长：1310nm

轴向分辨率（深度）：10μm 或更低（在组织中）

横向分辨率：30μm 或更低（在组织中）

扫描速率：30 000A 超/秒

扫描范围：深度 6mm，范围：16mm×16mm（或径向直径约 16mm）

三、仪器操作

（一）操作流程

1. 患者准备　进行眼前节 OCT 检查之前，应先了解患者的基本信息（姓名、年龄、眼别等），仔细阅读病历或检查申请单，了解眼部情况，有条件时建议先在裂隙灯下观察病变情况，或者先进行裂隙灯拍照，对检查部位病变情况有所了解之后再进行有重点的检查。

2. 启动设备后，为新患者创建患者档案　包括姓名（必填）、出生日期、性别、患者 ID 号等。复诊患者，在数据库中搜索并显示患者档案。

3. 检查前清洁并消毒托架和镜头，根据患者情况调节桌面高度　让患者将前额紧靠前额托，转动托架柱上的黑色调节螺栓，直至患者眼睛与托架柱上的标志线平齐（图 15-2-3A）。也可让患者将下颌放在下颌托上，点击薄膜开关面板上的上、下按钮，调节下颌支架的高度，使眼外眦的高度与颌架侧方的标志线平齐（图 15-2-3B）。嘱患者在整个检查期间将前额紧靠前额托，使用内部/外部固视标，让患者盯着注视点固视（可眨眼）。

4. 患者眼睛高度的调节　轻推患者的前额靠在前额托上，通过位于测量界面左下角的高度指示器调节眼睛高度进行检查（图 15-2-3C）。

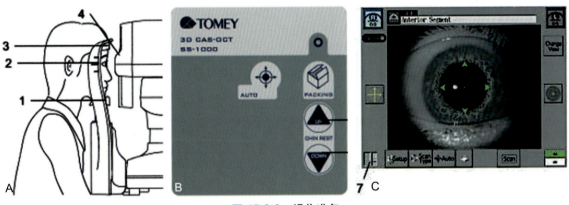

图 15-2-3　操作准备

（1）检查者谨慎推进操纵杆，使瞳孔置于视频图像中，将镜头向患者移动。调整镜头和患者眼之间的距离，以优化视频图像，让照明均匀地从图像边缘到边缘分布。

（2）仪器都具备自动对焦功能，可自动对准眼球，自动调整对焦或通过手动调整对焦；一边监测正面图像和患者眼睛的断层图像，一边使用操纵杆向上/下/右/左以及前/后这几个方向调节位置。

（3）调整完成后，按下操纵杆按钮，开始采集图像。仪器都具有自动拍摄功能，如果患者眼睛在测量范围之内，仪器便可自动拍摄采集图像。

（4）图像浏览与质量检查。如果质量合格，结束扫描。如果质量不合格，可返回再次捕获图像。

（5）图像捕获完成后，可查看和测量扫描的数据，按需要进行编辑，打印检查报告。

（二）操作界面

TOMEY CASIA OCT SS1000 眼前节 OCT 的检查界面分两部分

（1）计算机显示器：从测量单元接受数据，显示、保存和管理数据，还可以对测量数据进行各种分析。

（2）测量单元显示器：为实施测量的单元。

计算机显示器界面

A. 启动计算机，双击桌面上的"TOMEY Measurement"图标（图 15-2-4A），显示登录窗口（图 15-2-4B）。进入检查列表的患者信息注册界面（图 15-2-5）或患者检查数据显示区域（图 15-2-6）。

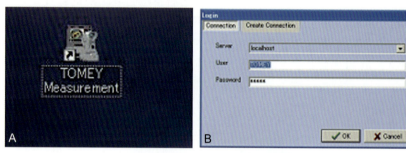

图 15-2-4　启动 TOMEY 测量
A. 计算机启动后；B. 登录窗口

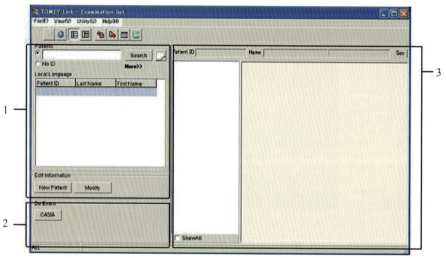

图 15-2-5　1. 患者列表；2. "执行检查"按钮区域；3. 检查数据显示区域：所有患者列表中选中患者的检查数据都会显示在检查数据显示区域（图 15-2-6）

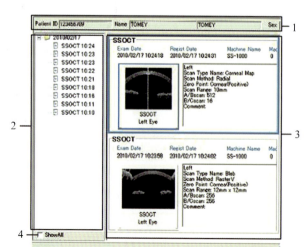

图 15-2-6　1. 患者信息；2. 检查数据树；3. 检查数据列表；4. 显示所有复选框

B. 计算机显示器测量界面（图 15-2-7）

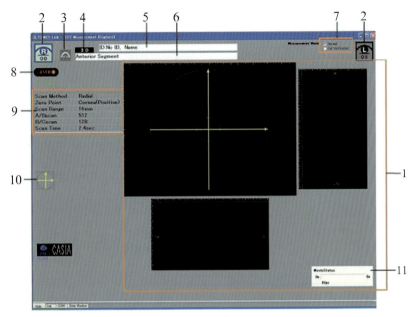

图 15-2-7 1.动态图像显示区域；2.眼睛显示按钮（R/L）；3.扫描类型图标；4.扫描模式显示选择区域（3D，2D 或影像）；5.患者信息显示；6.扫描类型名称；7.测量模式选择区域；8.[激光]指示灯；9.测量参数显示区域；10.扫描方向图标；11.记录状态指示灯

C. 计算机显示器数据确认界面（图 15-2-8）

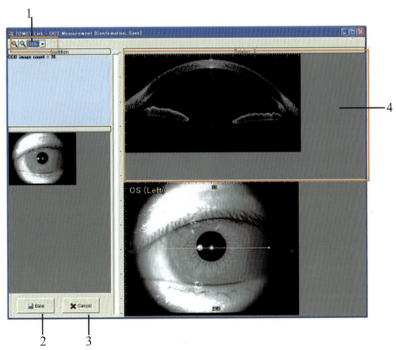

图 15-2-8 1.缩放按钮：OCT 图像的放大或缩小；2.[保存]按钮；3.[取消]按钮：返回测量界面而不保存数据；4.测量结果显示区域

测量单元显示器界面

A. 触摸对准（图15-2-9）：是使用触摸屏进行对准的功能。该功能可以在所有测量模式下使用。触摸对准用于粗略定位。如果需要进行细调操作，可使用操纵杆进行调节。

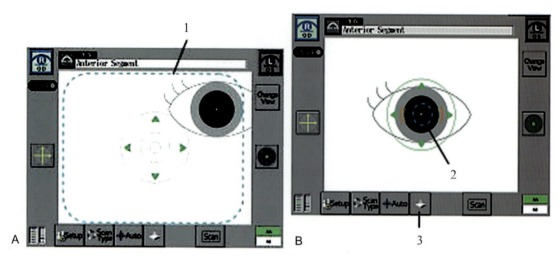

图 15-2-9 触摸对准

A. 如果在显示CCD图像（1）时直接点击屏幕，测量头将会移动定位到中心；B. 触摸屏幕中央的目标环（2）将测量头向前移动对准患者眼睛，对图像进行对焦。点击测量头退回按钮（3）可以退回测量头

B. 测量准备界面（图15-2-10）

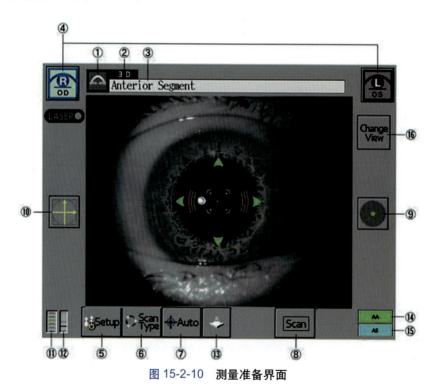

图 15-2-10 测量准备界面

①扫描类型图标；②扫描模式；③扫描类型名称；④眼睛显示按钮（R/L）；⑤[设置]按钮；⑥[扫描类型]按钮；⑦[自动]按钮；⑧[扫描]按钮；⑨固视标按钮；⑩扫描方向按钮；⑪下颌支架高度指示器；⑫测量头高度指示器；⑬测量头重新定位按钮；⑭自动对准状态指示灯；⑮自动发射状态指示灯；⑯[切换视图]按钮

点击测量单元显示器中测量准备界面上的[扫描类型]按钮（图15-2-11），打开扫描类型选择界面。

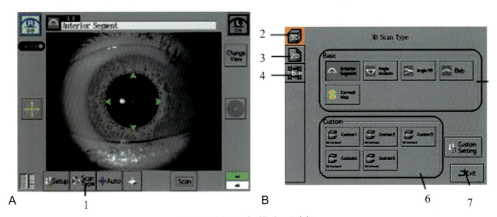

图 15-2-11　扫描类型选择
A.测量准备界面；B.扫描类型选择界面

C. 测量界面（图15-2-12）：选择扫描类型后，点击进入测量界面，进行相应测量。

D. 保存界面（图15-2-13）：当测量完成并满足检查要求后，进入保存界面，决定是否保存。

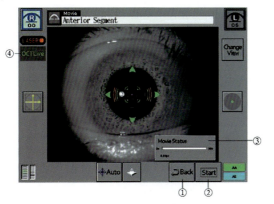 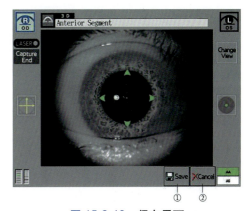

图 15-2-12　测量界面　　　　　　　　　图 15-2-13　保存界面
①[后退]按钮；②[开始]按钮；③记录状态指示灯；　①[保存]按钮；②[取消]按钮
④测量状态指示灯

（三）检查操作

1. 测量单元显示器选择测量模式（3D，2D 或影像）和扫描类型后，检查测量界面显示在计算机显示器上（图15-2-14）。

2. 点击测量单元显示器上测量准备界面上的[扫描]按钮或按下操纵杆按钮。测量单元显示器的界面将会切换到测量界面（图15-2-15左），同时会在计算机显示器（图15-2-15右）上显示动态图像③；点击测量单元显示器中测量界面上的[开始]按钮②或按下操纵杆按钮开始进行测量。

3. 如果测量完成，将会在测量单元显示器和计算机显示器上，同时显示确认界面（图15-2-16），点击 Save[保存]、Cancel[取消]键完成测量。

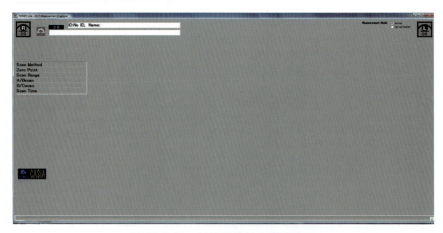

图 15-2-14　计算机的检查测量界面

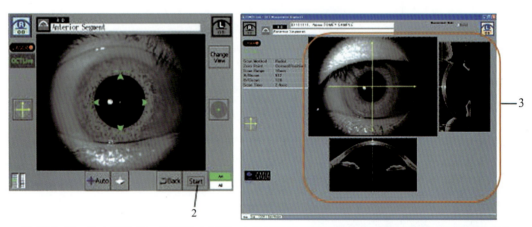

图 15-2-15　检查测量单元显示器（左图）上的测量界面和计算机显示器（右图）上的动态图像

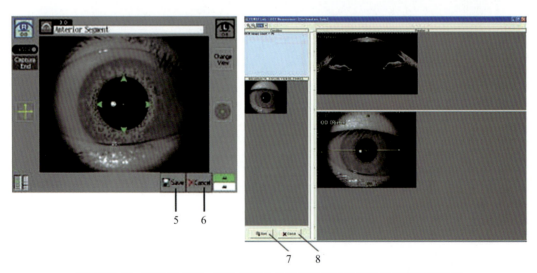

图 15-2-16　测量完成后，确认界面在单元显示器及计算机显示器同时显示

（四）TOMEY CASIA OCT SS1000 眼前节 OCT 的扫描模式

TOMEY CASIA OCT SS1000 拥有 3D、2D、Movie 三种测量模式并有不同的扫描类型：

1. 3D 扫描　点击单元显示器测量准备界面"Scan Type"（图 15-2-11A）扫描类型选择界面

（图 15-2-11B）显示的扫描模式有：⌒前房、⌣后房、⌒角度 HD、⌒Bleb、⌘角膜地形图（图 15-2-17）；注意：如果选择了⌒Bleb 扫描类型，Bleb 设定界面（图 15-2-18）将会显示出来，从中可选择扫描范围及扫描方向。如果选择了⌘角膜地形图 [3D] 扫描，可获得角膜形状分析的详细信息（图 15-2-19）。表 15-2-1 列出了各种扫描模式的扫描方法与参数。

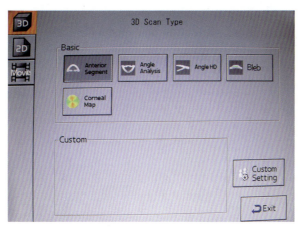

图 15-2-17　测量单元显示器 3D 模式下的扫描方式

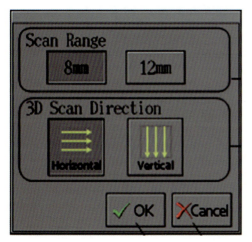

图 15-2-18　Bleb（滤过泡）设定界面

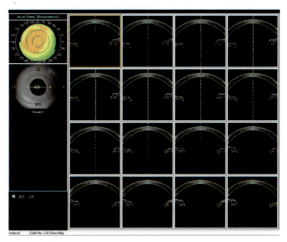

图 15-2-19　⌘角膜地形图扫描浏览界面

表 15-2-1　3D 模式及参数

扫描类型名称	⌒前房	⌣后房	⌒角度 HD	Bleb	⌘角膜地形图
扫描方法	放射状	放射状	光栅 水平/垂直	光栅 水平/垂直	放射状
零点	角膜	角度	角膜	角膜	角膜
扫描范围（横截面）	直径 16mm	直径 16mm	8mm×4mm	8mm×8mm	直径 16mm
A/B 扫描	512 线	512 线	512 线	256 线	512 线
B/C 扫描	128 张图像	128 张图像	64 张图像	256 张图像	512 张图像
扫描时间	2.4s	2.4s	1.2s	2.4s	0.3s
AA 设定	AA	AA	OFF	OFF	AA

2. 2D 模式（图 15-2-20） 扫描方式包含 前房、 后房、 角度 HD，表 15-2-2 列出了三种扫描模式的扫描方法与参数。

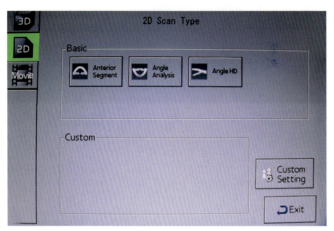

图 15-2-20　测量单元显示器 2D 模式下的扫描方式

表 15-2-2　2D 模式及参数

扫描类型名称	前房	角度分析	角度 HD
零点	角膜	角度	角膜
扫描范围（横截面）	16mm，16mm	16mm，16mm	8mm，8mm
A/B 扫描	2048 线	2048 线	2048 线
AA 设定	AA	AA	OFF

3. Movie 模式（图 15-2-21） 扫描方式包含 前房、 后房、 角度 HD。表 15-2-3 列出了三种扫描模式的扫描方法与参数。注意： 角度 HD（3D/2D 影像）用于采集角度或角膜环的高清图像，如果选择了该扫描类型，固视方向选择界面（图 15-2-22）将会显示出来。如果选择了 3D 模式，扫描方法可如表 15-2-4 所示进行选择。点击任何固视方向按钮，选择点状固视标的位置。

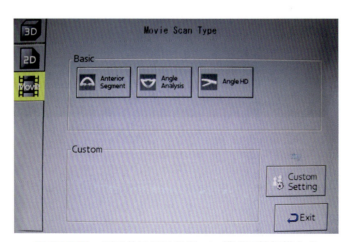

图 15-2-21　测量单元显示器 Movie 模式下的扫描方式

表 15-2-3 影像模式及参数

扫描类型名称	前房	角度分析	角度 HD
零点	角膜	角度	角膜
扫描范围（横截面）	16mm，16mm	16mm，16mm	8mm，8mm
A/B 扫描	512 线	512 线	512 线
AA 设定	AA	AA	OFF

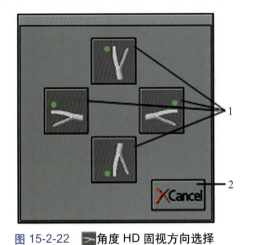

图 15-2-22 角度 HD 固视方向选择

表 15-2-4 角度 HD 扫描固视方向与扫描方法

固视方向按钮	扫描方法
	光栅/垂直
	光栅/垂直

（五）扫描方向

点击单元显示器上扫描方向选择键（图 15-2-23），扫描方向可在动态显示时临时修改，有两个选项可供选择：

1. "H/V Scan（H/V 扫描）"，扫描会在两个方向（水平和垂直）上交替执行。

2. Single（单向）只会在一个方向上执行扫描。如果选择了"单向"，扫描的角度可以 15°为步长进行设置。如果扫描类型选择为角度 HD 或 Bleb，或者 3D 模式下选择了光栅扫描，则无法修改扫描方向。

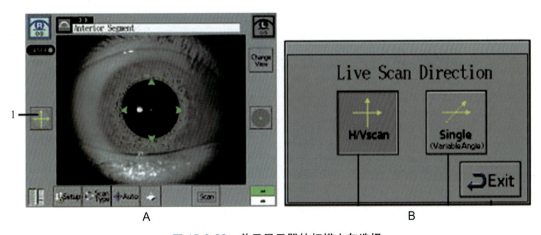

图 15-2-23 单元显示器的扫描方向选择
A. 单元显示器的扫描方向选择键；B. 单元显示器的扫描方向选择

四、图像分析

1. **正常角膜的 OCT 图像** TOMEY CASIA OCT SS1000 获取的角膜图像中,由于分辨率高,经放大后角膜上皮层、前弹力层、基质层、后弹力层和内皮层均可清晰显示(图 15-2-24)。

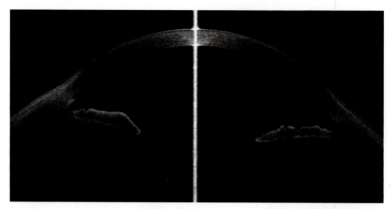

图 15-2-24 TOMEY CASIA OCT SS1000 获取的正常角膜图像

2. **角膜测厚** 包括全层角膜测厚和角膜分层测量,可以应用于角膜板层移植手术之后测量植片和植床厚度,也可对角膜屈光手术之后角膜瓣厚度、残留角膜床厚度和切削深度进行观察和评估。TOMEY CASIA OCT SS1000 可提供自动及手动两种测厚模式。完成扫描后选取一个界面的角膜图像点击进入 2D 分析界面,点击 CCT/ACD 选项卡进行角膜厚度测量。注意观察测量时所选取的界面图像中心应位于角膜顶点,同时应在中央角膜区域进行测量,以保证测量结果的高度准确性(图 15-2-25)。当角膜出现病变或者角膜手术使角膜前后表面反光特性发生变化时,软件往往不能直接识别角膜前后表面,因而不能准确测量角膜厚度,这时,可进行手动角膜厚度测量(图 15-2-26)。一些角膜手术后,如 LASIK、板层角膜移植等也可以使用 CCT/ACD 模式对角膜瓣(图 15-2-27)、角膜植片(图 15-2-28)、角膜混浊点(图 15-2-29)等进行厚度测量。

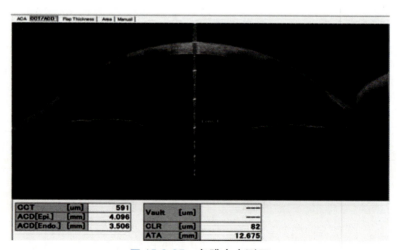

图 15-2-25 角膜中央测厚

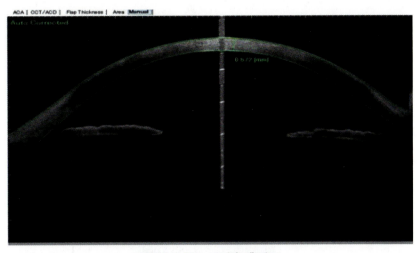

图 15-2-26　手动角膜测厚

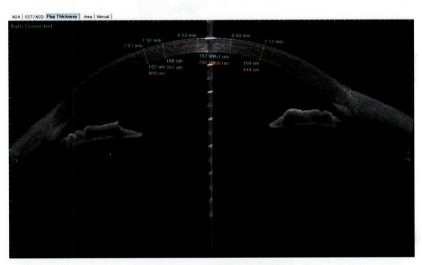

图 15-2-27　角膜瓣厚度测量

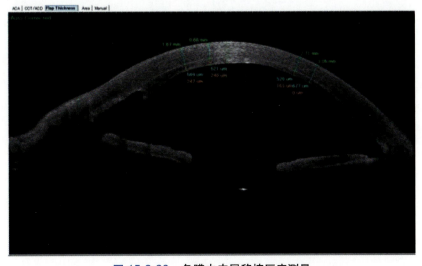

图 15-2-28　角膜内皮层移植厚度测量

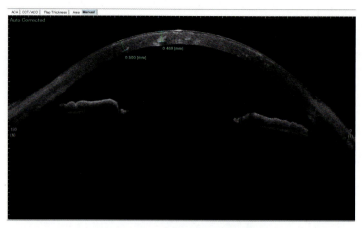

图 15-2-29　角膜混浊点厚度测量

3. **角膜地形图分析及角膜曲率测量**　TOMEY CASIA OCT SS1000 除了能进行角膜厚度测量外，还能测量角膜前后曲率、角膜的屈光力（图 15-2-30）、输入眼轴长度后还可进行人工晶状体计算。角膜地形图的结果有 7 种标准显示方式和 3 种功能界面，可以通过选择界面左侧对任一选项卡进行切换（图 15-2-31）。地形图种类的显示方式有：轴向图、折射图、瞬时图、高度图、厚度图。通过对地形图进行傅立叶分析，可以获得常数项（球面部分）、一次项（非对称性部分）、二次项（规则散光部分）和高次项（高次不规则散光部分），并通过对各部分数据进行定量分析，实现角膜前表面、后表面和角膜整体的傅立叶地形图，同时在傅立叶地形图窗口上显示（可用于比较前表面和后表面数据）。这对于白内障的手术规划以及角膜塑形镜佩戴前、佩戴中、佩戴后角膜地形图的测量，以及角膜地形图的变化趋势分析均有着重要作用。

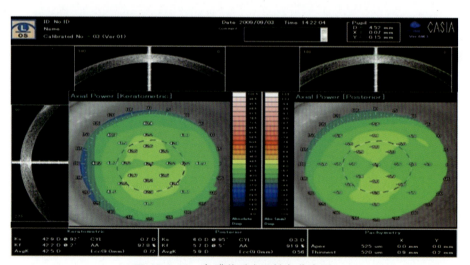

图 15-2-30　角膜前后表面轴向曲率图

4. **前房角及前房深度、容积分析测量**　TOMEY CASIA OCT SS1000 自带的软件可以对角膜厚度、前房深度、前房直径、房角宽度、前房及虹膜的容积、白到白等数据进行分析，在闭角型青光眼的诊断和病情评估中有着重要意义。在进行前房角测量时建议选择房角分析（Angle Analysis）或高清房角（Angle HD）扫描模式进行检测。点击"ACA"选项卡进入前房角分析（图 15-2-32），并在当前图像上识别巩膜突（SS）的位置。巩膜突在图像中显示为高信号三角形突起，

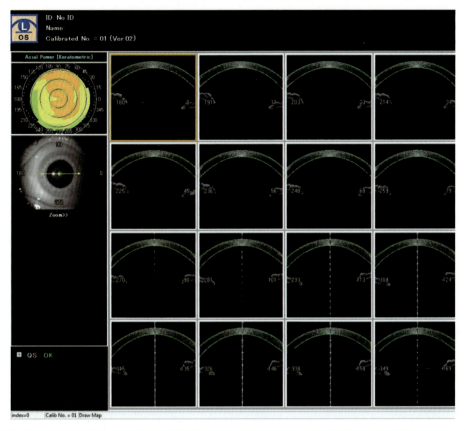

图 15-2-31 角膜地形图扫描缩略图,双击某个 OCT 图像缩略图,将自动打开 OCT 图像界面,显示 OCT 图像的放大图

比较容易辨认。指定巩膜突后,系统分析该房角,并弹出分析结果(图 15-2-33)。前房深度测量可以在测量分析模式下点击"CCT/ACD"选项卡进入,此模式也经常应用于 ICL 术后患者拱高的测量(图 15-2-34)。容积计算时点击"Area"选项卡进入面积计算(图 15-2-35),使用点编辑工具(图 15-2-36),涂绘要计算的面积,软件自动进行分析,并把计算结果显示在所分析的图像上(图 15-2-37、图 15-2-38)。

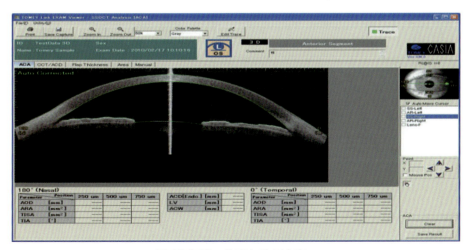

图 15-2-32 前房角选项卡窗口

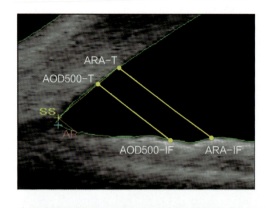

图 15-2-33　前房角分析图

对应解剖图画线分析：SS 代表巩膜突、AR 代表右侧房角隐窝

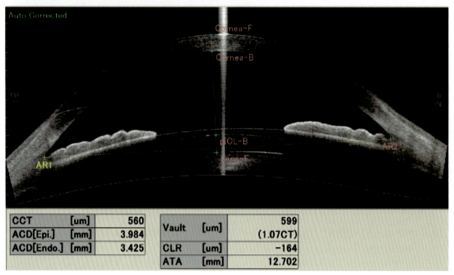

图 15-2-34　前房深度及拱高测量

AR1/AR2. 房角隐窝；Cornea-F. 角膜中央厚度前表面侧；Cornea-B. 角膜中央厚度后表面侧；Lens-F. 晶状体前表面侧；pIOL-B.IOL 后表面；ACD[Epi.]. 角膜前表面前房深度（mm）；ACD[Endo.]. 角膜后表面前房深度（mm）；ATA. 前房角间距（mm）；Vault.pIOL-B 到晶状体前表之间的距离（μm），括号中的值表示相对角膜厚度的比值；CLR. 从房角连线的中点到晶状体正面之间的距离（μm），Lens-F 在平分点的后房侧时，显示为负值

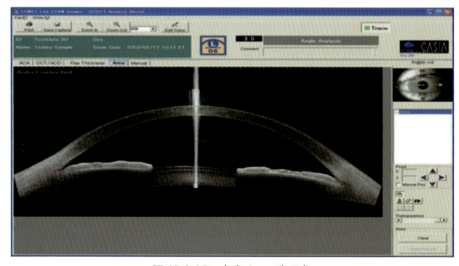

图 15-2-35　点击 Area 选项卡

第 15 章 眼前节光学相干断层扫描

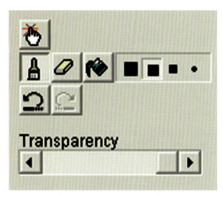

图 15-2-36 编辑工具栏

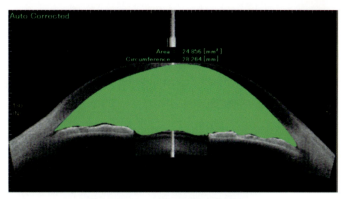

图 15-2-37 显示面积计算结果

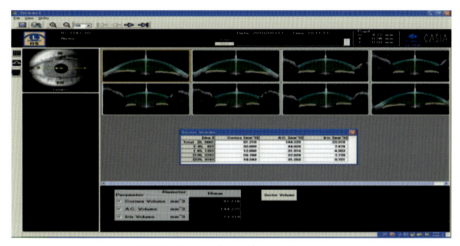

图 15-2-38 角膜、前房、虹膜的容积

5. 滤过泡分析（Bleb Analysis） 是指通过半自动描绘每个切面上滤过泡的范围并根据光栅扫描测得的 3D 图像数据集成，从而计算滤过泡的容积（图 15-2-39）。

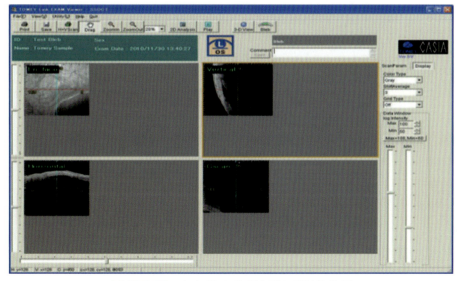

图 15-2-39 点击 Bleb 选项卡进入滤过泡分析

需要注意的是：如果滤过泡区域图像对比度低，则自动分析功能不能正常使用。如果没有正确描绘滤过泡区域，可能会给出错误的分析结果。对某区域进行计算前需确认每个切割部分的描绘区域。如果轮廓线丢失，手动修正轮廓线之后再计算容积。

6. ITC（虹膜小梁网接触）分析　是指在360°范围定量分析虹膜和小梁网的接触并显示结果（图15-2-40和图15-2-41）。

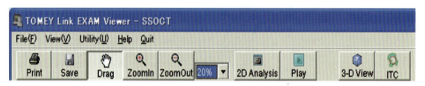

图15-2-40　点击右侧ITC选项卡进入分析界面

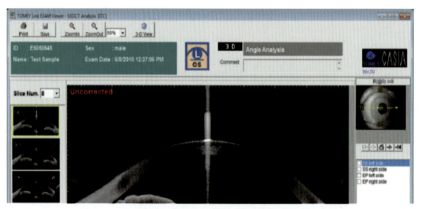

图15-2-41　ITC分析界面

7. 晶状体分析　后房模式下扫描能清晰地显示晶状体图像，可观察晶状体的形态，测量晶状体的厚度，根据晶状体图像的灰阶度评估晶状体的混浊程度等（图15-2-42）。

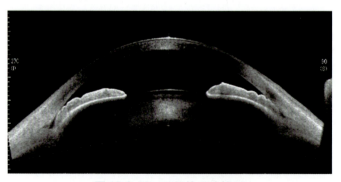

图15-2-42　晶状体混浊情况

第三节　眼前节OCT的临床应用

一、在角结膜疾病中的应用

检查眼前节OCT之前，可先在裂隙灯下观察角结膜病灶的范围，然后有针对性、详细地对病变进行眼前节 OCT 检查。眼前节 OCT 在角结膜疾病中常见的应用如下。

1. 角膜疾病的诊断：如角膜异物、角膜溃疡、粘连性角膜白斑、角膜水肿、角膜营养不良、圆锥角膜等。

2. 结膜疾病的诊断：如结膜松弛症、翼状胬肉等。

3. 各种角膜移植术前检查及术后的随访观察、植片与植床厚度测量及愈合情况判断。

4. 佩戴角膜接触镜后的观察。

5. 羊膜移植术后创面愈合情况观察，手术后效果评估等。

（一）角膜异物

因大部分异物进入角膜后会破坏角膜基质的结构完整性和回声均匀性，所以在前节 OCT 中，角膜异物所在部位反光最强，表现为中高反光，因为围绕异物周围产生的炎症反应，其周围反光减弱。异物比较大时可看到伤口的创道，金属性异物由于入射信号大部分被反射，故位于其深层的角膜组织常常因信号衰减而不能成像，类似于超声中金属异物出现的"声影"（图 15-3-1），眼前节 OCT 还可对异物的大小进行测量。

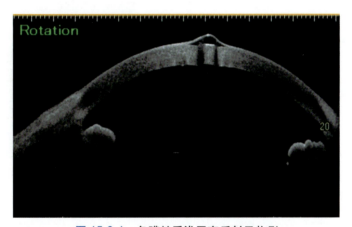

图 15-3-1　角膜基质浅层高反射异物影

（二）角膜溃疡

在前节 OCT 中，不同病因导致的角膜溃疡其临床表现不同，在眼前节 OCT 中的表现也不同。角膜溃疡表现为溃疡灶内部的基质组织结构不均匀，反射信号也强弱不均。由于溃疡使角膜基质溶解，愈合后溃疡灶处角膜明显变薄（图 15-3-2），组织水肿和坏死表现为高反光，严重者可以将入射的光波信号完全反射，造成深部组织信号缺失（图 15-3-3）。

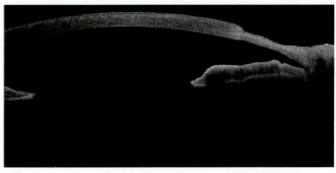

图 15-3-2　边缘蚕蚀性角膜溃疡，角膜明显变薄

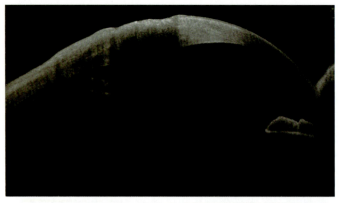

图 15-3-3　溃疡区角膜明显增厚，表浅组织呈明显高反射，深部组织被阴影覆盖

（三）角膜变性

角膜变性是角膜的退行性变引起的角膜混浊，常见的角膜变性包括：角膜老年环、角膜带状变性、角膜边缘变性。

眼前节 OCT 检查时，角膜带状变性区域表现为连续致密的高反光带，多累及角膜基质的浅中层，深部基质层可出现信号减弱。角膜边缘变性又称为 Terrien 病，前节 OCT 表现为变性区域的角膜组织明显变薄（图 15-3-4、图 15-3-5），可使用角膜测厚显示变薄区域的范围及病变区角膜厚度，如发生角膜穿孔或破裂，还可以看到虹膜嵌顿于穿孔处。

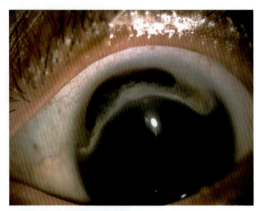

图 15-3-4　裂隙灯下可见上方近角膜缘的变性区

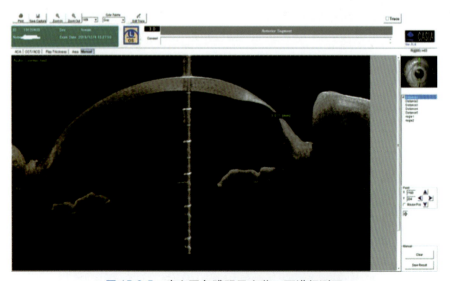

图 15-3-5　病变区角膜明显变薄、可进行测厚

（四）圆锥角膜

病变不同阶段的圆锥角膜在眼前节 OCT 中的表现不同。Ⅰ期、Ⅱ期圆锥角膜在 OCT 检查时图像上多无明显改变，但Ⅱ期圆锥角膜在测厚时可以发现角膜厚度变薄，Ⅲ期圆锥角膜则可

出现明显角膜变薄、前突、前房深度增加（图 15-3-6），IV 期圆锥角膜在图像上除了有明显角膜变薄、前突之外，瘢痕区域多可显示不规则高反光。

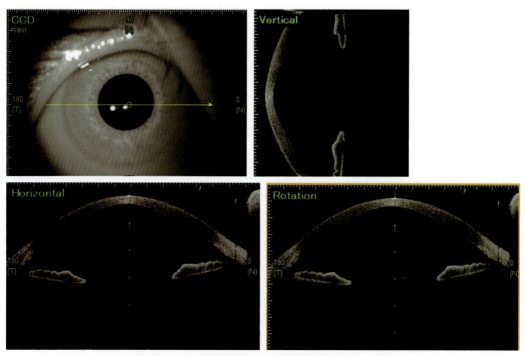

图 15-3-6　圆锥角膜的角膜中央明显变薄、前突

（五）角膜白斑

造成角膜白斑的原因很多，常见的有角膜外伤、角膜炎、角膜变性等，在前节 OCT 的改变也各不相同。白斑累及角膜可表现为白斑区域反射明显高于邻近组织，白斑内部反射不均匀（图 15-3-7），并可表现为局部角膜增厚，可伴有虹膜前粘连、前房消失等改变。若白斑累及全角膜，可导致大部分光信号在角膜浅层组织被反射，深层组织和前房被阴影覆盖，使角膜深层组织、虹膜、晶状体等无法显示。

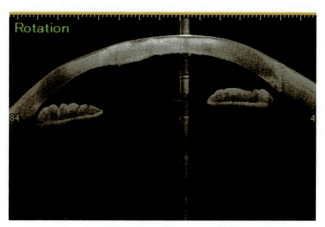

图 15-3-7　白斑累及全角膜层，反光增强、回声不均

(六)角膜营养不良

角膜营养不良可分为上皮营养不良、基质营养不良和内皮营养不良。眼前节 OCT 对角膜基质营养不良的诊断和治疗有重要的价值,可以观察基质病灶的大小和范围,判断病灶的深度,为临床是否需要进行板层角膜移植提供了影像依据。此外,眼前节 OCT 还可以用于手术后的随访、判断是否复发以及复发的程度。

上皮基底膜营养不良的眼前节 OCT 检查,表现为角膜上皮反射增强,轻微隆起,可以累及角膜上皮全层和基底膜,下方基质层不受影响。

Avellion 角膜营养不良的眼前节 OCT 表现为前基质层内散在的颗粒状高反射结构(图 15-3-8),多呈带状分布,可通过眼前节 OCT 测量病灶的深度,根据病灶所在的深度以及累及区域可判断是否需要进行板层角膜移植术。

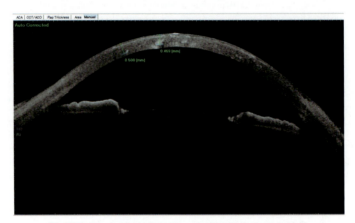

图 15-3-8 角膜前弹力层下基质层散在高反光结构

Fuchs 角膜内皮营养不良的眼前节 OCT 表现为病变的角膜内皮反射增强,厚度增加,后表面欠光滑,部分可呈赘疣状高反射颗粒状改变(图 15-3-9)。

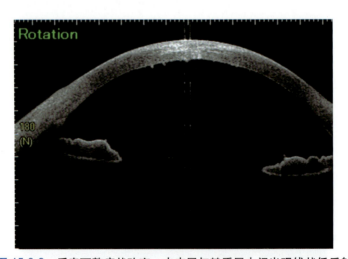

图 15-3-9 后表面赘疣状改变,内皮层与基质层中间出现线状低反射

(七)角膜移植

眼前节 OCT 在穿透性角膜移植(PKP)、板层角膜移植术、角膜后弹力层剥离联合角膜内

皮移植术术后可以无创地观测植片、植床的对合情况，对术后的随访观察和并发症的处理有很大的应用价值。

穿透性角膜移植术眼前节 OCT 表现：角膜植片与植床的交界处高反光的界面，缝线清晰可见（图 15-3-10）。眼前节 OCT 能提供整个角膜面的图像，可进行 180°任意角度的旋转，360°观察横断面的图像，很容易发现裂隙灯下难以发现的环形虹膜粘连（图 15-3-11）。

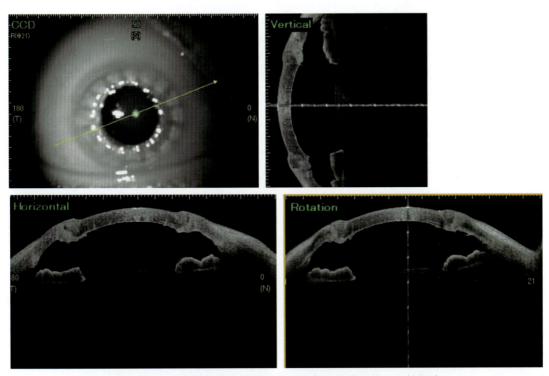

图 15-3-10　角膜移植术后植片植床交界处形成两处明显的切迹

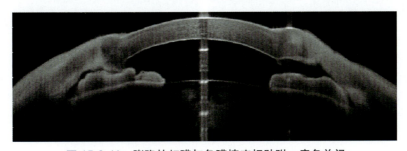

图 15-3-11　膨隆的虹膜与角膜植床相贴附，房角关闭

角膜内皮移植术后，植片在眼前节 OCT 中表现为连续高反光条带，往往凸入前房（图 15-3-12）。如果植片与植床未能完全贴附，高反射的条带就会出现中断，并可在植片、植床之间看到低反光的间隙。大多数接受内皮移植手术的患者为无晶状体眼或者人工晶状体眼，其前房深度较正常人大，所以不容易发生虹膜粘连的并发症，但是由于植片与植床之间没有缝线固定，所以术后植片脱位或者移位比较常见，眼前节 OCT 可以全方位观察植片移位或脱位情况，判断是否需要手术复位。

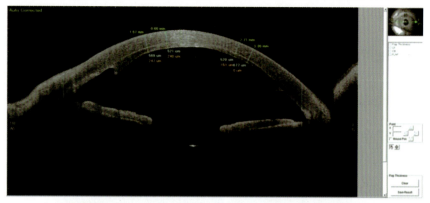

图 15-3-12　角膜内皮移植术后，植片与植床贴附良好，高反光条带完整，植片稍突向前房内

（八）角膜葡萄肿

角膜葡萄肿，其前节OCT表现为角膜病变部位包含虹膜组织向前隆起，病变角膜变薄（图 15-3-13、图 15-3-14）

（九）角结膜皮样瘤

角膜缘的皮样瘤病灶（图 15-3-15），在眼前节OCT图像上表现为浅层反光增强而深层反光衰减（图 15-3-16），部分肿物内部可见到血管囊腔样结构。使用前节OCT可以观察判断皮样瘤浸入角膜内的深度，有利于手术时确定剖切深度。

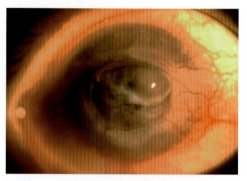

图 15-3-13　裂隙灯下角膜葡萄肿外观

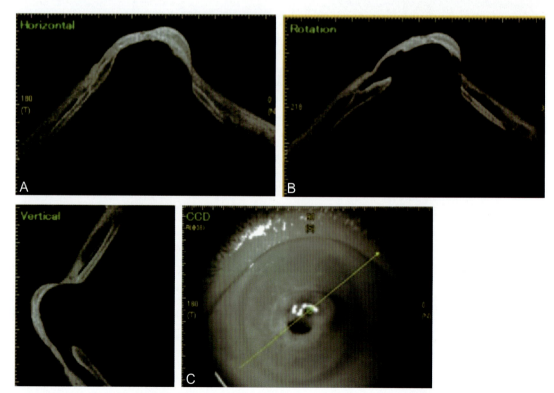

图 15-3-14　A.水平位扫描图；B.垂直位扫描图；C.测量线旋转180°观察到的病灶情况

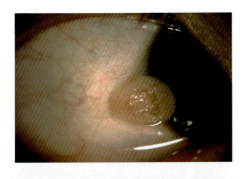

图 15-3-15　角膜皮样瘤裂隙灯下外观

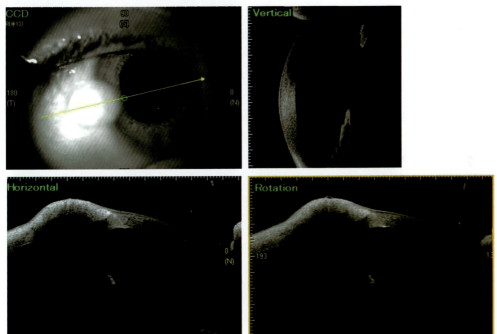

图 15-3-16　经皮样瘤处所做的前节 OCT 扫描，显示病灶浅层为高反光，深层反光衰减明显

（十）翼状胬肉

翼状胬肉是最常见的眼表疾病，眼前节 OCT 检查之后调整扫描线至水平位可显示胬肉组织前沿前弹力层自角膜缘向角膜中央侵犯（图 15-3-17），调整扫描线至垂直位可见远离胬肉头部的透明角膜呈现正常结构（图 15-3-18）。

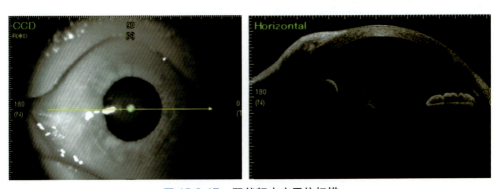

图 15-3-17　翼状胬肉水平位扫描

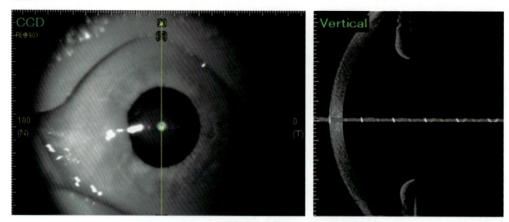

图 15-3-18 翼状胬肉垂直位，角膜结构正常

二、在屈光手术诊疗中的应用

（一）在有晶状体眼人工晶状体植入术中的应用

眼前节 OCT 可以非常直观地显示眼前段的图像，可以通过术前的测量以及术后的对照提供重要的测量参数，帮助术前适应证的选择、术后随访和并发症的原因分析等。同时，眼前节 OCT 可以对人工晶状体及前房结构之间的关系进行精准的测量，方便观察 ICL 植入术后的拱高。当 ICL 植入术后拱高过大时，人工晶状体向前推挤虹膜，容易导致房角变窄（图 15-3-19），引起房角阻滞、眼压升高。当出现人工晶状体位置植入不正确，晶状体偏斜时，拱高不均匀，前房深浅不一。

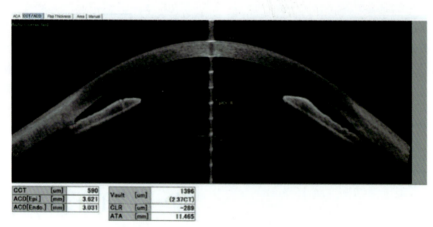

图 15-3-19 拱高过高，前房深度变浅、房角变窄

当 ICL 植入术后拱高过小时（< 100μm），人工晶状体贴近自然晶状体（图 15-3-20），会使自然晶状体的代谢受到影响，增加发生白内障的风险，这时医师可考虑更换大一号的人工晶状体以增加拱高。

比较理想的 ICL 植入术后，眼前节 OCT 检查，ICL 位置正常，拱高为 1CT 左右（图 15-3-21），既不会因前房过浅而引起房角关闭导致高眼压，又与自然晶状体保持一定的距离保证房水循环，避免发生白内障的风险。

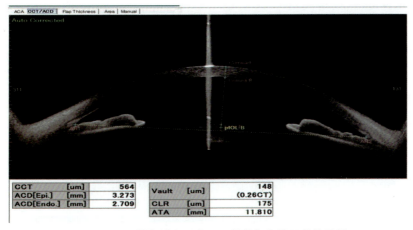

图 15-3-20　拱高过小，人工晶状体与自然晶状体贴近

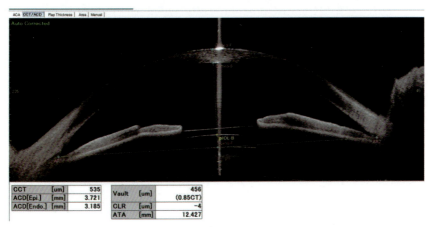

图 15-3-21　ICL 植入术后比较理想的拱高和位置

（二）在 LASIK 手术中的应用

眼前节 OCT 对于观察 LASIK 术后角膜瓣以及角膜基质层厚度具有明显的优势。在眼前节 OCT 图像上，可观察到角膜基质瓣的厚度是否均匀，精确测量角膜瓣厚度以及残余基质床的厚度（图 15-3-22）。

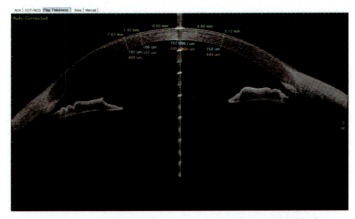

图 15-3-22　角膜基质瓣线清晰，周边瓣缘处基质瓣线终止

三、在青光眼诊疗中的应用

眼前节 OCT 穿透力较强，扫描深度可达 13mm 的前部玻璃体位置，16mm 的扫描宽度超越了房角隐窝的间距，可以很好地显示巩膜突、房角隐窝、Schwalbe 管等解剖标志。同时还可以使用前节 OCT 自带测量软件对前房深度、房角、前房容积、抗青光眼术后的滤过泡等进行观察分析。

（一）原发性闭角型青光眼

原发性闭角型青光眼在前节 OCT 表现为前房浅、房角窄甚至房角关闭（图 15-3-23）。在急性发作期，角膜前后表面粗糙，虹膜向前膨隆，但睫状体显示不如 UBM 清晰完整。

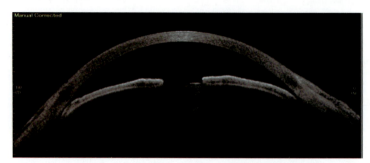

图 15-3-23　前房浅、房角窄、虹膜部分前隆起

（二）恶性青光眼诊疗中的应用

恶性青光眼的特点是浅前房甚至无前房、同时伴有高眼压。其前节 OCT 主要表现为前房极浅或消失、房角狭窄甚至关闭、晶状体位置偏前、虹膜从根部至瞳孔缘与角膜内表面相贴（图 15-3-24）。

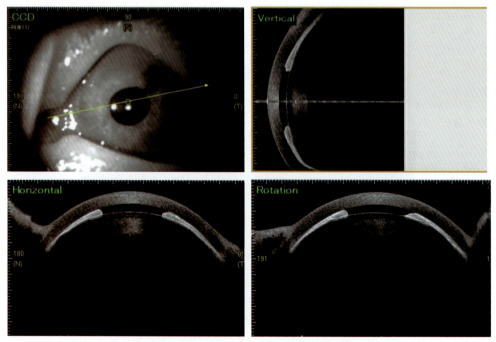

图 15-3-24　虹膜反射增强、与角膜内表面相贴

(三) 在青光眼手术前后的应用

对于急性闭角型青光眼临床前期、前驱期、缓解期、慢性青光眼膨隆型以及由瞳孔阻滞造成的一些继发性闭角型青光眼，可进行激光虹膜周切术。激光虹膜周切术在前节OCT表现为激光作用区虹膜连续性中断（图15-3-25）。由于前节OCT非接触性，术后即可以进行检查，无须担心发生感染或造成角膜损伤。前节OCT还可以应用于抗青光眼术后滤过泡的观察以疗效判断（图15-3-26）。

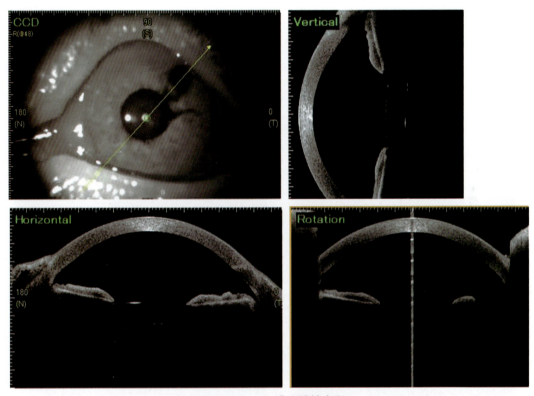

图15-3-25　虹膜连续性中断

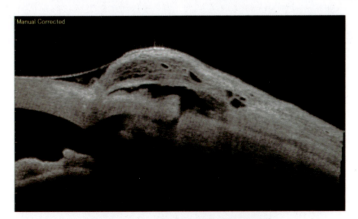

图15-3-26　滤过泡及滤过通道观察

四、在白内障诊疗中的应用

前节OCT可以显示晶状体的混浊部位和混浊程度，通过晶状体的形态学改变与反光率的相关性变化进行晶状体密度分析，可以对白内障进行分级和混浊层次的界定，测量晶状体的厚度。还可观察白内障术后晶状体植入的位置是否发生偏移、角膜切口情况、白内障术后并发后弹力层脱离的范围等。

（一）白内障及其术后并发症诊疗中应用

混浊程度不均匀的白内障，眼前节 OCT 表现为晶状体混浊相对应的部位的反光增强（图 15-3-27、图 15-3-28）。白内障术后则表现为前房深度增加、虹膜后移、人工晶状体呈清晰高反射（图 15-3-29）。

白内障术后并发角膜后弹力层脱离在临床上并不少见，角膜后弹力层脱离的前节 OCT 表现为前房内高反射光带，一端与角膜背面相连，另一端游离于前房内，可发生卷曲或者折叠（图 15-3-30）。前房内注入消毒空气或者消毒空气与惰性气体的混合气体是最常用的治疗方法（图 15-3-31）。

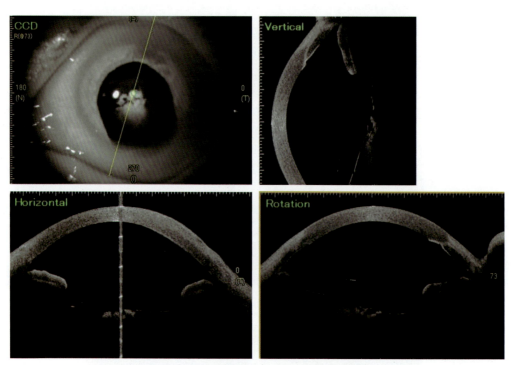

图 15-3-27　晶状体混浊对应部位反光增强

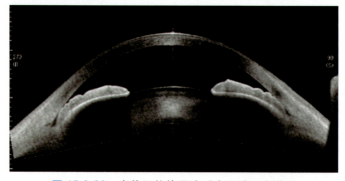

图 15-3-28　术前晶状体混浊对应区域反光增强

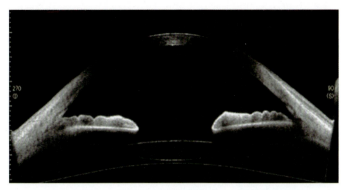

图 15-3-29　术后人工晶状体形态、位置清晰可见

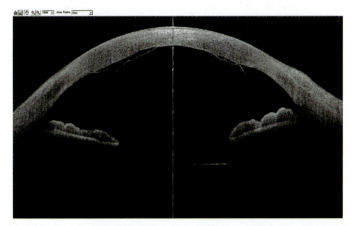

图 15-3-30　白内障术后出现后弹力层脱离，角膜水肿，厚度不均

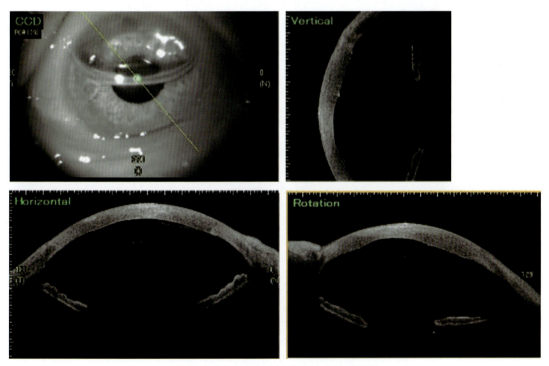

图 15-3-31　后弹力层脱离注入气体复位

（二）晶状体半脱位

眼前节 OCT 也越来越多地用于晶状体半脱位以及人工晶状体脱位的诊疗中。图 15-3-32 为人工晶状体半脱位，眼前节 OCT 表现为前房深度不一，人工晶状体反光向一侧偏移。

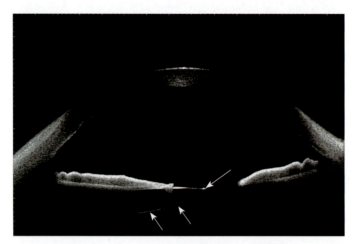

图 15-3-32　晶状体反光不连续，一侧偏移

（刘汉生　丁　蕾）

主要参考文献

刘汉生. 眼底病的频域 OCT 检查图谱. 北京：科学技术文献出版社，2011.

A L Wong, C K-S Leung, R N Weinreb, et al. Quantitative assessment of lens opacities with anterior segment optical coherence tomography. Br J Ophthalmol, 2009 Jan, 93(1):61-65.

Abhinav Dhami, Abhijit Singh Dhami, Hardeep Singh, et al. Role of anterior segment optical coherence tomography for safer management of mature white cataracts. Refract Surg, 2019 Apr, 45(4):480-484.

Alberto Neri, Marco Ruggeri, Alessandra Protti, et al. Dynamic imaging of accommodation by swept-source anterior segment optical coherence tomography. Caract Refract Surg, 2015 M.

Alberto Neri, Marco Pieri, Federico Olcelli, et al. Swept-source anterior segment optical coherence tomography in late-onset capsular block syndrome: high-resolution imaging and morphometric modifications after posterior capsulotomy . Cataract Refract Surg, 2013 Nov, 39(11):1722-1728.

Benjamin Y Xu, Rafaella C Penteado, Robert N Weinreb. Diurnal Variation of Optical Coherence Tomography Measurements of Static and Dynamic Anterior Segment Parameters. Glaucoma, 2018 Jan, 27(1):16-21.

Huang D, Swanson EA, Lin CP, et al. Optical coherence tomography. Science, 1991, 254:1178-1181.

James Fujimoto and Eric Swanson. The Development, Commercialization, and Impact of Optical Coherence Tomography. Invest Ophthalmol Vis Sci, 2016 Jul 1, 57(9):OCT1-OCT13.

Marcus Ang, Mani Baskaran, René M Werkmeister, et al. Anterior segment optical coherence tomography. Prog Retin Eye Res, 2018 Sep, 66:132-156.

Michelle L Gabriele , Gadi Wollstein, Hiroshi Ishikawa, et al. Optical coherence tomography: history, current status, and laboratory work. Invest Ophthalmol Vis Sci, 2011 Apr 14, 52(5):2425-2436.

Mohammad Reza Fallah Tafti, Reza Soltani Moghadam, Amir Houshang Beheshtnejad. Preoperative anterior segment optical coherence tomography as a predictor of postoperative phakic intraocular lens position. Cataract Refract Surg, 2013 Dec, 39(12):1824-1828.

Monisha E Nongpiur, Tin A Tun, Tin Aung. Anterior Segment Optical Coherence Tomography: Is There a Clinical Role in the Management of Primary Angle Closure Disease? Glaucoma, 2020 Jan, 29(1):60-66.

Muriël Doors, Tos T J M Berendschot, John de Brabander, et al. Value of optical coherence tomography for anterior segment surgery. J Cataract Refract Surg, 2010 Jul, 36(7):1213-1229.

Namrata Sharma, Sandeep Gupta, Prafulla Maharana. Anterior Segment Optical Coherence Tomography-Guided Management Algorithm for Descemet Membrane Detachment After Intraocular Surgery. Cornea, 2015, Sep, 34(9):1170-1174.

Sakari Nakamine, Hiroshi Sakai, Yoshikuni Arakaki, et al. The effect of internal fixation lamp on anterior chamber angle width measured by anterior segment optical coherence tomography. Jpn J Ophthalmol, 2018 Jan, 62(1):48-53.

Schuman JS, Puliafito CA, Fujimoto JG, Duker JS. Optical coherence tomography of ocular diseases. 3rd ed. Thorofare, NJ: SLACK incorpo- rated, 2013.

Sebastian Siebelmann, Paula Scholz, Simon Sonnenschein. Anterior segment optical coherence tomography for the diagnosis of corneal dystrophies according to the IC3D classification. Surv Ophthalmol. May-Jun, 2018, 63(3):365-380.

Seyed Mohammad Ghoreishi, Seyed Ali Akbar Mortazavi, Zahra-Alsadat Abtahi, et al. Comparison of Scheimpflug and swept-source anterior segment optical coherence tomography in normal and keratoconus eyes. Int Ophthalmol, 2017 Aug, 37(4):965-971.

Sharon Armarnik, Michael Mimouni, Dafna Goldenberg, et al. Characterization of deeply embedded corneal foreign bodies with anterior segment optical coherence tomography. Graefes Arch Clin Exp Ophthalmol. 2019 Jun; 257(6):1247-1252.

Taiki Kokubun, Satoru Tsuda, Hiroshi Kunikata, et al. Anterior-Segment Optical Coherence Tomography for Predicting Postoperative Outcomes After Trabeculectomy. Curr Eye Res, 2018 Jun, 43(6):762-770.

Tomoaki Nakamura, Naoki Isogai, Takashi Kojima. Implantable Collamer Lens Sizing Method Based on Swept-Source Anterior Segment Optical Coherence Tomography. Am J Ophthalmol, 2018 Mar, 187:99-107.

Yusra Siddiqui, Jia Yin. Anterior Segment Applications of Optical Coherence Tomography Angiography. Semin Ophthalmol, 2019, 34(4):264-269.

第 16 章

光学相干断层扫描血管成像

第一节 概述

光学相干断层扫描血管成像（Optical Coherence Tomography Angiography，OCTA）是近年兴起的一种无创性血管成像技术，它通过探测血管腔内血细胞的运动，快速、安全地获得高分辨的视网膜和脉络膜血管影像。

一、OCTA 的历史

OCT 的发展史前面已有介绍，而就 OCT 信号而言，并非所有由样本反向散射的光都能转化成精准的 OCT 信号，有很大一部分成为影响 OCT 清晰成像的散杂光即信号噪声。而运动状态的红细胞信号，能干扰 OCT 对结构成像的采集，因此在图像处理中被当成"噪声"消除。

直到 2007 年，美国华盛顿大学 Ruikang K.Wang 教授领导的实验小组首次提出了提取样本信号中的频率变化的方法，即光学相干断层扫描血管成像（Optical Coherence Tomography Angiography，OCTA），将 OCT 的应用由结构成像推向功能成像的新高度。2012 年，David Huang 和 Yali Jia 两位教授开发了分频谱振幅去相干血管成像技术（Split-Spetrum Amplitude-Decorrelation Angiography，SSADA）提高了血管成像的效率，与美国光视 Optovue 公司合作开发了基于 Avanti 高速频域 OCT 系统的 OCTA-RTVUE XR AVANTI，并于 2014 年正式商用，开启了 OCTA 应用的新纪元。目前，基于不同成像原理及演算方法的光学相干断层扫描血管成像技术，如基于分频幅去相关血管成像的 RTVue XR Avanti Angio Vue OCT（美国 Optovue 公司）、基于同时计算幅值与相位光学微血管成像的 Zeiss Cirrus Angio Plex OCT（德国 Carl Zeiss Meditec 公司）、基于全频谱带幅度法的 Heidelberg Spectralis OCT（德国 Heidelberg 公司）和基于散斑方差（Speckle Variance）的 Topcon DRI Triton OCT（日本 Topcon 公司）均在临床工作中得到应用。

二、OCTA 的原理

OCTA 是一种新的非侵入成像技术，它的基本原理是从由样本反向散射的光信号中，分离由静态组织所产生的稳定信号和由运动颗粒（红细胞）所产生的不规则信号。在同一部位进行一定时间间隔的连续扫描后，获得从血流和相邻组织反射回来的信号。比较反射信号随时间的变化，所获得的静态组织信号基本不会变化，而动态组织信号则发生实时变化，这些信号变化的来源是视网膜血流中运动的红细胞。通过特殊的计算方法，获得移动血细胞即血流的信号，并据此进行血管结构的三维重建，以冠状面（en face）的形式逐层呈现眼底血管的影像。

第二节　OCTA 的检查操作

OCTA 影像的采集包含以下步骤：检查前的准备工作、患者的资料输入、选择扫描类型、获取扫描影像、查看扫描结果，以及分析和打印扫描影像。

一、检查流程

（一）检查准备

1. 设备准备　保证设备正常运行，确保镜头清洁无污点。
2. 患者准备　向患者做适当解释，告知患者这是一项快速、非创伤性检查，使其放松并配合检查。患者需摘掉框架眼镜，坐在设备前，下颌置于下颌托上，额头向前紧靠头靠；调整颌架高度，使患者外眦高度与颌架的眼位标志线平齐。嘱患者注视设备镜头内部固视光标，此过程允许患者眨眼。

（二）患者资料输入及扫描模式选择

1. 创建新患者或选择现有患者进行新的检查。
2. 输入新患者的相关资料并保存，然后开启新的检查。
3. 在扫描模式中选择扫描类型、部位、范围，并选择需要检查的眼别。建议先进行大范围扫描，再针对病灶进行精细的小范围扫描。
4. 若患者已有影像记录，选择随访模式（部分设备会默认随访上次检查的最后一次扫描）。
5. 在待检查列表中，点击扫描名称开始扫描操作。

（三）获取扫描影像

1. 扫描头对准患者瞳孔中心，然后逐渐推进，直至显示屏上出现清晰的眼底图像，调节眼底图像至最清晰。
2. 可选择自动对焦或手动对焦调节，调整目标屈光度数、虹膜对焦、瞳孔位置、眼底图像对焦以及 OCT 影像居中。
3. 如果扫描框覆盖的眼底范围与临床所需检查的部位不一致，可以通过调整将所要检查的部位放置到扫描框内。
4. 确保扫描的视网膜光带清晰，位居显示屏观察窗的中间位置，信号强度高，亮度均匀。
5. 嘱患者眨眼一两次，然后睁大眼睛，保持注视，检查者迅速按下拍摄按钮。
6. 查看扫描影像，如果不满意扫描的质量、扫描位置或存在较多运动伪迹，则嘱患者睁开眼睛，重复上述步骤以重新获取扫描影像。如果影像清晰，质量令人满意，则保存扫描影像。
7. 影像成功保存且质量满意后，嘱患者头部离开颌托和头靠，结束扫描。

（四）查看扫描结果，评估影像质量

扫描后需要查看扫描结果，评估影像质量，确认影像是否可接受。需要考虑的内容包括镜头伪迹、扫描信号质量、有无血管投射伪影及自动分层误差等。在进行下一步影像分析前，必须对这些内容进行评估。

1. 扫描信号质量　与 OCT 的结构影像比较，OCTA 对信号的质量更敏感。在信号强度高的情况下可获得最佳的 OCTA 影像，而信号强度低可能会导致扫描出现黑暗区域。其原因不一定都是由毛细血管缺失所致，也可能是由于局部信号差，如玻璃体漂浮物、屈光间质混浊或镜头污点等，而出现黑暗区域。如果要确认黑暗区域是由遮挡引起，可以将 OCTA 与 OCT 的结构影像进行比较，或者检查 B 扫描影像和 en face 影像。OCTA 影像变暗而 B 扫描影像和 en face 影像不变暗，说明 OCTA 的黑暗区域不是由于遮挡所致。在有浮动物时进行多次扫描，可能有助于避免出现黑暗区域。如果不同扫描的黑暗区域出现在不同位置，则说明是由玻璃体漂浮物引起。

2. **血管投射伪影**　血管的投射伪影通常是指视网膜浅层血管出现在深层血管影像上。有两种方法可用来确定信号是由投射伪影引起还是由观察层中的血流运动引起。

（1）在典型的健康眼影像中，视网膜深层血管与视网膜浅层血管的特征不同。因此，即使血管已受到破坏，也可查看血管本身的特征。

（2）注意观察所关注血管的形状在何时与其上层血管的形状完全相同。通常血管会投射在 RPE 层上，因此需要特别注意这个层面显示的血管影像是否为投射伪影所致。

3. **自动分层误差**　可能导致所显示的 OCTA 影像出现误差。用于确定 OCTA 影像对应的分层线可以叠加在 B 扫描上。在查看 OCTA 影像时务必检查分层线位置是否正确。湿性 AMD 患者的 OCTA 影像，由于自动分层存在误差，所以未能很好显示脉络膜新生血管的影像。

（五）OCTA 影像打印

建议阅片者尽量在电脑上应用设备内置软件进行阅片。可以按照设备内置的打印模式进行打印。但建议先手动矫正自动分层误差，根据需要打印相应分层影像。打印内容可以包括：

1. OCT 及其 en face 扫描影像。
2. 2 张直角交叉经过黄斑中心凹的 B 扫描影像。
3. 如果病灶不在黄斑，至少有 1 张以病灶为中心的 B 扫描影像。
4. 黄斑地形图。
5. OCTA 及其 en face 影像包括视网膜浅层血管丛、深层血管丛、外层无血管区以及脉络膜毛细血管层，选择并放大打印病变所在部位的 OCTA 影像。
6. 有对应视网膜分层线的 B 扫描影像。
7. 叠加带有血流信号的 B 扫描影像。
8. 血流量化分析数据（依照具体设备而定，如血流区域、无血流区域、血流密度图等）。

（吴建华　张　莹）

二、几种不同 OCTA 检查仪器的具体操作

（一）Optovue OCTA

1. **输入患者信息**　单击"Add Patient"按钮，在弹出菜单中输入患者基本信息（粗体区域为必填项），也可使用"Search"功能查找已有患者，确定患者后，单击"Scan"，进入扫描界面（图 16-2-1，图 16-2-2）。

2. **选择扫描模式**（图 16-2-3）　RTVue XR AVANTI AngioVue OCT 血流成像采集有 Angio Retina 3.0mm、6.0mm、8.0mm，HD Angio Retina 6.0mm，Angio Disc 3.0mm、4.5mm、6.0mm，HD Angio Disc 4.5mm、6.0mm 九种模式。这九种扫描模式除了扫描范围不同，扫描线的密度和每个位置重复扫描数量也有不同。

第 16 章 光学相干断层扫描血管成像

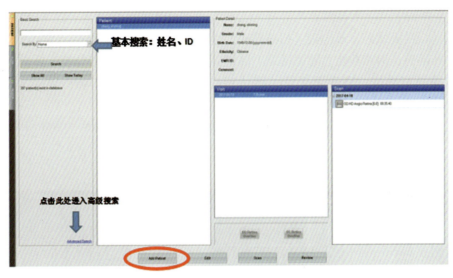

图 16-2-1　Optovue OCTA 患者新增和搜索界面

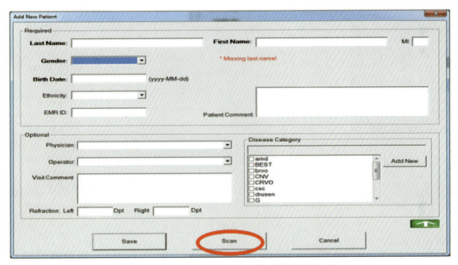

图 16-2-2　Optovue OCTA 患者信息输入界面

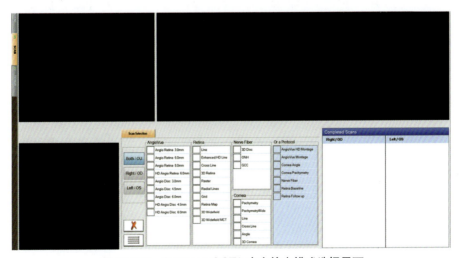

图 16-2-3　Optovue OCTA 患者检查模式选择界面

3. 扫描（Scan）

（1）选择扫描模式后，双击进入扫描界面，提醒患者盯住圆形固视灯。

（2）打开随访、追踪功能，随访仅用于重复上一次位置，若扫描新位置，务必先关闭随访。

（3）看清眼底结构，确认无光晕；确认扫描位置正确（如不正确可拖动十字线移动扫描框）。

（4）点击"Auto Adjust"进行自动调节（图 16-2-4 为 Angio Disc 4.5mm 扫描的自动调节界面）。

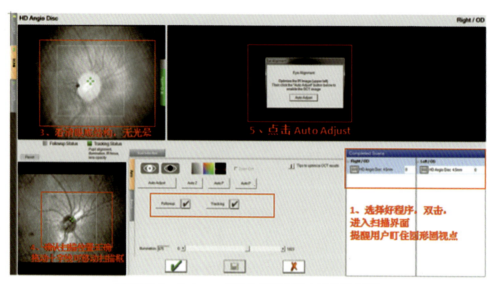

图 16-2-4　Optovue OCTA 图像扫描自动调节界面

如自动调节图像不清楚，可进行手动调节，拉动滚动条进行调整（图 16-2-5）。

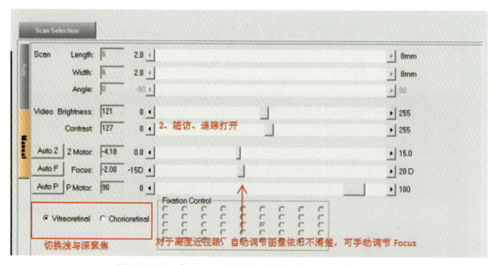

图 16-2-5　Optovue OCTA 图像扫描手动调节界面

4. 采集图像　自动聚焦后，鼠标滚轮可调节扫描线高度红线之间为最佳聚焦区，确认三个视窗的位置信号均达到最佳状态后按下快门或点击绿勾开始扫描（图 16-2-6）。

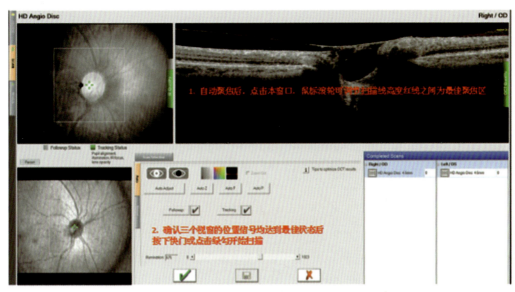

图 16-2-6　Optovue OCTA 图像扫描界面

确认左下角血流图像，血管清晰，无非常多的血管错位，无黑色条带，点击"continue"。否则点击"rescan"重新扫描（图 16-2-7）。

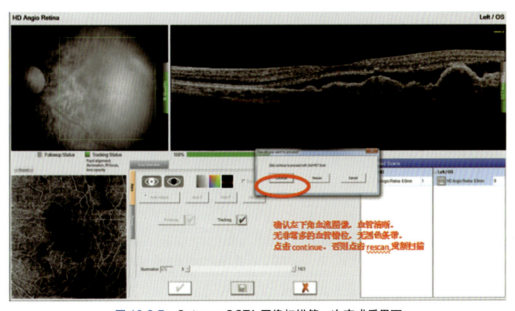

图 16-2-7　Optovue OCTA 图像扫描第一次完成后界面

观察上方第 2 次扫描图像，黄斑清晰，位置无偏移，无非常多的血管错位和黑带，即可点击"continue and save"。否则，点击"rescan"，重新扫描（图 16-2-8）。

5.报告分析　图像采集完成后点击"Review"，可进入查看报告模式。

图 16-2-9 为 QuickVue 的报告内容，Angio Retina 报告包含扫描品质（Scan Quality）、默认的 4 个分层血流图、血流断层图、浅层血流密度图、内层视网膜厚度图、视网膜 SLO 图、视网膜全层厚度图等内容。

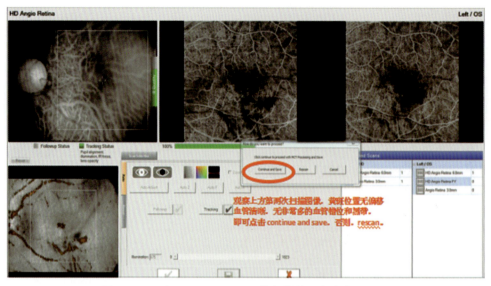

图 16-2-8　Optovue OCTA 图像扫描第二次完成后界面

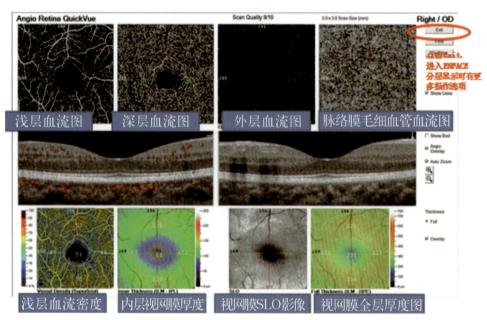

图 16-2-9　Optovue OCTA 黄斑区血流图报告模式

系统提供 4 个默认的 en face 剖面定义：

☐ 浅层视网膜毛细血管层——内界膜到内丛状层上方 10μm。
☐ 深层视网膜毛细血管层——内丛状层上方 10μm 到外丛状层下方 10μm。
☐ 外层视网膜——外丛状层下方 10μm 到 BRM 上方 10μm。
☐ 脉络膜毛细血管——BM 上方 10μm 到 BM 下方 10μm。

自动算法不能总是对解剖结构进行精确分层，这时需要手动进行校正调整。

6. 量化分析

（1）血流密度测量（图 16-2-10）：

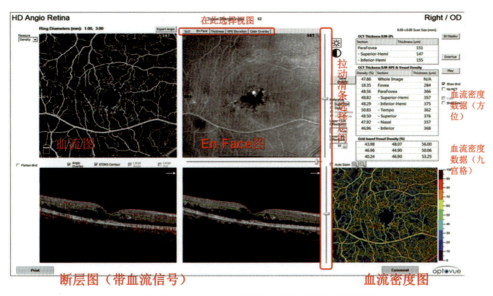

图 16-2-10　Optovue OCTA 血流密度测量报告模式

血流指数：在选定的区域以平均去相关值（流速相关）计算。

血流密度：在选定的区域以血管和微血管系统所占据面积的百分比来计算。

（2）中心凹无血管区（Foveal Avascular Zone，FAZ）测量：在黄斑区的视网膜 OCTA 图像中，中心凹无血管区显示为正常无血管区域（图 16-2-11）。

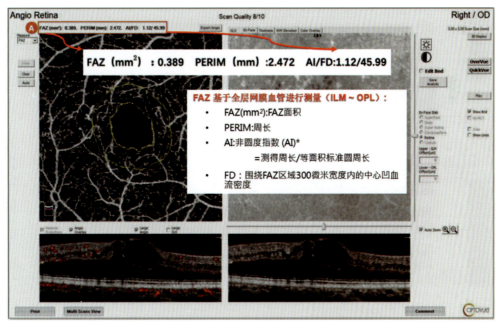

图 16-2-11　Optovue OCTA FAZ 测量报告模式

（3）无血流区面积测量：无血流区域指正常情况下本应该存在血管的部位变为无血管区域。比如在黄斑区视网膜 OCTA 图像中，除中心凹无血管区外的其他视网膜无血管区域均被认为是视网膜无灌注（毛细血管消退）区域（图 16-2-12）。

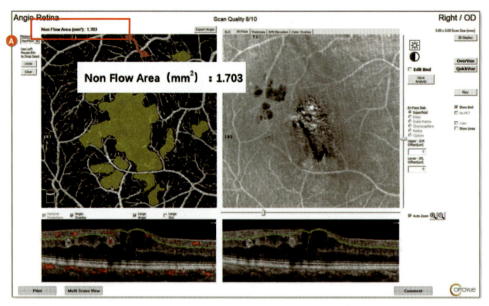

图 16-2-12　Optovue OCTA 无血流区测量报告模式

（4）新生血管区：OCTA 图像中新生血管区被认为是病理性新生血管网的集合。在增殖性糖尿病视网膜病变中，新生血管位于内界膜上方，而年龄相关性黄斑变性中，新生血管位于外层视网膜（OPL 外界及 Bruch 膜外界之间区域）（图 16-2-13）。

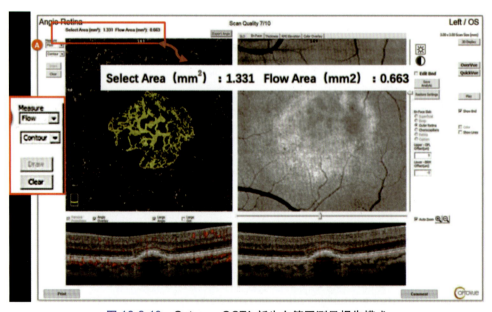

图 16-2-13　Optovue OCTA 新生血管区测量报告模式

7. Angio Disc　包含视盘 SLO 图、玻璃体/视网膜血流图、RPC 血流图、脉络膜血流图、断层图、ILM-NFL 厚度图、视盘血流密度图、各象限神经纤维厚度和血流密度数值（根据神经纤维走行进行分区统计），以及新的杯盘定义的杯盘比数据等。请注意这里的杯盘比、神经纤维厚度等均为新的分层、分区定义，无正常人数据库（图 16-2-14）。

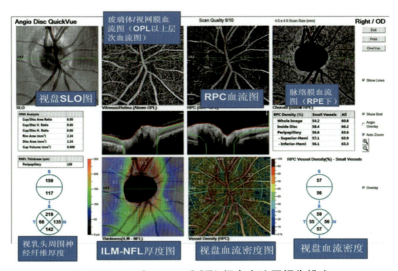

图 16-2-14　Optovue OCTA 视盘血流图报告模式

(吴建华　张　莹)

(二) TOPCON DRI OCT

1. 录入患者信息　点击分析软件(图 16-2-15)左上"Register new patient",打开新建窗口(图 16-2-16),录入患者信息,信息录入完成后点击(图 16-2-16)右下角"Register",新建患者完成。

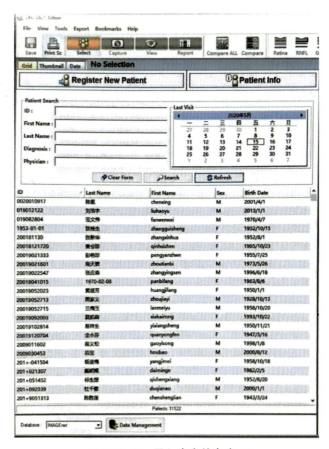

图 16-2-15　录入患者信息窗口

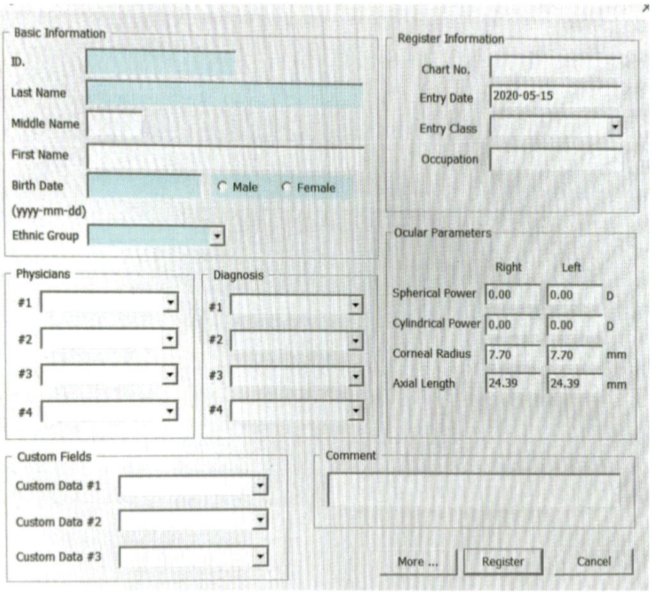

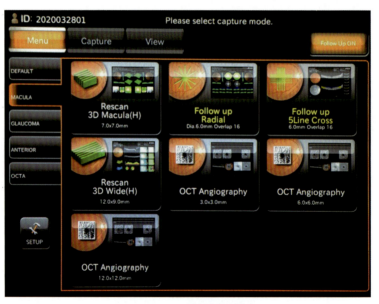

图 16-2-16　患者信息录入

2. 选择摄影模式　在仪器触摸屏（图 16-2-17）选择采集模式"OCT Angiography"。

图 16-2-17　选择摄影模式

3. 调整患者检查坐姿　让患者将下颌放在下颌托上，额头贴紧头靠。调节仪器升降台高度，以让患者处于舒适高度，并调节下颌托位置，让患者眼睛外眦与颌架上的标志线齐平（图 16-2-18）。

4. 调节照明强度/闪光强度　对于瞳孔小或屈光介质欠清的患者，可适当调高照明强度/闪光强度。检查者触摸眼底/前段活动影像区里的照明/闪光强度图标"+"，增加照明强度。触摸"-"，减小照明/闪光强度（图 16-2-19）。

第 16 章　光学相干断层扫描血管成像

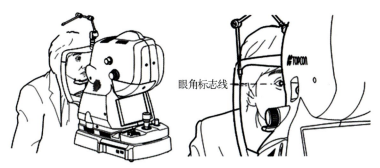

图 16-2-18　患者头位调整

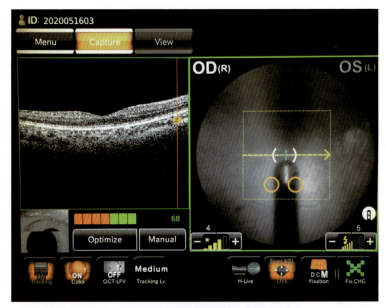

图 16-2-19　调节照明强度/闪光强度

5.更换屈光度补偿镜片　旋转屈光度补偿镜片选择器（图 16-2-20），补偿患者眼睛的屈光度。如果患者有严重的近视，旋转屈光度补偿镜片选择器，将其设定为（-）。如果患者有严重的远视，旋转屈光度补偿镜片选择器，将其设定为（+）。补偿范围：0，-13～+12D，-12～-33D，+11～+40D。

6.使用操纵杆校准　移动操纵杆，使仪器镜头对准患者眼睛，缓慢向前推进。嘱患者盯住镜头内绿色固视灯，必要时调节控制面板外固视灯按钮，利用外固视灯来引导眼位。同时使操纵杆倾斜就可完成机身精确的前后左右移动。

仪器推向患者眼睛时，自动聚焦功能开启，仪器自动将裂隙线合二为一，此时眼底几乎聚焦。如果患者有眼部疾病（例如严重白内障、近视超出-13D、远视超出+12D范围），自动聚焦功能可能不起作用。可操作聚焦钮，使裂隙线变为一条。如果使用聚焦钮也不能将裂隙线变为一条，更换屈光补偿镜片。旋转聚焦钮以便在触摸屏上看到清晰的眼底影像。利用操纵杆，使校准亮点处于"()"形标志中（图 16-2-21）。

7.显示断层活动影像并调整影像质量　自动功能启动，断层影像自动显示在断层活动影像区（图 16-2-22），这时可对活动影像进行操作（图 16-2-23）。

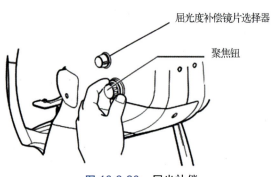

图 16-2-20　屈光补偿

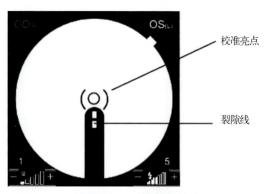

图 16-2-21　操纵杆校准

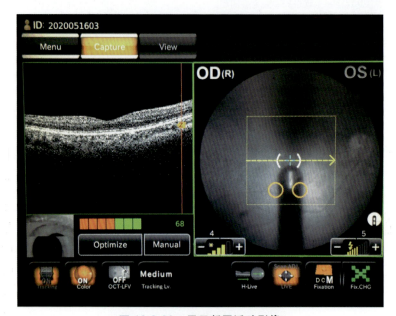

图 16-2-22　显示断层活动影像

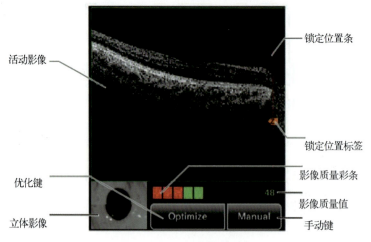

图 16-2-23　调整影像质量

锁定位置标签：显示断层影像的中心位置。

锁定位置条：显示锁定位置标签可变范围。在此条上单击一个位置，可将所显示的断层影像中心位置移动到此位置。

影像质量值（IQV）：用一个值显示影像质量。如果需要一幅可供分析和处理的断层影像，其影像质量值必须达到 40 或更高。如果影像质量低于 40，虽然可进行断层影像分析，但分析结果的可靠性降低，因此这种断层影像不能用于分析。

影像质量彩条：用彩条多少显示影像质量。如果选择了前段摄影图标，不显示影像质量彩条。

优化键：自动检测眼底位置，然后优化影像输出敏感度，显示清晰的断层影像。另外，根据设定（默认）此键还可执行自动断层聚焦。

手动键：如果使用优化键没能自动找到断层，轻敲手动键和操作锁定位置，可以搜索眼底位置。

8. 拍摄影像　拍摄前，告知患者即将拍摄，嘱眨眼一次，盯着固视灯尽量不再眨眼。按下操纵杆的采集按钮，开始自动采集（图 16-2-24）。

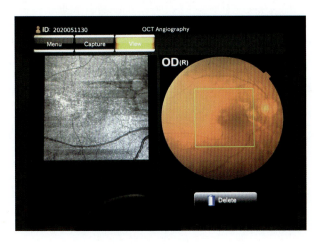

图 16-2-24　拍摄影像

9. 进入血流图像分析界面　采集完成后，图像自动上传到电脑（图 16-2-25），上传完成后右上角"IMAGEnet"图标从灰色变亮呈蓝色（图 16-2-26），点击分析软件右上角"IMAGEnet"图标，进入血流分析界面。

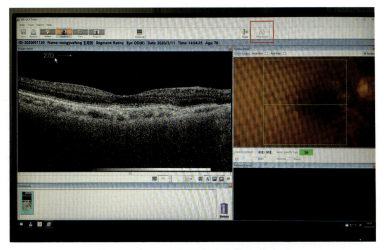

图 16-2-25　采集团血流图像上传电脑

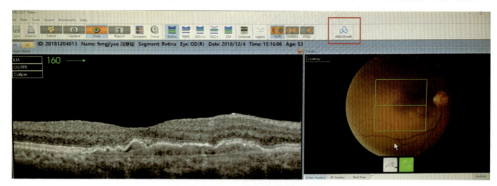

图 16-2-26　血流图像分析界面

查看图片细节，读取报告内容（图 16-2-27）

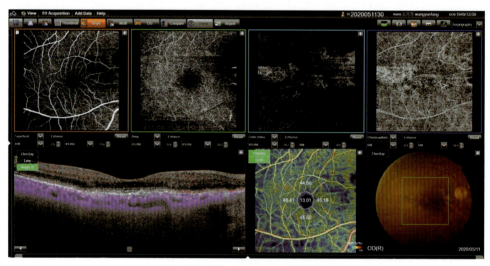

图 16-2-27　血流图像报告界面

10. 打印报告　根据患者病情以及开单医师要求，选择合适界面出具报告，点击上方"Report"，进入报告模式，点击"Print"打印报告（图 16-2-28）。

（吴建华　秦　惠）

（三）蔡司 CIRRUS ™ HD-OCT

1. 设备准备　保证设备正常运行，确保镜头清洁无污点，使用酒精棉片擦拭下颌托和前额架，并让组件晾干。

2. 患者准备　向患者做适当解释，使其放松并配合检查。调整患者坐姿，让患者将下颌放在下颌托上，额头贴紧头靠。调节仪器升降台高度，并调节下颌托位置，以让患者处于合适高度。

注意事项：检查房间尽量为暗室，患者瞳孔较大时方便检查。CIRRUS HD-OCT 检查时可接受的最小瞳孔大小为 2 mm。如果需要对患者散瞳以进行检查和定量比较，建议在患者后期复查中也散瞳检查，虽然散瞳不直接影响定量测量，但它可能会通过不同的 OCT 光束进入眼睛的方式，造成间接影响。

3. 输入患者信息（图 16-2-29）

第 16 章 光学相干断层扫描血管成像 429

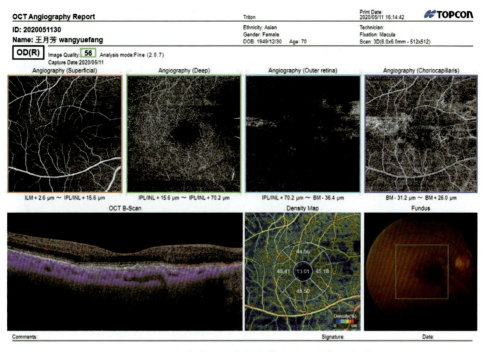

图 16-2-28 包含患者基本信息的血流图像打印报告。

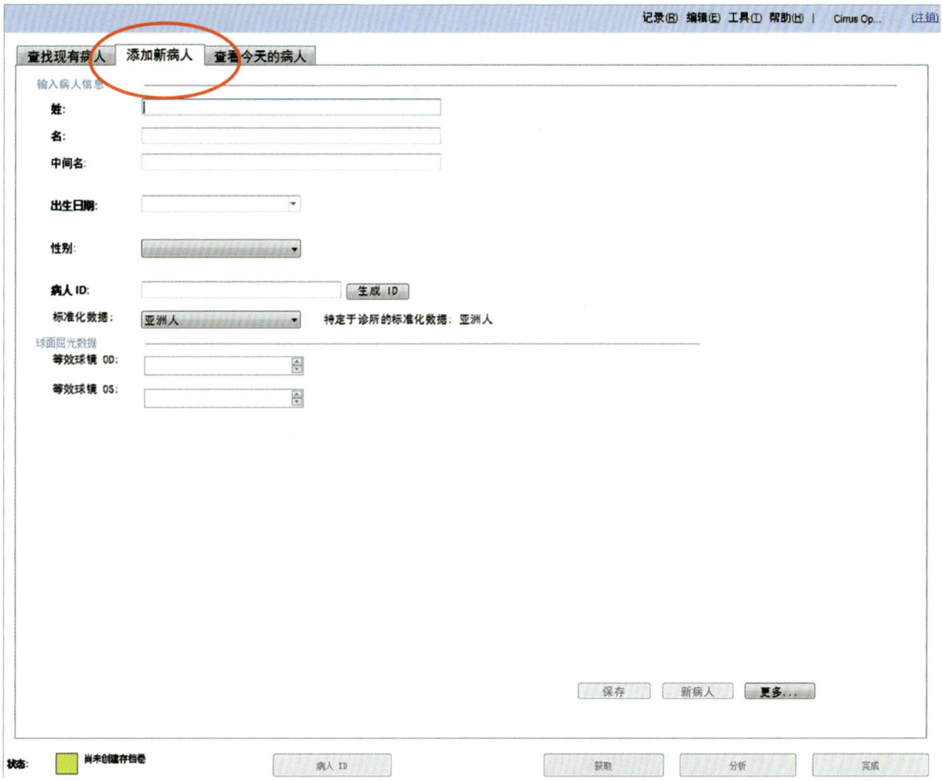

图 16-2-29 患者信息录入界面

4. 选择相应扫描模式 找到瞳孔并在虹膜查看窗口聚焦图像，获得清晰的虹膜聚焦位置，有助于 OCT 扫描（图 16-2-30）。

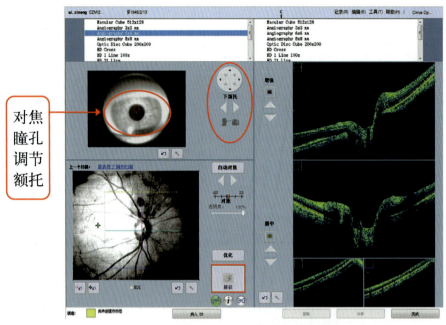

图 16-2-30　扫描模式选择与扫描图像显示界面

5. 调整优化眼底和 OCT 图像　正确的聚焦能够提高 OCT 扫描信号强度。

注：在眼底图像和 OCT 图像优化后，患者应该眨眼一两次然后睁大眼睛，准备完善后进行图像采集。防止患者眼睛干涩疲劳而妨碍进行优质的图像采集。

6. 查看扫描窗口　评估 OCT 图像质量和信号强度（信号强度一般最好大于6），检查靠近中心的 OCT 图像有无数据丢失，如果图像欠佳，点击"Try Again"重新获取新的图像数据（图 16-2-31）。

7. 保存结果并发布报告（图 16-2-31）

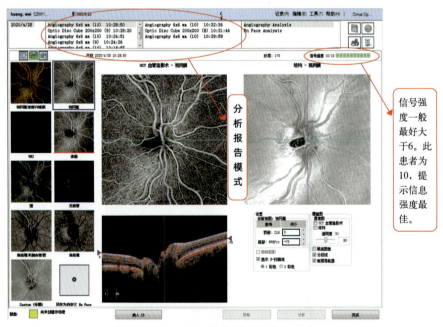

图 16-2-31　分析报告模式与信号强度显示

Angio Plex 的扫描模式及分析报告概览

1. 当前扫描模式（图 16-2-32）。
- Angiography 3×3 mm
- Angiography 6×6 mm
- Angiography 8×8 mm
- Montage Angio 6×6 mm（广角 OCTA）
- Montage Angio 8×8 mm（广角 OCTA）

2. 分析报告
- Angiography Analysis（血管成像分析）
- Angiography Change Analysis（血管成像改变分析）
- Angiography Change Analysis- Manual Selection
（血管成像改变分析 - 手动选择任意两次随访）
- en face Analysis（En face 结构分析）
- Montage Angiography Analysis

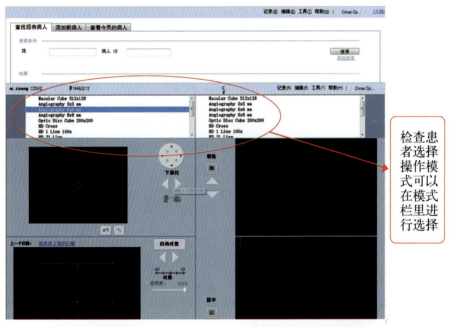

图 16-2-32　Angio Plex 的扫描模式及分析报告概览

3. OCTA 分析（Angiography Analysis）：以 Angiography 3×3 mm 为例（图 16-2-33，图 16-2-34）。

4. OCTA 预设分层（图 16-2-35）。

5. OCTA 自定义分层（图 16-2-36）。

（1）点击 OCTA 预设分层栏的预留空白分层，添加自定义分层，弹出设置界面重命名自定义分层，默认名称"Custom"。

（2）点击顶层/底层数值的下拉键，设置自定义分层的上下边界，下拉选项：ILM、IPL、OPL、RPE、RPE fit*。

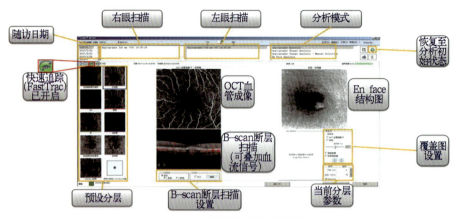

图 16-2-33　OCTA 图像分析界面

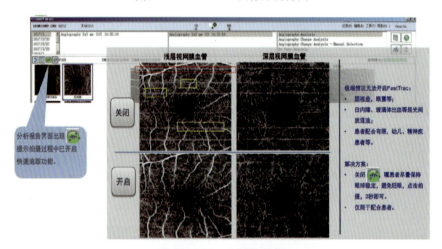

图 16-2-34　OCTA 分析

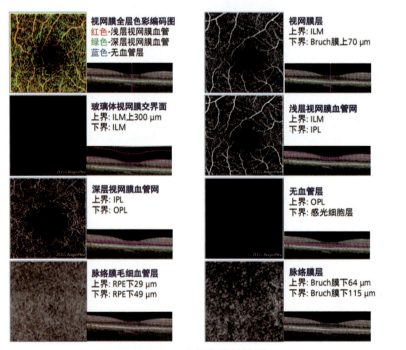

图 16-2-35　OCTA 预设分层

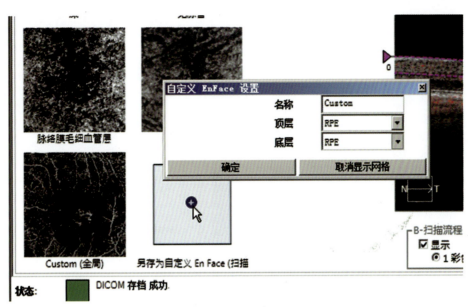

图 16-2-36　OCTA 自定义分层

（3）移动 B-scan 图像上分层线位置，或改变分层线参数，以微调分层线位置，从而呈现对目标病灶的最佳血管成像（图 16-2-37）。

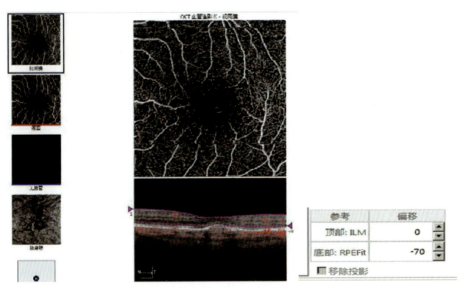

图 16-2-37　断层血流图分层：拖动 B-scan 断层血流图上分层线两旁的三角标，或改变右侧分层参数，自由移动分层线位置

6. OCTA 编辑分层：当视网膜结构因病变而发生结构形态严重变化或结构层次破坏，设备无法准确识别内界膜或 RPE 层，为避免导致血管成像错误而需编辑分层（图 16-2-38）。

（1）点击编辑分层线选项，弹出编辑分层界面。

（2）在 B-scan 断层扫描上点击分层线，描绘正确的内界膜（蓝色）或 RPE（红色）。水平及垂直 B-scan 均可编辑分层，但编辑分层仅针对内界膜和 RPE 层。

（3）关闭编辑分层界面，自动重新产生血管成像。

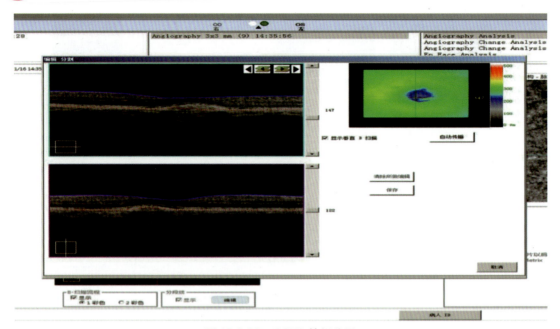

图 16-2-38　OCTA 编辑分层

7. en face 结构分析（图 16-2-39）。

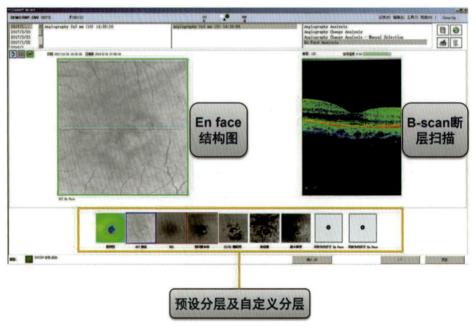

图 16-2-39　en face 结构分析

8. OCTA 可以自动将当前所选检查与上一次随访检查对比，两次随访导航线联动，精准显示同一部位病情变化（图 16-2-40）。

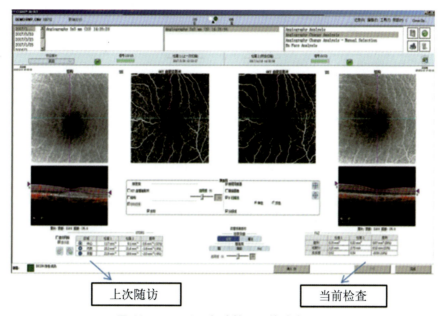

图 16-2-40 同一部病情变化的随诊对比

（吴建华 杨 兰）

（四）海德堡 Spectralis OCT

1. 创建一份新患者档案

（1）单击工具栏中的 ，患者姓、名、出生年、月、日和性别为必填项。

（2）输入完毕后，点击 OK 确定，弹出如下对话框（图 16-2-41）。

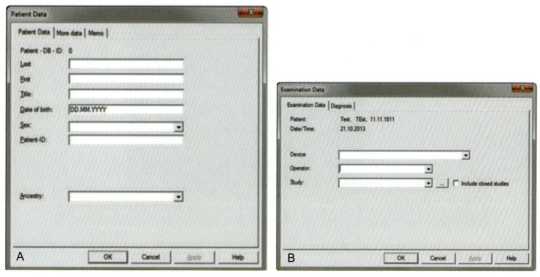

图 16-2-41 输入基本信息 & 跳转页面

A. 输入患者基本信息；B. 跳转页面

（3）在跳转页面"Device"选项选 OCT 选项,点击 OK 确定,弹出眼科信息录入对话框，填写患者眼的一般检查信息，如屈光状态、眼压、瞳孔大小等，患者信息添加完毕（图 16-2-42）。

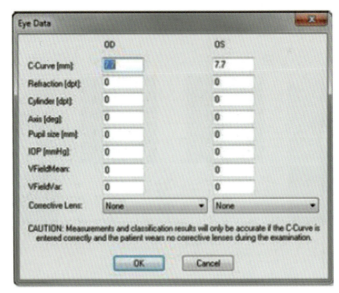

图 16-2-42　患者眼的一般信息

2. OCTA 图像采集

（1）患者信息添加完毕后，单击图标 ，进入图像采集界面（图 16-2-43）。

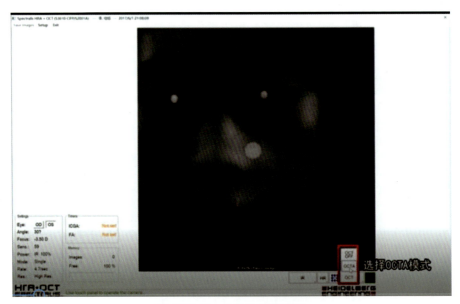

图 16-2-43　OCTA 图像采集

（2）点击右下角 OCT 选项，选择 OCTA 选项，进入 OCTA 扫描界面（图 16-2-44）。

（3）根据病灶范围、大小，选择合适的 OCTA 扫描范围（红圈处调整范围）（图 16-2-45）。

（4）调整好相应参数，调整屈光度，调整眼底 IR 图至四个角均匀亮度，同时 OCT 图在蓝色聚焦框内（图 16-2-46）。

（5）图像调整完毕后，启动 ART，微调扫描线位置，在扫描过程中需保持红外眼底像和 OCT 图像均要保持较好的亮度，图像完整，再获取图像（图 16-2-47）。

第 16 章　光学相干断层扫描血管成像

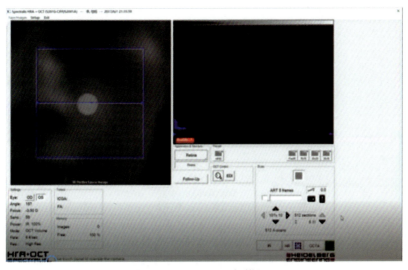

图 16-2-44　OCTA 扫描界面

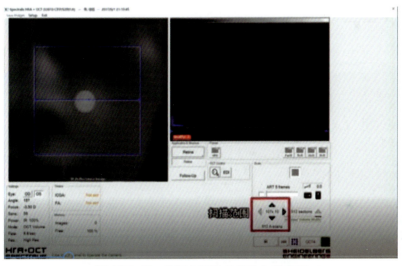

图 16-2-45　选择合适的 OCTA 扫描范围

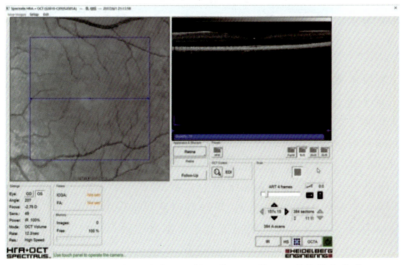

图 16-2-46　调整屈光度，调整眼底 IR 图像至四个角均匀亮度

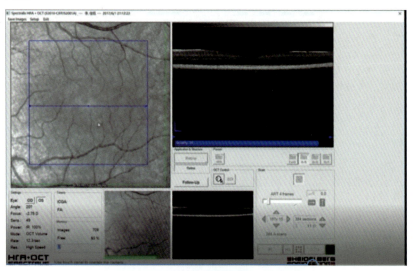

图 16-2-47　微调扫描线位置，获取图像

（6）获取眼底图像后，扫描结束，退出扫描界面（图 16-2-48）。

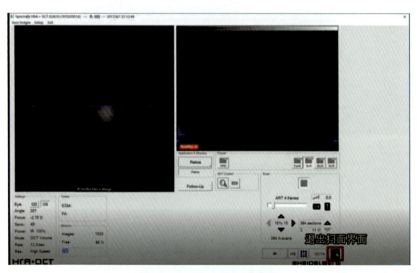

图 16-2-48　退出扫描界面

3.评估 OCTA 图像质量　打开 OCTA 图片，如果在 OCTA 图片上可以看到黑色区域条带（图 16-2-49 红色箭头处），表示获取的 OCTA 图片质量不合格，需要重新扫描或者手动调整 OCTA 分层线。

4.手动调整 OCTA 分层线

（1）打开 OCTA 图,点击"OCT Angiography"选项卡（红色箭头处），进入 OCTA 分析界面，再单击分层编辑选项，进入分层编辑界面（图 16-2-50）。

（2）进入分层编辑界面（图 16-2-51），可以看到视网膜分层错误。

（3）单击 ILM 按钮，再单击节点编辑工具，全部选中节点，鼠标右键单击删除（图 16-2-52）。

（4）然后手动沿着内界膜，重新编辑分层线（图 16-2-53）。

第 16 章 光学相干断层扫描血管成像 439

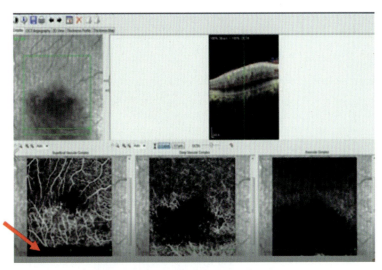

图 16-2-49 评估 OCTA 图像质量

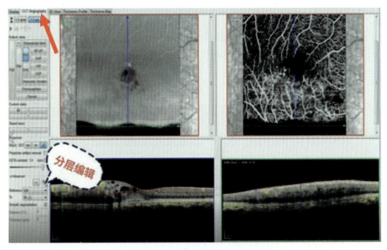

图 16-2-50 OCTA 分析界面

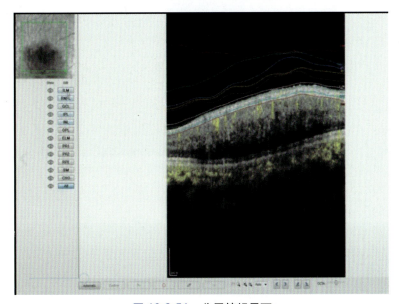

图 16-2-51 分层编辑界面

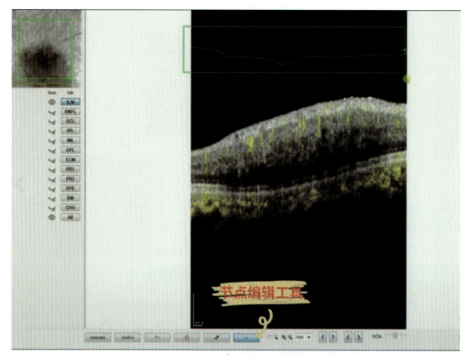

图 16-2-52　节点编辑工具

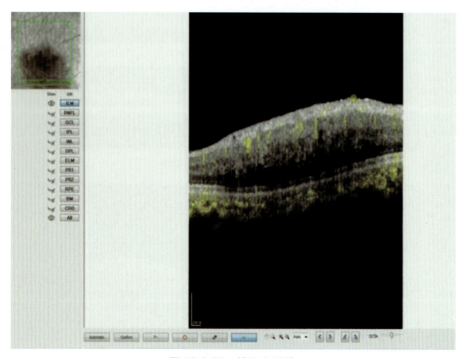

图 16-2-53　编辑分层线

（5）对于 IPL、OPL 也执行同样的操作，删除错误的节点，然后重新编辑正确的分层线（只需要编辑 ILM、IPL、OPL、BM 四条线），一般需要编辑 3～5 个 B-Scan，编辑完成后点击"save and close（图 16-2-54 红色箭头所指）"按钮保存并退出。

（6）退出后，软件重新处理，得到正确分层的图（图 16-2-55）。

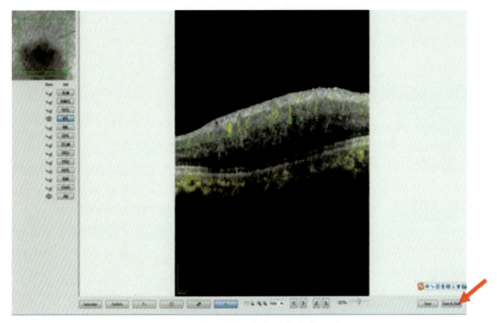

图 16-2-54 编辑完成后保存并退出

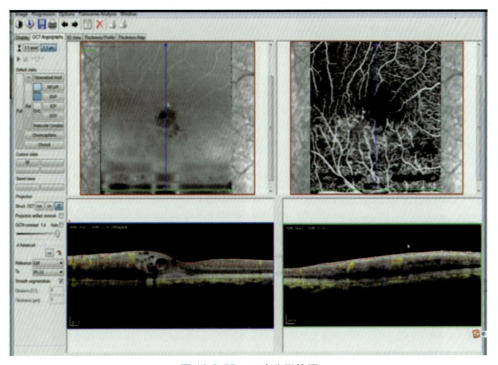

图 16-2-55 正确分层的图

(吴建华 杨 兰)

第三节 OCTA 在眼科的临床应用

光学相干断层扫描血管成像(OCTA)是在光学相干断层扫描(OCT)的基础上发展而来的新技术,可以显示视网膜及脉络膜血流形态及其变化,并具有无创、三维成像和高分辨率的优势。目前，OCTA 已广泛应用于中心性浆液性脉络膜视网膜病变、脉络膜新生血管、息肉样脉络膜血管病变和糖尿病视网膜病变等多种视网膜、脉络膜病变的检查，具有广阔的临床应用前景。

一、糖尿病视网膜病变

糖尿病性视网膜病变是一种眼底微血管病变，可严重影响患者视力。眼底表现有视网膜微动脉瘤、视网膜出血、硬性渗出、棉絮斑、血管闭塞、新生血管形成等。

在糖尿病患者中，即使未确诊糖尿病视网膜病变，OCTA 可显示出其中心凹无血管区面积大于正常人群。在非增殖期糖尿病性视网膜病变的患者，OCTA 可显示大量毛细血管环、动静脉吻合支、微动脉瘤及毛细血管无灌注区。但 OCTA 并不能检测到所有的微动脉瘤，只在有一定血流流量的较大动脉瘤中，才有可能被检测到。在增殖期糖尿病性视网膜病变患者，OCTA 可观察视网膜前及视乳头前新生血管膜的血流和形态，解决了以往荧光素眼底血管造影产生荧光渗漏而影响观察的问题。

图 16-3-1 为 41 岁男性患者双眼眼底照相及 OCTA，该患者主诉糖尿病 10 年，双眼视力下降 3 个月，1 个月前双眼已行全视网膜光凝治疗。视力：右眼 0.2，左眼 0.5。彩色眼底像：双眼可见散在微动脉瘤、出血、渗出及棉绒斑；OCTA：扫描范围 6mm×6mm，视网膜浅层微动脉瘤表现为点状高信号（红圈），无灌注区表现为无血流信号（蓝圈）。

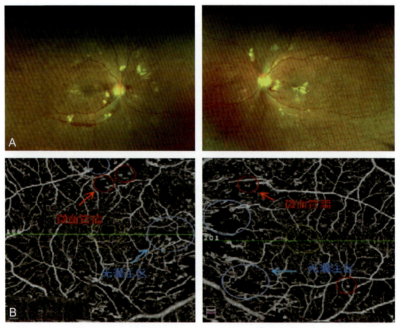

图 16-3-1　A. 彩色眼底像：双眼可见散在微动脉瘤、出血、渗出及棉绒斑；B.OCTA：扫描范围 6mm×6mm，视网膜浅层微动脉瘤表现为点状高信号（红圈），无灌注区表现为无血流信号（蓝圈）

二、视网膜静脉阻塞

视网膜静脉阻塞（Retinal Vein Occlusion，RVO）是指视网膜静脉回流受阻，导致静脉迂曲、扩张，视网膜内出血、渗出、水肿，毛细血管无灌注，侧支循环建立，新生血管形成等改变，部分患者可继发新生血管性青光眼。

按视网膜静脉阻塞的部位可表现为视网膜中央静脉阻塞、半侧视网膜静脉阻塞及大小不等的分支静脉阻塞,以分支静脉阻塞更为常见。

OCTA能很好地显示血管阻塞患者视网膜后极部血管弓内浅层和深层毛细血管的扩张、迂曲、重塑和异常吻合、毛细血管无灌注区和微动脉瘤等,也可清晰显示合并黄斑水肿眼黄斑无血管区的扩大以及黄斑区血管密度的降低。因为OCTA不受血管渗漏的影响,所以可以更好显示无灌注区的范围,并且还可以区分视网膜缺血的层次。

在视网膜静脉阻塞尤其是伴有黄斑缺血的患者中,可以见到视网膜浅层血管丛结构的改变。血管信号不再呈直线状,出现局灶性偏移、局灶性分段、管腔狭窄及血流突然中断,黄斑中心凹无血管区较正常人群扩大。如存在水肿,则毛细血管网网孔扩大、变形、清晰度下降,扩张的毛细血管清晰度降低。在无灌注区,毛细血管走行呈不同改变并分布不规则。

图16-3-2为62岁男性患者左眼治疗前后黄斑部OCTA图像,该患者视力:右眼0.8,左眼0.3。不同时期的OCTA表现为血管均有不同程度的扩张、迂曲、异常吻合、毛细血管无灌注、黄斑无血管区扩大等改变。经3个月的治疗后,情况已有明显好转,但黄斑无血管区的范围更大。

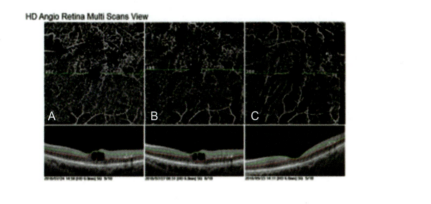

图 16-3-2　左眼治疗前后黄斑部 OCTA 图像
A.左眼治疗前黄斑囊样水肿;B.左眼治疗1个月后;C.左眼治疗3个月后

三、湿性年龄相关性黄斑变性和脉络膜新生血管

1. 年龄相关性黄斑变性(Age-Related Macular Degeneration,AMD):是发达国家50岁以上老年人主要的致盲原因之一,分为萎缩性(或非渗出性、干性)和渗出性(或湿性、新生血管性)两大类,前者主要表现为黄斑区视网膜色素上皮(RPE)的变化和玻璃膜疣的形成,后者主要表现为脉络膜新生血管(Choroidal Neovascularization,CNV)及由其引起的出血、水肿、渗出和视网膜下积液等。对于干性AMD,OCTA检查发现位于玻璃膜疣下的脉络膜血管密度降低,脉络膜厚度变薄,在地图样萎缩的区域,脉络膜血流变慢或消失,范围甚至超过RPE萎缩的区域,提示脉络膜血流的变化可能先于RPE的消失。

此外,干性有可能会转变为湿性,导致患者视力明显下降,因此密切随访、及时发现异常血管至关重要。传统的血管造影技术往往不能清晰地显示CNV的形态,尤其是早期和隐匿性病灶,而OCTA却可以发现早期及隐匿性CNV,因此可以帮助我们及时治疗,阻止病情发展,保存患者中心视力。

图16-3-3是一例72岁男性湿性AMD患者的OCTA。患者主诉:右眼视力下降6个月,视力:右眼0.1,左眼0.5。OCT显示右眼黄斑部视网膜增厚,神经上皮层下见低反射暗腔,

其下可见团状高反射。OCTA 显示右眼视网膜外层和脉络膜毛细血管层见新生血管血流信号（图 16-3-3）。

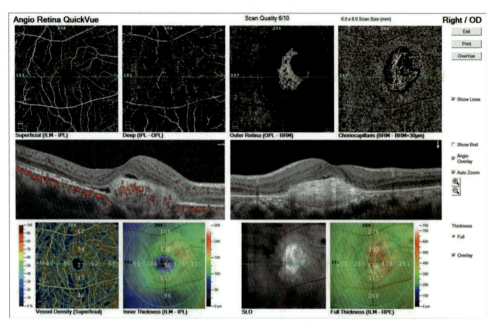

图 16-3-3　OCT 显示右眼黄斑部视网膜增厚，神经上皮层下见低反射暗腔，其下可见团状高反射。OCTA 显示右眼视网膜外层和脉络膜毛细血管层新生血管血流信号

2. 脉络膜新生血管（CNV）是来自脉络膜血管的增生性改变。CNV 可以发生于多种眼底疾病，由于其管壁的高通透性，极易引起局部出血和渗出，继而形成机化瘢痕，严重影响视功能。

OCTA 能够对新生血管化的程度和形态做出准确评估，而不像荧光血管造影存在荧光素渗漏、着染等影响观察的问题。在纤维化的组织内，也可观察到内部的新生血管网，可观察到毛细血管的血流和形态，可精确评估新生血管膜的范围。将 OCTA 运用于玻璃体腔注药治疗后的随访，可观察到新生血管的回退甚至消失。

图 16-3-4 为 25 岁女性患者的 OCTA。患者主诉左眼视物不清 1 月余。视力：右眼 1.0，左眼 0.2，不能矫正。OCT 示：左眼黄斑部网膜增厚，神经上皮层脱离，其下可见团状高反射。OCTA 示（扫描模式 3×3mm），左眼黄斑拱环上方可见新生血管团（图 16-3-4）。

四、中心性浆液性脉络膜视网膜病变

中心性浆液性脉络膜视网膜病变（CSC）临床上以黄斑区色素上皮损害、浆液性视网膜神经上皮和（或）色素上皮脱离为特征，在 OCTA 中主要表现为脉络膜毛细血管层面的颗粒不均匀、高反射夹杂小片状暗区，且 70% 的患者高反射区和 ICGA 所见的高通透部位范围吻合。OCTA 相对于传统影像手段，具有无创、快速的优点，在患者随访中有其优势。

图 16-3-5 为一名 30 岁男性患者的 OCTA。患者主诉：左眼视物变形 1 周。视力：右眼 1.0，左眼 0.6。OCT 显示黄斑部隆起，神经上皮层下见低反射暗腔，RPE 层见微小脱离腔。OCTA 显示视网膜外层类圆形低反射区，脉络膜毛细血管层颗粒不均匀、高反射夹杂小片状暗区（图 16-3-5）。

第 16 章 光学相干断层扫描血管成像 445

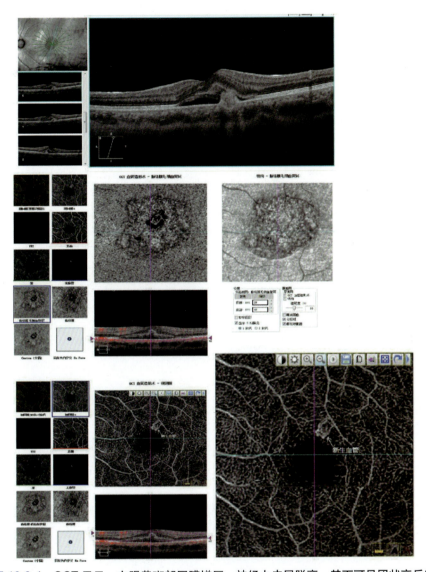

图 16-3-4 OCT 显示：左眼黄斑部网膜增厚，神经上皮层脱离，其下可见团状高反射

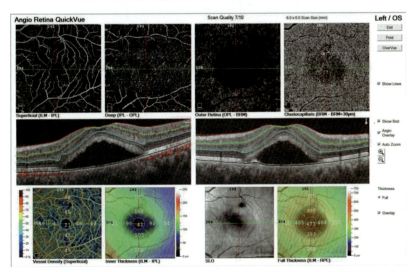

图 16-3-5 OCT 显示黄斑部隆起，神经上皮层下见低反射暗腔，RPE 层见微小脱离腔

五、特发性息肉样脉络膜血管病变

特发性息肉样脉络膜血管病变（Idiopathic Polypoidal Choroidal Vasculopathy，IPCV），简称息肉样脉络膜血管病变（Polypoidal Choroidal Vasculopathy，PCV），为一种以眼底后极部脉络膜血管局限性膨隆呈息肉状改变，伴复发性出血，并有浆液性或出血性色素上皮脱离的高致盲率和高发病率的眼病。特征性表现是脉络膜血管分支网和血管末梢息肉样扩张，联合结构 OCT 和 OCTA 能够帮助快速、无创诊断。OCTA 能直观显示位于 RPE 与 Bruch 膜之间的异常分支血管网（Branch Vascular Network，BVN）及位于陡峭色素上皮脱离顶端的息肉样病变（Polyps）血流信号。

患者，男，62 岁。主诉：左眼视力下降 2 个月。视力：右眼 0.9，左眼 0.4。OCTA 可以清晰显示左眼的分支血管网和息肉状病变（图 16-3-6）。

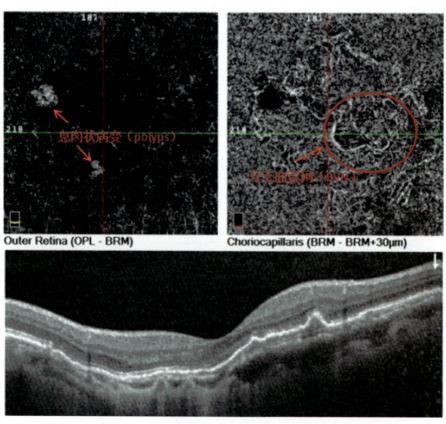

图 16-3-6　OCTA 可以清晰显示左眼的分支血管网和息肉状病变

六、青光眼及视神经疾病

1. 青光眼　患者视盘血流受损的学说由来已久，但是过去的检查方法有创、复杂，无法实际应用于临床。OCTA 的出现为临床医师提供了非常有用的工具，可以安全无创地对视盘各层血流密度进行定量分析（图 16-3-7）。目前的研究结果发现，视盘周围通常密集的毛细血管网在青光眼患者中变得稀疏，血流密度下降，血流受损的程度与病情严重程度、视野受损程度相关，并且血流的改变可能先于结构和功能的改变。这将有利于疾病发病机制的研究、诊疗方案的修正以及治疗效果的评价。

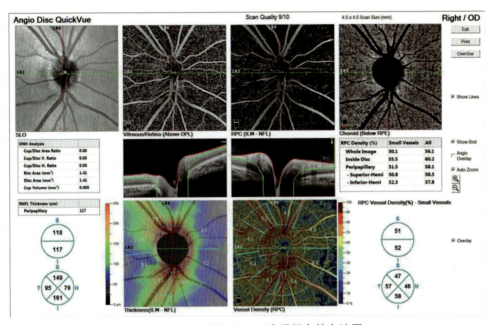

图 16-3-7　OCTA 显示正常眼视盘的血流图

患者，男，58 岁。主诉：右眼视力逐渐下降 5 年。视力：右眼 0.01，左眼光感。临床诊断为双眼闭角型青光眼，左眼绝对期。OCTA 显示患者视盘的血流图：RNFL 变薄，对应的微血管网减少（图 16-3-8）。

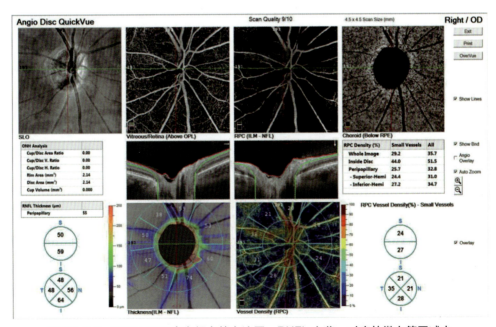

图 16-3-8　OCTA 显示患者视盘的血流图：RNFL 变薄，对应的微血管网减少

2. 前部缺血性视神经病变（Anterior Ischemic Optic Neuropathy，AION）　是以突发无痛性中等度视力下降、视盘节段性水肿和典型的视野缺损为特征的常见视神经病变，通常因视盘供血障碍所致，主要累及筛板前后视神经，常发生于 45 岁以上人群。利用 OCTA 对 AION 患者

进行视盘内、视盘周、黄斑区血管密度及血流速度的检测，能够甄别 AION 眼的不同区域不同层次血流灌注的精准减少，为 AION 的诊疗随访提供更方便和快捷的方法。

患者，女，62 岁。主诉：右眼视力下降 1 周。视力：右眼 0.5，左眼 0.9。临床诊断为右眼前部缺血性视神经病变。该患者 OCTA 显示的血流图：视盘周围毛细血管网部分区域血流信号减少（图 16-3-9）。

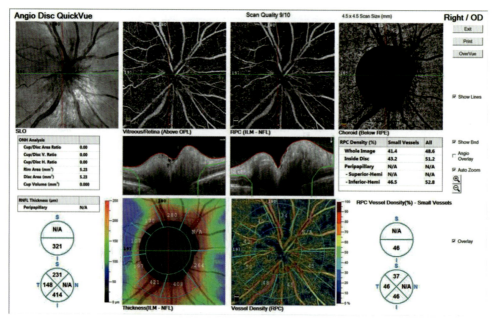

图 16-3-9 该患者 OCTA 显示的血流图：视盘周围毛细血管网部分区域血流信号减少

（吴建华　张　莹）

主要参考文献

魏文斌. OCT 血流成像图谱. 北京：人民卫生出版社，2016.

俞素勤，李欣馨，许讯. OCT 血流成像技术的现在与未来. 中华眼视光学与视觉科学杂志，2017,19(10):577-585.

张美霞，张韵. 强化光相干断层扫描血管成像检查图像采集质量与报告规范，提升其临床应用研究水平. 中华眼底病杂志，2018,34(1):4-7.

中华医学会眼科分会眼底病学组，中国医师协会眼科医师分会眼底病专业委员会. 我国眼底相干光层析血管成像术的操作和阅片规范 (2017 年). 中华眼科杂志，2017,53(10):729-734.

第 17 章

眼底血管造影

第一节 概述

眼底血管造影（Fundus Angiography，FA）包括荧光血管造影（Fluorescein Angiography，FFA）和吲哚菁绿血管造影（Indocyanine Green Angiography，ICGA）是眼科的常用检查技术。该检查能反映出活体眼视网膜和脉络膜血管的生理与病理情况，对眼底病的诊断、鉴别诊断、指导光凝治疗及视力预后等方面，有很重要的意义。

一、眼底血管造影的历史

1910 年，Burke 采用口服荧光素钠的方法，首次见到视网膜与脉络膜荧光。1930 年，Kikai 给动物静脉注射荧光素，采用特殊滤光片观察到眼底血管荧光。1954 年，Maumenee 给脉络膜肿物患者静脉注射荧光素并同时观察眼底，根据肿瘤区荧光表现而诊断为脉络膜血管瘤，其后予以电凝治疗获得成功。1959 年，Flocks，Millon 和 Chao 用电影照相技术拍摄注射荧光素后的实时眼底相，记录出猫的视网膜循环时间。1961 年，Novotny 与 Alvis 利用足够的闪光源、适合的滤光片与高敏感度的胶片首次成功地拍摄了人眼视网膜与脉络膜的循环动态过程，从此开始了眼底荧光血管造影在临床的应用。

脉络膜循环在眼底病的发病中也具有极其重要的作用，但是荧光血管造影难以显示脉络膜的循环状况。1956 年，Brook 合成了靛氰绿（Indocyanine Green，ICG），广泛用于肝脏排泄及心脏血流动力学研究。20 世纪 70 年代，Fiower 等以靛氰绿作为荧光染料进行血管造影，用于脉络膜血循环研究。

我国眼科界于 70 年代开始进行眼底荧光血管造影。随着技术的不断进步和经验积累，眼底荧光血管造影和眼底吲哚菁绿血管造影在我国已普遍开展，成为眼科临床尤其是眼底病诊治、科研与教学必不可少的一项检查。

二、眼底血管造影的基本原理

（一）海德堡（德国）Spectralis HRT + Multicolor（图 17-1-1）

基本原理：该设备是利用不同波长（仪器的激光光源能发出四种不同波长的激光）的激光光源照射到眼底，借助眼底组织特性或者辅助造影剂 [荧光素钠和（或）吲哚菁绿] 从而激发相应反射的信号光，经光敏探测器收集，从而形成相对位置的眼底图像。在采集数字共聚焦图像时，一束激光会聚焦于视网膜或脉络膜上，使用摆镜周期性偏转激光束，以便连续扫描视网膜或脉络膜的二维截面。用光敏探测器测量每一点上的反射光或发射荧光的强度，完成眼底血管造影、自发荧光成像及眼底炫彩成像等多种眼底检查。在共聚焦光学系统中，反射或发射到调节后的焦平面外的光线都会被抑制，从而获得高对比度图像。

荧光血管造影（FFA）是利用能发出荧光的物质，如荧光素钠，经过连续的波长为488nm的蓝色激光光源照射后，使循环至眼内的荧光素钠被激发出波长为530nm的黄绿色荧光，同时应用装有特殊滤光片组合的眼底照相机，及时拍摄并观察眼底循环的动态过程。

吲哚菁绿脉络膜血管造影（ICGA）是应用波长为790nm的激光激发吲哚菁绿产生荧光，照相机再回收激发出的835nm波长的荧光，拍摄出眼底脉络膜血管的图像。因为是远红外光作为激发光源，对视网膜的光毒性小，患者畏光不明显，易接受。

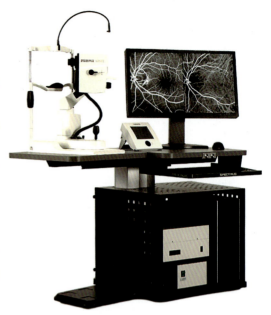

图17-1-1　海德堡Spectralis HRT + Multicolor

荧光是指某些化合物受光线照射后，吸收辐射光的部分能量，并发射出改变了原来波长的光线，停止照射后，在9～10s内仍发光的称荧光。眼科常用的能发出荧光的药物为荧光素钠和吲哚菁绿。荧光素钠分子量约为332道尔顿，60%～80%在血液中与血浆蛋白（白蛋白）结合，不能发出荧光，20%游离在血中，可以被蓝光激发出荧光，于24h内经肝、肾排出。吲哚菁绿分子量为775道尔顿，98%与血浆蛋白结合，能快速从肝脏清除。

这台机器还配有炫彩成像（multicolor）和自发荧光成像。炫彩成像的原理是通过三种不同波长的激光投射到眼底的不同层面，收集反射光组成的伪彩图像。其中488nm蓝光投射到表层视网膜，515nm绿激光投射到视网膜血管及内层视网膜，820nm红外激光投射到外层视网膜及脉络膜。由于采用激光成像，受屈光间质影响小，图像细节优于光学成像。可以分层显示眼底病情变化，减少FFA等有创检查次数。

自发荧光：是采用波长488nm的蓝激光激发视网膜色素上皮细胞内的代谢产物脂褐质产生荧光。然后再回收脂褐质发出的荧光拍摄图像。该项检查不需要注射造影剂，可间接反映活体RPE及感光细胞的功能状态。

（二）Topcon-TRC-50DX

该设备可以完成FFA、ICGA、彩色眼底照相及自发荧光等多种模式的眼底影像采集。成像原理是通过氙灯产生的白光作为照明光，经过照明光路滤光片滤出其它波长的光，只保留一定波长的光，借助眼底组织特性或者辅助造影剂[荧光素钠和（或）吲哚菁绿]从而激发相应部位的反射信号光或荧光，再通过成像光路滤光片分别回收不同波长的荧光，完成视网膜脉络膜血管的成像（图17-1-2）。

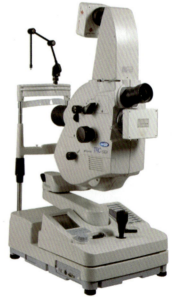

图17-1-2　Topcon-TRC-50DX眼底照相系统

具体激发光波长与成像荧光波长见表 17-1-1。

表 17-1-1　Topcon-TRC-50DX 眼底照相系统的成像模式与相关参数

成像名称	荧光血管造影	吲哚菁绿血管造影	自发荧光
造影剂	荧光素钠	吲哚菁绿	无
分子量	380D	775D	无
激发光波长（照明光路）	480nm 蓝绿光	805nm 红外光	580nm
成像荧光波长（成像光路）	550nm	835nm	695nm

第二节　眼底血管造影操作

一、操作准备

1. 详询患者有无过敏史，有无哮喘、荨麻疹等全身疾病，有无严重的心、肝、肾疾病，有无青光眼病史等。眼部屈光间质严重混浊者不宜造影。并避免空腹进行 FFA 检查。

2. 向患者或其监护人做好造影相关解释工作，并签署眼底血管造影同意书。

3. 阅读病历，了解病情、病变部位，掌握造影的位置及重点；儿童称量体重。

4. 测量血压。

5. 无散瞳禁忌证的患者常规散瞳（使用托吡卡胺滴眼液，每 10 分钟 1 次，共 3 次；一般要求瞳孔大于 6mm）。儿童散瞳后建议眼表面麻醉。

6. 建议造影前 30min 口服抗过敏和止吐性预防药物 [如马来酸氯苯那敏（扑尔敏）4mg 或异丙嗪 25mg+ 维生素 B_6 20mg；婴幼儿除外；注意其药物说明书禁忌]，可减少造影剂引起的轻度和中度不良反应发生概率，但对严重不良反应无预防作用。

二、荧光素钠过敏试验

（一）稀释荧光素钠静脉注射试验

利用生理盐水或注射用水和荧光素钠注射原液配制荧光素钠稀释液。以 5min 预试验观察时间为例，稀释原液至澄清的浅黄绿色，稀释液浓度为 0.001%～0.01%，常规首选肘前静脉置静脉针，注射荧光素钠稀释液 2ml，建议观察时间为 5min，查看患者有无过敏样反应及其他不适（图 17-2-1）。

> **注意**：预试验所用荧光素钠浓度越高阳性检出率越高，但预试验与造影开始的间歇也需相应延长以避免造影前显影；如预试验观察时间为 15min，则 0.1%～1% 的稀释浓度为宜。稀释液浓度选择要点是保证试验阳性检出并避免造影前显影。

（二）荧光素钠皮内试验

将 0.05ml 的荧光素钠注入皮内 30～60min 后观察结果：用皮试针头分别注入皮内（不是皮下），使局部产生一个圆形小丘。当同时试验多种试剂时，相互间至少间隔 4cm，以免强烈反应时互相混淆结果。皮内试验的敏感性比其他皮肤试验高，所用试剂应适当稀释，以免出现严重反应（图 17-2-2）。

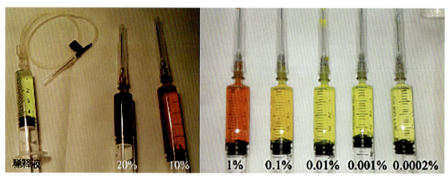

图 17-2-1　不同浓度荧光素钠稀释液对比照

（三）荧光素钠划痕试验

划痕试验（scratch test）是挑刺试验的一个变型，用三棱针或注射器针头在皮肤划一条或多条约1cm长的创痕，以刺破皮肤但不出血为度。将试验试剂滴于有创痕的皮肤上，20min后观察结果。同时试验多种试剂时，注意避免不同试剂的交叉混合而出现假阳性。该法虽比皮内试验法敏感性稍低，但假阳性较少，与临床其他试验的相关性较强。如皮肤反应性过强出现假阳性反应建议使用灭菌注射用水在对侧手臂做对比试验。

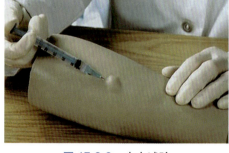

图 17-2-2　皮内试验

皮肤预试验结果参考对照：

1. 阴性（"-"）　无反应或小于对照记录为"-"。
2. 阳性（"+"）　出现风团或红晕伴伪足记录为"+"。

（四）荧光素钠过敏试验的假阴性与假阳性

1. 出现假阴性的常见原因

（1）试验试剂的浓度过低，或者因各种原因失效。

（2）试验时正服用免疫抑制剂。

（3）操作误差，例如皮内试验时注射过深进入皮下，注入试剂量过少等。

2. 出现假阳性的常见原因

（1）试验试剂不纯，在提取、配制、甚至在试验过程中被其它试剂污染，引起交叉反应。

（2）皮肤反应性过强，例如被试者患有皮肤划痕症，或者有既往过敏的痕迹等。

（3）操作不当，例如注入少量空气也可出现假阳性。

三、操作方法

荧光素钠过敏试验观察无阳性反应，即可进行眼底荧光血管造影检查。

1. 调整患者座位、固定头部位置（必要时绑好头带）和双眼水平线位置（图17-2-3）；调低造影室房间亮度。

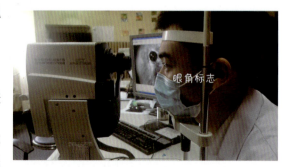

图 17-2-3　双眼水平线位置与标志线对齐

2. 精确对焦（必要时给予屈光补偿）；按需要分别采集彩照、对应的无赤光眼底像和自发荧光眼底像。

3. 建立静脉通道，在统一口令下快速（一般 5s 左右，如血管条件差、病情上对眼底血流动力学观察要求不高时可放宽至 8～10s）注入造影剂原液并同时启动计时，约 10s 后开始拍照或录像。嘱患者放松并注视内固视灯或外固视灯，保持被检查眼固视状态。

4. 根据病情和造影目的选择主照眼，镜头聚焦于主照眼的眼底后极部，建议计时至 10s 左右（儿童建议在注射造影剂当时）开始录像或以 1～2s 的频率连续拍摄至主照眼视网膜静脉完全回流（如果双眼后极部均有病灶，且病情对视网膜血流动力学观察要求不高时可双眼穿插拍摄）。

5. 根据需要拍摄双眼后极部及双眼周边部各方位；拍摄过程中应重点关注主要病变部位变化。随时调整曝光或增益以获取较好对比度的图像。如果拍摄者用手固定患者眼睑，拍摄过程中应适当让患者间歇眨眼，以免泪液积聚造成造影图像模糊。

6. 不同镜头拍摄范围应尽可能包含后极部和周边八方位（图 17-2-4）；可根据需要变动方位，如以病灶为圆心拍摄，或向更周边部移动（需要患者眼位和造影仪采集头同时转动配合）。超广角镜头拍摄范围应尽可能涵盖全部视网膜。

7. 提示：黄斑区病变、细小或局部的病灶可选用小角度镜头拍摄获取细节。对于血流或血管壁搏动等动态观察可采用录像。对于占位性病变、后巩膜葡萄肿或其他凸起/凹陷的病灶应使用不同焦平面拍摄，必要时拍摄立体对照片。拍摄立体对左侧图像时造影仪采集头尽可能向患眼瞳孔左侧偏移，拍摄立体对右侧图像时造影仪采集头尽可能向患眼瞳孔右侧偏移，移至刚好图像不产生明显遮挡或反光时采集。

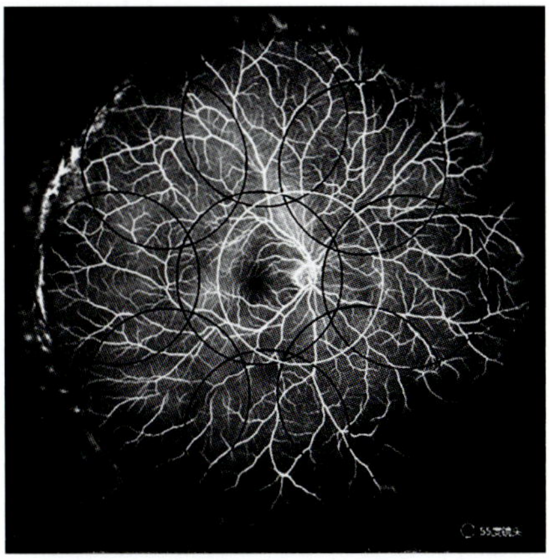

以下分别介绍海德堡 spectralis HRT+Multicolor 和 Topcon-TRC-50DX 两种设备的具体使用方法。

图 17-2-4　后极部和常规周边 8 方位大体拍摄位置（如图 15-2-4 黑环）白环显示以视盘颞侧缘为圆心的拍摄方位

（一）海德堡 spectralis HRT+Multicolor 检查操作

海德堡 spectralis HRT+Multicolor 检查操作可以完成荧光素钠血管造影（FFA），吲哚菁绿血管造影（ICGA），眼底炫彩成像，眼底自发荧光成像（AF），并且可以进行荧光素钠和吲哚菁绿同步血管造影。

上述每一成像模式均可进行单张图片成像或系列图片成像及将图片保存。

1. 创建或打开患者文件

（1）创建一个新患者文件：点击"New Patient"（图 17-2-5A）输入患者信息，包括姓名、出生日期、性别和 ID 号，其它为可选项（图 17-2-5B）。

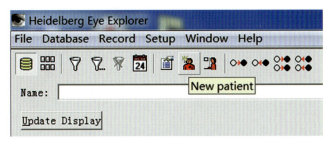

图 17-2-5A　新患者信息录入窗口

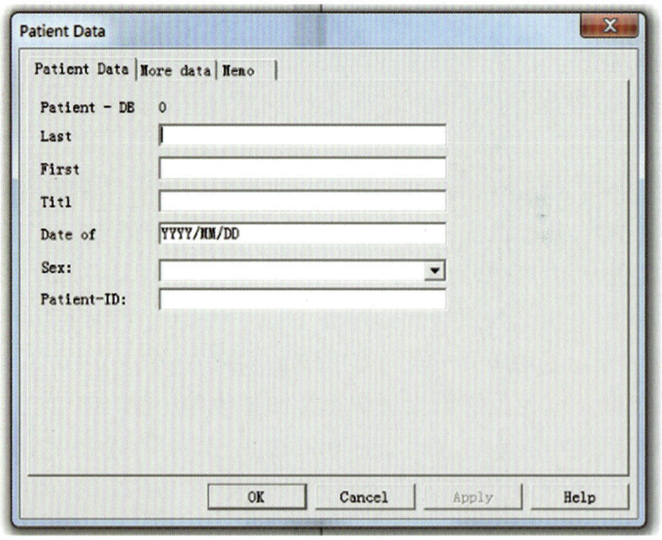

图 17-2-5B　新患者信息录入项目

对复诊患者，打开一个已有患者文件：选择患者姓名或 ID 号码并点击"New Examination"然后点击确认，开始新的检查（图 17-2-6）。

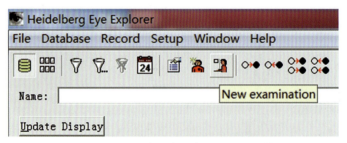

图 17-2-6　对已有信息的患者进行新的检查

（2）检查数据窗口（图 17-2-7）：每次检查前"Examination Data（检查数据）"对话框开启，也可以在随后的任意步骤里通过点击患者文件中的"Examination"按钮开启。必须选择检查使用的"Device type（设备类型）"。所有其它资料为可选项。

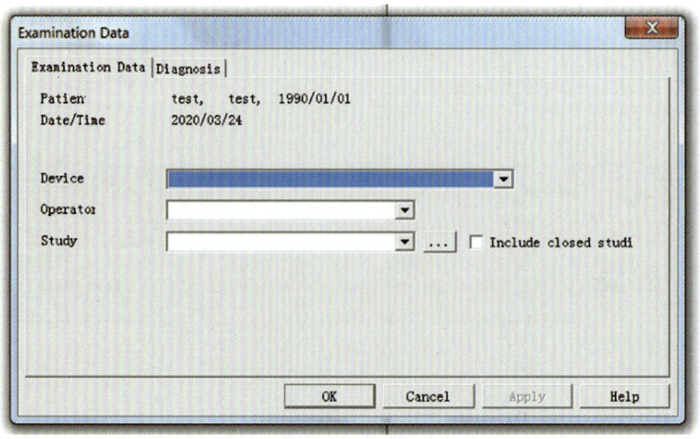

图 17-2-7　检查数据窗口

(3) 眼睛数据窗口（图 17-2-8）：该窗口可以输入双眼的参数。对于 Spectralis 设备，只有角膜曲率为重要参数，它将影响距离和区域的测量。

(4) 点击 OK 进入操作界面。

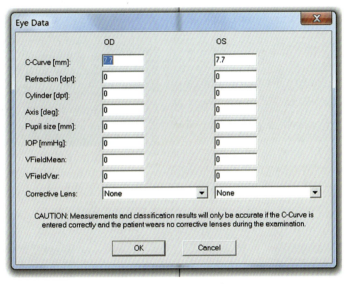

图 17-2-8　眼睛数据窗口

2. 图像获取

(1) 调整机头位置，光线通过瞳孔照进眼底。同时调整聚焦旋钮至眼底图像清晰并选择滤光控制杆调制相应位置。

(2) 旋转聚焦旋钮对患者眼底图像进行屈光调整。数值会实时在计算机的获取窗口的左下方显示。对于大多数患者，先把屈光度设为"0 度"，再根据患者眼睛的实际情况做调整，对超高度近视患者，可使用触摸屏上的"More"（图 17-2-9A）选项增加屈光度数的范围（图 17-2-9B）。

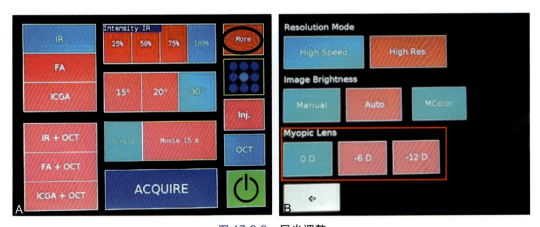

图 17-2-9　屈光调整

通过改变控制杆的位置可以开启或关闭血管过滤器。当控制杆指向标记"A"的位置时，血管造影模式（FA、ICGA）开启。当控制杆指向标记"R"的位置时，反射模式（IR、RF）开启（图 17-2-10）。

3. 扫描激光成像调整及采集图像

（1）一般以均匀照明、将黄斑置于中心为目标。慢慢将摄像头向患者眼睛移动（上、下、左或右）至瞳孔中央，调节物镜与被检查眼之间的距离（物镜边缘与角膜之间的距离大约为14mm）。激光束进入瞳孔后，在 IR 图像屏幕（获取窗口）上看到眼底图像。

（2）移动摄像头以便能在屏幕上看到病变位置。轻轻地上/下移动摄像头直到图像最亮、照明最均匀。然后移动焦平面（用聚焦旋钮）直到图像最清楚。

（3）当实时图像中没有暗角和白色（过度曝光）区域时，则摄像头已处于最合适的位置（图17-2-11）。

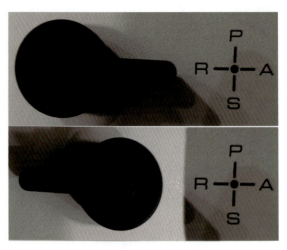

图 17-2-10　滤光控制杆

注意：当滤光控制杆没有完全锁定图上的位置时，系统将不能获取图像

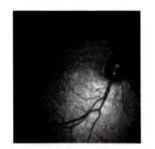
角落偏暗中央过度曝光的图像

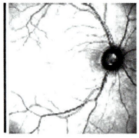
过度曝光的图像

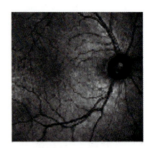
均匀照明的图像

图 17-2-11　成像调整时的三种状态

（4）通过触摸屏选择不同模式采集图像（图17-2-12）。

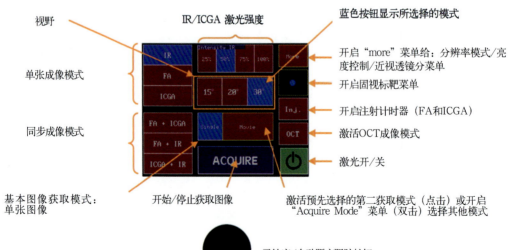

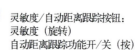

图 17-2-12　图像采集触摸屏

A. 无赤光像采集、炫彩眼底像采集

滤光控制杆调 R 档（图 17-2-10）。

"Red Free"模式下启动 ART 功能并调节亮度，"ACQUIRE"采集无赤光像（图 17-2-13A）。

"More（更多）"模式下选择"M color"模式启动 ART 功能并调节亮度，"ACQUIRE"采集炫彩眼底像（图 17-2-13B，图 17-2-13C）。

B. 红外、自发荧光像采集

激光控制杆调 A 档（图 17-2-14）。

"IR"模式下启动 ART 功能并调节亮度，"ACQUIRE"采集红外眼底像。

"FA"模式下启动 ART 功能并调节亮度，"ACQUIRE"采集视网膜自发荧光像。

"ICGA"模式下启动 ART 功能并调节亮度，"ACQUIRE"采集脉络膜自发荧光像。

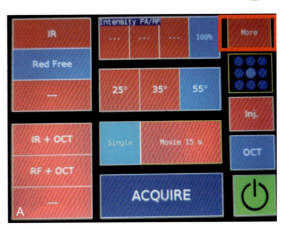

图 17-2-13A "Red Free"模式下启动 ART 功能采集无赤光像

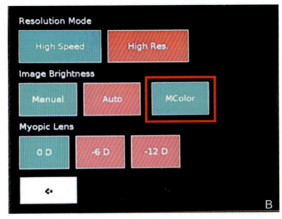

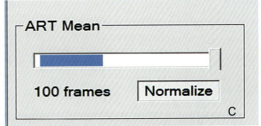

图 17-2-13 B、C "More"模式下选择"M color"启动 ART 采集炫彩眼底像

C. FFA 荧光采集（图 17-2-15）

①建立静脉通道，选择 FFA 模式"Movie"录像功能，在统一口令下快速注入荧光素，同时按"Inj."键开始计时。

②按"ACQUIRE"键开始录像，录像拍摄范围应尽可能包含后极部和周边八方位。在固视标靶菜单下点击不同方向的红色按钮为对应方向的固视灯点亮。按"External"键外固视灯打开（图 17-2-16）。

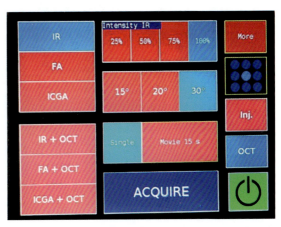

图 17-2-14 通过触控屏采集眼底红外及自发荧光像

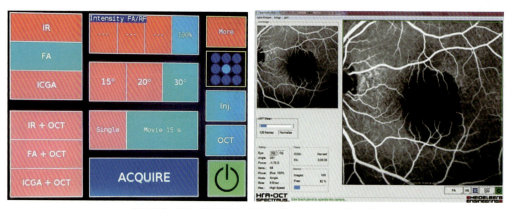

图 17-2-15　选择 FFA 模式"Movie"录像功能

③重点关注主要病变部位变化，共采集 10～15min。

D. ICGA 荧光采集

①切换至 ICGA 采集模式，采集方法同 FFA。

②"眼方位"采集结束后可每 5 分钟采集一次后极部和主要病变部位，共采集 30min。

E. 采集 FFA+ICGA（图 17-2-17）

切换 FFA+ICGA 采集模式，采集方法同上。

图像获取窗口（图 17-2-18）

功能获取窗口（图 17-2-19）

图像获取后，可通过触摸屏的功能获取窗口选择不同的图像显示：如动画模式、断层模式、平均图像模式、显示动画的图像序列、分层的 3D 图像序列、拼图及立体图像等。

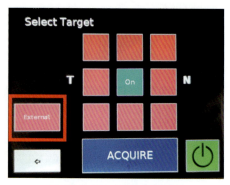

图 17-2-16　固视标靶菜单

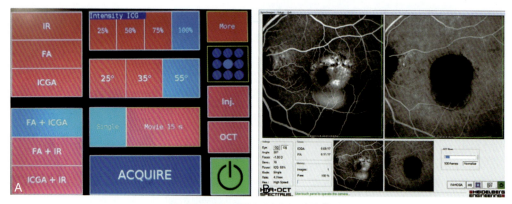

图 17-2-17　FFA+ICGA 采集模式
A. 模式选择；B. 图像显示

自动距离跟踪（ART）拼图获取窗口（图 17-2-20）

通过选择触摸屏菜单上的"composite"并按灵敏度按钮激活自动距离跟踪拼图模式，通过按触摸屏上的"Acquire"键或用脚踏开关获取图像。

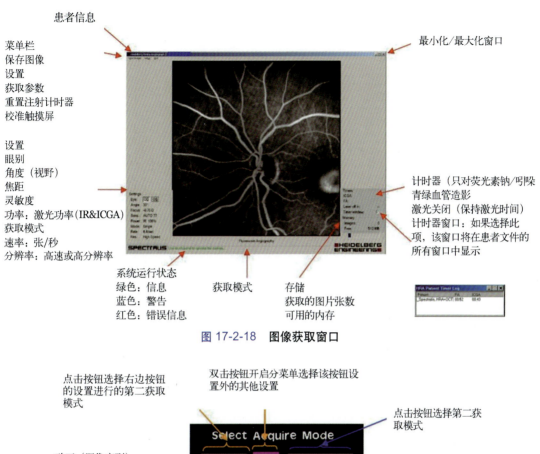

图 17-2-18　图像获取窗口

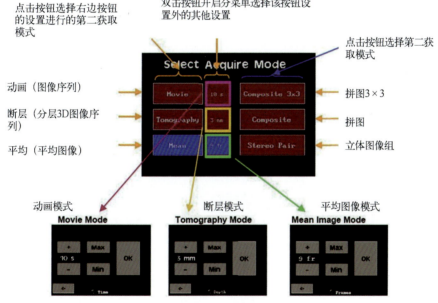

图 17-2-19　功能获取窗口

（二）Topcon-TRC-50DX

1. 创建或打开患者文件（图 17-2-21 ～ 图 17-2-23）

（1）创建一个新患者文件：点击"采集"选择"Color"或"Fluorescein"输入患者信息，包括姓名、出生日期和性别，其它为可选项。

（2）打开一个已有患者文件：点击"选择患者"输入患者信息点击"OK"开始新的检查。

（3）调整取景器的屈光度：逆时针将目镜镜片旋转到头，然后逐渐顺时针旋转目镜镜片，直到十字线清晰可见（图 17-2-24）。

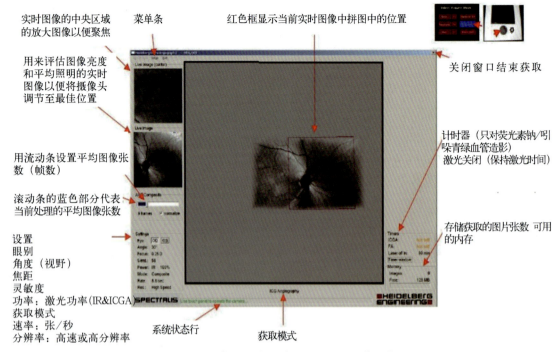

图 17-2-20　自动距离跟踪（ART）拼图获取窗口

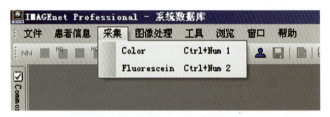

图 17-2-21　选择"Color"或"Fluorescein"输入患者信息

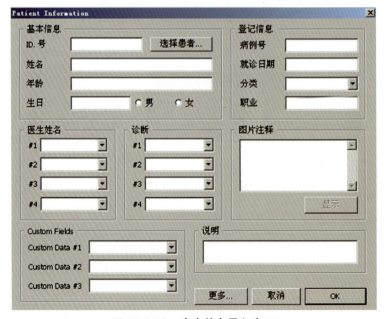

图 17-2-22　患者信息录入窗口

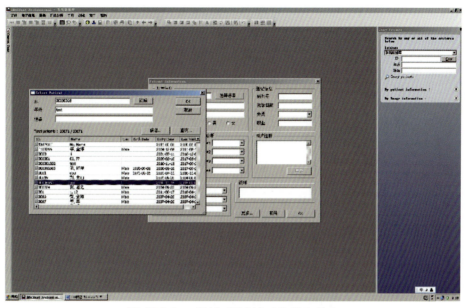

图 17-2-23 通过"选择患者"进入检查

2. 彩色眼底像摄影

（1）把 FILTER SWITCHING KNOB 设定为 N。

（2）根据摄影模式，闪光强度自动转换。

（3）让患者观察外部固视标或内部固视标。

（4）照明光线对准患者瞳孔。用 ILLUMINATION LEVEL KNOB 设定照明强度。观察控制面板上的照明强度显示来检查所设定的强度，以能看到患者眼底的最低照明亮度为宜（图 17-2-25A）。

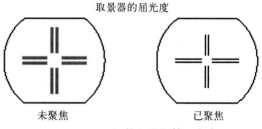

图 17-2-24 调整取景器的屈光度

（5）在取景器中看到眼底影像并调整亮度，精调屈光补偿至图像清晰，对称地采集眼底彩色照片（图 17-2-25B）。

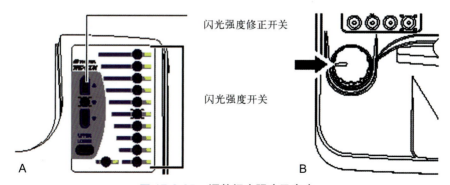

图 17-2-25 调整闪光强度及亮度
A. 闪光强度调整；B. 亮度调整

3. 自发荧光眼底摄影　此种型号不带自发荧光滤光片，此滤光片作为可选附件安装。不需要静脉注射荧光素。

(1) 把 [FILTER SWITCHING KNOB] 设定为 AF。
(2) 拍摄步骤同彩色摄影。

4. FFA 眼底摄影　基本操作方法同彩色摄影。
(1) 把滤光片转换钮设到"N"（图 17-2-26）。
(2) 按 [Ex SWITCH]（Ex 开关）。
(3) 在统一口令下快速注入荧光素同时计时。
(4) 按下栅滤光片开关并采集图像。

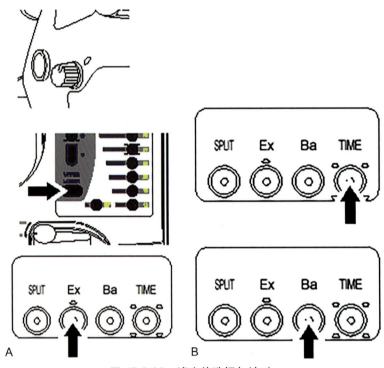

图 17-2-26　滤光片选择与计时

5. ICGA 眼底摄影（只限于 IA 型）

基本操作方法同 FFA，唯一不同的是：通过监视器屏幕观察眼底。
(1) 把滤光片转换钮设到"IA"。自动选择 ICGA 观察红外相机。
(2) 调整聚焦眼底影像。
(3) 在统一口令下快速注入 ICG 同时计时。
(4) 按下栅滤光片开关并采集图像。

四、眼底血管造影的不良反应

（一）常见不良反应

1. **轻度不良反应**　一过性反应，可完全缓解，无须处理。如一过性胸闷、恶心、呕吐、喷嚏、咳嗽、瘙痒、味觉异常、口唇感觉异常等。少量造影剂外渗引起的轻度疼痛。

2. **中度不良反应**　反应较强，缓解慢，有时需处理，但不危及生命。如荨麻疹、腹部绞痛、腹泻、血管迷走神经性晕厥等。较多造影剂外渗引起的明显疼痛。

3. 重度不良反应　危及生命，需要尽快处理。如过敏性休克、喉头水肿、心血管意外等。

（二）易感因素和参考处理措施

1. 恶心、呕吐　出现在注射造影剂后 30s 左右，持续 1～3min。

易感因素：注射过快、注射剂温度低；疲劳体虚、空腹或过饱、紧张、年轻男性。

无须处理。告知患者为一过性反应让其放松，恶心者嘱其深呼吸，为呕吐者提供呕吐物容器和纸巾。

2. 荨麻疹　出现在注射造影剂 3～10min 后，持续数小时。

易感因素：过敏体质，女性。

参考处理措施：①观察，给予多饮水促进造影剂排泄。②必要时听诊肺部，观察呼吸频率、脉搏、血压。如进行性加重可给予口服抗组胺药物，或进一步给予静脉用糖皮质激素和钙剂等抗过敏治疗。③皮肤患处可涂以外用糖皮质激素软膏。

3. 造影剂外渗　出现在注射造影剂当时，表现为注射部位剧烈疼痛；1～2d 后可能继发浅表静脉炎。

易感因素：穿刺后移位、血管条件差、注射过快。

参考处理措施：①若大部分造影剂进入静脉仅小部分外渗可继续按计划进行造影检查；若大部分造影剂外渗，可选择另一部位重新置针注射足量的造影剂进行检查。② 48h 内注射部位疼痛可局部冷（冰）敷。③ 48h 后可局部热敷促进消散。

4. 血管迷走神经性晕厥　表现为晕厥、心动过缓、低血压、出汗、畏寒。注意与过敏性休克鉴别。

易感因素：紧张、恐慌、疲劳、空腹、低血糖。

参考处理措施：①平卧。就地平卧，可迅速恢复意识。②生命体征监测。③若心率和血压无回升，必要时给予阿托品 0.5～1mg 静脉注射。

5. 过敏性休克　表现为意识障碍、血压骤降、支气管痉挛、荨麻疹和瘙痒、心动过速等。

易感因素：既往 FFA 出现严重荨麻疹、过敏体质。

参考处理措施：①组织抢救；患者取休克体位，吸氧，建立必要的静脉通道。②立即给予 0.1% 肾上腺素 0.5mg 皮下注射或肌内注射，观察 15～20min，如血压无回升，可重复给药。③地塞米松 5～10mg 静脉注射，异丙嗪 50mg 肌内注射。④快速补液，有哮喘发作及呼吸困难者可给予氨茶碱 0.25g（5mg/kg）+5% 葡萄糖溶液 500ml 静脉滴注。⑤呼吸道阻塞无法解除行气管插管或气管切开。⑥及时转急诊或内科进一步处理。

五、眼底血管造影注意事项

1. 检查后告知患者当天适当多饮水；荧光素钠在 24～36h 大部分排空，皮肤、眼睛、尿液等发黄属正常现象，对身体无害。

2. 检查后当天勿驾车、勿进行危险和精细作业。

3. 造影后乳汁颜色可能不发黄，但哺乳期妇女至少停止哺乳 24h 并将乳汁弃置，如哺乳正接受光疗的新生儿，至少停止哺乳 72h。

4. 造影后 24h 内避免行血清肌酐、总蛋白、皮质醇、地高辛、奎尼丁和甲状腺素以及其它比色法测定的实验室检测，以免干扰检测结果。

5. 建议造影后留观 30min；过敏性休克患者生命体征平稳后继续留观至病情稳定。有不良反应者，如造影剂外渗患者，必要时告知院外护理知识。

第三节　FFA 与 ICGA 在眼科的临床应用

眼底血管造影主要用于了解眼底血管的动态循环过程及在循环过程中有无血管内的液体外渗和异常血管形成等。在眼底病的诊断和治疗后的随访中有着非常重要的意义。观察要点如下：

一、眼底血管造影分期

眼底荧光血管造影分期（图 17-3-1 ～图 17-3-5）：

◆ 臂 - 视网膜循环时间：10 ～ 15s，双眼相差不大于 1s。

◆ 视网膜动脉前期：视网膜中央动脉充盈前 0.5 ～ 1.5s 可见脉络膜荧光，为斑块状或地图状，各部位充盈时间略有差别。视乳头也在此时充盈，呈扇形分区状。有睫状视网膜动脉者也在此时充盈。

◆ 视网膜动脉期：视网膜动脉充盈快，一般在 1 ～ 2s 内便完全充盈。

◆ 视网膜动静脉期：当荧光素经小静脉汇入较大的静脉主干时，荧光素首先沿着静脉壁流动，而血管中央则无荧光，形成静脉层流，直至管腔完全被荧光素充盈。

◆ 视网膜静脉期：静脉完全充盈。

◆ 后期（晚期）：10 ～ 15min 后，视网膜血管内的荧光明显减弱或消失，只能看到微弱的脉络膜背景荧光和巩膜以及视乳头边缘的残留荧光。

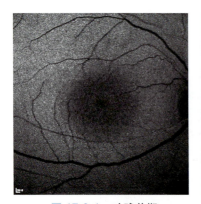

图 17-3-1　动脉前期

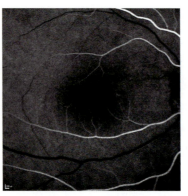

图 17-3-2　动脉期

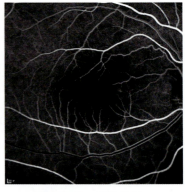

图 17-3-3　动静脉期

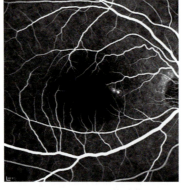

图 17-3-4　静脉期

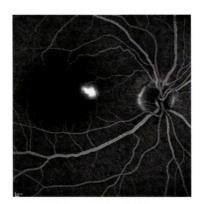

图 17-3-5　后期（晚期）

脉络膜血管造影分期：

◆ 早期：注射染料后5min内。造影过程中，染料注射后10s可见脉络膜动脉充盈，从黄斑区开始，以视乳头周围和黄斑区为主。但荧光较弱，充盈不均匀。黄斑区周围的脉络膜小动脉细而迂曲，呈网状。并可见暂时的垂直或水平的充盈缺损区即分水区。0.5s后脉络膜静脉开始充盈，脉络膜静脉较动脉粗、直，易分辨，回流入4～6支涡静脉。毛细血管形态看不清，呈弥漫荧光。

◆ 中期：注射染料后5～20min。5min后荧光显著减弱。脉络膜荧光充盈后0.5～1.0s，视网膜血管开始充盈，仅见视网膜大中血管，视网膜毛细血管看不清，整个视网膜荧光强度较脉络膜弱。

◆ 晚期：注射染料20min后。脉络膜血管内已无染料，在脉络膜间质背景荧光衬托下，仅见脉络膜血管轮廓。

二、异常荧光

了解了有关荧光血管造影的解剖及组织学特点才能判断是否有异常荧光的表现。正常荧光主要依赖视网膜内外屏障也就是血-视网膜屏障和视网膜色素上皮屏障的完整性。任何导致视网膜内外屏障的破坏，都可能导致异常荧光的产生。

（一）视网膜血管造影的异常荧光

视网膜血管造影的异常荧光主要包括自发荧光、高荧光、低荧光和血管异常。

1. 自发荧光　也称为假荧光。有些组织有自发荧光的特性，在荧光素注射之前即有荧光，称为自发荧光。

2. 高荧光　即荧光强度较正常增加。分以下两种情况：

（1）透见荧光：是由于视网膜色素上皮缺损，增加了背景荧光的透见，好似视网膜色素上皮开了一个"窗口"，从而更容易显露脉络膜荧光，也可称为窗样缺损。

（2）荧光素渗漏：是指造影过程中在视网膜血管与脉络膜血管荧光完全消退后，眼底仍存在的任何荧光均为血管外荧光，也就是荧光素渗漏。任何疾病导致视网膜内外屏障功能损害，荧光素由血管内漏出至血管外或由脉络膜漏出至视网膜均可导致荧光渗漏。表现如下：

①荧光积存：荧光素弥散至组织间隙中，导致染料积存，如浆液性神经上皮脱离或浆液性色素上皮脱离。

②荧光着染：组织结构吸收荧光素，即组织着染或染色。组织损伤修复或已被破坏的组织均可呈荧光着染。

3. 低荧光　即荧光强度减低。表现如下：

（1）荧光遮蔽：被不发光的结构遮挡，即荧光遮蔽，常见者为出血或色素。

（2）充盈障碍：是由于血循环被阻，血管充盈缺陷，如视网膜血管阻塞、毛细血管闭锁等所致毛细血管无灌注。

4. 血管异常　在造影过程中表现为血管充盈迟缓、充盈缺损和血管形态迂曲、扩张、动静脉短路、侧支循环形成、新生血管或血管瘤等。

（二）脉络膜血管造影的异常荧光

脉络膜血管造影的异常荧光同样表现为：高荧光和低荧光。高荧光包括假荧光、透见荧光、异常血管和渗漏。低荧光包括荧光遮蔽和充盈缺损。

对眼底血管造影的判断，必须结合临床资料。荧光造影报告一般需要包括各循环时期荧光充盈时间、充盈是否完全、有无充盈缺损或无灌注，当发现异常荧光后需追随演变过程，如形态、范围、荧光强度的动态改变，以分析是否为窗样透见荧光或荧光素渗漏或晚期着染等。对于异常血管，需注意有无管壁着染，有无血管外渗漏所致荧光。黄斑部位需在静脉早期注意拱环及其附近的改变。还需注意荧光造影图片上镜头污染所致的伪影，鉴别方法是伪影在造影过程中，其位置及大小形态始终不变。另外，荧光血管造影须结合临床全身情况与眼部所有检查资料，综合分析。

三、炫彩成像

炫彩成像（multicolor）由三种不同波长的激光照射到视网膜不同层面组成的伪彩图像，一次成像可以得到4张照片。通过观察不同层面的图像可确定病变的深度，同时该图像对应的视网膜浅层或深层病变细节会显示的更加清晰，具有诊断优势（图17-3-6）。

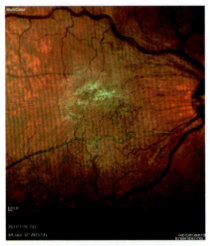

图17-3-6A 炫彩成像综合判断，可见黄斑前膜及前膜牵引产生的放射状条纹

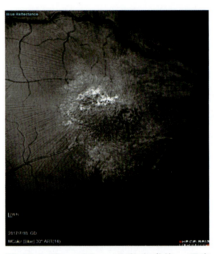

图17-3-6B 488nm蓝激光成像，观察表层视网膜

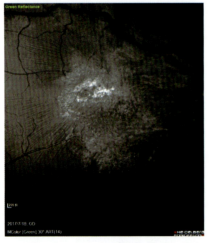

图17-3-6C 518nm绿激光成像，观察视网膜血管及内层视网膜

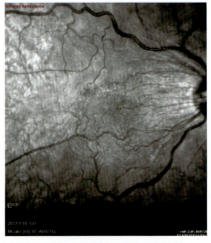

图17-3-6D 815nm红外激光成像，观察外层视网膜及脉络膜

四、自发荧光

自发荧光（AF）来源主要是视网膜色素上皮细胞（RPE）的代谢产物脂褐质，可以间接反映活体 RPE 及感光细胞的功能状态（图 17-3-7）。视盘无 RPE，所以无自发荧光。视网膜血管处自发荧光被血红蛋白吸收亦无自发荧光，表现为黑色。黄斑区自发荧光大部分被叶黄素吸收，表现弱的自发荧光。其他处视网膜为均匀的自发荧光。病理状态下主要表现为高自发荧光及低自发荧光，代表该处的视网膜色素上皮细胞发生了功能状态变化。

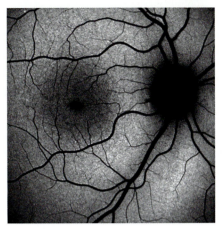

图 17-3-7 正常眼底自发荧光

（谷 威 安 宁）

主要参考文献

广东省荧光素眼底血管造影操作技术规范专家共识．

张承芬．眼底病学．北京：人民卫生出版社，1998.

Yannuzzi LA, Rohrer KT, Tindel LJ, et al. Fluorescein angiography complication survey［J］. Ophthalmology, 1986, 93(5): 611-617.

第18章 多光谱眼底成像

第一节 概述

多光谱技术最早源于遥感卫星、空间探测。多光谱眼底分层成像系统（Multi Spectral Fundus Imaging System，MSI）利用不同波长的光进入眼内，由于视网膜不同组织对不同波长光的吸收光谱不同，经对反射光进行采集后最终形成不同层次的图像，这是多光谱成像技术在眼科领域的首次应用。多光谱成像既是利用视网膜光谱吸收的变化，发现和诊断视网膜疾病；同时利用光的亮度变化和折射异常，显示眼底组织冠状面的形态学改变。此种检查方式无创，可以代替眼底荧光血管造影对部分眼底疾病进行检查，同时可以与结构OCT互补，是检查视网膜和脉络膜疾病的新型无创手段，也是眼底疾病筛查的简便易行的方法。

第二节 多光谱眼底成像的基本原理

多光谱眼底成像是将多种单色发光二极管光源（波长范围从550～850nm，共11个单色光）分别投射入眼底，利用眼底不同组织（包括视网膜及脉络膜层）及病理产物吸收光谱的差异，将其光反射图像进行采集，形成光谱图像。这些不同波长的单色光穿过视网膜和脉络膜，随着波长的不断增大，可直观观察视网膜深层、RPE层、脉络膜层等组织。

一、光源系统

多光谱眼底分层成像系统光源主要包含绿光（550nm）、黄光（580nm）、琥珀光（590nm）、红光（620nm、660nm、690nm、740nm）及红外光（760nm、810nm、850nm）。波长450～630nm的光在色素上皮会和脉络膜层的吸收率约70%，视黄醛对波长480nm以下的光有较高的吸收率，视网膜色素上皮层及脉络膜层含有丰富的黑色素，波长在670～750nm时，吸收物质主要为黑色素。因此，不同颜色单色光在不同眼内组织形成不同反射，被图像采集系统记录后，形成眼底不同层次的图像。此外，利用含氧血红蛋白与脱氧血红蛋白对不同光谱的吸收不同，利用580nm和590nm波长组合光谱图及760nm和810nm波长组合光谱，可形成视网膜血管及脉络膜血管成像。

二、图像采集系统

全程自动聚焦照相。当筛查黄斑病变时，以黄斑聚焦；筛查血管病变时，聚焦在动静脉血管处。

三、图像分析系统

根据成像原理：绿光（550nm）代表浅层视网膜交界区的结构，可应用于视网膜前膜、黄斑裂孔等疾病的筛查与鉴别；黄光（580nm）对出血最敏感，可用于微血管瘤等眼底异常的筛查；琥珀光（590nm）、红光（620～690nm）显示中深层视网膜结构及视网膜色素上皮层（RPE），可用于深层出血、渗出、新生血管等疾病的诊断；深红色光（740nm）、红外光（760～850nm）显示 RPE 及脉络膜层的结构，可用于鉴别年龄相关性黄斑变性（AMD）的脉络膜新生血管膜（CNV）、脉络膜黑色素痣及脉络膜黑色素瘤等病变。不同波长的 MSI 图像对视网膜各层显示的清晰度、视盘血管的清晰度及脉络膜的透见程度有所不同（表 18-2-1）。

表 18-2-1　不同波长的 MSI 图像与视网膜、视盘及脉络膜各层次清晰度对应关系

MSI 图像	视网膜、视盘及脉络膜各层清晰度
550～580nm 成像	视网膜、视盘血管清晰，动静脉反光相同；580nm 成像的视网膜血管反光强度增加
590nm 成像	视网膜血管清晰，视盘血管清晰度下降，视网膜动脉反光进一步增强，视盘下方脉络膜隐约出现
620nm 成像	视网膜动脉反光最强，视盘血管部分消失，视盘下方、上方鼻侧均透见脉络膜血管，部分清晰部分隐蔽
660～690nm 成像	可透见除黄斑区外的脉络膜血管
740nm 成像	黄斑区可透见脉络膜血管
780～810nm 成像	脉络膜血管清晰度下降，可清晰地看到脉络膜色素

第三节　多光谱眼底照相机检查操作

本节以 MSI C2000 多光谱眼底照相机为例介绍。

一、MSI C2000 多光谱眼底照相机系统概述

多光谱照相机主要由光源系统、图像采集系统和图像分析系统组成（图 18-3-1）。

二、MSI C2000 多光谱眼底照相机操作流程

1. **开机**　接通电源，打开开关，多光谱眼底照相机完成自检。

2. **检查体位**　指导患者坐在仪器前面，调整高度，下颌放在下颌托上，前额顶住前额带。旋转下颌托调节手柄，将患者眼睛外眦调到与颌架侧方的标志线同一水平高度。

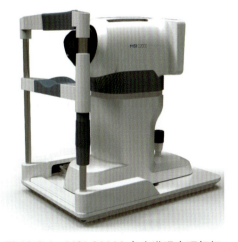

图 18-3-1　MSI C2000 多光谱眼底照相机

3. **瞳孔对正**　机身移动到距离患者眼前 15～20mm 的位置，使操纵杆直立，然后左右调节并旋转操纵杆，使得角膜上聚焦的环状反光与患者的瞳孔同轴（图 18-3-2）。

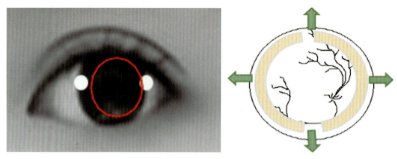

图 18-3-2 角膜上聚焦的环状反光与患者的瞳孔同轴

4. 眼底对焦　不同的受检者屈光度常存在差异,设备可提供 -15D ～ +15D 范围的屈光度补偿,以确保光线可以在眼底清晰聚焦。关闭设备虹膜照明后让受检者一直注视固视标。调节对焦照明的亮度和屈光补偿以获得清晰的视网膜图像。

5. 采集图像　在清晰对焦后,提醒受检者睁大眼睛。如有必要,微调操纵杆,以确保眼睛位置居中,并且没有环形反光。点击屏幕拍摄按键采集图像(图 18-3-3)。

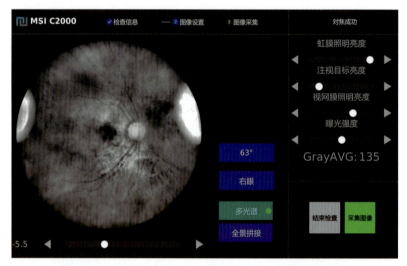

图 18-3-3　MSIC2000 多光谱眼底照相机图像采集界面

6. 图像采集完毕,即可打印报告(图 18-3-4)

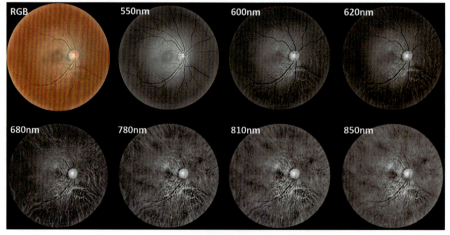

图 18-3-4　MSIC2000 多光谱眼底成像

第四节　多光谱眼底成像的临床应用

正常人眼 MSI 检查的图像具备下述要素：

1. 在多光谱 550～590nm 成像中　眼底背景颜色由浅黑向灰色均匀过渡，视盘边界清楚，呈浅白或灰色；视网膜动脉与静脉血管呈浅黑或黑色，部分对比度强烈的图像中在管径中部伴有浅白色反光，管径比约为 2∶3，各象限走行自然，分支均匀、到位；黄斑部呈浅黑或灰色，中心凹处呈浅白或白色点状反光；脉络膜血管尚未显现（豹纹状眼底除外）。

2. 在多光谱 620～850nm 成像中　脉络膜大中小血管随着 MSI 波长的加大逐渐显现清晰。同时，眼底浅黑向灰色均匀过渡的背景也逐渐被斑驳的脉络膜血管条纹所取代。

MSI 成像可以显示出病变的图像（灰度图）、深度层次、形态以及病变在眼底平面的位置等信息，以此来判别病变的性质、轻重、活动度以及病变的发展趋势等病情，从而为临床诊断、治疗以及预防提供有力的依据。这些内容汇集起来，便形成了一个眼底病 MSI 检查体征体系（表 18-4-1），可以应用于下列常见视网膜血管病变、黄斑病变和脉络膜病变的检查。

表 18-4-1　MSI 检查图像中的常见病理体征

眼底病理体征	颜色	波长	位置	形态
黄斑前膜	浅白或灰色	550～590nm	黄斑区	玻璃纸样反光，边界模糊
黄斑水肿	灰或浅白	620～740nm	黄斑区	黄斑区片状隆起，边界模糊
视盘水肿	浅白或灰	550～850nm	视盘	视盘肿胀隆起，边界模糊
视网膜出血	黑或浅黑	550～590nm	广泛眼底	点状、片状，边界清楚
渗出	浅白或灰	550～590nm	广泛眼底	硬性：多个或成簇斑点，边界清；软性：点状、棉絮状，边界不清
微动脉瘤	黑或浅黑	550～590nm	小血管边缘	针尖状、点状，边界清楚
视网膜新生血管	黑或浅黑	550～590nm	广泛眼底	正常分布之外，走行迂曲的血管
脉络膜新生血管	灰色或浅白	550～850nm	黄斑区或黄斑旁	点状、斑片状，如无出血，可见边界轮廓，活动期常伴出血、渗出
黄斑裂孔	灰或浅白	550～740nm	广泛眼底	椭圆形、圆形，边界清楚
视网膜脱离	灰或浅白	550～740nm	广泛眼底	脱离区的视网膜颜色较背景浅，边界清楚
视网膜色素上皮脱离	灰或浅白	620～740nm	广泛眼底	片状，边界清

一、视盘疾病

1. **视盘新生血管**　是视网膜血管严重缺血的表现之一。在糖尿病视网膜病变增殖期，视乳头上或视乳头周围 1DD 范围内的新生血管，呈小的袢状或网状，可逐渐增粗到视乳头上视网膜静脉的 1/8～1/4（图 18-4-1）。多光谱成像中，550～620nm 可以看到视盘表面不规则线状的增生的血管团，随着波段的增加新生血管信号逐渐减弱。

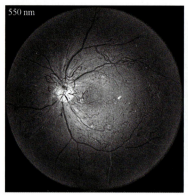 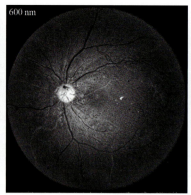 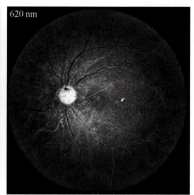

图 18-4-1　视盘新生血管

2.视盘水肿　可以是多种疾病的共同表现，引起视盘水肿的原因可能包括：局部炎症、血管疾病、肿瘤等。在多光谱成像中，短波长（550nm）可见水肿的神经纤维层放射状走行，可伴纤维间点线状出血，视盘血管扩张、视杯消失和视盘边缘模糊；随着波长增长，神经纤维及视盘血管逐渐离焦，但始终可见放射状高反射（图 18-4-2）。

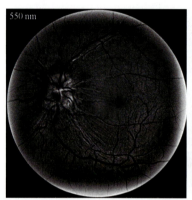 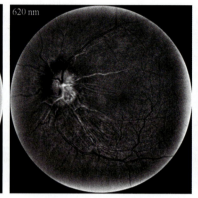 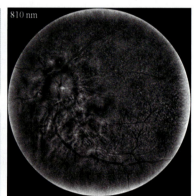

图 18-4-2　视盘水肿

二、糖尿病视网膜病变

1.视网膜微动脉瘤与硬性渗出　微动脉瘤是糖尿病视网膜病变早期的特征性改变，常发生于视网膜无灌注区周围，检影镜下观察视网膜呈针尖样的小红点，多分布于黄斑周围和后极部视网膜。

硬性渗出是由于糖尿病致视网膜毛细血管周细胞和内皮细胞受损，血-视网膜屏障破裂，毛细血管扩张，液体和血浆成分从异常的毛细血管和微血管渗出，进入视网膜。图 18-4-3 的多光谱成像中，①微动脉瘤为边界清晰、孤立、球形、不同大小的低反射（红色框所示）；②硬性渗出灶为高亮反射（白箭所示）。

2.棉绒斑　常是视网膜缺血和缺氧引起的神经纤维肿胀和坏死，常分布于后极部视网膜，多沿大血管分布。在多光谱成像中，550nm 波长时可清晰看到不规则灰白斑状高反射信号，大小不等，形态不规则，边界不清，随着波长增加，高反射信号强度逐渐降低（图 18-4-4）。

3.视网膜内微血管异常　是指视网膜内血管迂曲，管径粗细不一，常出现于毛细血管闭塞区的周围，视网膜内微血管异常的出现常预示病情进展到严重阶段。多光谱成像中，波长 550～600nm 范围的眼底图像呈树墩状或末端尖形扩张的不规则异常血管网（图 18-4-5）。

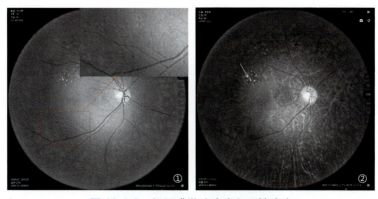

图 18-4-3　视网膜微动脉瘤和硬性渗出

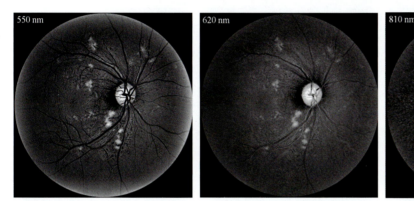

图 18-4-4　棉绒斑

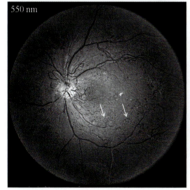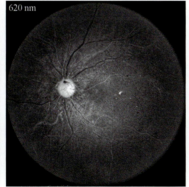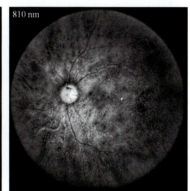

图 18-4-5　视网膜内微血管异常

4. 静脉串珠样改变　在糖尿病视网膜病变晚期病例中，视网膜静脉可发生一系列特殊改变，比如管径不均，呈梭形、串珠状扩张。当串珠样改变加重，多光谱成像中，静脉表现如腊肠样外观（图 18-4-6）。视网膜颞上支、颞下支静脉血管扩张迂曲，静脉串珠样改变（白箭所示）。

5. 视网膜新生血管　是因视网膜大面积毛细血管闭塞、慢性缺血引起，视乳头周围 1DD 外形成的视网膜新生血管。多光谱 550 nm 时可清晰观测新生血管的形态，如叶状、花瓣状、不规则团状异常血管叶，随着波长增加，异常血管叶信号减弱（图 18-4-7）。

6. 糖尿病视网膜病变患者视网膜表面增殖膜　糖尿病视网膜病变晚期，新生血管膜上的血管可退行，玻璃体内纤维血管组织增生形成增殖膜牵拉视网膜。多光谱成像中，550～620nm 时可清晰看到条索状高反射条带，同时后极部大片的牵拉条纹，随着波长的增加，高反射信号的强度降低，但依然全层可见（图18-4-8）。

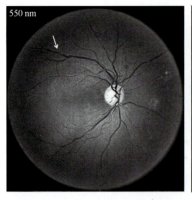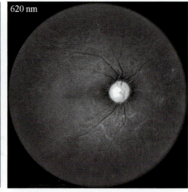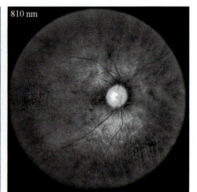

图18-4-6　静脉串珠样改变

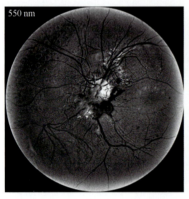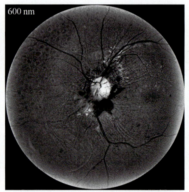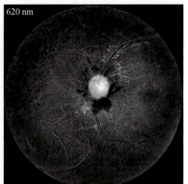

图18-4-7　视网膜新生血管

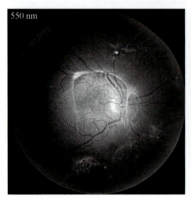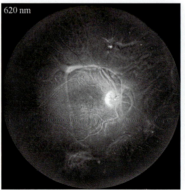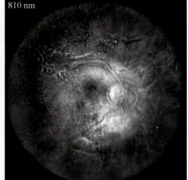

图18-4-8　糖尿病性视网膜病变患者视网膜表面增殖膜

三、黄斑疾病

1. 年龄相关性黄斑变性　临床上通常笼统地将年龄相关性黄斑变性分为"干性"和"湿性"。干性和湿性的区别在于眼底是否有出血、水肿和渗出。干性年龄相关性黄斑变性常表现为黄斑区明显的色素改变和玻璃膜疣。在多光谱成像中，黄斑萎缩及色素改变在中波长（680nm）时为斑驳状不均匀反射信号（图18-4-9）。玻璃膜疣显示为中等强度高反射信号，呈点状、片状、融合性等形态，一般全层可见，在中等波长（680nm）时信号最强、边界最清晰图（图18-4-10）。

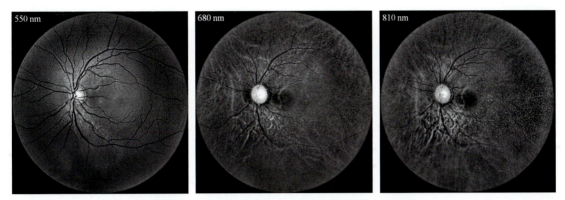

图 18-4-9　干性年龄相关性黄斑变性的黄斑区萎缩

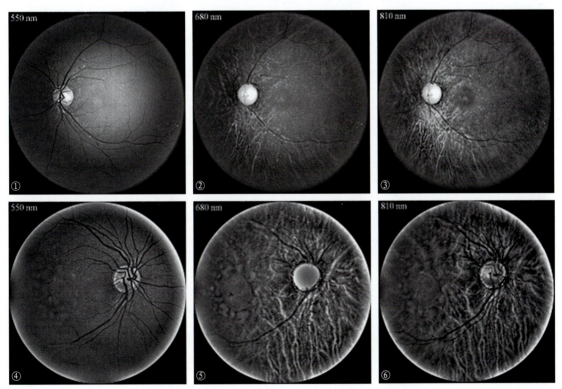

图 18-4-10　干性年龄相关性黄斑变性的玻璃膜疣

①～③是硬性玻璃膜疣，小而圆，散在分布；④～⑥是软性玻璃膜疣，比硬性玻璃膜疣大，边界模糊，可融合

干性年龄相关性黄斑变性也可发展成为黄斑区大片视网膜脉络膜萎缩区，即地图样萎缩（图18-4-11）。

湿性年龄相关性黄斑变性典型表现为脉络膜新生血管形成。多光谱眼底图像中，在短波长时黄斑区可见灰白色团状物，同时周边可伴有视网膜色素上皮紊乱、出血及渗出，随着波长不断增加，色素上皮层脱离的边界逐渐显影，当波长为810 nm时，脉络膜新生血管的轮廓完全显现（图18-4-12）。

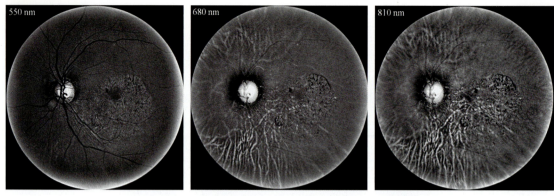

图 18-4-11　干性年龄相关性黄斑变性黄斑区地图样萎缩灶

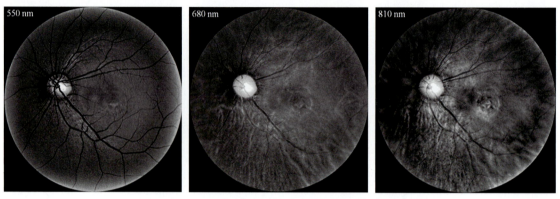

图 18-4-12　湿性年龄相关性黄斑变性脉络膜新生血管

2.黄斑裂孔　表现为黄斑部呈现一圆形的边缘锐利的孔,一般多为1/4～1/2视盘直径大小。多光谱眼底图像中,黄斑中心可见大小近圆形稍低反射区域,其周可见稍高反射环,病理上对应黄斑裂孔边缘的视网膜翘起的改变(亦称为"袖口")。随波长增加,裂孔所在区域的低反射信号与正常视网膜对比逐渐增强(图18-4-13)。

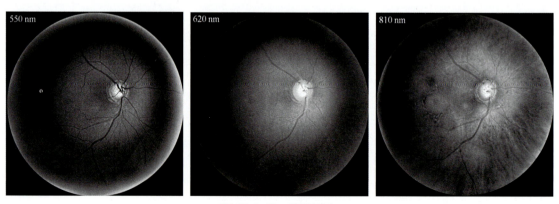

图 18-4-13　黄斑裂孔

3.黄斑水肿　在早期在检影镜下可以基本正常,黄斑中心凹反光弥散或消失。在多光谱短波长(550 nm)能够清晰显示多个囊样稍低反射信号区(白色圆圈所示),随波长的不断增加水肿区信号逐渐减弱,长波长时水肿信号消失(图18-4-14)。

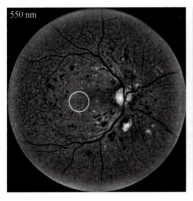
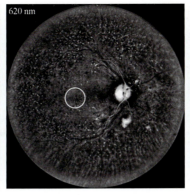
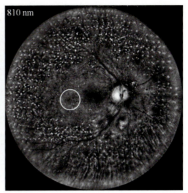

图 18-4-14　黄斑水肿

四、视网膜疾病

1. 视网膜中央静脉阻塞　是发生在视盘处视网膜静脉总干的阻塞，临床表现为突然无痛性视力下降。眼底检查时，典型眼底改变是以视盘为中心的点状或片状出血，动脉形态正常或硬化变细，视网膜静脉扩张迂曲（图 18-4-15）。

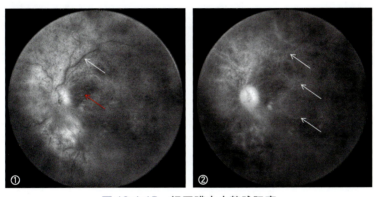

图 18-4-15　视网膜中央静脉阻塞

①静脉血管迂曲扩张（白箭头），视盘周边片状、火焰状出血（红箭头）；②视网膜血管白线状改变（白箭头）

2. 视网膜血管瘤　多位于眼底周边部，少数位于视盘周边，生长缓慢，形成典型的迂曲扩张的管腔，呈淡红色或暗红色（图 18-4-16）。

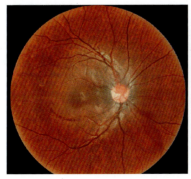
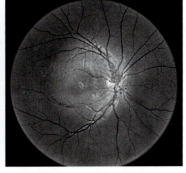

图 18-4-16　视网膜血管瘤，视盘上方血管迂曲扩张呈瘤样改变

五、脉络膜疾病

1. **息肉样脉络膜血管病变（Polypoidal Choroidal Vasculopathy，PCV）** 是一种特殊的黄斑病变，它是一种眼内血管的病变，主要表现为脉络膜分支血管网和血管网末端的膨大。这些异常血管网和膨大的血管，容易向外渗漏液体甚至血液，造成眼底出血、视网膜水肿等而导致视力严重下降。多光谱成像中，波长（550～600nm）视网膜黄斑区可见片状出血及渗出呈高反射信号，视网膜血管走行显示良好。随着波长的不断增加低反射信号强度逐渐增加，色素上皮脱离的边界逐渐清晰。多光谱长波长（780～850nm）黄斑区出血性色素上皮层脱离信号强度最高，边界最为清晰，同时部分遮挡其组织形态（图18-4-17）。

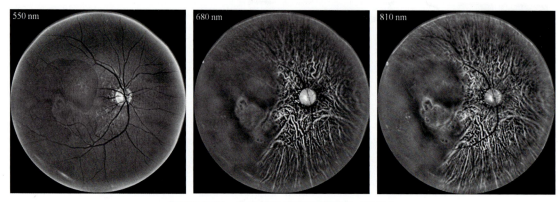

图 18-4-17 息肉样脉络膜血管病变（PCV）

2. **病理性近视的视网膜脉络膜萎缩** 病理性近视由于眼轴不断增长，脉络膜毛细血管层及中血管层可减少甚至萎缩，RPE和脉络膜色素变薄，暴露出脉络膜大血管，使眼底呈豹纹状。多光谱眼底成像中，短波长（550nm）时视网膜上方、下方脉络膜逐渐显现，随着波长增加整个眼底将看到大片的脉络血管，形状如同豹纹（图18-4-18）。

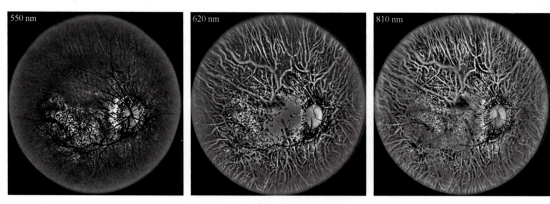

图 18-4-18 病理性近视的眼底改变

3. **脉络膜色素痣** 为先天性，由神经管的黑色素细胞组成，通常位于视网膜后极部，为1/3DD～7DD，呈青灰色边界不锐利的圆形或卵圆形，一般可无明显临床症状，少数患者有视野缺损。多光谱眼底成像中，脉络膜色素痣在短波长（550～600nm）时信号不显著，随着波长增加，对应区域低反射信号逐渐增强，呈现出黑色、团状或片状低反射信号

(图18-4-19)。

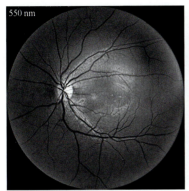 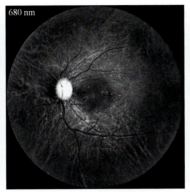 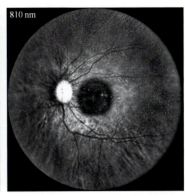

图 18-4-19　脉络膜色素痣

（王启常　马菲妍　李东慧）

主要参考文献

李晓莉, 孟倩丽, 谢洁, 陈湘婷, 黄天. 新型眼底影像检查技术在糖尿病视网膜病变诊断中的应用[J]. 中华眼底病杂志, 2019, 35(1):90-94.

中国医学装备协会眼科专业委员会. 多光谱眼底分层成像系统的应用标准[J]. 中华眼科医学杂志(电子版), 2016, 6(4):187-192.

EverdellNL, StylesIB, CalcagniA, et al. Multispectral imaging of the ocular fundus using light emitting diode illumination [J]. Rev Sci Instrum, 2010, 81(9): 093706.

ZhangJ, YuZ, LiuL. Multimodality imaging in diagnosing polypoidal choroidal vasculopathy [J]. Optom Vis Sci, 2015, 92(1):21-26.

第 19 章

微 视 野 计

微视野计检查是视网膜形态和功能相结合的心理物理学检查,其内容包括眼底成像、自动静态视野和注视点检查,可应用于各种视网膜、视神经疾病,尤其是主要累及黄斑部的疾病。此外,微视野计还可以帮助低视力患者利用旁中心区域进行生物反馈训练,帮助低视力患者视觉康复。

第一节 概述

一、微视野计的发展

1979 年,第一代微视野计 SLO-101(Rodenstock GmbH,Munich,Germany)问世,它可以检测视网膜光敏感度地图,同时通过红外摄像机观测眼底,将视网膜功能和结构相关联。但它是一种半自动视野检查,并且缺乏眼位追踪系统,目前临床上极少使用。

2002 年,日本 Nidek 公司融入全自动视野计及眼位自动追踪技术,推出第二代微视野计 MP-1(Nidek,Gamagori,Japan)。MP-1 较第一代微视野计在功能上有很大提升,但仍有一些不足。例如,彩色眼底成像分辨率(150 万像素)较低,刺激光调节范围(20 dB)较窄,最大照明亮度(400 asb)较低,眼球运动追踪速度较慢,仪器操作复杂,这些缺点限制其在临床上的使用。

2009 年,意大利 CenterVue 公司推出了第三代微视野计 MAIA(CenterVue,Padova,Italy)。MAIA 采用高速线性扫描激光眼底成像,与红外光眼底成像相比,激光穿透性更强,图像更清晰,对瞳孔直径要求(直径≥2.5 mm)更低。此外,与 MP-1 相比,MAIA 刺激光调节范围(36 dB)更宽,最大照明亮度(1000 asb)更高,眼位追踪速度(25 Hz)更快,软件方面更加成熟,是真正意义上普通临床即可使用的微视野计。

2016 年,日本 Nidek 公司新推出了 MP-3(Nidek,Gamagori,Japan)。与 MP-1 相比,MP-3 彩色眼底成像分辨率更高(1200 万像素),刺激光调节范围更宽(34 dB),最大照明亮度更高(10000 asb),眼位跟踪速度更快,自动化程度更高。与 MAIA 相比,MP-3 仍采用红外摄像机,受白内障等屈光介质混浊的影响更大,对瞳孔直径要求更高(直径≥4 mm),但它的检查结果可以通过 Nedik Overlay 功能性多模影像平台与 OCT、OCTA 的形态学影像进行对位显示,能帮助临床医师更深入、多角度地了解疾病的病理生理和转归(图 19-1-1)。

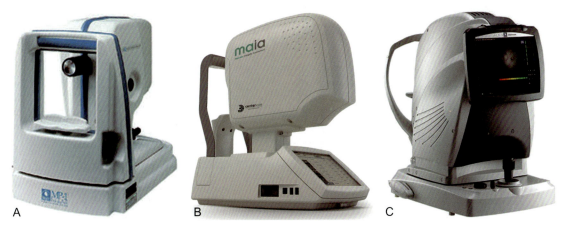

图 19-1-1 微视野计
A. MP-1 微视野计；B. MAIA 微视野计；C. MP-3 微视野计

二、微视野计的工作原理

微视野计具有眼底成像、自动静态视野检查、眼位追踪及生物反馈训练功能。本节以 MAIA 微视野计为例进行阐述。

（一）眼底成像

微视野计以红外光作为光源检查眼底，可避免明亮光线对视野检查的干扰。与 MP-1、MP-3 不同，MAIA 采用线性扫描激光眼底成像方法。

线性扫描激光眼底成像是激光机在短时间发出一个高度校准的细光束，通过多边形镜水平反射，形成对视网膜的线性扫描。从视网膜反射的光线由光束分离器收集并通过镜头聚焦在图像探测器，进而同步解码到显示屏上形成眼底图像。与照相机相比，扫描激光眼底成像有两个优势：第一，光线不是从照明点散射，而是从视网膜各层或各区域散射，增加了图像的对比度，使得瞳孔小、晶状体混浊的患者可以获得清晰的眼底图像；第二，扫描激光成像共焦模式可以决定接受眼底某一层的光线，因此可以显示脉络膜层的眼底成像，对脉络膜疾病更具优势。

（二）自动静态视野检查

自动静态视野检查是应用软件程序控制的静态视野检查，可以评估视野损害的范围，以视网膜光敏感度定量描述视野损害程度，还可以比较不同时间的检查结果。

MAIA 微视野计的静态视野检查策略包括：快速检查、4 级固定检查、全阈值 4-2 检查、盲点检查和随访检查。

1. **快速检查策略**（图 19-1-2） 首先呈现 27dB 强度的刺激光标，如受检眼看见，则该检查点光敏感度 ≥ 27dB，标为绿色（A）；如受检眼看不见，则又呈现 25dB 强度刺激光标。如受检眼看见，则该检查点光敏感度 < 27dB，但 ≥ 25dB，标为黄色（B），反之，则光敏感度 < 25dB，标为红色（C）。

2. **盲点检查策略** 在视野各检查点依次显示最强（0dB）的刺激光标，如受检者看见光标则该检查点非盲点，标为黄色，反之则为盲点，标为黑色。

3. **4 级固定检查策略** 与快速检查类似，依次呈现 25dB、15dB、5dB 和 0dB 强度的刺激光标，根据受检者对光标的应答将该检查点光敏感度划分为 ≥ 25dB、15～25dB、5～15dB、0～5dB 和 < 0dB。

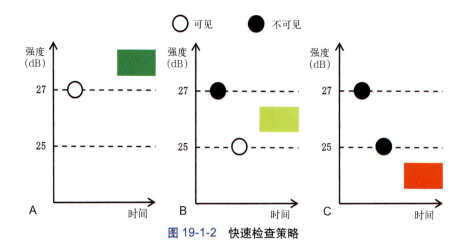

图 19-1-2 快速检查策略

4. 全阈值 4-2 检查策略（图 19-1-3） 首先呈现一个刺激光标，在受检者反映证实光标被看见或看不见后，光标刺激强度以 4dB 递减至受检眼看不见或递增至受检眼看见，然后又以 2dB 递增至受检眼第一次看见或递减至受检眼第一次看不见，并以该光标刺激强度作为检查点的光敏感度。

5. 随访检查策略 将上一次检查的光敏感度结果作为起始刺激光标亮度，按全阈值 4-2 检查策略确定本次检查的光敏感度。

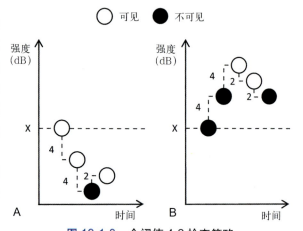

图 19-1-3 全阈值 4-2 检查策略
A. 光敏感度 X-6 dB；B. 光敏感度 X+6 dB

（三）眼位追踪系统

眼位追踪系统可以在检查过程中记录眼球位置，并根据眼位变化调整刺激光标投射位置，以确保其投射至视网膜指定位置，提高检查的精确性和可重复性。此外，眼位追踪系统可以记录下受检者每次按键时固视光标在眼底的确切投射位置，并叠加在眼底图像上，用以分析注视中心位置与固视稳定性。一般情况下，黄斑中心凹是注视中心；但是黄斑中心凹功能缺失患者会开发一个或多个保留视觉功能的偏心视网膜区域替代黄斑中心凹作为注视中心，这样的视网膜区域称为优选视网膜注视点（Preferred Retinal Locus，PRL）。

（四）生物反馈训练功能

生物反馈训练要求患者根据音频或光学反馈来移动眼球，从而引导患者使用检查者设置的 PRL 进行注视。反复训练后，患者可形成特殊的眼位观察，使外界图像投射在 PRL，进而产生功能稳定的 PRL 注视，使患者获得更好的阅读视力。PRL 注视改善阅读视力的理论基础是黄斑疾病患者可以通过训练使与中心凹匹配的视觉皮质发生重组，重组完成后刺激 PRL 可活化中心凹匹配的皮质，即将皮质与中心凹的联系切换为与 PRL 的联系。

第二节 MAIA 微视野计的检查操作

一、检查前准备

检查前需安置好受检者。检查要求受检眼瞳孔 ≥ 2.5mm。调整微视野计及坐凳高低使受检者舒适地坐于微视野计前。嘱受检者将下颌和前额分别固定于下颌托和头带上，调整下颌托高度使受检眼眼位与仪器镜头中心位于同一水平。用仪器挡板遮盖非受检眼。将蜂鸣器交予患者手中，嘱患者将拇指放在按钮上。

指导受检者，向其清楚完整地介绍测试步骤。一般要这样告诉受检者："这是用来检查微视野的仪器。检查过程中，要始终直视正前方的红色固视光标。检查开始后，红色固视光标周围会出现白色光点，如果看到了白色光点，请立刻按一下手中的按钮。记住：始终向前直视正前方的红色光标，千万不要追那个白色光点。如响起警报声则提示向前直视红色光标。如果要休息，可以按住手中的按钮不放，暂停检查，闭眼休息，但头不能移动。休息结束则松开按钮，继续检查。检查过程中可以眨眼，但最好是在按下按钮后迅速眨一下，以免错过下一个白色光点。"

检查前需关闭检查室光源，将检查室变为暗室。

二、MAIA 微视野计的操作流程

（一）开机并检查投射系统

开机后，将进入投射系统检查界面（图 19-2-1）。界面提示：请患者或检查者看向镜头，检查白色光点与红色固视光标的相对位置，根据图片提示按下 OK 或 FAIL，或者按下 Skip check 跳过检查。根据界面提示检查仪器投射系统并执行相应操作。如镜头内白色光点与红色光标模糊导致无法判断，可手动调焦（按下 Focus - 或 Focus +）直至清晰。

按下 OK 或 Skip check 后将进入患者列表界面（图 19-2-2）。按下 FAIL，将弹出窗口，提醒检查者联系厂家调试仪器。

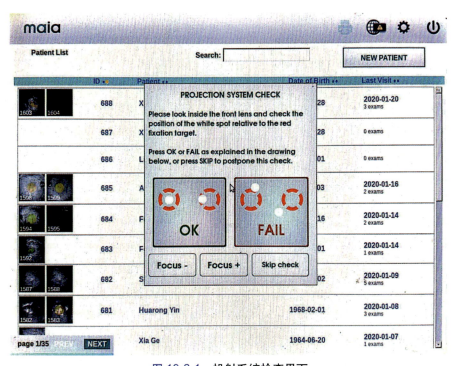

图 19-2-1　投射系统检查界面

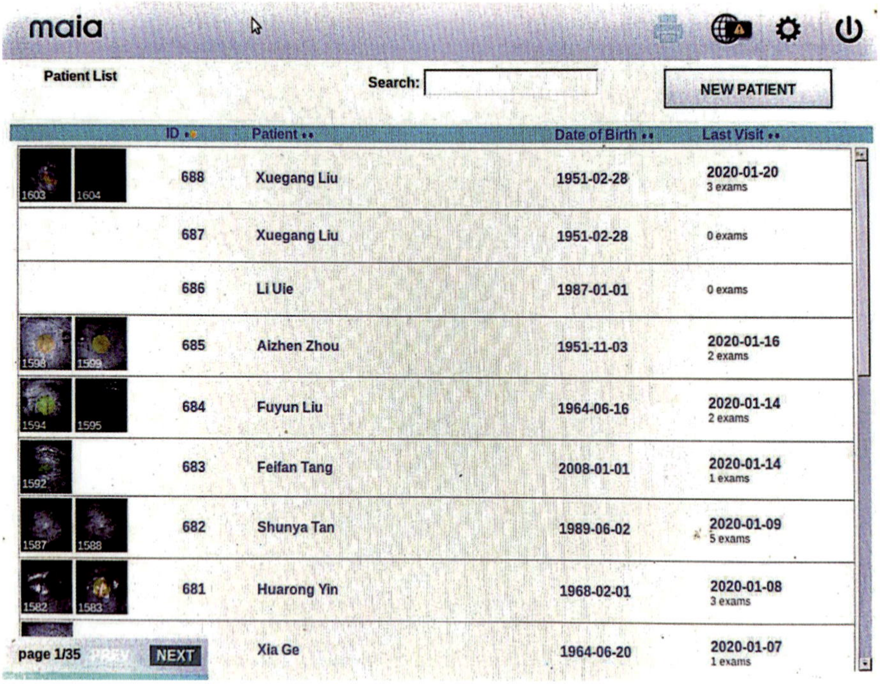

图 19-2-2　患者列表界面

（二）输入患者资料

在患者列表界面按下 New Patient ，将进入患者资料输入界面（图 19-2-3）。将患者姓名、出生年月日和性别输入后，按下 Complete 将进入患者检查资料界面（图 19-2-4）。

如受检者曾做过检查，可在患者列表界面寻找其姓名，点击其姓名可直接进入患者检查资料界面。

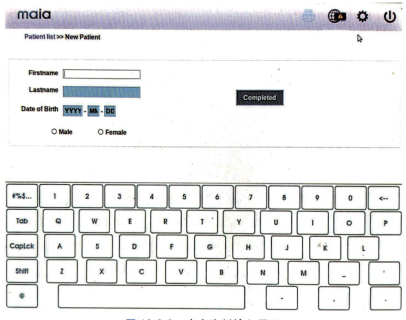

图 19-2-3　患者资料输入界面

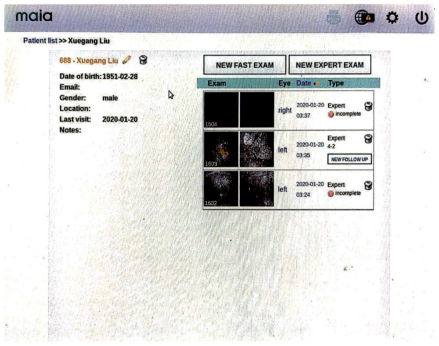

图 19-2-4　患者检查资料界面

（三）设置检查策略，开始检查

检查策略包括快速检查、盲点检查、4级固定检查、全阈值4-2检查、单纯固视检查和随访检查。快速检查适用于普通患者，筛查有无黄斑疾病；盲点检查适用于严重黄斑疾病患者，了解暗点位置；4级固定检查适用于黄斑疾病患者，初步了解视功能损伤程度；全阈值4-2检查适用于所有需要详细了解视功能的患者；单纯固视检查适用于眼球震颤患者；随访检查适用于复诊患者，比较视功能的前后变化。

1. 快速检查　如受检者需接受快速检查，则在患者检查资料界面按下 New Fast Exam ，进入快速检查界面（图19-2-5）。快速检查策略设置步骤及界面按钮功能介绍：

（1）选择检查眼别：Go to OD 、Go to OS 分别是选择右眼、左眼检查。一般习惯上，视野检查先右眼后左眼；如果受检者是第一次做视野检查，可先检查视力较好眼，再检查另一只眼。

（2）调整镜头位置使眼底图像以合适的大小显示在屏幕中央：Left 、Right 、Up 、Down 分别是向左、右、上、下调整镜头，调整眼底图像位置；Forward 、Backward 分别是向前、后调整镜头，调整眼底图像大小。

（3）当镜头已完全向上或下移动仍不能将眼底图像调至屏幕中央时，可调整下颌托高度：Chinrest up 和 Chinrest down 分别是向上、下移动下颌托。

（4）自动对齐眼底图像：Auto Alignment 是仪器根据预设的方法自动寻找眼底图像并对齐。但这个功能寻找时间长，且不能保证一定找到眼底图像，检查者可手动寻找并对齐眼底。

（5）调整红色固视光标大小、亮度和焦点至患者可见：Toggle Big Circle 是切换至更大的红色环形固视光标；Bright + 、Bright - 是增加、降低固视光标的亮度；Focus + 、Focus - 的作用与校正屈光不正类似，使固视光标和刺激光点的焦点在视网膜上。

（6）开始测试：Start 是开始测试；Pause 是暂停测试；Stop Exit 是退出测试；Tracking Alarm 是打开或关闭固视不良警报，当仪器无法追踪到检测部位的视网膜，可报警提示受检者和检查者；Tracking Alarm 右边的两个小图标分别是增加、降低警报音量；Colors: Bright 是切换显示屏背景（明亮、黑暗）。需要说明的是，点击 Start 后仪器会自动前后微调镜头使眼底图像清晰，然后检查者根据提示依次设置固视点位置、截取眼底图像、设置视盘中心位置后正式开始检查。

（7）检查结束后自动退出并进入检查结果界面（图19-2-11）。

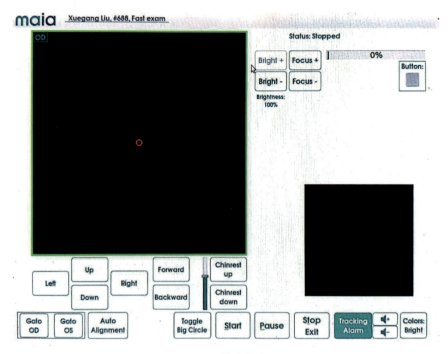

图 19-2-5　快速检查界面

2. 盲点检查　如受检者需接受盲点检查，则在患者检查资料界面按下 New Expert Exam ，进入专家检查界面（图19-2-6）。

盲点检查策略设置步骤及界面特有按钮功能介绍：

（1）选择检查眼别。

（2）调整镜头位置使眼底图像以合适的大小显示在屏幕中央。

（3）必要时调整下颌托高度。

（4）调整红色固视光标大小、亮度和焦点至患者可见。

（5）选择盲点检查策略：与快速检查界面不同，专家检查界面有"Selected projection grid"框；按框内右边第一个按钮可切换检查策略至 Strategy: Scotoma Finder （其他检查策略包括 Strategy: 4-levels Fixed 、 Strategy: 4-2 、 Strategy: Fixation Only ）；按下右边第二个按钮 Change Grid ，进入刺激点阵选择界面（图19-2-7）；该界面中可选择刺激点阵，一般选择 10°(Standard) (37 stim.) ，按下 OK 可返回专家检查界面；框下方的两个按钮（ Change Grid Position 、 Add/delete stimuli ）的作用分别是改变刺激点阵位置、增加或删除刺激点，可根据需要进行设置。

（6）开始测试。

（7）检查结束后自动退出并进入检查结果界面（图19-2-11）。

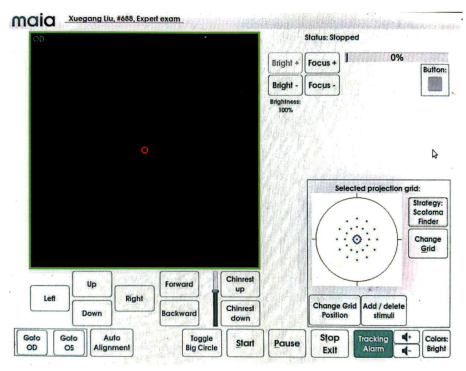

图 19-2-6　专家检查界面（盲点检查）

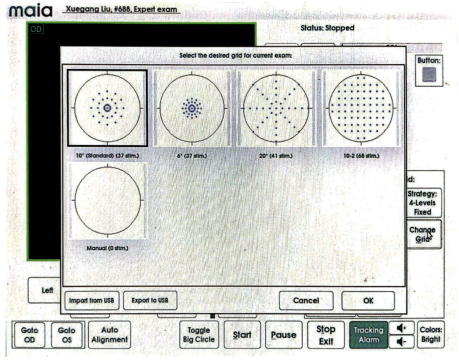

图 19-2-7　刺激点阵选择界面

3. 4级固定检查　策略设置步骤基本同盲点检查，不同之处是在"Selected projection grid"框中按右边第一个按钮切换检查策略至 Strategy: 4-levels Fixed （图 19-2-8）。

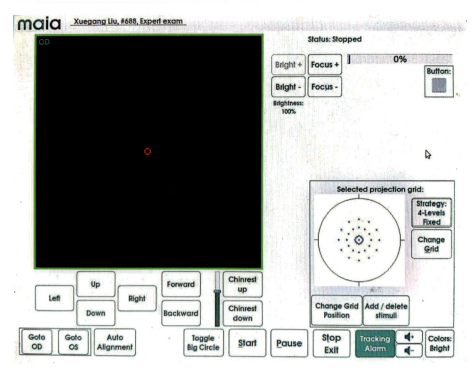

图 19-2-8 专家检查界面（4 级固定检查）

4. 全阈值 4-2 检查　策略设置步骤基本同盲点检查，不同之处是在"Selected projection grid"框中按右边第一个按钮切换检查策略至 Strategy: 4-2 （图 19-2-9）。

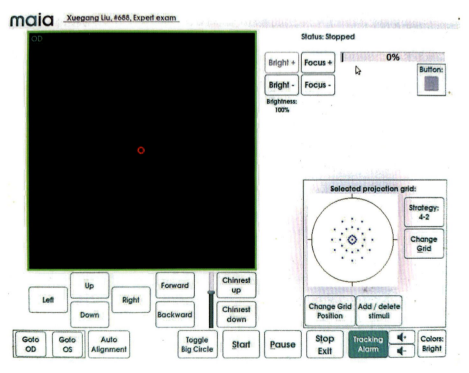

图 19-2-9 专家检查界面（全阈值 4-2 检查）

5. 单纯固视检查　策略设置步骤基本同盲点检查，不同之处是在"Selected projection grid"框中按右边第一个按钮切换检查策略至 Strategy: Fixation Only（图 19-2-10）。默认检查时间 30s，框下方 4 个按钮（ -30 -10 +10 +30 ）可延长或缩短检查时间。

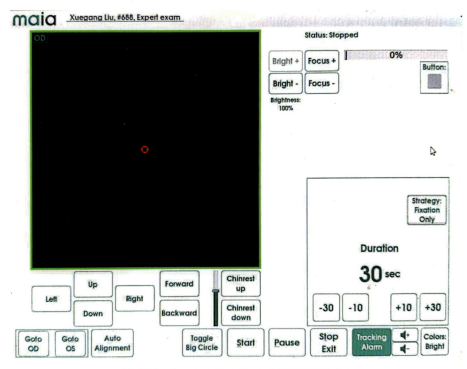

图 19-2-10　专家检查界面（单纯固视检查）

6. 随访检查　在专家模式下有完整的检查结果的患者可进行随访检查。在患者检查资料界面查找上次检查结果，按下基线检查结果右下方的 NEW FOLLOW UP ，将进入专家检查界面，检查策略设置步骤参考基线检查。

（四）打印检查结果

检查结束后仪器将自动退出并进入检查结果界面（图 19-2-11），在患者检查资料界面点击目标检查结果，也可进入检查结果界面。按下 Print... 即可打印出检查结果。

检查结果界面按键功能介绍如下：

1. 调整眼底图像　 Zoom 1∶1 为 1∶1 缩放； Reset Zoom 为复位； Zoom 为缩放； Pan 为全景。

2. 调整显示内容　 Fix.target 为固视目标； Show Grid 为参考方格表； Show PRLs 为优选视网膜位点（preferred retinal loci，PRL）； Stimuli 为刺激点； Fixation Points 为固视点。

3. 打印或输出结果　 Print... 为打印，后续可选择打印机打印或将报告存储至移动硬盘； Export... 为输出左侧显示的眼底图像到移动硬盘。

4. 固视训练　 Set EFL 为设置黄斑中心凹大概位置（Estimated foveal location，EFL）， Perform Fixation Training Perform Fixation Training 为开始固视训练。

5. 退出/关闭界面　 Close 为退出并关闭界面。

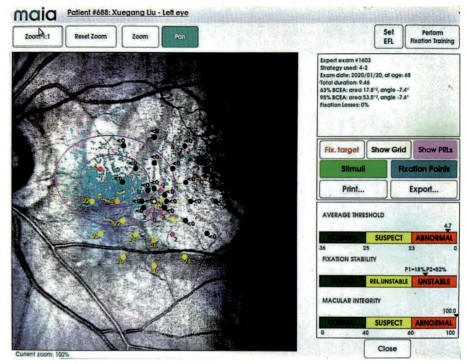

图 19-2-11　检查结果界面

三、检查时的注意事项

(一) 做好宣教，确保受检者理解检查过程

微视野检查是一种主观检查方法，只有受检者本人才知道他是否看见光标。检查成功的关键在于检查者能否使受检者准确应答他所看见的光标。受检者需要理解这项检查要求他在固视于某点的同时应答他所能察觉的在视野区域内出现的光标。如受检者是第一次做微视野检查，检查者应该做一些必要的示范，务必使受检者熟悉这样一个检查程序：当他保持注视固视点时，会有另一个光标在视野不同部位反复出现，在他看见光标并做出应答后，光标将消失，然后他应该等待另一光标出现。

(二) 筛选受检者，如遇以下情况需终止检查

检查者需了解受检眼视力、色觉、眼底情况并判断其是否满足检查要求，能否完成检查。检查过程中如遇以下情况则表明检查难以完成，请终止检查，并将情况反馈给开具检查的医师：

1. 检查者移动镜头仍无法找到受检眼眼底图像。
2. 受检者反馈看不到红色固视点，且调整固视点大小、亮度后仍看不到。
3. 检查过程中受检眼大幅度移动致仪器报警并中断检查，检查者提醒其紧盯固视点或调整镜头位置仍不能消除警报，且重新检查仍是如此。

(三) 把握检查细节，提高检查质量

高质量的微视野检查结果要求患者信息及检查策略准确、眼底图像清晰、固视丢失率低。检查时应满足以下要求：

1. 检查前认真核对患者信息及检查策略，尤其是随访的患者。
2. 检查开始后仪器会采集一张眼底图像，此时应确保眼底图像清晰；如不清晰则需前后微调仪器镜头直至图像清晰。

3. 检查过程中应提醒患者集中注意力完成检查，以防止受检者走神，对刺激光点做不出及时的应答。如仪器响起警报音，需引导患者直视正前方，直至警报结束。

第三节 MAIA 微视野计的结果判读与临床应用

一、结果判读

MAIA 微视野计快速检查、盲点检查、4 级固定检查、全阈值 4-2 检查和单纯固视检查的检查报告格式相似，其中检查报告信息最全、最细的是全阈值 4-2 检查。接下来将以全阈值 4-2 检查报告（图 19-3-1）为例解读其中的信息。

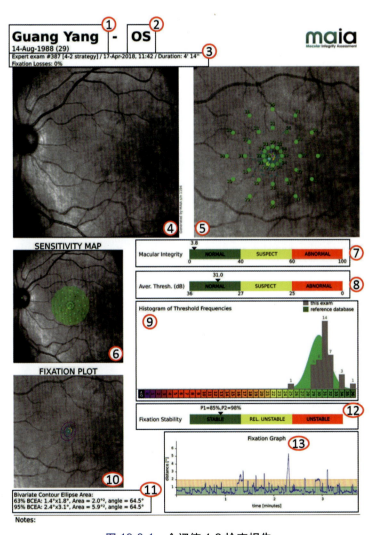

图 19-3-1 全阈值 4-2 检查报告

1. 患者信息栏（包含姓名、出生日期、年龄）；2. 受检眼眼别；3. 检查信息（包含检查策略、日期、检查时长、固视丢失率）；4. 眼底图像；5. 放大的眼底图像（叠加有各测量点光敏感度、优选视网膜注视点）；6. 眼底图像（叠加有光敏感度地图）；7. 黄斑功能完整性评估指数；8. 平均光敏感度；9. 光敏感度柱状图（可参照同年龄正常人数据库）；10. 放大的眼底图像（叠加有优选视网膜注视点）；11. 二元轮廓椭圆面积；12. 固视稳定度；13. 固视曲线图报告中数据及图表说明如下：

1. 固视丢失率（Fixation Losses） MAIA 微视野计向视盘投射刺激光点，如受检者表示能看到刺激光点，表明受检者并未注视正前方，仪器就会记录 1 次固视丢失。高固视丢失率提示受检者注意力分散，结果分析时要慎重。欣快感受检者常常出现假性高固视丢失率，一般情况下，固视丢失率超过 20% 提示微视野检查结果不可靠。

2. 黄斑功能完整性评估指数（Macular Integrity） MAIA 微视野计内含正常人数据库。黄斑完整性是受检者低于同年龄正常数据库中标准值的测试点个数占全部测试点的百分比，数值越大表示异常测试点越多，超过 40% 需考虑黄斑疾病。

3. 平均黄斑光敏感度（Average Macular Sensitivity） 是受检者所有测试点光敏感度的平均值，反映黄斑整体的功能情况，数值越高表示黄斑功能越好。黄斑裂孔、干性老年性黄斑变性等黄斑疾病通常是局部光敏感度下降，因此针对这类黄斑疾病最好根据测试点是否在病灶内进行分类，单独分析病灶内测试点光敏感度平均值的变化，这个过程需要医师手动完成。

4. 优选视网膜注视点（Preferred Retinal Locus，PRL） 是注视点较为集中的视网膜区域，可以有多个。黄色注视点是检查开始后 10s 内的注视点，其注视中心用粉红色点标记，旁边还标有字母"I"，意为初始（initial）注视中心。绿色注视点是检查开始 10s 后的注视点，其注视中心用青色点标记，旁边还标有字母"F"，意为最终（Final）注视中心。一般情况下，最终注视中心与初始注视中心相距很近，甚至重合，但在固视不稳定的情况下，两点可相距很远。根据 PRL 与中心凹的位置关系，可分为中心凹固视和非中心凹固视。

5. 固视稳定度（Fixation Stability） 包含固视类型、1°直径圆内注视点占比（P1）和 2°直径圆内注视点占比（P2）。固视类型分为稳定固视、相对不稳定固视和不稳定固视。如果 P1 ≥ 75% 则被认为是稳定固视；如果 P1 < 75% 但 P2 ≥ 75% 则被认为是相对不稳定固视；如果 P2 < 75% 则被认为是不稳定固视。

6. 二元轮廓椭圆面积（Bivariate Contour Elipse Area，BCEA） 是由 MAIA 微视野计通过数学函数计算得到的包含 63%、95% 的注视点的椭圆区域，其参数包括椭圆长短轴的长度、椭圆面积和长轴与水平轴夹角。一般情况下，BCEA 面积越大，提示固视越不稳定。

二、临床应用

（一）结合眼底图像评估光敏感度和固视特点

微视野检查可以获得患眼眼底图像和局部视网膜光敏感度，同时还可以获得患眼固视位置和固视稳定性，可应用于各种眼底视网膜、视神经疾病，尤其是主要累及黄斑的疾病。图 19-3-2 是右眼黄斑前膜患者的微视野检查结果，左图显示黄斑区视网膜表面皱褶，血管迂曲。右图中黄斑功能完整性评估指数 100%，平均光敏感度 22.2 dB，中心稳定固视（P1=75%，P2=96%）。

图 19-3-3 为左眼黄斑裂孔患者的微视野检查结果，左图显示黄斑中心凹处视网膜裂孔，大小约 1/2 PD。右图中黄斑功能完整性评估指数 100%，平均光敏感度 20.2 dB，黄斑裂孔内为暗点，旁中心稳定固视（P1=88%，P2=100%）。

图 19-3-4 为病理性近视患者左眼的微视野检查结果，左图显示视盘周围近视弧，黄斑区局部视网膜脉络膜萎缩。右图中黄斑功能完整性评估指数 100%，平均光敏感度 17.9 dB，视网膜脉络膜萎缩灶内为暗点，中心稳定固视（P1=81%，P2=93%）。

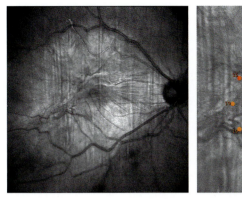
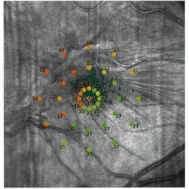

图 19-3-2 黄斑前膜

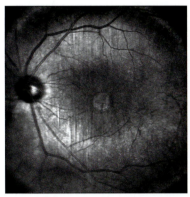
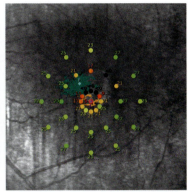

图 19-3-3 黄斑裂孔

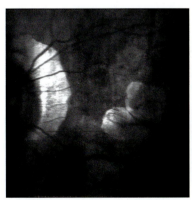
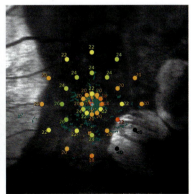

图 19-3-4 病理性近视

图 19-3-5 为左眼视网膜分支静脉阻塞患者的微视野检查结果,左图显示颞上视网膜静脉迂曲,近视盘处血管白鞘化,显像不明显。右图中黄斑功能完整性评估指数 100%,平均光敏感度 17.9 dB,黄斑区颞上象限内为暗点,中心稳定固视(P1=84%,P2=96%)。

图 19-3-6 为右眼视神经炎患者的微视野检查结果,左图显示视盘边界不清。右图中黄斑功能完整性评估指数 100%,平均光敏感度 15.3 dB,中心相对不稳定固视(P1=72%,P2=89%)。

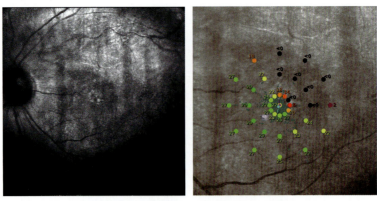

图 19-3-5　视网膜分支静脉阻塞（晚期）

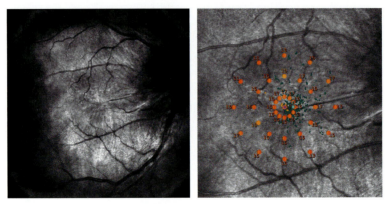

图 19-3-6　视神经炎

（二）通过生物反馈训练提升固视稳定性

微视野还具备生物反馈训练功能，可以帮助不稳定固视的低视力患者形成稳定的固视，改善视功能。图 19-3-7 是患者训练前后的微视野检查结果，左图为训练前中心不稳定固视。右图为训练后中心稳定固视。

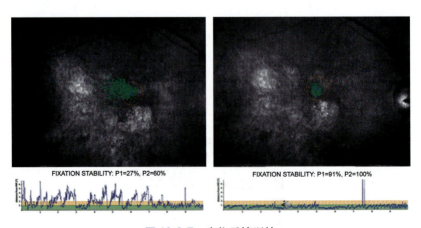

图 19-3-7　生物反馈训练

左图为训练前的不稳定固视；右图为训练后的稳定固视

[吴建华　刘　勇（武汉）]

主要参考文献

明静, 谢立科, 郝晓凤, 等. 微视野在眼底疾病中的临床应用研究进展. 中华眼底病杂志, 2019, 35(4): 408-413.

俞素勤, 史雪辉. 微视野+血流OCT病例图谱: 基于NIDEK Overlay功能性多模影像平台. 上海: 上海交通大学出版社, 2018.

袁援生, 钟华. 现代临床视野检测. 北京: 人民卫生出版社, 2015.

CENTERVUE Inc. Macular intergrity Assessment(MAIA): The New Frontier of Microperimetry, 2017.

Molina-Martín A, Pérez-Cambrodí RJ, Piñero DP. Current Clinical Application of Microperimetry: A Review. Semin Ophthalmol, 2018, 33(5): 620-628.

Talib M, Jolly JK, Boon CJF. Measuring Central Retinal Sensitivity Using Microperimetry. Methods Mol Biol, 2018, 1715: 339-349.

第20章

视野检查

第一节 概述

视野（visual field）是指眼向正前方固视时所见的空间范围。距注视点 30°以内范围的视野称为中心视野，30°以外范围的视野称为周边视野。用直径 3mm 的白色视标检查周边视野的正常值为：上方 55°、下方 70°、鼻侧 60°、颞侧 90°。视野内不同部位视敏度不同，可描绘为一个三维空间的"视岛"（如图 20-1-1），其面积代表视野范围，海拔高度代表视敏度。

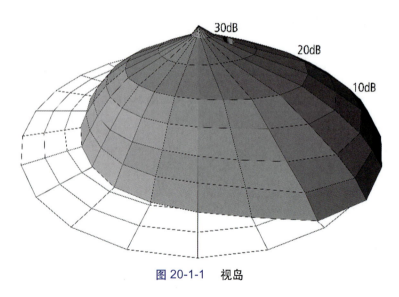

图 20-1-1　视岛

一、视野检查原理

视野检查分为动态和静态视野检查（图 20-1-2）。

1. **动态视野检查**（kinetic perimetry）　用不同大小的视标，从周边不同方位向中心移动，记录患者刚能感受到视标出现的点，这些光敏感度相同的点构成了某一视标检测的等视线，由几种不同视标检测的等视线绘成了类似等高线描绘的"视岛"。

2. **静态视野检查**（static perimetry）　在视野屏的各个设定点上，由弱至强增加视标亮度，患者刚能感受到的亮度即为该点的视网膜光敏感度值或光阈值，所需刺激光亮度越高，光阈值越大。

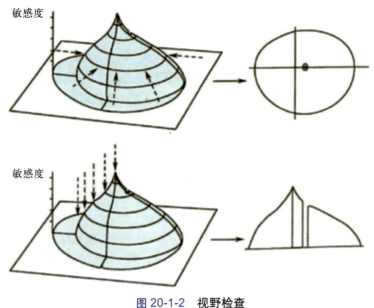

图 20-1-2 视野检查
上：动态视野；下：静态视野

二、常用的视野检查方法

1. **对照法** 以检查者的正常视野与被检查者的视野作比较，以确定被检查者的视野是否正常。检查者与被检查者面对面而坐，距离 1m。检查右眼时，嘱被检查者遮左眼，右眼注视检查者的左眼。检查者遮右眼，左眼注视被检查者的右眼。检查者将手指置于自己与被检查者中间等距离处，分别从上、下、左、右各个方位向中间移动，嘱被检查者发现检查者手指出现时即告之，以检查者的正常视野为参考，比较被检查者视野的大致情况。以同样的方法检查被检查者左眼的视野。

2. **Amsler 表**（Amsler grid） 为 10cm×10cm 的棋盘状表格，线间距为 5mm，表格中心为黑点（图 20-1-3）。检查右眼时，嘱被检查者遮盖左眼，将方格表置于被检查者视平线上距被检查者 30cm 处，问被检查者表的中央是什么、能否看到中央黑点、能否看到表的四角、小方格有无缺失、所有线条是否直且连续，并嘱被检查者用笔在表上画出丢失或变形的区域。以同样的方法检查被检查者左眼。有屈光不正的被检查者应戴眼镜检查。Amsler 表用于检查黄斑疾病或测定中心暗点、旁中心暗点。检查应于光线充足的环境下进行。

3. **平面视野计**（tangent screen perimeter） 是 20 世纪 90 年代前常用的比较简单的视野计，为 1m×1m 的布制黑屏，黑屏中心为注视点，注视点外有间隔 5°视角的 6 个同心圆，还有经注视点的 6 条子午线。检查时被检查者坐在距视野计 1m 处，受检眼注视黑屏中央的注视点，遮盖对侧眼。在某一条子午线上检查时，视标沿着子午线由周边向中央移动，询问被检查者能否看见视标，记录被检查者刚刚能看见视标的点。完成各子午线上的检查，

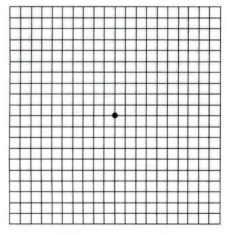

图 20-1-3 Amsler 表

把结果转录在视野图上,绘制被检查者的等视线。平面视野计为中心 30°动态视野计。

4. 弧形视野计 (arc perimeter) 其底板为 180°的弧形板,弧的半径为 33cm。视标由视野计上附带的照明管向弧形板的内面投射而来,视标的大小、亮度和颜色均可调。弧形板的中心有"×"形光点作为固视点。弧形视野计为周边视野计,检查方法为动态视野检查。

5. Goldmann 视野计 为半球形视屏投光式视野计,半球的半径为 33cm,背景光为 31.5asb,视标的大小及亮度以对数梯度变化,还可以产生红、绿、蓝色视标。Goldmann 视野计可进行动态及静态视野检测。

6. 自动视野计 (automated perimeter) 为电脑控制的静态定量视野计,设有针对青光眼、黄斑疾病、神经系统疾病的特殊检查程序,在选定的视野范围中选择一定数目的点作为视野检查的"样本",测定各点的光敏感度。自动视野计在检查过程中能自动监控被检查者固视情况,并具随访分析功能。自动视野计现已成为视野检查的标准设备,其代表是 ZEISS Humphrey 视野计(图 20-1-4)。

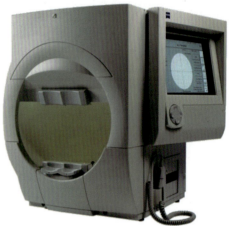

图 20-1-4 ZEISS Humphrey 视野计

第二节 ZEISS Humphrey 自动视野计检查操作

由于仪器的技术进步及计算机的应用,自动视野计实现了视野检查的自动化、标准化。自动视野计上设有针对青光眼等疾病的特殊检查程序,其数据存储、分析功能也便于临床和科研工作的开展,自动视野计还能与其他检查如 OCT 结合应用,这些优点使得自动视野计成为临床中首选的视野检查设备,其它视野检查方法逐步退出临床。因此本节以 ZEISS Humphrey 自动视野计为例,讲解自动视野计的检查。

一、自动视野计检查方法分类

1. 阈上值检查 即筛查 (Screening) 程序(表 20-2-1),在每个检查点使用明亮(超阈值)的光标刺激,患者看见显示"正常",看不见则显示"缺损"。此法检查快,为视野的定性检查,但可靠性低,仅能发现中重度的视野缺损。随着 SITA 快速 24-2 的广泛应用,阈上值检查的速度优势也大大降低了,因此临床中应用不多,主要用于眼病筛查或检查依从性差、理解能力差的患者。

表 20-2-1 筛查程序

Central 40	30°/40 点	常规筛查
Central 64	30°/64 点	常规、青光眼、神经眼科
Central 76(默认模式)	30°/76 点	常规、青光眼、神经眼科
Central 80	30°/80 点	常规筛查
Central Armaly	30°/84 点	青光眼
Peripheral 60	30°-60°/60 点	常规、神经眼科(含中心检查)、视网膜、青光眼

Nasal Step	50°/14 点	青光眼
Armaly Full Field	50°/98 点	青光眼
Full Field 81	55°/81 点	常规、视网膜、青光眼、神经眼科
Full Field 120	55°/120 点	常规、视网膜、青光眼、神经眼科
Full Field 135	87°/135 点（颞侧87°）	全视野筛查
Full Field 246	60°/246 点	全视野筛查

2. 阈值（Threshold）检查（表20-2-2） 目的是检测每一个检测位点的光阈值。Humphrey阈值检查策略是：在每一个视野象限的单一位点开始检测，如果一个刺激可见，此位点的后续刺激将逐步递减，直到不再被看见；相反，如果初始刺激不被看见，则后续刺激逐步递增，直到患者看见刺激，摁下应答按钮。被检查者刚能感受到的刺激强度即为该点的视网膜敏感度（光阈值），如果该点的阈值增高（光敏感度下降），可能预示该点视野缺损。阈值检查为精准的视野定量检测，较细致，易于发现小的旁中心相对暗点，缺点是速度慢，检查时间长，被检查者易疲劳。阈值检查的主要测试策略是SITA（Swedish Interactive Thresholding Algorithm，瑞典交互阈值算法）。SITA可根据年龄、标准数据、异常和正常检查的详细特点来确定每个位点初始的刺激视标亮度，并根据每个被检查者的反应时间来调整刺激视标的间隔时间。SITA还可在检查末综合各点的所有应答，重新计算全视野结果，以进一步精炼检查结果。目前最常用的静态视野检查程序为SITA-Standard程序，是青光眼诊断的首选程序。

表20-2-2 阈值检测程序

检测程序	检测范围/检测点数	应用
Central 30-2	30°/76 点栅格	青光眼、视网膜、神经眼科、常规
Central 24-2	24°/54 点栅格	青光眼、常规、神经眼科
Central 10-2	10°/68 点栅格	黄斑、视网膜、神经眼科、重症青光眼
Macula	5°/16 点 2°间隔	黄斑
Peripheral 60-4	30°-60°/60 点	视网膜、青光眼
Nasal Step（鼻侧阶梯）	50°/14 点	青光眼

3. 快速阈值检查 即阈值检查的快速模式，如SITA-Fast程序，可减少检查时间，最快3min完成视野检查，年轻被检查者或曾接受过该检查的被检查者可选择该程序。

4. 动态（Kinetic）视野检查 是一个已知大小和光亮度的视标由视野的周边部缓慢地向中心移动，直到患者报告其看见此视标。视标能被察觉时的位点将被记录，而相同的视标将从视岛不同方向呈现。连接所有此视标能够被看到的位点，就形成等视线。同样的方法，以不同大小和光亮度的视标对被检查者进行测试，可绘制出多条等视线。当等视线足够多，便可描绘出被检查者的视岛形态。动态视野计检测结果是以定性的方式来进行分析的。

5. 其他特殊（Specialty）检查 较少用，如Esterman单眼/Esterman双眼用于官能失能鉴定，上部36点/上部64点用于上睑下垂、上方视野筛查。

二、操作前准备

1. **检查环境** 视野检查需在安静、明暗恒定的暗室中进行。

2. **设备准备** 视野计开机,打开进入初始主菜单界面。调整升降台至适合被检查者的高度。备好已消毒的遮盖眼罩及试镜片。

3. **医师与被检查者准备** 检查前应简略询问被检查者病史,进行必要的眼部检查。检查者需与被检查者沟通,了解被检查者既往是否做过视野检查,帮助被检查者消除紧张感,告知被检查者检查所需时间,以通俗易懂的语言使被检查者明确检查要领,指导被检查者如何完成检查,如:检查时,额头及下颌需紧贴设备,尽量把眼睛睁大睁开,眼睛盯着前方视野计中央的黄色注视灯,眼睛不要转动,可以眨眼,用眼睛的余光观察周围。当感受到有或明或暗的闪光点就马上按下手中的按钮,按后马上松开,直到听到两声嘟嘟声时,检查结束。如果检查过程中觉得太累、不舒服就长按按钮(可向被检查者演示)暂停休息。

三、操作方法

(一)静态视野检查

1. **选择测试程序** 以阈值检查为例。在触摸屏 Main Menu(主菜单)界面(图 20-2-1)选择测试程序,如 Central 30-2、Central 24-2。

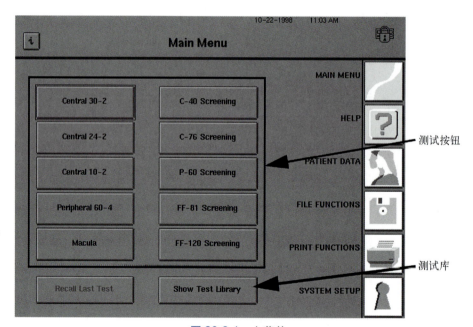

图 20-2-1 主菜单

如果主菜单上没有所需测试程序,从主菜单上选择 Show Test Library(显示测试库)。测试库界面(图 20-2-2)可供选择的测试类型有:① Screening(筛查);② Threshold(阈值);③ Kinetic(动态);④ Specialty(特殊);⑤ Custom(自定义)。

2. **选择测试眼** 选择 Right(右眼)或 Left(左眼),点击"Continue"继续操作。也可以点击"Cancel"返回主菜单(图 20-2-3)。

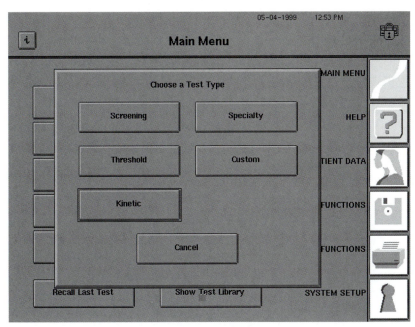

图 20-2-2　测试库

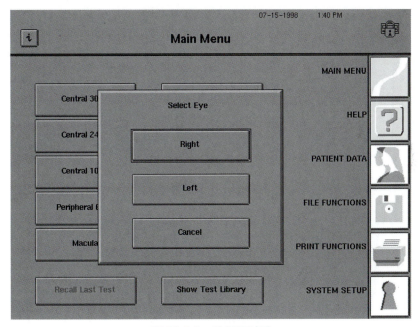

图 20-2-3　选择测试眼

3. 输入或调用患者数据

（1）输入患者数据（图 20-2-4）：在 Patient Data 1（患者数据 1）界面依次输入 Patient ID（患者 ID）、Patient Name（患者姓名）、Date of Birth（出生日期），此三项为必输入项目。Gender（性别）等其他信息可选择性输入。

（2）调用患者数据（图 20-2-5）：用于既往患者再次进行测试时。从 Patient Data 1 界面选择 Recall Patient Data（调用患者数据），从 Hard Drive（硬盘）、USB 存储设备、Work List（工作列表）或 DICOM Archive（DICOM 存档）选择 Source（来源），选择 Proceed（继续）。以患者数

据来源于 Hard Drive（硬盘）为例，输入希望查找患者的姓名，按 Enter，选择所要检索的患者文件，按 Proceed 继续（图 20-2-6）。

4. **屈光矫正** 中心视野测试及全视野中心部分的测试需使用试镜片进行屈光不正的矫正，周边视野检查无须矫正。以自动试镜片计算为例：在 Patient Data 1 界面选择 Trial Lens（试镜片），选择 Calculate Trial Lens（计算试镜片）（图 20-2-7）。将患者医学验光的结果包括双眼 Sphere（球面）、Cylinder（柱面）和 Axis（轴）矫正值输入视野计，选择 Calculate Trial Lens（计算试镜片），所计算出的试镜片度数会自动显示在 Patient Data 1 界面上。检查时将相应的试镜片放于镜片架上，并调整好镜片架的位置。点击"Proceed"开始检查。

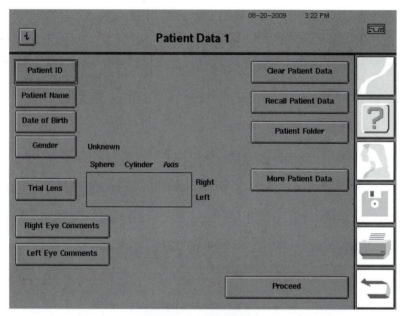

图 20-2-4　患者数据 1

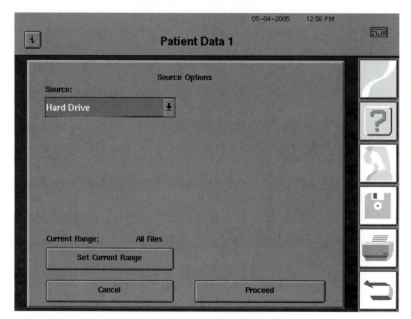

图 20-2-5　患者数据来源选择

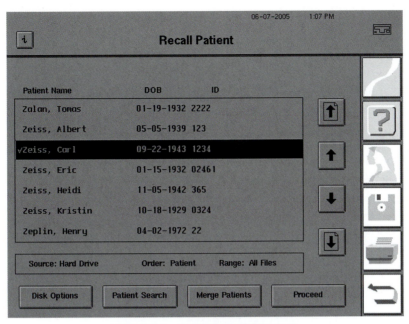

图 20-2-6 选择需调用数据的患者

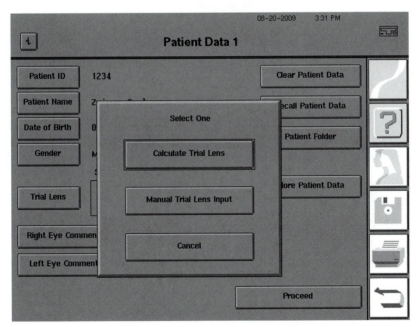

图 20-2-7 医学验光结果输入界面

5. 测试 在选择测试眼别和输入患者数据后，即进入 Start of Test（启动测试）界面。在此界面可启动测试、显示当前参数、更改参数设置等（图 20-2-8）。

以 Central 30-2 检查为例，系统默认为阈值检查程序。如需行快速阈值检查，选择 Change Parameters（更改参数），进入阈值参数设置界面（图 20-2-9），在 Test Strategy（测试策略）下拉选项中选择"SITA-Fast"，再点击"Selection Complete"，则切换为快速阈值检查程序。还可根据患者情况在阈值检查参数设置界面设置测试速度、固视目标、固视监视等检查参数。标有星号（*）的为系统默认设置的参数。参数设置好后按 Selection Complete（选择完成）。

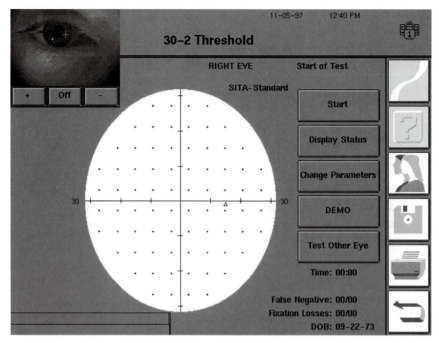

图 20-2-8 启动测试界面

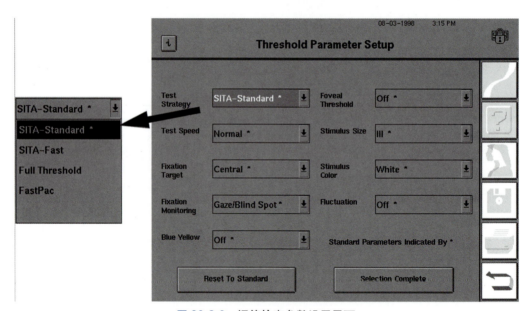

图 20-2-9 阈值检查参数设置界面

对于第一次做视野检查的被检查者，可以在启动测试界面选择 DEMO（演示）进行练习测试，让被检查者切实体会如何配合检查。练习测试时可不进行单眼遮盖。

通常先检查视力较好的眼睛。严密遮盖检查的对侧眼，遮盖时不能压迫被检查者眼球。

在启动测试界面选择 Start（开始）。检查开始时有凝视跟踪初始化（图 20-2-10）的通过检测，确定被检查者被测眼位于视频监视屏中心，监视屏上十字线位于被检查者瞳孔中央，提醒被检查者 5s 内盯着固视视标不眨眼。凝视检测通过后选择 Continue（继续）开始测试。如未通过凝视检查，选择 Re-Try to Initialize Gaze（重试初始化凝视）。

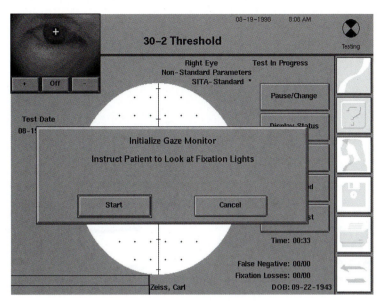

图 20-2-10　凝视跟踪初始化

开始正式测试后需在整个测试过程中监视被检查者的注视情况及其他状况，如发现被检查者的注视位置有变化，及时提醒，并可通过调整下颌托的位置调整被检查者的注视位置。若被检查者劳累不适，操作者可按 Pause（暂停）让被检查者休息。一眼测试结束时（图 20-2-11），视野计会发出两声"嘟嘟"声，此时嘱被检查者休息一下，检查医师保存当前测试，点击"Test Other Eye"检查另一眼。

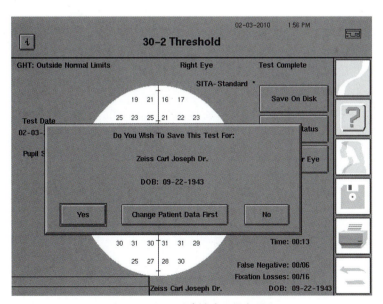

图 20-2-11　测试结束/保存界面

6. 打印检查报告　打印可在测试完成后或在生成部分结果后的暂停期间进行。也可先将结果保存后，在需要时打印。选择 Print Functions（打印功能）图标按钮，进入 Printout Selection（打印输出选择）界面（图 20-2-12）。在打印输出选择界面选择所需打印格式后，按"Print All Selected Items"打印测试结果。

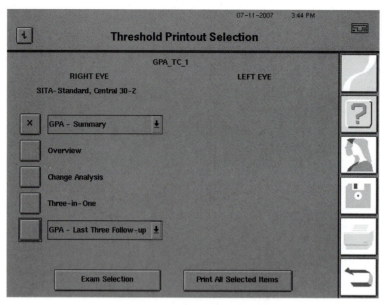

图 20-2-12　阈值打印输出选择界面

（二）动态视野检查

动态视野检查有多种测试方式，如手动检查或使用仪器预设的程序检查。以手动动态视野检查为例，其操作步骤如下：

1. 选择测试程序　在主菜单界面选择 Show Test Library（显示测试库），选择 Kinetic（动态），选择 Manual Kinetic Test（手动动态测试），见图 20-2-13。

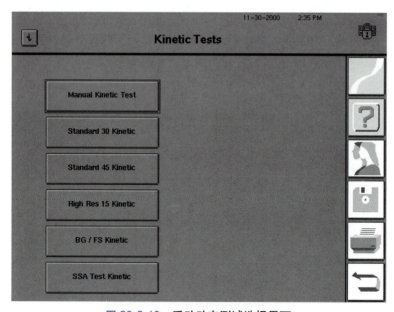

图 20-2-13　手动动态测试选择界面

2. 选择测试眼
3. 输入或调用患者数据
4. 测试　在选择测试眼别和输入患者数据后，即进入 Kinetic Test（动态测试）界面。在此界面可更改参数设置等（图 20-2-14）。

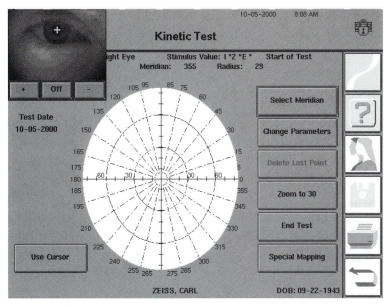

图 20-2-14　动态测试界面

在动态测试界面选择 Change Parameters（更改参数），进入"Kinetic Parameter Setup"动态检查参数设置界面，根据需要更改参数，如：Size（光斑大小）改为"Ⅲ"，Intensity（刺激强度）为"3"，设定好参数后选择 Selection Complete（选择完成），见图 20-2-15。

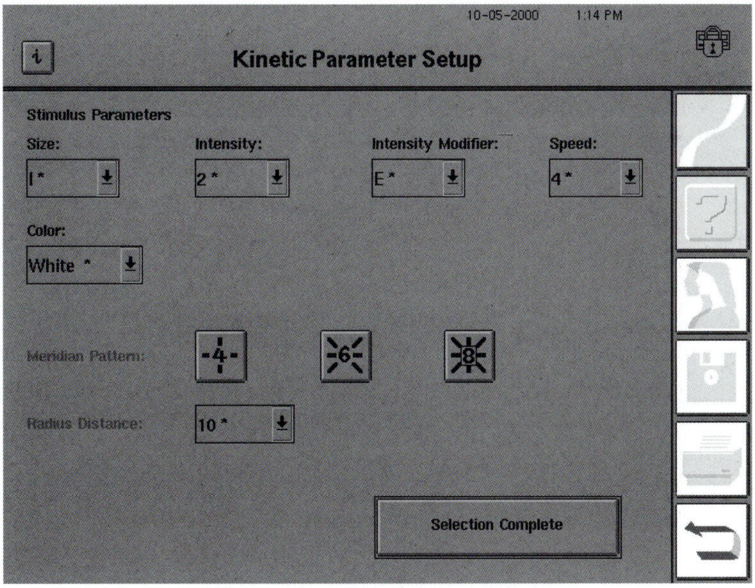

图 20-2-15　动态检查参数设置界面

动态测试默认的测试视野大小为 80°，如需测试中心视野，可在动态测试界面选择 Zoom to 30（缩小到 30），将测试范围改为 30°。

测试时选择定义等视线的点，可使用键盘选择刺激视标移动所循的子午线，也可用光标选择子午线。

若用键盘选择子午线，在动态测试界面选择 Select Meridian（选择子午线），在弹出对话框内，以度为单位输入测试视标的子午线值（0～359 之间的整数），图 20-2-16。设置后嘱患者眼睛盯着前方视野计中央的黄色注视灯，用余光观察周围，感受到有闪光点出现就马上按一下手中的按钮，即完成了该子午线上的视野检查。检查医师随即设置下一测试的子午线，直至完成绘制该等视线所需的所有子午线。

如用光标选择子午线，需在 Snap to（迅速切换到）下拉选项中选择光标的灵敏度，用触摸板、轨迹球或鼠标移动光标至所需的位置，然后按键盘上的 Enter 键或屏幕上的 Select Meridian（选择子午线）开始显示视标（图 20-2-17）。要创建不同的等视线，需先设置参数后再重复上述步骤。完成全周视野检查后，选择 End Test（结束测试）。保存当前测试。点击"Test Other Eye"检查另一眼。

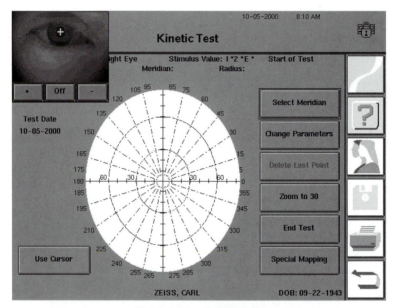

图 20-2-16　选择子午线

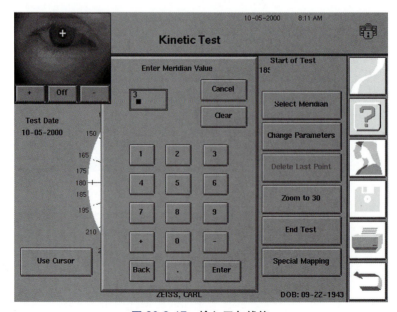

图 20-2-17　输入子午线值

5. 打印检查报告　选择 Print Functions（打印功能）图标按钮打印测试结果。

四、注意事项

1. 检查环境以相对安静的暗室为宜。

2. 视野检查所需时间较长，需要患者处于一个相对舒适的体位，患者尽量放松，但注意力要集中。在进行静态视野检查时，嘱患者如检查过程中有不适，可以持续按住手中应答器的按钮暂停检查，待休息好后继续检查。在进行动态视野检查时，患者不能暂停测试，如患者需休息，由检查者手动停止动态测试。

3. 务必要输入正确的患者 ID、姓名和出生日期，因为这些数据会用于试镜片计算、数据分析和存盘。

4. 进行屈光矫正时，试镜片应置于镜片架的前槽或后槽中，不要置于两槽中间的位置。要调整镜片架的位置，太近会接触患者睫毛，太远又会对视野造成遮挡，距离以离患者眼睛最近但不接触患者睫毛为宜。试镜片直径越大越好。

5. 为患者戴眼罩时，需完全遮挡非测试眼的视野，尽量避免压迫眼睑。单眼检查的患者，检查时即使另一只眼的视力为无光感，也要戴眼罩，以避免眼别错误。

6. 向患者宣教检查方法时，尽量用直白的语言进行表达，避免专业术语。讲解要更加耐心、细致。务必使受检患者理解检查步骤。

7. 对于检查结果异常或检查过程中配合欠佳者，嘱患者坐在原位休息，酌情进行再次检查。

8. 为确保多次测试的结果能进行有效的比较，对同一患者在不同就诊测试中所使用的参数，应保持一致。

第三节　视野检查的临床应用

视野检查对于青光眼、神经系统疾病的诊断和随访有重要作用。视野检查还是视功能鉴定的重要手段。

一、视野报告解读

为了在临床中更好的应用视野检查，解释视野检查结果，我们以单一视野分析为基础学习视野报告的阅读。

单一视野分析（Single Field Analysis，SFA）是单次视野阈值检查默认的打印输出报告形式（图 20-3-1）。SFA 报告内容包括：测试眼别、患者数据、测试程序、检查策略、可靠性指标、测试时长、阈值敏感度数值图、灰度图、总偏差图、模式偏差图、青光眼半视野测试（GHT）、全局指标、凝视图。

可靠性指标：即帮助医师判断检查结果可靠性的指标，包括固视丢失（Fixation Losses）、假阳性错误（False POS Errors）和假阴性错误（False NEG Errors）。通过凝视跟踪功能也可获得可靠性信息。

1. 固视丢失(Fixation Losses)　表示为固视丢失总数/仪器为检查固视情况提供的刺激总数。如果固视丢失率等于或大于 20%，数值后还会显示"××"，提示结果不可信。

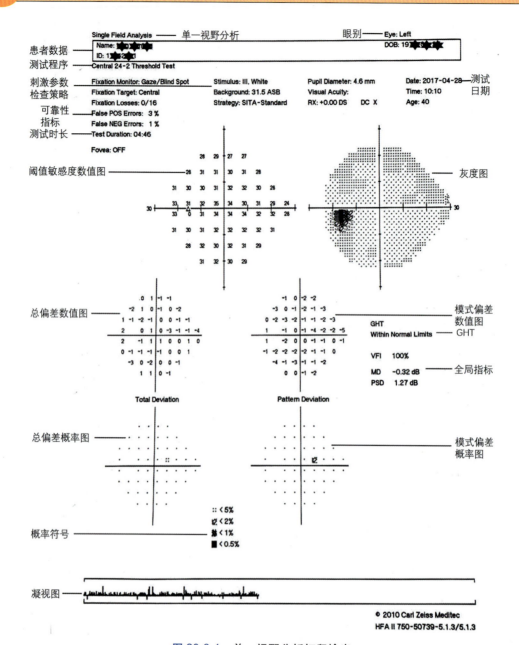

图 20-3-1　单一视野分析打印输出

2. 假阳性错误（False POS Errors）　即患者对并未出现的视标刺激做出响应，或患者的反应过度。高假阳性值表示患者过度担心不能看见所有的刺激。如果假阳性错误≥15%，假阳性值旁还会显示"××"，提示结果不可信，报告单上还会显示"Excessive High False Positives（假阳性过高）"。

3. 假阴性错误（False NEG Errors）　在测试期间，系统不时地在已证实为可见点的位置再投射更亮的刺激视标，如果患者对此试刺激视标没有反应，则系统会记录一次假阴性错误。高假阴性值可能表示患者疲劳、疏忽或注意力不集中，还可能表示患者的视野缺损情况不可靠。

阈值敏感度数值图：此图中的数值表示患者各测试点的阈值敏感度值（以分贝为单位，

dB）。此结果是其他所有分析和打印结果的基础。

灰度图：将患者各测试点的分贝值转换为相对应的灰度级图形，灰度越黑的区域表示敏感度越低，但应注意的是这些数据是未与正常范围比较的，所以无法确定视野缺损有无统计学意义。

总偏差图（Total Deviation）：总偏差图的上半部分是总偏差数值图，表示患者各测试点的阈值敏感度结果与年龄校正的正常值之间的差值（以分贝为单位，dB）。总偏差图的下半部分称为总偏差概率图，是将总偏差数值图中的数值转译成阴影符号，阴影符号颜色越暗，表示该位置视野正常的可能性越小。

模式偏差图（Pattern Deviation）：与总偏差图类似，模式偏差图的上半部分是模式偏差数值图，它是在调整完整个视岛敏感度变化，如矫正了白内障或小瞳孔引起的视野改变后，与年龄校正的正常值之间的差值（以分贝为单位，dB）。模式偏差图的下半部分为模式偏差概率图，是将总偏差数值图中的数值转译成阴影符号，其阴影符号颜色越暗，与标准阈值之间的差值越大。

青光眼半视野测试（GHT，图20-3-2）：在24-2和30-2测试中，GHT可评估分析上、下视野中对应的5个区域的阈值结果，然后用简单的警示语来显示青光眼视野缺损类型。GHT警示语有：① Outside Normal Limits（在正常范围外）；② Borderline（临界值）；③ General Reduction of Sensitivity（普遍敏感度下降）；④ Abnormally High Sensitivity（敏感度异常高）；⑤ Within Normal Limits（在正常范围内）。GHT不可用于评估非青光眼的患者。

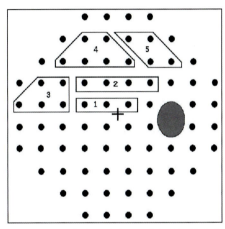

图20-3-2　青光眼半视野测试分析的上视野5个区域

全局指标：

①平均偏差（MD：Mean Deviation）：是总偏差数值图中数值的加权平均值，用于判断视野丢失的程度，0代表与正常无偏差，正常视野MD接近0，而在严重的视野丢失显示MD为-30dB到-35dB，取决于患者的年龄和检测程序。

②视野指标（VFI: Visual Field Index）：是MD的加强版，较少受白内障影响，且对中心视野变化更敏感。正常视野的VFI接近于100%，而VFI等于0%表示视野无光感。

③模式标准偏差（PSD: Pattern Standard Deviation）：反映了视野的不规律性，是判断局限性视野缺损的指标，正常人或有弥漫性视野丢失者的PSD为0～4dB，各种局限性视野缺损PSD值增加。

凝视图：是患者测试过程中固视稳定性的记录，通过此图可了解患者的固视情况。基准线以上的线条表示固视丢失量（图20-3-3），基准线以下的线条显示在某个特定的刺激呈现时没有成功检测固视方向，如患者眨眼1次（图20-3-4）。

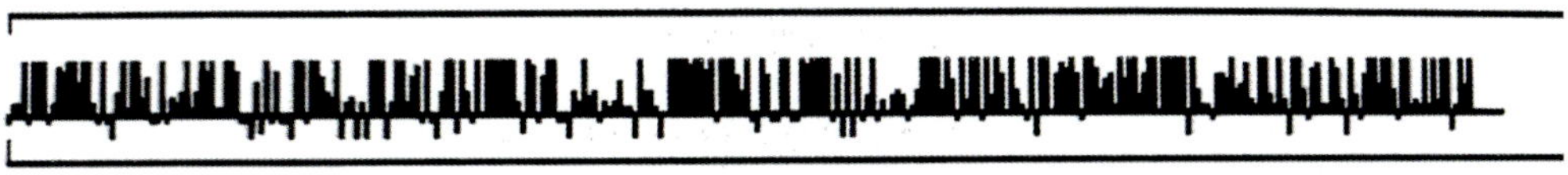

图20-3-3　凝视图：固视差，可见大量严重的固视丢失

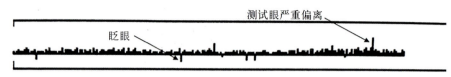

图 20-3-4　凝视图：早期固视尚可，后期固视欠佳

二、青光眼进展分析

青光眼进展分析（Guided Progression Analysis，GPA）是一种目前应用广泛的帮助医师分析青光眼患者视野缺损进展的定量分析软件。同一位患者同一只眼至少进行 3 次以上才能进行 GPA 分析。假阳性过高、固视丢失率过高的检查不建议用于 GPA 分析，表 20-3-1 是 GPA 分析的基线 - 随访测试标准要求。

表 20-3-1　GPA 分析的基线 - 随访测试标准要求

主测试	基线测试	后续测试必须是
SITA 标准	SITA 标准	所有 SITA 标准
SITA 标准	Full Threshold（全阈值）	SITA 标准和全阈值的组合
SITA 快速	SITA 快速	所有 SITA 快速
SITA 快速	Full Threshold（全阈值）	SITA 快速和全阈值的组合

GPA 包含事件分析和趋势分析两个内容。事件分析以中心视野各测试点模式偏差结果为基础，帮助医师确定患者有没有视野缺损的进展；趋势分析以视野指标（VFI）为基础，帮助医师确定患者视野缺损进展的速度，评估患者将来失明的风险。GPA 进展分析概率图中的指标符号（图 20-3-5）：小空心三角表示检测位点恶化的统计学意义为 5%，半填充三角表示两次连续随访中同一检测位点都被确认为有统计学意义的恶化，全填充三角表示 3 次连续随访中同一检测位点都被确认为有统计学意义的恶化。此外，一次测试结果中出现 2 个半填充三角时，GPA 会发出警告：Possible Progression（可能的进展）；一次测试结果中出现 3 个全填充三角时，GPA 会发出警告：Likely Progression（确信的进展）。VFI 图中的斜率表示视野缺损进展速率，以"年丢失百分率"表示，并推测患者今后 5 年可能的病情进展。

三、自动视野计结果判读要点

阅读视野报告时，一看结果的可靠性，二看 GHT 结果有无异常（GHT 不可用于评估非青光眼的患者），三看全局指标，判断视野丢失的程度，四看偏差概率图，判断视野缺损的类型和范围。

在阅读视野报告时应注意：

1. 中央 20°以内的暗点多为病理性视野缺损，视野 25°～30°上下方的暗点常为眼睑遮盖所致，30°～60°视野的正常值变异大，临床诊断为视野缺损时需谨慎。

2. 孤立一点的阈值改变意义不大，相邻几个点的阈值改变才有诊断意义。

3. 初次自动视野检查异常可能是受试者未掌握测试要领，应该复查视野，如视野暗点能重复出来才能确定为缺损。

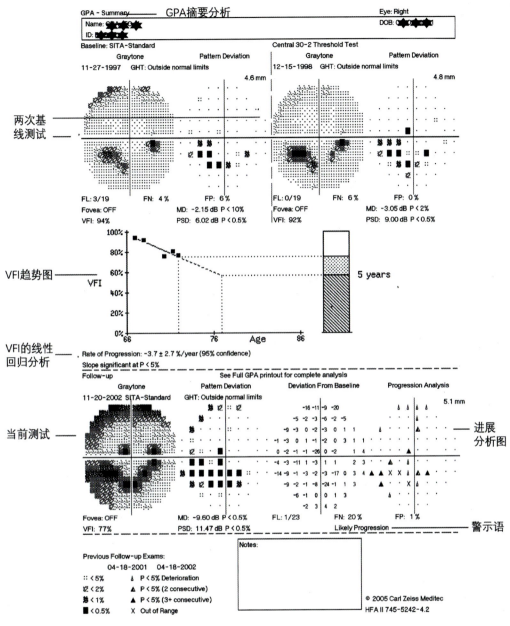

图 20-3-5　GPA 摘要分析打印输出

四、视野缺损示例

许多疾病有特征性的视野缺损，能帮助我们诊断疾病及判断疾病的严重程度。如青光眼的典型视野改变：旁中心暗点、鼻侧阶梯、弓形缺损、环形暗点、管状视野、颞侧视岛；视神经疾病如视神经炎可表现为中心暗点或视野向心性缩小，前部缺血性视神经病变常表现为与生理盲点相连的弓形或扇形视野缺损，视盘水肿可表现为生理盲点扩大而周围视野正常，视交叉病变表现为双颞侧偏盲，视交叉后的视路不同部位亦有相应的视野缺损；视网膜疾病如视网膜色素变性可有环形暗点、管状视野，黄斑疾病可有中心视野异常等（图 20-3-6～图 20-3-9）。

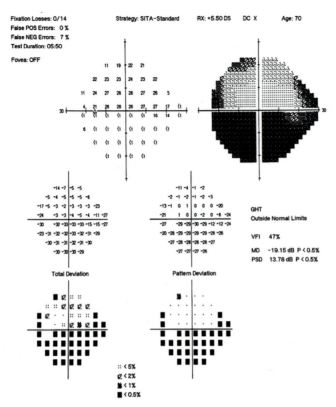

图 20-3-6 缺血性视神经病变患者,下方视野缺损

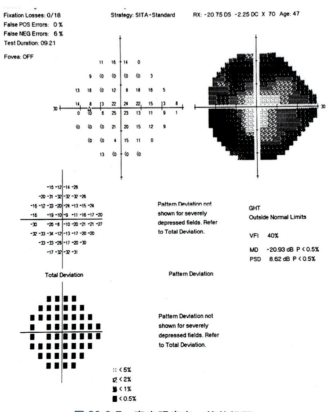

图 20-3-7 青光眼患者,管状视野

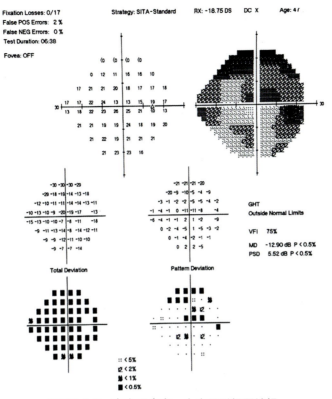

图 20-3-8　青光眼患者，上方弓形视野缺损

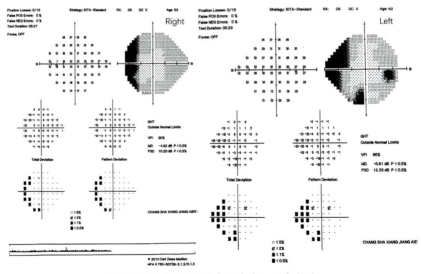

图 20-3-9　视交叉后病变患者，同向偏盲

（王启常　苏月艳）

主要参考文献

赵堪兴, 杨培增. 眼科学. 第 8 版. 北京: 人民卫生出版社, 2013:39-42.

J Katz, A Sommer, D E Gaasterland, D R Anderson. Comparison of Analytic Algorithms for Detecting Glaucomatous Visual Field Loss. Arch Ophthalmol, 1991, 109(12):1684-1689.

R P Mills, H S Barnebey, C V Migliazzo, Y Li. Does Saving Time Using FASTPAC or Suprathreshold Testing Reduce Quality of Visual Fields? Ophthalmology, 1994, 101(9):1596-1603.

第 21 章

对比敏感度检测仪

第一节 概述

人类对视功能的评估多用视力、视野、双眼视功能、光觉、色觉等检查来完成。多年来，人们经常将视力表检查的视力及视野结果作为视功能好坏的定量标准，但人眼的视觉功能不仅包括分辨高对比度的能力，还包括对各种点线与空白明暗程度的差别（即对比度或者反差）的分辨能力，后者即对比敏感度（Contrast Sensitivity，CS）。对比敏感度能更全面的评估视觉系统的形觉功能特点，是一种新的形觉功能定量检查方法。

一、对比敏感度检测的历史

对比敏感度的研究开始于 20 世纪 50 年代，当时美国广播唱片公司（Radio Corporation of America，RCA）的工程师们检测对比敏感度是为了帮助确定怎样能够生产出更好的电视屏幕。他们发现，与标准敏感度检测相比，对比敏感度曲线提供了更多的信息。

在 20 世纪 60 年代，由感知心理学家和精神物理学家对对比敏感度检测做了进一步的研究，最著名的是剑桥大学的 F.Campbell 博士，Campbell 博士和他的同事发现，对比敏感度是一种更好的方法，确定人们在每天的环境中对成像的感觉，他们还发现这种方法可用于临床对视力缺陷的检测，比常规检测方法好。

1972 年，神经学家 Lvan Bodis-Wollner 博士首次发表的临床研究报告表明，这种方法可以检测常规手段不能检测的视觉敏锐性。他发现，他的许多脑损伤的患者抱怨他们的视觉有问题，但视力却很好。他的数据显示对比敏感度可以测量，并且可以很准确地证明对视觉抱怨的人有视觉问题。

1977 年，伦敦的眼科医生 Arden 博士首次介绍了一种商业可使用的对比敏感度检测仪。他和他的同事发表的文章表明了这个便携式产品对青光眼、白内障、视神经炎和弱视的检测和评估的实用性。

所有以前的视觉研究都表明，对比敏感度检测是更深入的视觉检测，可作为对已使用 125 年的 E 字视力表的补充检测手段。在过去的 16 年间，有 500 篇论文在临床杂志上发表，显示了采用对比敏感度检测方法比较用接触镜检测黄斑退化得出的分辨率的方法要更准确。许多的例子证明，对比敏感度检测是很好的方法，甚至优于那些设计专用于病理检测的仪器，如：对青光眼的视野检测仪、对多发性硬化症的刺激电位检测、对白内障的眩光检测等。

由于对比敏感度仪有很强的检测能力，它已获得了广泛的使用。除临床诊断中使用这种仪器外，它还用于对汽车驾驶员、航天员和专业运动员的视力评估。

二、基本原理

敏感度是视觉系统能觉察的对比度阈值的倒数。对比敏感度=1/对比度阈值，人眼所能识别的最小对比度，称为对比阈值。对比度阈值低，则对比敏感度高，视觉功能好。

（一）空间频率特性概要

在电学中，某种频率的正弦电波，经过滤波器后，其幅度和相位有所变化，但仍然是同一频率的电波。光学系统（如底片、视网膜）与电滤波器的性质相似，只不过电滤波器是对时间频率的波起作用，而光滤波器是对空间频率的波起作用，也就是说，实质上，光学系统是空间频率滤波器。

$$C=（Lmax-Lmin）/（Lmax+Lmin）$$

Lmax 和 Lmin：为正弦光栅明亮分布的最大和最小值。

频率：每度视角内图像或刺激图形的亮暗做正弦调制的栅条周数，单位是周/度。指1度视角所含条栅的数目（周数），单位为周/度（c/d）（图21-1-1）。

（二）对比敏感度函数曲线（Contrast Sensitivity Function，CSF）

CSF检查结果以曲线表示，以不同的空间频率为横坐标，对比敏感度为纵坐标，检查后绘制出对比敏感度函数曲线，称为CSF曲线（图21-1-2）。正常人此曲线呈倒"U"形，也称钟形曲线。

在2～5c/d处敏感度最高。高、低频段下降。

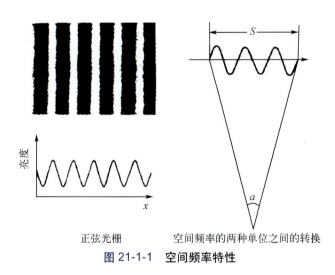

图21-1-1 空间频率特性

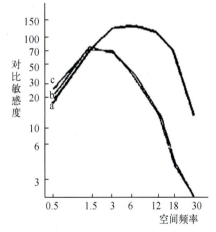

图21-1-2 对比敏感度函数曲线CSF

钟形曲线表明：视觉系统观看粗、细条纹较为困难，观看中等条纹最容易。

（三）对比敏感度检测方法

1.Aarder光栅图片 1978年Aarder首先研制并用于临床，每套7张图片，1张为示范，1-7张的空间频率依次增加，分别为0.2、0.4、0.8、1.6、3.2和6.4周/度。此方法价格低，且图片易携带，科研、临床均可用。整个图由A、B、C、D、E 5个空间频率组成，每个空间频率上的图片再按对比度的不同依次分为9个等级（图21-1-3、图21-3-4）。检查的时候先调整好光的亮度，依次检查每个空间频率。

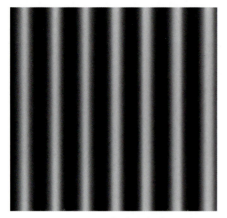
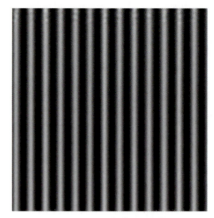

图 21-1-3　低空间频率　　　　　图 21-1-4　高空间频率

2. 计算机对比敏感度检查　计算机通过应用程序控制，在监视器上产生亮度按正弦规律变化的、不同空间频率的光栅条纹。受检者坐在荧光屏前 5m 处注视荧光屏上的光栅条纹变化，条纹的对比度从 0 开始由弱变强。当患者被测眼能分辨出条纹及方向时就按动人机对话按钮，计算机记录下来这一光栅频率的对比阈值。

第二节　对比敏感度仪检查操作

一、CSV-1000 眩光对比敏感度仪

（一）仪器简介

1. CSV-1000 远距式眩光对比敏感度仪系列结构较为简单，由检测面板加带电源线的支架组成，通过遥控器操作（图 21-2-1A）。CSV-1000 配有五种检测面板：CSV-1000E、CSV-1000S、CSV-10002S、CSV-1000Slance、CSV-10001.5CTV，其中 CSV-1000E、CSV-1000S 最为常用。下文以 CSV-1000E（图 21-2-1B）为例来介绍其使用方法。CSV-1000E 在遥控器有 5 种不同的选择，即：第 1 行亮，第 2 行亮，第 3 行亮，第 4 行亮和全黑。遥控距离约为 3m。

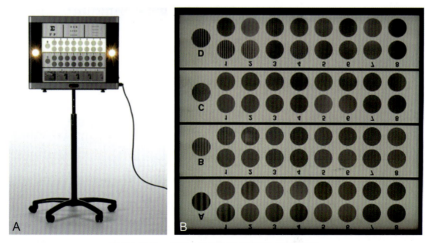

图 21-2-1　CSV-1000 眩光对比敏感度仪
A. CSV-1000 眩光对比敏感度仪（检测面板为 CSV-1000S）；B. CSV-1000E 检测面板

2. 照明要求：眩光对比敏感度仪（CSV-1000）明视为 85 cd/m², 暗视为 3 cd/m² 推荐的视力检查照度为标准水平，此仪器适用一个较宽的环境照明条件，可以有外部的照明，可以使检测照明光水平达到标准状态（图 21-2-2）。但不能在明亮的室内环境和阳光下使用。

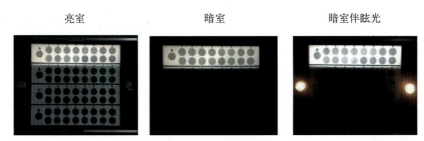

图 21-2-2 CSV-1000E 检测环境

3. 技术参数

（1）视标背景光亮度：85cd/（明适应）或 3cd/（暗适应）。

（2）空间频率：标准：3、6、12、18c/d。

特殊：1.5、4.5、9、27c/d。

（3）标准检查距离：2.5m。

（4）特殊检查距离：1m、1.25m、3m、4m 等。

CSV-1000 远距式眩光对比敏感度仪可以用于不同的检测项目，只需简单地更换塑料检测板即可实现，具有非常好的精确性和重复性，可以极早期发现很多疾病导致的细微视网膜功能变化，为临床提供了可靠、敏感的诊断依据。除了可以测试对比敏感度外，还可以进行眩光对比敏感度、低视锐度和低视力测试。

（二）操作流程

1. 操作准备

（1）被测者充分矫正屈光不正。单眼测试，先右眼后左眼。

（2）测试前用测光表测定测试卡表面照度，标准照度为 85 cd/m²。

（3）向被测试者介绍测量方法，要求其判断图中的栅视标的方向。

2. 检查操作

（1）从 A 行开始，问患者："你能看清楚第 A 行第一个圆圈内的线条吗？"

（2）如果能看清，就要继续测试此行其他圆圈内的线条，问患者能看清楚的线条是在上面的圆圈还是下面的圆圈，或是两个圆圈都是黑的。

（3）需要引导患者从第 1 列的顶部、底部圆圈开始向下一列，第 2、3 至 8 列逐列检测。

（4）然后继续 B 行的检测，方法同 2～4 步。

对于每只眼睛的检测，全部 4 行的检测时间不能超过 30～40s。

近距离测量为 40cm 取坐位，选用近用的对比敏感度测试表，检查方法同远距离测量。

3. 检测完毕后，画出患者的对比敏感度曲线（图 21-2-3） 曲线方式是以不同的空间频率为横坐标，对比敏感度为纵坐标。在正常人，此函数似倒"U"形，也有学者称之为山形或钟形。

（1）CSV-1000 远距式眩光对比敏感度仪报告图表一般按年龄分成：20～59 岁图表、60～69 岁和 70～80 岁图表。但 CSV-1000E 则分成 6～10 岁和 11～19 岁图表、20～55 岁和 56～75 岁图表。检查者要根据不同的检测面板和患者的年龄，选择合适的对比敏感度图表。

(2) 确定每一行患者能看清楚的线条位置（位置显示在图表中，t=top 上面，b=bottom 下面）。

(3) 确定在每一列中能看清楚的线条位置，如果仅能看清楚第一个圈中的线条（字母下面），本行的其它圆圈都看不清，就直接检测下一列的第一个圆圈。

(4) 连接能看清楚的各点，即成为患者的对比敏感度曲线。

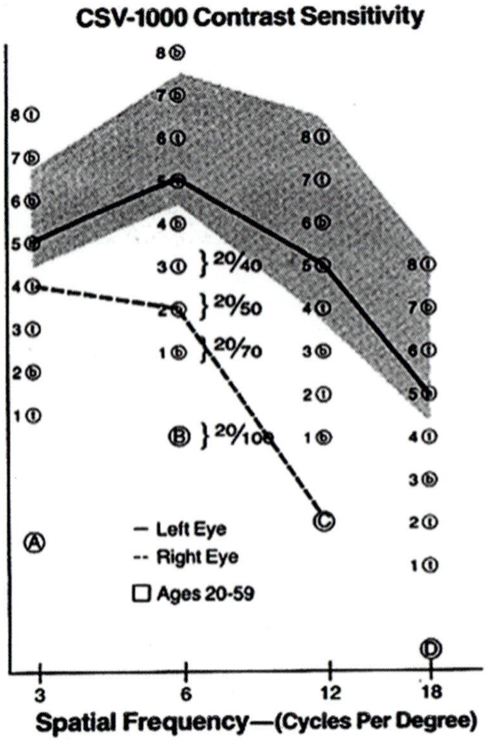

（三）检查影响因素与注意事项

1. **检查前与患者做良好的沟通** 对于一些人，特别是老人和小孩，在检测前要仔细讲解检测方法，同时让患者站近一些，仅看 C 行，讲解后再退到正常的 2～3m 距离，检测所有 A～D 行。

2. **重新检测** 如果测试者怀疑患者在检测中有猜的嫌疑或不能真正辨认线条，应按顺序重新检测，直至辨认清楚。

3. **正常范围** 通常人们的检测结果是很少落在正常范围之外，特别在 A 行和 D 行大多是正常的。但有些患者没有症状，A 行和 D 行的结果也可在正常范围以外。

图 21-2-3　CSV-1000 报告卡片

4. **两眼的差异** 出现眼部病变的最早信号是一只眼睛的对比敏感度检测比另一只眼变差。如果低 2 行以上，重测一次确认无误，此眼睛很大的可能性是有病变发生。

5. **检测分辨率结果低于 20/50** CSV-1000 检测面板是用于评估具有正常或接近正常的视觉分辨率的人，但眼睛有视觉缺损。如果患者的视觉分辨率低于 20/50，这就很难在 2～3m 距离得到全范围的对比敏感度检测值。在这种情况下，可以在 1m 的距离检测，尽管 1m 不是正常的检测距离，这个检测结果仍然对判定两眼的视觉差异和以后多次的复查有价值。但应在病历中记录，作为参考。

6. **检测环境** CSV-1000 可以在亮室、暗室及眩光条件下测量人眼的对比敏感度功能，反映人眼在不同视觉环境下的视功能，可更好的解释某些患者在不同环境下视觉表现差异的现象。

7. **条纹方向** 垂直条纹为国际标准；倾斜条纹敏感性强，但变异性非常大，几乎没有此类文章发表（图 21-2-4、图 21-2-5）。

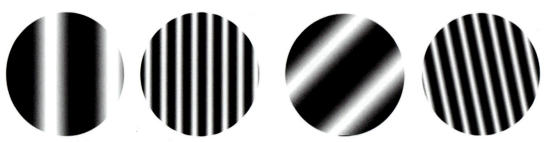

图 21-2-4　国际标准方向　　　　　　图 21-2-5　非国际标准方向

8. **瞳孔直径** 瞳孔在眼球光学系统中起着至关重要的作用,自然条件下到大瞳孔的青年人其中高频率 CS 较正常差,且在夜晚及夜眩光状态下尤为明显,自然条件下大瞳孔青年人各空间频率 CS 分别受到不同球面像差的影响,而高频 CS 较多受到高阶像差的影响。

9. **屈光不正** 由于屈光不正导致裸眼视力损害,在未矫正或过矫时,其 CSC 均有不同程度的下降。即使高度近视患者的矫正视力达到 1.0,但其 CS 在高频状态下降显著,高度近视有黄斑病变的 CS 较之非黄斑病变者损害更明显,受损的规律是高频向中频、低频扩展。

二、OPTEC 6500 眩光对比敏感度测试仪

(一) 仪器简介

OPTEC 6500 眩光对比敏感度测试仪(图 21-2-6)通过微处理器持续控制目标照明和眩光亮度,使眩光对比敏感度(Glare Contrast Sensitivity,GS)能做完整、精确、可靠的检查,并确保测试的可重复性和结果的精确性。同时还可做其它方面的功能测试。包括:视力、视野、立体视、融合视、低视力和失能眩光等,实现了视觉质量的全面测定。

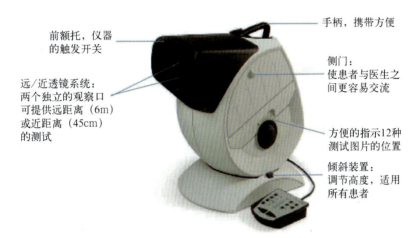

图 21-2-6A OPTEC 6500 眩光对比敏感度测试仪

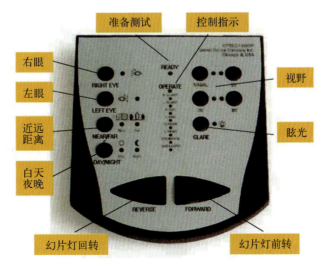

图 21-2-6B OPTEC 6500 眩光对比敏感度测试仪控制面板

OPTEC 6500 是一种基于功能性视力对比度测试的检测仪器，以正弦波条栅形对比敏感度测试表测试，提供 5 组不同空间频率的视觉刺激，分别是 1.5、3.0、6.0、12.0、18.0 c/d，每个空间频率分为 9 个等级对比度的圆形正弦光栅光斑，相邻的光斑之间对比度以 0.15 个对数单位递减。

OPTEC 6500 测量范围包括：F.A.C.T. 对比敏感度测量、ETDRS 视力测量。

（二）OPTEC 6500 的技术参数

1. 四种测试状态 白天、白天带眩光、夜晚、夜晚带眩光。
2. 远距离测试 6 m；近距离测试：40.6 cm。
3. 白天模拟状态 85 cd/m²；夜晚模拟状态：3 cd/m²。
4. 空间频率 1.5、3、6、12、18c/d。其中，1.5、3c/d 为低空间频率；6c/d 为中空间频率，12、18c/d 为高空间频率。
5. 眩光亮度 白天 135 Lux；夜晚 28 Lux。

OPTEC 6500 通过自带的对比敏感度分析软件，能自动统计、转化表格、转化对比图片。

OPTEC 6500 对比敏感度检查图片（图 21-2-7）包括三种类型：与水平夹角成 75°、90° 和 105°；

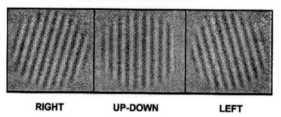

图 21-2-7 OPTEC 6500 对比敏感度检查图片示例

白天对比敏感度检查记录表（图 21-2-8）：

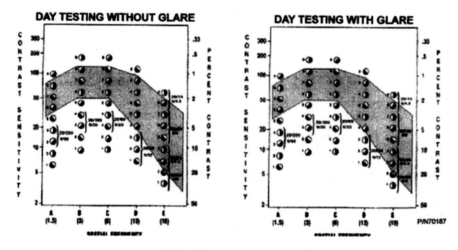

图 21-2-8 白天对比敏感度检查记录表，左为不带眩光，右为带眩光

夜晚对比敏感度检查记录表（图 21-2-9）：

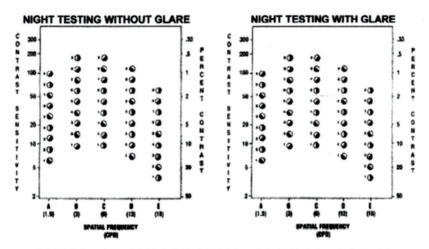

图 21-2-9　夜晚对比敏感度检查记录表，左为不带眩光，右为带眩光

OPTEC 6500 检查记录总表（图 21-2-10）：

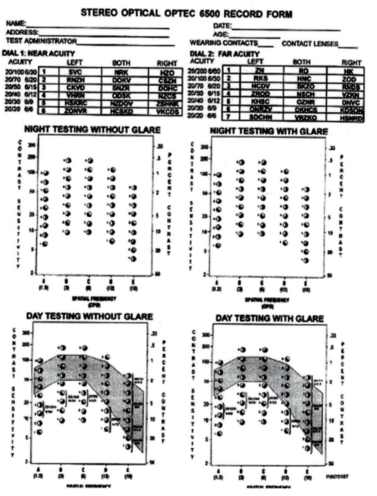

OPTEC 6500 检查记录总表 A 面

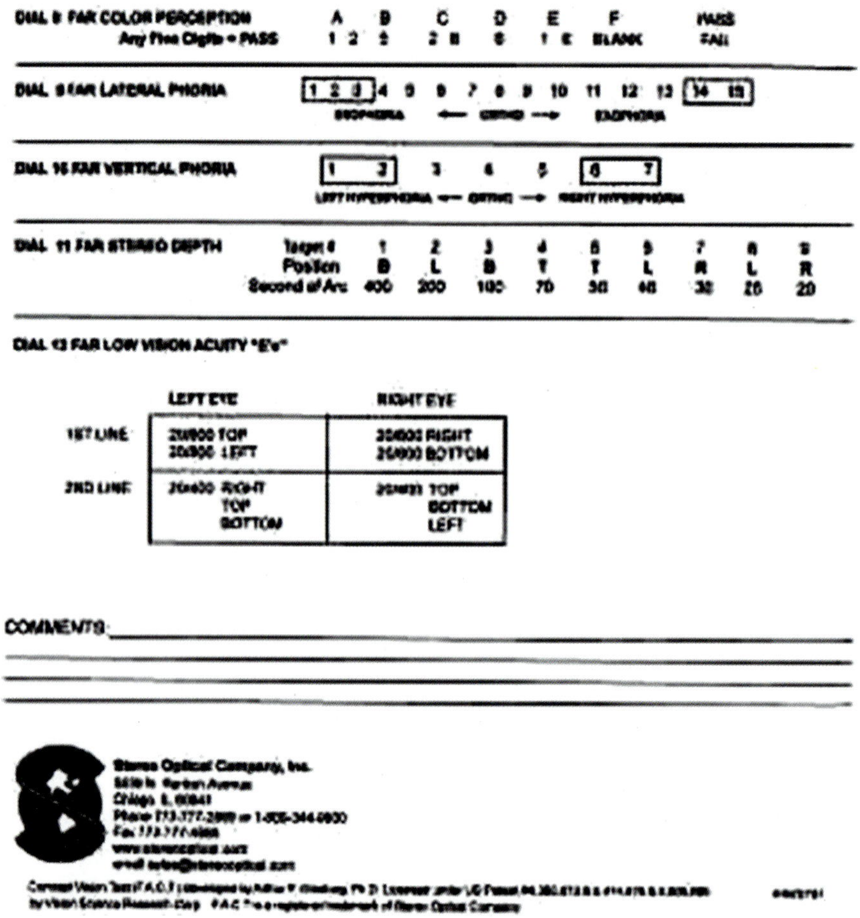

OPTEC 6500 检查记录总表 B 面

图 21-2-10　OPTEC 6500 检查记录总表

A. 包括检查眼（左）远、近的 ETDRS 视力，白天、夜晚对比敏感度检查记录表（左为不带眩光，右为带眩光）；
B. 远、近立体视测试结果等

（三）操作流程

1. 打开控制面板上的电源开关，当测试者前额压在横杆触发器上时启动灯光，确保测试者在正确的距离上测试，当控制面板上的"ready"指示灯亮时测试准备就绪。

2. 上部的透视系统用于远距离测试（类比 20 英尺或 6m），使测试者直视前方。下部的透视系统用于近距离测试（类比 18 英寸或 45cm），使测试者头部保持垂直下看。

3. 在控制面板上选择测试眼别、远近距离及测试幻灯片类别，测试窗将显示不同的视标图片及眩光视标图片，根据患者回答，通过仪器自带的 EyeView 眩光对比敏感度分析软件处理（图 21-2-11），自动生成资料，即时呈现出对比敏感度曲线图（图 21-2-12）。

（四）结果判读示例

图 21-2-13 和图 21-2-14 是一例轻度白内障患者的对比敏感度测量结果：在白天，患者在低频区的对比敏感度在正常范围，中、高频区不带眩光时对比敏感度尚在正常范围，带眩光时对比敏感度则有所下降；在夜晚，低频区在不带眩光时对比敏感度尚在正常范围，中、高频区明显下降，带眩光时，对比敏感度在各个频段都下降，中、高频区极为明显。

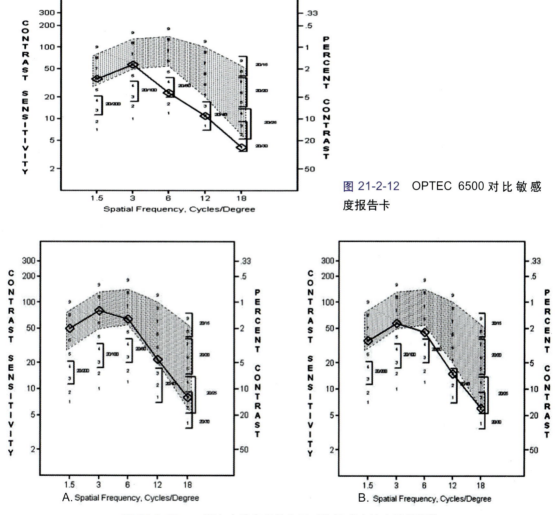

图 21-2-11　仪器自带的 EyeView 眩光对比敏感度测试分析软件界面，测试同时输入结果，自动生成数据

图 21-2-12　OPTEC 6500 对比敏感度报告卡

图 21-2-13　一例白内障患者的白天对比敏感度检查结果报告
A. 白天对比敏感度测量不带眩光；B. 白天对比敏感度测量带眩光

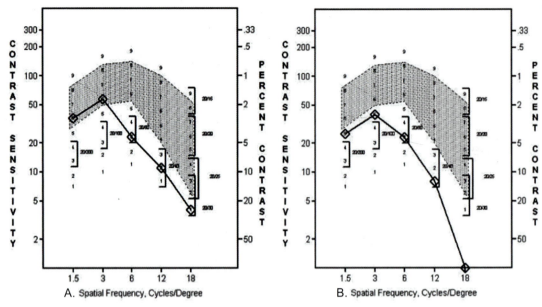

图 21-2-14 同一例白内障患者的夜晚对比敏感度检查结果报告
A.夜晚对比敏感度测量不带眩光；B.夜晚对比敏感度测量带眩光

三、OCULUS 62800 对比敏感度仪

（一）仪器简介

OCULUS 62800 对比敏感度仪（图 21-2-15、图 21-2-16）是程序化控制仪器，它根据患者的主观判断给出人眼对眩光和对比度变化的定性结论和参考数据。检查通过不同对比度水平的视标进行。这些视标显示在低亮度背景屏幕前。背景屏幕的光密度为无眩光 $0.032cd/m^2$，有眩光 $0.10cd/m^2$。检查时通过外部控制器和照明 LCD 模块操作，也可以选择连通的计算机操作。控制器拥有自己的工作区域灯，因此可在暗室进行操作。

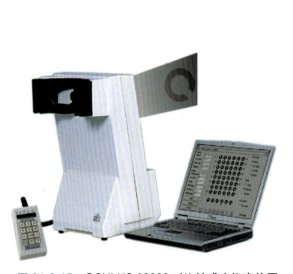

图 21-2-15 OCULUS 62800 对比敏感度仪实体图

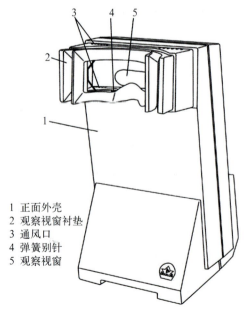

1 正面外壳
2 观察视窗衬垫
3 通风口
4 弹簧别针
5 观察视窗

图 21-2-16A 正面结构图

第 21 章 对比敏感度检测仪 527

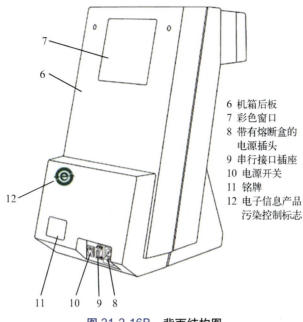

6 机箱后板
7 彩色窗口
8 带有熔断盒的电源插头
9 串行接口插座
10 电源开关
11 铭牌
12 电子信息产品污染控制标志

图 21-2-16B 背面结构图

OCULUS 62800 对比敏感度仪以符合德国 DIN（Deutsches Institut für Normung, DIN）标准，编号 58220-T1 的蓝道环作为视标。视标可出现在六个不同的方向，在每个检查开始时，一个方向是预先自动选择的。检查者可根据需要通过控制器做出各种选择（图 21-2-17）。

可选的蓝道环缺口位置：
LO：左上，O：上，RO：右上，
LU：左下，U：下，RU：右下

可获得的 4 个对比度水平为：1:23、1:5、1:2.7、1:2，对比度 1:23 是视标和背景的光密度比率。对比度水平 1:23 为最高对比度，此水平下最易辨别。

有眩光和无眩光（BLEND）的对比度水平在各种情况下都有显示。在一次检查过程中，总共连续进行 8 组检查（表 21-2-1）。

表 21-2-1 检查流程表

组别编号	1	2	3	4	5	6	7	8
对比度	1:23	1:5	1:2	1:2	1:23	1:5	1:2	1:2
眩光	关	关	关	关	开	开	开	开
蓝道环	LO 左上	RO 右上	O 上	U 下	RU 右下	U 下	LU 左下	O 上

通过一个半透明观察镜，检查者可以看到光学系统检查面板各种数据显示。视标显示于这个观察界面上，它的虚像出现在距被检查眼 5 m 处。图 21-2-18 是观察界面上的几种显示。

（二）操作流程

1. 打开设备，进行自动校准后，计算机操作界面显示（图 21-2-19），对比敏感度仪进入检查 1。检查 1 的对比度为 1:23，是最易识别的，可用于向被检查者说明检查过程。

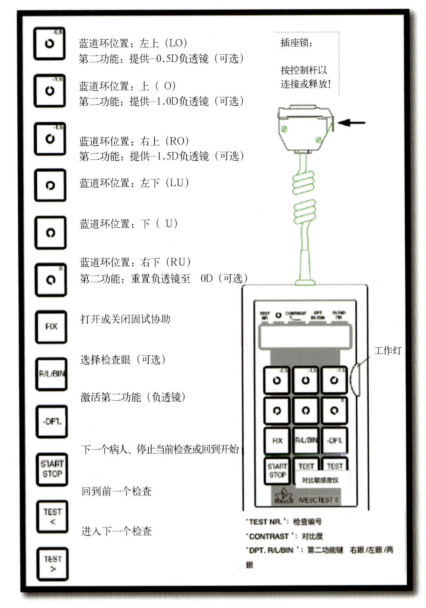

图 21-2-17　控制键描述

2. 向被检查者显示至少 5 种不同的蓝道环缺口位置。操作者可以用键选择所希望的位置。当被检查者至少认出 5 个中的 3 个位置时，满足检查要求（标准为 60%）。在表格的相应位置上做出标记。

3. 根据需要按下检查（TEST）键引导至每一个检查（编号 2～4），对比度水平为 1:5，1:2.7，1:2。对比度呈减小趋势，其中水平 1:2 最难辨认。在第一个检查开始时，就显示蓝道环位置，检查者在表上标记出这些位置。

如果不确定，先前的检查可以重复，重按检查（TEST）键。

4. 检查 5～8 的对比度和检查 1～4 的对比度是一样的，但是在带有连续眩光的更明亮的背景下进行。继续进行检查 5 前，通过固视（FIX）键打开固视协助。嘱受检者直视两个红灯中间。

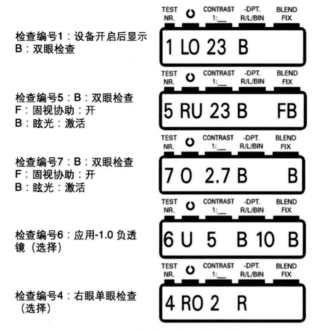

图 21-2-18　LCD 观察界面上的几种显示

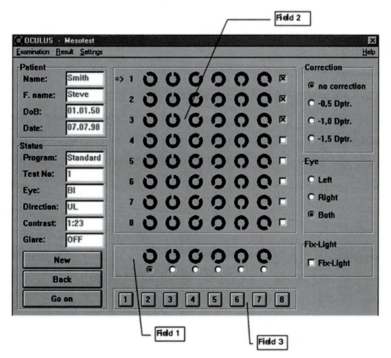

图 21-2-19　OCULUS 62800 对比敏感度仪计算机操作界面

5. 如果在切换到检查 5 时，受检者没有按要求直视眩光光源，将在开始时看不到测试视标。这将使检查延时，需要 10～30min 来重新调整。

6. 可再次使用固视（FIX）键将固视协助关闭。然而，仪器会在每一个检查或测试视标改变后自动关闭以防止检查结果不真实。

7. 再次按下检查（TEST）键。一旦 7min 没有任何操作，设备会切换到"待机"模式，按任意键打开照明。

8.完成检查后，打印检查结果报告（图21-2-20）。

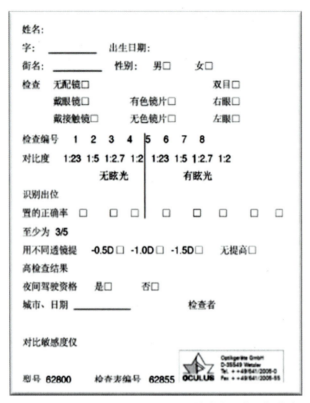

图 21-2-20　OCULUS 62800 对比敏感度仪中文报告卡

（三）检查注意事项

1.受检者在检查前必须至少有 5min 的暗适应，如果对比敏感度仪安放在明亮房间，受检者需要通过看设备浏览窗口相应的时间以适应。

2.如果受检者戴有眼镜或者接触镜那么就佩戴眼镜或者接触镜检查。

3.对结果的评价：正确识别的对比度检查提供了视觉水平评价的基础，如判定是否有夜间驾驶资格，受检者必须在有无眩光的情况下均能正确识别，正确率 60% 为对比度标准。

第三节　对比敏感度检测仪的临床应用

一、在白内障中的应用

长期以来，在评价白内障时，视力常被作为主要的视功能指标，然而临床上经常遇到一些视力较好的白内障患者主诉夜间驾车、读书、强光下或日常生活中视物有困难。这些现象单纯用视力无法解释。因为视力表检查的结果仅可反映黄斑对高对比度小目标的分辨能力，而不能反映整个视网膜对低对比度物体的分辨力。早期白内障由于晶状体混浊不均匀，患者通过混浊的缝隙视物，中心视力可能仅轻度减轻，而此时低、中频区的 CS 已下降，加上眩光后，强烈的光线通过混浊的晶状体发生更大的散射，由于散射光干扰，在眼内形成较强的光幕，叠加到视网膜上,则引起全频 GS 下降。所以 CS、GS 能够比视力更准确、全面地揭示患者的视功能状态。根据传统检查方法和手术适应证,只能让这部分视力尚好但有上述视功能障碍的患者等待视力明显下降后再给予手术治疗。

对比敏感度可以灵敏、全面地反映患者视功能状态,结合视力检查结果可客观评价白内障,特别是后囊性(posterior capsule opacification,PCO)或继发性白内障对视功能的影响,是确定白内障手术及 Nd:YAG 激光晶状体后囊膜切开术时机,以及评价手术疗效的有效标准。现在,对早期有明显症状的白内障患者,应把 CS 及 GS 作为评价视功能及确定手术指征的指标,最大限度地改善患者的生活质量。图 21-3-1 是一例白内障患者对比敏感度仪检查报告,患者主诉视力完好,但有时视物模糊,强光(眩光)刺激下更甚。对比敏感度检查表现:B 行 C 行(中高频)对比敏感度异常。

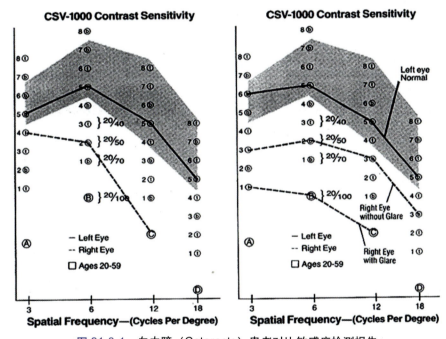

图 21-3-1　白内障(Cataracts)患者对比敏感度检测报告

CS 的改变与晶状体混浊的类型、部位、瞳孔大小有关。混浊越靠近视区中央影响越大;当混浊程度相同时,混浊部位对于 CS 的影响顺序为:晶状体后囊膜下>皮质>核性;瞳孔大时,周边混浊影响 CS;瞳孔小时,中央混浊影响 CS。白内障摘除术后的 CS 及 GS 值都升高。有研究显示视力>0.5 的早期老年性白内障患者,术前 CS 及 GS 各空间频率明显下降,术后恢复至正常范围。部分白内障摘除加人工晶状体植入术患者,矫正视力可达 0.8~1.2,但仍主诉有视物不清、畏光等明显自觉症状,即视觉质量较差,检查可发现晶状体后囊混浊,CS 和 GS 均已下降,激光切开晶状体后囊膜后,视力虽无明显提高,但主诉症状基本消失,CS 和 GS 恢复正常。

二、在高眼压与青光眼中的应用

CS 能发现早期视野正常而视功能已有损害的高眼压者。它反映早期视神经纤维的损害,是高眼压患者是否需要治疗的指征。眼压的下降与 CS 值下降的恢复在 56% 的高眼压患者同时出现，而在青光眼患者却无此现象，揭示视神经纤维长期损伤会造成不可逆影响。高眼压患者CS的下降主要体现在高频及中频区。

青光眼CS的变化与视觉系统中不同的神经通道受损有关，CS曲线上不同空间频率区的阈值，代表视觉系统不同空间频率的敏感特性，而各空间频率通道在视网膜以及视路中的分布有所不同，因此，视觉系统各层，不同部位的病变选择性地影响其空间频率通道，造成不同形态的CS的改变。在对比敏感度检查时，B、C行（中高频）最能反映青光眼导致的CS异常，中晚期波及低空间频率部分（图21-3-2）。

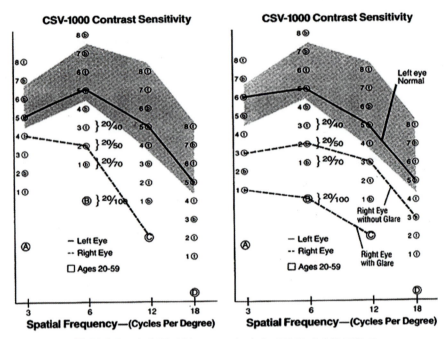

图 21-3-2 青光眼（Glaucoma）患者对比敏感度检测情况

X通道主要分布于中心凹，对高频光栅敏感，Y通道分布于黄斑以外，对低频光栅敏感。青光眼眼压升高时，X通道神经节细胞的轴突最先受损，从而表现出高频区CS下降；眼压长期升高，神经供血减少，Y通道细胞轴突也受影响，导致低频区CS下降，最后发展成全频区CS下降。因此，青光眼CS值的特点与受损神经节细胞的数量、范围及损伤网膜的不同层次有关。虽然影响CS的疾病很多，使其不能独立作为青光眼的诊断指标，但CS下降早于视野损害，CS检查敏感、方便，对了解早期青光眼的视功能状态有很大意义，所以对主诉视力不佳或夜间视力差而屈光正常的人应常规行CS检查。

总之，临床上已用CS来评价青光眼的形觉功能，并认为视力和视野正常的青光眼患者可出现CS异常。在视野有损害的患者，CS的异常程度和视野异常存在着一定的关系。在评价青光眼患者视功能改变中，CS可能成为一项更为敏感的指标。

三、在屈光不正中的应用

有研究表明，矫正视力 > 1.0 的近视患者CS可出现高频区的异常，这说明高度近视眼患者CS障碍早于视力改变，并可解释高度近视患者戴镜后仍感视物模糊的原因。随着屈光度数的增加，高频至中频区甚至全频CS下降，并且高峰的曲线逐渐左移，高频区的截止频率左移。

CS 的改变与眼底的改变呈正相关，如视乳头倾斜、后巩膜葡萄肿、脉络膜视网膜萎缩等，眼底损害越严重，CS 异常越明显。应用不同的方法矫正屈光不正、提高视力的同时，会引起眼球光学性能的改变，从而对视觉质量产生不同的影响。

近年来，国内已广泛采用准分子激光角膜屈光手术治疗近视，其中准分子激光原位角膜磨镶术（laser in situ keratomileusis，LASIK）是目前疗效确切、并发症较少的手术。但目前评价疗效的标准大多仅用视力和屈光度数，具有局限性，不能解释在临床工作中部分患者术后虽裸眼视力 > 1.0，却主诉视物模糊，尤以阴天、夜晚及照明不良等情况下明显。

因为视力表检查仅根据视标大小即空间频率的改变作为检查参数，同时测试视标的对比度规定为近似 100%，这在日常生活中很少遇到，因此视力表检查仅是较为简单的视功能评价方法。

CS 检查通过同时改变空间频率和对比度两个参数评价视功能，更符合人眼视觉的实际环境，可全面、客观、敏感地反映患者的视功能状态，利于临床对视觉问题进行及时、有效的诊断。多数文献的研究结果显示，角膜屈光手术后术眼的动、静态 CS 均呈下降趋势，且与术中屈光度数矫正量和术后眩光、光晕现象的发生率呈相关性。文献报道，准分子激光角膜屈光手术后术眼 CS 下降与术后术眼波前像差的增加及角膜存在的光散射结构，如角膜上皮下雾状混浊（Haze）和瘢痕有关。LASIK 术后 Haze 和瘢痕的程度较轻，因此像差的增加是导致术后术眼 CS 下降的主要因素。近期开展的以波前像差引导的个体化 LASIK，旨在矫正屈光不正的同时消除术眼的球差和彗差等高阶像差，可望减轻甚至消除 LASIK 术后术眼 CS 的下降，显著提高患者视力和视觉质量。因此，CS 可作为评价屈光手术前后视功能及手术质量的更为全面、客观、敏感的依据。

四、在斜视、弱视诊断中的应用

CS 是弱视早期视功能仅有微小改变时最敏感的诊断指标。有研究表明弱视儿童与正常对照组相比，不同空间频率下 CS 有不同程度的降低，表明弱视儿童的 CS 阈值比正常儿童明显升高。斜视性弱视主要引起高频区 CS 下降；屈光参差性弱视则引起全频 CS 下降；剥夺性弱视者 CS 仅在低频区正常。弱视在低频区 CS 的下降表示严重的视力丧失，对早期诊断弱视很重要。对比敏感度与视力在治疗中多平行上升，但在视力无改善时，对比敏感度也可有所提高。

有学者认为斜视性弱视与屈光参差性弱视功能障碍的神经基础不同。斜视性弱视由于双眼视轴不平行，物像落在视网膜非对应点上，引起复视和混淆，视皮质选择性抑制由斜视眼传入的冲动，使黄斑功能长期受到抑制，导致弱视。斜视性弱视是黄斑的功能受损，使 X 通道传导发生障碍，而 Y 通道不受累，因而 CS 值的下降出现在高、中空间频率区，低频率区无明显改变，无明显峰值，外推截止频率左移。屈光参差性弱视由于双眼屈光度数相差太大，落在双眼黄斑区的物像清晰度不等，即使屈光不正得到完全矫正，黄斑部的物像大小也不相等，难于融合，致皮质不得不抑制屈光度较大的一只眼来保证视物的清晰，从而造成此眼弱视。屈光参差性弱视在大脑皮质和外侧膝状体的形态学改变目前已得到证实，其 X 通道和 Y 通道均受损，从而表现为 CS 曲线在各空间频率均降低。

五、在眼底病诊断中的应用

CS 可预示糖尿病有无早期视网膜病变发生。有研究表明糖尿病患者的 CS 的变化早于临床症状的出现。视功能受累首先为中、高空间频率区的 CS 下降，低频区 CS 反应不一致，可能与微循环病变时视觉分析系统通道的受累部位有关，提示 CS 检查可能成为糖尿病视网膜病变亚临床诊断方法之一。年龄相关性黄斑变性 CS 下降早于视力改变，视力正常时，中频值下降；视力轻度下降时，中、高频值下降，并随玻璃疣的增多而加重。严重时，全频 CS 下降。单眼发病者，部分患者对侧眼也有中、高空间频率的对比敏感度下降，提示对比敏感度可作为年龄相关性黄斑病变的亚临床诊断方法。黄斑囊样水肿导致全频 CS 值下降，黄斑裂孔及陈旧性脉络膜炎导致高频区 CS 下降。中心性浆液性视网膜脉络膜病变早期虽无视力下降，但有高频区 CS 损害，病重后累及低频区，40% 患者另眼有中、高频值的下降。视网膜色素变性患者的高频值下降，类似暗光线下正常人的对比敏感度值表现。

图 21-3-3 是一位 66 岁黄斑病变的患者的对比敏感度检查结果报告，左侧显示患者的分辨率左眼为 20/20，右眼为 20/25，尽管他的分辨率是在对应 66 岁年龄组正常范围之内，但对比敏感度检测结果显示有严重的视觉缺损。图右为同一位患者，经过 4 个月的营养补充治疗后，对比敏感度检测结果正常，这显示了在视觉分辨率上仅有很小的改变，但在对比敏感度上有惊人的提高。

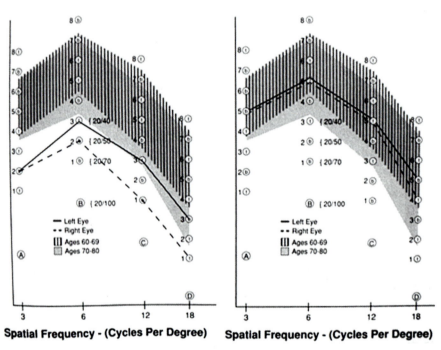

图 21-3-3　黄斑病变检测结果报告

六、在视神经病变中的应用

视神经病变是导致视功能障碍的常见疾病，其 CS 的改变多表现在全频段敏感度下降，尤以低频区下降明显。视神经炎使高、中频率 CS 与低频 CS 皆有下降，治疗后有所提高，甚至恢复正常。视力正常的急性视神经损伤，在低频区多有改变。单眼视神经病变的另眼 CS 异常提示"亚临床损伤"，多累及中、低频区。

综上所述，CS 各频区的诊断意义不同。高频区异常常常提示屈光不正、白内障、黄斑退行性变、黄斑水肿、弱视、角膜接触镜等；中频区异常提示视神经萎缩、青光眼、白内障、视神经炎等；低频区异常提示视皮层疾病等。由于各眼病对 CS 和 GS 的损害机制不同，所以对高、低频区的影响也不同。

视力、视野和 CS 均为测定形觉功能的重要指标，视力实际只反映黄斑中心凹对高对比度的细小目标的空间分辨力，而 CS 代表人眼对不同空间频率的分辨力，其高频区主要反映视敏度，中频区较为集中的反映视觉对比度和中心视力综合情况，低频区主要反映视觉对比度情况。视觉 CS 检查是一种新的视功能检查方法，能够早于视力和视野的改变，它能灵敏、全面地反映视功能状态，对一些眼病的早期诊断、手术时机选择、治疗方式及疗效评价都有较好的应用价值，应在临床推广应用。

（贺永宁　黄　蕾　张嫄嫄）

主要参考文献

北京普瑞特医疗仪器有限公司 . OPTEC6500 视功能测试系统 产品使用说明书 .
北京世通康泰医疗器械有限公司 . VECTOR VISION 对比敏感度仪 CSV-1000 型产品使用手册 .
毕宏生 , 等 . 中华眼科杂志 . 2004 年 9 月第 40 卷第 9 期 .
达美康科技 . OCULUS 对比敏感度仪使用手册 (中文)- 递交 SFDA 产品使用说明书 .
刘虹 , 郭静秋 , 等 . 中国斜视与小儿眼科杂志 2000 年第 8 卷第 3 期 .
杨磊 , 燕振国 , 等 . 对比敏感度临床进度研究进展 . 中国眼耳鼻喉科杂志 2011 年 9 月第 11 卷第 5 期 .

第 22 章

视觉电生理检查

第一节 概述

人眼的视觉成像是基于视网膜至大脑皮质的一系列光-化学-电反应的转换传输结果。视网膜受光或图形刺激后，在视觉感受器内引起光化学和光电反应，产生电位改变，形成神经冲动，传给双极细胞、神经节细胞，经视神经、视交叉、视束、外侧膝状体、视放射终止于大脑皮质视中枢。视觉电生理检查（vision electrophysiology test）是记录和客观反映这一系列的视觉成像通路的功能手段，有别于视力及视野检查等主观性视功能检查，其具有无创、客观、定量的独特优势，对于临床疾病的诊断、鉴别诊断和预后评估有着重要的价值。

视觉电生理检查包括视觉诱发电位（visual evoked potentials，VEP）、视网膜电图（electroretinography，ERG）、眼电图（electrooculography，EOG）和多焦视网膜电图（multifocal electroretinography，mfERG）。

一、视觉电生理的发展史及国际标准

人们对眼部生理活动的研究和记录超过 100 年的历史，视觉电生理的先驱者德国生理学家 Du Bois-Reymond 于 1849 年发现欧洲鲤鱼离体眼球的前后极间存在电位差，将其命名为眼静息电位（standing potential），这一发现开创了眼生物研究的新纪元。Dewar 和 M'Kendrick 于 1876 年定位眼电压来源于视网膜色素上皮层。1875 年视觉诱发电位（VEP）的开拓者 Canton，通过动物实验观察到间歇性闪光刺激可以在动物的枕叶皮层引起反应性变化。1934 年 Adrian 在枕叶皮层上的皮肤电极记录到闪光刺激诱发的电反应。1947 年 Dawson 应用叠加技术记录电生理反应。Ragnar Granit 应用极微小的电极记录视网膜的电活动，揭示了视觉形成的生理及化学过程，于 1947 年出版了 *Sensory Mechanisms of the Retina*，与 Haldan Keffer、Hartline George Wald 一起获得了 1967 年的诺贝尔医学奖。1958 年，国际临床视觉电生理协会（International Society for Clinical Electrophysiology of Vision，ISCEV）成立，汇集了视觉电生理的临床和科研专家，制定并定期更新视觉电生理各项检查，包括 ERG、VEP、PERG、EOG 和 mfERG 的国际标准，明确了各项检查的方法和参数的规定。ISCEV 还定期举办视觉电生理国际学术会议，以促进视觉电生理检查的操作和结果解读规范化、标准化。ISCEV 的网址 www.iscev.org 及官方学术期刊 Documenta Ophthalmologic 均有相关的标准和研究进展。

随着激光、基因和干细胞疗法等各种治疗手段的临床试验逐步开展，精准定位视网膜病变部位的视觉电生理检查成为客观评价疾病的重要指标。然而，传统的视觉电生理检查采用屏幕

注视的方法形成图形视觉刺激，应用于 mfERG、PVEP 及 PERG 检测，无法准确定位图形在视网膜投射的区域，无法客观定位视网膜特定区域的视觉功能，始终是影响检查结果准确性和客观性的重要因素。近年来，随着技术的发展，出现了精准定位眼底检测区域的视觉电生理检查仪器。其应用结合红外光共聚焦激光扫描眼底成像技术，在检查的过程中实时监测眼底情况，观察视觉刺激图形在视网膜的投射区域，为临床检查、临床试验和动物实验提供了可靠的检查手段。

二、临床视觉电生理检查分类

临床电生理检查，根据视觉刺激源的不同，可分为传统电生理和多焦电生理，图形刺激及闪光刺激；根据所记录的电生理活动来源不同，可分为视网膜电流图、视觉诱发电位和眼电图（图 22-1-1）。

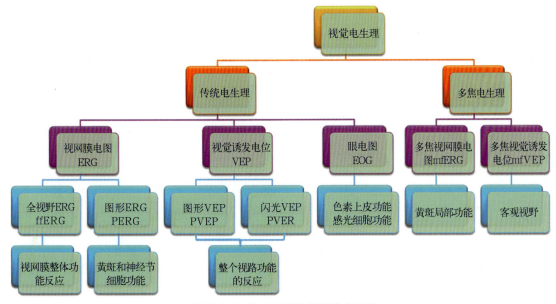

图 22-1-1　临床视觉电生理检查分类

三、临床视觉电生理检查设备

临床常用的电生理检查设备品牌有 Roland Consult（德国罗兰公司），GT-2008V（中国重庆国特设备仪器公司），Espion E3（美国 Diagnosys 公司），RETeval/ RETevet（美国 LKC technologies 公司），TOMMY（日本）。为使不同品牌及检查室获得的电生理结果具有可比性及规范性，所有检查规范必须遵循 ISCEV 国际标准。我国临床最常用的是德国 Roland Consult 和美国 Diagnosys 公司生产的眼电生理系统，本节将对其使用及注意事项进行详述。

四、临床视觉电生理检查室的要求及注意事项

由于电生理记录的是视觉形成过程中产生的电流活动，因此在仪器设备安装、检查室设置及检查过程中都必须注意避免外界电流的干扰（图 22-1-2A）：①必须安装地线；②切勿将地线接到电源插座零线，而应进行深埋（地下 2m）；③设备总电源不能链接插线板插座；④检查过程中关掉设备周围电源（包括手机、升降台、台灯、手电等）。

由于 ISCEV 标准中规定对暗适应及室内光线的特殊要求，在检查室的设置和间隔中应注意（图 22-1-2B）：①不透光；②非光滑深色墙面和天花板；③设缓冲区域或深色遮光布遮挡分隔；④配暗适应准备间。

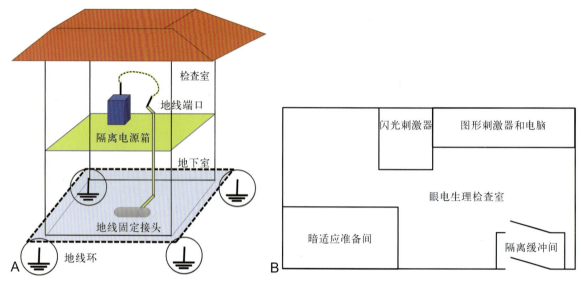

图 22-1-2　临床视觉电生理检查室设置示意图
A. 电生理系统地线连接图示意图；B. 检查室间隔示意图

五、临床视觉电生理电极使用及安装注意事项

眼电生理系统是通过各种电极与机体相连，探测生物电信号，并将信号传导到仪器，进行处理分析。正确的电极放置及阻抗检测是电生理检查中至关重要的步骤。按照作用不同，电极可分为作用电极、参考电极和接地电极。其中作用电极是放置于电生理信号发生部位，用于记录正电位；参考电极放置于与电生理信号发生部位相对应可形成回流电位的位置，用于记录负电位；接地电极放置于远离以上正负电位，可记录到零电位的位置，记录零电位。根据电极探测电位的功能不同，可分为：皮肤电极和角膜电极（接触镜电极及 DTL 电极）（图 22-1-3，图 22-1-4）。

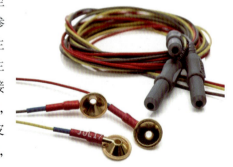

图 22-1-3　金杯皮肤电极

（一）皮肤电极

皮肤电极（图 22-1-3）的探测端与皮肤接触，一般采用金杯（镀金氯化银）或银杯（银氯化银），其接入端连接生物信号放大器。常作为 VEP 和 EOG 的作用电极、参考电极及接地电极，以及 ERG 的参考电极和接地电极。此外还有婴幼儿专用皮肤电极（粘贴形式）和不易脱落的耳夹式金杯或银杯电极。

（二）角膜电极

角膜电极是 ERG 检查的作用电极，顾名思义，与角膜接触，记录正电位。在使用的时候，需要配合表面麻醉药物，并注意避免安装及拆卸过程中对角膜的损伤。

1. **ERG-Jet 角膜接触镜电极（图 22-1-4A）**　探测端外形如角膜接触镜，内表面有一圈金丝作为电位探测介质，外表面与导线相连，接入端连接生物信号放大器。此类电极波形振幅稳定，最为常用。使用难点为接触镜的安装与拆卸，患者耐受性交差；价格昂贵，内表面的金丝圈容易在清洗和使用过程中损坏，使用时要确保金丝圈完整。

2. DTL 电极　是以尼龙和银成分作为导电介质的导电纤维电极，常见有导电纤维电极（图22-1-4B）和卷式电极（图 22-1-4C）。导电丝放置于角膜下方结膜囊内，与角膜接触面少，患者耐受性好，因而常用于儿童。然而，其振幅略低于 ERG-Jet 角膜接触镜电极。卷式 DTL 电极在使用时，可根据患者睑裂长度剪取相应长度的导电丝，用胶布固定于内外眦处，留出 5～10mm 与电极夹和导线相连。

3. 金箔电极（图 22-1-4D）　是以柔软的金箔缠绕导线作为导电介质，与 DTL 电极相似，与角膜接触面少，患者耐受性好。可用于 RERG 检查。价格昂贵，临床不作常规使用。

4. HK 导电金属环电极（图 22-1-4E）　与 DTL 电极及金箔电极相似，患者耐受性好。导电丝与下睑结膜接触，导电材质为银、金或铂等金属，可用于 RERG 检查。

5. Burian Allen 电极　为带有开睑器的双极电极（图 22-1-4 F），稳定性较好，国内临床较少用。

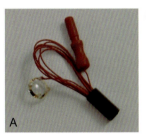
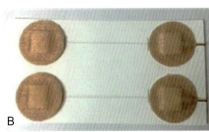
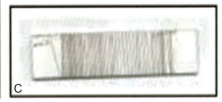
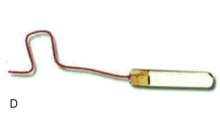
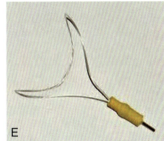
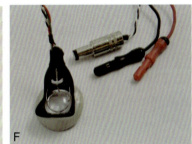

图 22-1-4　各种角膜电极

（三）电极安装的注意事项及阻抗测量

1. **皮肤电极的安置**　用酒精擦洗、洁净电极安装处的皮肤（去油脂及化妆品），用清洁膏擦除皮肤的死皮，将皮肤电极沾满电极膏，用胶布固定电极。

2. **接触镜电极的安置**　给受检眼进行表麻，在角膜接触镜上滴入眼用凝胶（注意切勿残留气泡），将角膜接触镜放入角膜表面，电极线稍弯曲并固定在脸颊，注意瞳孔应在接触镜中心（图 22-1-5 A 和 B）。

3. **DTL 电极的安置**　在鼻侧和外眦分别贴小胶布以绝缘皮肤，取 8cm DTL 线，两端用胶布固定在鼻侧和外眦胶布处，中间置于受检眼的结膜囊下，DTL 线在外眦处预留足够长，以便连接专用电极线夹（图 22-1-5 C）。

4. **阻抗测量**　仪器配有阻抗测量功能，测量正极和地极、负极和地极的阻抗，阻抗值一般应小于 5kΩ，此时阻抗值显示呈绿色。阻抗值呈红色显示，提示阻抗检测不通过，其原因常为：

无地线，电流不稳，电极松脱或接触不良。当排除地线和电流问题时，接触镜电极与角膜之间残留气泡或皮肤电极贴敷处死皮残留过多，是阻抗检测不通过的最常见原因。

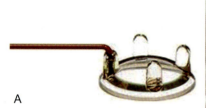 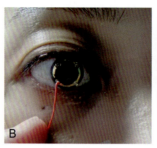 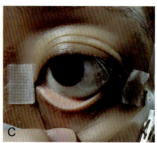

图 22-1-5　各种电极安装

六、视觉电生理检查的读图要点

在应用过程中，需了解各种电生理检查产生波形的特点，检查过程中实时监测波形形成、干扰和叠加情况，对干扰的因素进行及时排查，完成必要的重复，获得可重复的波形结果后进行报告和读图。ISCEV 规定完整的视觉电生理报告应包括以下内容：

1. 刺激强度、放大器通频带。
2. 电极类型、瞳孔情况、麻醉、配合程度。
3. 眼别。
4. 按规定完成的不同刺激条件所形成波形，根据刺激条件不同进行分别描述，如 PVEP 中 15' 视角刺激小方格和 60' 视角刺激大方格的结果，ERG 的基本六项（暗适应 0.01、暗适应 0.3、暗适应 3.0 振荡电位、暗适应 10.0、明适应 3.0 和明适应 3.0 闪烁光）结果，均应分开描述。还应描述波形状况是否正常，并描述波形的具体形状。
5. ERG 振荡电位的结果主要描述波的数量变化情况。
6. 波形的定量描述主要根据振幅和峰潜时的变化。振幅的变化包括振幅的升高的高度是否能达到正常范围；峰潜时改变则主要指波峰出现时间是否在正常范围。振幅降低按程度分为轻、中、重度。轻度降低指测量值低于正常值下限的 30%；中度降低指测量值介于正常值下限的 30%～70%；重度降低则指低于正常下限的 70% 以下。
7. 对病变部位的描述。多焦视觉电生理能够判断病变的大致部位，如 mERG 可以以黄斑中心凹为中心按照同心圆分析，或按象限和自由选定区域进行分析。
8. 正常值范围存在室间差异和年龄组别差异，因此建议不同检查室应建立自己基于不同年龄阶段的正常参考值范围。在结果解读时应考虑不同年龄组别的影响，根据相应阶段的正常范围进行核对。

第二节　罗兰视觉电生理系统

罗兰视觉电生理系统（Roland Consult，德国）可在同一台设备上进行传统常规电生理检查（ERG、VEP 和 EOG）和多焦电生理检查（mfERG 和 mfVEP）。

一、设备的基本结构及性能

罗兰视觉电生理系统的主要硬件结构包括主控计算机（含操作显示器和彩色打印机）、闪光刺激器、图形刺激器、多通道生物信号放大器及模/数转换卡和各种电极及系统专用电源（图22-2-1）。

视觉电生理刺激器主要分为闪光刺激器和图形刺激器两大类。其中闪光刺激器包括成人用全视野 Ganzfeld LED 刺激器、卧位专用全视野刺激器、手持式闪光刺激器及动物实验用闪光刺激器等。图形刺激器可形成图形刺激，用于 PVEP、PERG、mfERG 及 mfVEP 以图形作为视觉刺激的检查。图形刺激器可分为阴极射线管（cathode ray tube，CRT）、液晶显示屏（liquid crystal display，LCD）、发光二极管（light-emitting diode，LED）及新型多焦扫描激光检眼镜（scanning laser ophthalmoscope，SLO）刺激器。

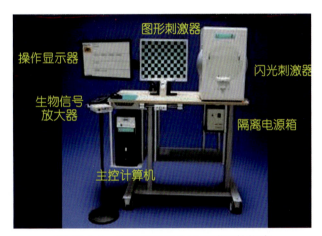

图 22-2-1　罗兰视觉电生理系统硬件构成

罗兰电生理系统是目前临床应用最广的视觉电生理仪之一，具有以下特性：

1. 可重复性佳：同一被测试者使用同一台设备进行 2 次或 2 次以上的检查，结果重复性可达到 95% 以上。

2. 可对照性：每台设备配置确保刺激和数据采集方式的一致性，其检查结果具有可对照性。

3. 实时波形监测：在检查的过程中，电生理的正弦波在仪器屏幕实时、动态显现，能够监测波形叠加和显现的整个过程，通过对波形实时监测，可对受检者的配合状况进行实时监测。

4. 客观性及无创伤性：视觉电生理检查无创伤地采集生物电位信号。检查过程患者无须对检测刺激做出判断或回答，适合应用于无法完成心理物理检查的（如视力、视野、暗适应、色觉和对比敏感度检查）受检者，包括婴幼儿、昏迷状态、智力低下、癔症或伪盲者进行客观的视功能检测。

5. 稳定性及安全性：设备抗干扰能力强，有安全隔离电源，确保结果的稳定性和检查过程的安全性。

二、视觉诱发电位

视觉诱发电位（visual evoked potentials，VEP）是视觉刺激在大脑皮层产生的生物电，通过信号平均技术在头皮记录的脑电图中提取出的诱发电生理电位，反映视觉信息从视网膜到大脑枕叶视皮层的传递过程。正常 VEP 有赖于光电信号在眼球屈光间质（光信号传递）、视网膜（光电信号转换）、视路和视皮质（电信号的传导及反应）传递和转导的综合功能。以刺激形式的不同将 VEP 分为闪光 VEP（flash visual evoked potential，FVEP）和图形 VEP（pattern visual evoked potential，PVEP），其中图形 VEP 根据刺激给予方式的不同又分为图形翻转 VEP 和图形给 / 撤 VEP。

VEP 信号的振幅很小，为 3～22μV，而自发性脑电的点活动振幅较高，约 100μV，单次刺激方法很难将它的 VEP 信号从它的自发性脑电波中提取出来。VEP 极易受到外界电活动干扰，其他各种伪迹和干扰等形成的电活动，统称为背景电活动。为采集 VEP 信号，将其与背景电活动中分离，采取给予视网膜重复相同的刺激，使由视觉刺激产生的电活动与 VEP 信号的时间有固定关系，采用计算机叠加平均技术，并通过叠加使其逐渐增大；而与刺激无固定关系的背景电活动在多次平均过程中相互消减，逐渐变小，使 VEP 在背景电活动中显现出来。

VEP 的异常可以发生在视通路的任何部位，包括较严重的屈光间质混浊、视网膜损伤、视神经或脑部损伤，都可能引起 VEP 的异常。因而，单从 VEP 的异常在解剖学上是很难以定位的。临床上 VEP 常用于确定不能解释的视功能损伤，明确视功能损害的存在的情况，并结合其他的检查，如裂隙灯检查、眼底检查、ERG、视野及神经系统影像学检查明确疾病的部位。

VEP 的临床适用范围：

1. 视神经病变　P100 波的峰时延迟源自多发性硬化等脱髓鞘病变，与视神经传导异常有关。振幅降低源自对神经性的压迫性病变和视神经轴索变性类病变。

2. 原因不明的视力下降　结合 ERG、PERG 和 mERG 对造成视力下降的病变进行定位。

3. 青光眼　患者视神经功能的监测。

4. 弱视　用于弱视的鉴别诊断。

5. 屈光间质混浊　用于屈光间质混浊患者视功能判断。

（一）PVEP

PVEP 最新国际标准于 2010 年制定，刺激图形采用 60′ 和 15′ 的黑白棋盘格，19 寸屏幕视野范围为 17°，黑白棋盘格交替翻转。PVEP 反映黄斑部视网膜和视神经通路功能，适用于视力 0.1 以上患者，一般 2 周岁以上儿童均可检查。2016 年 25CEV 国际标准对 PEVP 受检者并未做出 0.1 以上的需求。对于固视不好，眼球震颤和伪盲被检者，可采用给 / 撤图形 VEP（Pattern Onset/Offset VEP）。刺激图形是黑白棋盘格和灰色背景交互转换。

1. SICEV PVEP 标准

（1）检查环境光线：自然光线或弱光。

（2）自然瞳孔。

（3）矫正屈光不正。

（4）刺激野窄边视角 15°，患者眼位与刺激器相距 1m，被测眼与屏幕固视点齐高。

（5）方格大小：1°（60′）；0.25°（15′）。

（6）翻转率（2 次 / 秒）。

（7）放大器带宽 1～100Hz。

（8）叠加次数：64 次。

2. VEP 检查的操作步骤及注意事项

（1）不必散瞳，取自然瞳孔。

（2）FVEP 是视觉系统对亮度的反应，不存在在视网膜上成像的问题，因此检查时不需要矫正视力。PVEP 受患者屈光状态的影响，检查时应该充分矫正屈光不正。

（3）左、右眼进行分别测试，先做视力好的眼睛，用黑色眼罩遮非检查眼，防止视觉刺激进入非检查眼，尤其在进行FVEP检查时，非刺激眼要充分遮盖，眼罩要足够厚，不透光，眼罩边缘与面部接触严密，无缝隙。

（4）电极安置：安放电极对VEP的检测很重要，用电极膏充分清洁头皮，电极安放时要尽量找到标准位置（图22-2-2），尽量使电极与皮肤接触好，减少伪迹。电极相对应在生物放大器接入口，如图22-2-2B所示。

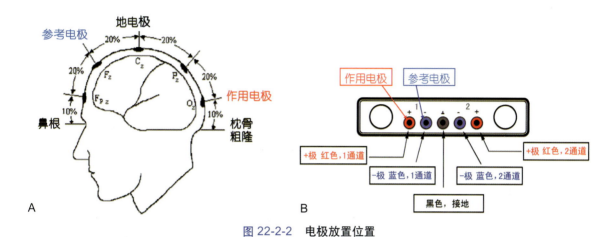

图 22-2-2　电极放置位置

（5）患者注意事项

①检查前嘱患者关闭手机，以防干扰注意力。

②尽量使患者保持舒适的体位，以减少肌肉紧张引起的干扰和其他一些外界干扰。

③检查过程中尽量少眨眼，减少仪器信号处理过程因伪迹而拒绝接受的次数。

④ PVEP的固视点在刺激屏正中，可反复提醒患者集中精神，注视屏幕固视点，心中默数图形的翻转次数。

⑤闪光VEP要叮嘱患者在检测的过程中保持睁大眼睛，保证闪光对视网膜的刺激。

⑥检查过程感觉患者配合变差时可让患者闭眼休息。

⑦注意查看受检者是否认真注视屏幕（尤其有诈盲倾向者）。

（6）需行2次检查，以保证重复性；必须要有重复的波形，以确保结果的可信度；检查过程要观察波形的叠加过程，确保波形重复性良好，若干扰电流和伪迹电流频繁出现，则应增加叠加次数或重复检查。

（7）所有空间频率检查完后，再换另眼检查。

（8）检查结束后，松开绑带，撕下胶布，小心取出皮肤电极，擦净患者头上的残留电极膏，确认患者资料正确并存盘，参考自己实验室的正常值写出检查报告。

3. PVEP 结果解读及注意事项

（1）波形的定义：按国际标准，正向波以P命名；负向波以N命名。

（2）PVEP标准波形图（图22-2-3）

① PVEP由三个主波组成：依据每个波的潜伏期分别命名为N75、P100、N135，也就是说N75和N135为分别出现于75ms和135ms左右的负向波，P100为出现于100ms左右的正向波。

②观察指标：P100振幅和峰时。

③波形特点：波形稳定，不同患者或同一患者不同次检查，变异小。

④临床意义

振幅降低：神经性压迫或轴索变性；与黄斑区视网膜功能相关。

峰时延迟：多发性硬化（脱髓鞘），传导问题。

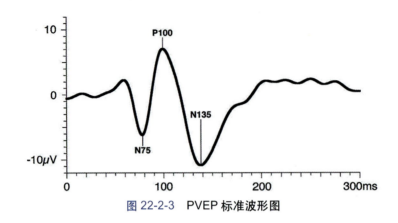

图 22-2-3　PVEP 标准波形图

⑤ PVEP 读图需对比重复性（结果是否可靠）；对比双眼；对比正常波形。

（3）图形给/撤 VEP 的各波命名与上不同，在 300ms 记录范围内可见 C1、C2 和 C3 三个波，其中 C2 波为出现于 120ms 左右的负相波。

（4）打印检查报告时，应注意波峰波谷所在位置，必要时应手动调整。

（5）从双眼各空间频率的两次重复结果筛选。

（6）曲线的纵坐标必须一致，建议使用 10μV/div（微伏/格）。

（二）FVEP

FVEP 采用全视野 Ganzfeld 刺激器，反应较大范围的视网膜和视神经通路功能。波形振幅变异较大，一般评价 P2 波振幅和峰时。仅适用于视力低于 0.1 患者或无法配合进行图形 VEP 检查的儿童。

1. ISCEV FVEP 标准

（1）刺激视野：视野 20°。

（2）闪光强度：$3.0cd.s/m^2$。

（3）闪光频率：1Hz。

（4）放大器带宽：1～100Hz。

（5）叠加次数：> 64 次。

2. FVEP 结果解读及注意事项

（1）FVEP 标准波形图，如图 22-2-4 所示。

（2）观察指标：P2 振幅和峰时。

（3）任何瞳孔放大及两侧瞳孔不等大的情况可能会影响到结果，因此在分析结果时，应综合考虑。

（4）FVEP 变异较大，但在同一个体的两只眼睛，波形、振幅、潜伏期应是相似的，因此两眼间的对称性对分析单眼疾病的患者是有意义的。

（5）波形特点

振幅降低：反映视神经轴索变性类疾病，与周边视网膜功能相关。

峰时延迟：反映神经传导异常。

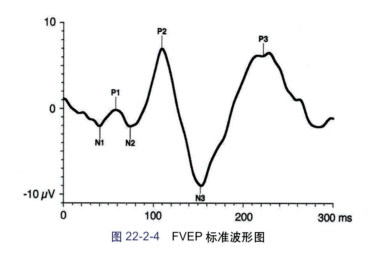

图 22-2-4　FVEP 标准波形图

三、视网膜电图

视网膜电图（electroretinogram，ERG）是指视网膜受到全视野的闪光刺激时，从角膜电极上记录到的视网膜的神经元和非神经元细胞的电反应的总和。其反映了从光感受器到无长突细胞的视网膜各层细胞电活动的总和。与感受器细胞相邻的色素上皮层的改变也会影响到 ERG。ERG 记录的是视网膜的电位差。

（一）ffERG

全视野视网膜电图（full field electroretinogram，ffERG）是应用一个弧形球（Ganzfeld 刺激球）发出闪光，通过散大的瞳孔进入眼内，诱发出整个视网膜对光刺激的电反应的总和反应，向下的负向波和一个快速向上的正向波组成。全视野 ERG 可通过不同的刺激亮度，将视杆细胞和视锥细胞的电活动分离，但难以确定病变在视网膜的确切部位。

1. ffERG 的波形形成及特点　光感受器外段的视紫红质吸收光后，引发一系列分子活动，最终导致光感受器超级化（表 22-2-1）。这一电位变化的总和即为角膜电极上记录到的 a 波。暗视 ERG（scotopic ERG）的 a 波主要反映视杆细胞的活动，明视 ERG（photopic ERG）的 a 波主要反映视锥细胞的活动。光致光感受器的超级化，减少了其突触终末的递质释放。

神经递质依次调控着突触后的双极细胞和水平细胞。发生在外丛状层的 ON 双极细胞的去极化，使细胞外 K^+ 离子浓度升高，进一步引导 Müller 细胞的去极化。同时，可能来自无长突细胞、双极细胞和神经节细胞的去极化，内丛状层上的细胞外 K^+ 也升高，形成跨视网膜的电流，沿着 Müller 细胞的纵向流动，形成了 ERG 的 b 波。

ERG 的测量包括各波的振幅和峰时的测量。峰时（implicit time）又名隐含期，是指从刺激开始至 a 波谷底或者 b 波波峰的时间。a 波的振幅从基线到 a 波谷底，而 b 波的振幅从 a 波谷底到 b 波的波峰。

2. ffERG 波形的临床意义　ffERG 是全视网膜的总体反应，只有广泛的视网膜病变才会导致 ffERG 反应振幅降低。单纯视锥细胞反应降低见于弥散性视锥细胞变性。黄斑区视锥细胞密度最高，占总数 5% 与中心视力相关；后极部占 30%。单纯黄斑病变或后极部病变，ffERG 可正常。黄斑裂孔 ffERG 正常。原发性视网膜色素变性，中心视力保留，广泛的感受器细胞变性记录不到 ffERG。

3. ISCEV 标准 ffERG 检查

表 22-2-1　ISCEV 标准 6 项 ffERG 命名、起源及波形特点

名称及起源	典型正常波形
A. 暗适应 0.01ERG（视杆细胞反应） （a 波很小，或记录不到；b 波为视杆细胞驱动的 ON 双极细胞去极化反应）	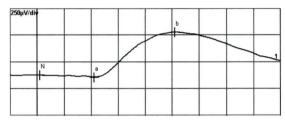
B. 暗适应 3.0ERG（混合反应） （视杆细胞和视锥细胞的混合反应，a 波为起源于视杆和视锥细胞，b 波起源于双极细胞）	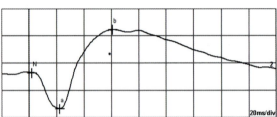
C. 暗适应 3.0 振荡电位（振荡电位） （起源于无长突细胞）	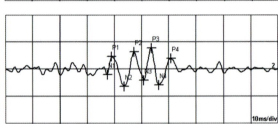
D. 暗适应 10.0ERG（增强混合反应） （a 波为增强的混合反应，反映视网膜光感受器功能，起源同暗适应 3.0ERG）	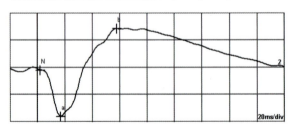
E. 明适应 3.0ERG（视锥细胞反应） （视锥细胞系统瞬态反应，a 波起源于视锥细胞和视锥系统 Off 双极细胞，b 波起源于 ON 和 Off 双极细胞）	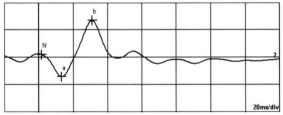
F. 明适应 3.0 闪烁光 ERG（视锥细胞通路驱动的稳态反应）	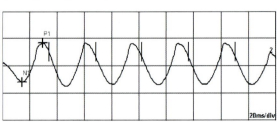

4. ffERG 检查的准备

（1）充分散瞳（瞳孔直径＞7mm）。

（2）进行暗适应检查前，受检者须在足够暗的环境里暗适应 20min 以上。

（3）进行明适应检查前，受检者须在有明适应灯的 Ganzfeld 球内明适应 10min 以上，注意受检者眼睛是否睁开。

（4）已散瞳并受强光刺激的患者，也可先进行明适应（仍要明适应 10min）检查，但暗适应的时间需 30min 以上。

5. ffERG 检查步骤

（1）按要求安装电极（图 22-2-5）。ffERG 常同时进行双眼检查，除非另一眼不适宜安放角膜接触镜或医嘱要求不检查。

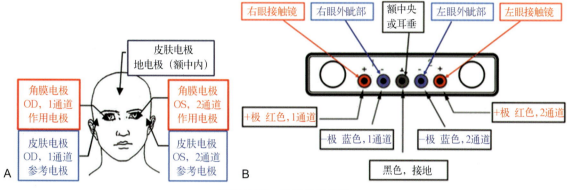

图 22-2-5 电极放置位置

（2）嘱受检者及陪同家属关闭手机。

（3）调整升降台，使受检者坐姿舒服。

（4）调整下颌托，使眼睛位于刺激球中间。

（5）拔掉升降台及仪器附近的台灯或其他电源。

（6）检查结束：确认患者资料正确并存盘；取下角膜接触镜，点抗生素眼药水，嘱受检者不可揉眼睛；撕下胶布，小心取出皮肤电极，擦净患者安放电极处的残留电极膏。

（7）参考自己实验室的正常值写出检查报告。

6. ffERG 检查的注意事项

（1）由于视杆反应的刺激强度很低，暗适应的条件必须得到满足。

（2）暗适应检查的顺序一般是先低强度刺激后高强度刺激。

（3）暗视下的检查必须控制刺激间隔

0.01 ERG：2s；

3.0 ERG：10s；

10.0 ERG：20s；

30.0 ERG：20s。

（4）通过球内摄像机监视受检者眼睛是否睁开，关注接触镜有否掉落。

（二）PERG

图形视网膜电图（pattern electroretinogram，PERG）是交替图形视觉刺激（翻转黑白棋牌格）所产生的视网膜电反应，不仅能够评价黄斑功能，也可以评价视网膜内层神经节细胞的功能，还能够对同样刺激所诱导的 PVEP 反应，作进一步诠释。PERG 常用于配合 PVEP 检查，鉴别病变发生在视路或视网膜。

1. ISCEV PERG 标准

（1）刺激野：窄边视角 15°，根据刺激屏的大小决定检查距离。

（2）方格大小（空间频率）：0.8°（48′）。

（3）翻转率：4 次 / 秒。

（4）放大器带宽：1 ～ 100Hz。

（5）叠加次数：≥ 100 次。

（6）附加稳态 PERG（翻转率 16 次 / 秒）。

2. PERG 检查步骤

（1）按要求安装电极（图 22-2-5）。临床常选择 DTL 电极，可双眼检查，也可选择单眼。选择单眼时，应注意关闭空白通道。

（2）开启照明灯，使环境光线柔和；以眼自然瞳孔并矫正视力；输入患者资料；确认检查距离（额头到屏幕）；调整升降台，使被测眼与屏幕固视点齐高，拔掉升降台电源。

（3）嘱受检者关闭手机；集中精神，注视屏幕固视点，尽量少眨眼，减少伪迹拒绝次数。

（4）双眼同时检查（也可单眼，但须关闭另一通道），可以要求受检者心中默数图形的翻转次数来辅助注视，必须要有重复的波形，以确保结果的可信度。

（5）检查结束：确认患者资料正确并存盘；小心取出 DTL 电极，取下皮肤电极，擦净患者头上的残留电极膏；参考实验室的正常值写出检查报告。

3. PERG 读图要点

（1）PERG 标准波形为向上的 P50 波和向下的 N95 波（图 22-2-6）。

（2）N95 主要起源于神经节细胞，视神经病变主要影响 N95 振幅，P50 可能起源于更远端的视网膜。

（3）观察指标：P50 和 N95 的振幅和峰时。

（4）临床至少有两次可重复的结果。

（5）曲线的纵坐标必须一致，建议使用 5μV/div。

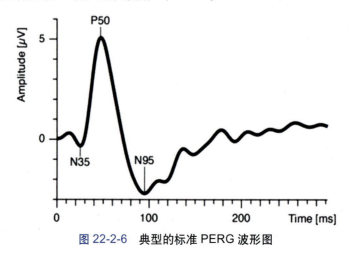

图 22-2-6 典型的标准 PERG 波形图

四、多焦视网膜电图

多焦视网膜电图（mfERG）是若干个黑白相间的六边形（常用 61 或 103）组成，在同一时刻，一半为黑一半为白，六边形黑白颜色随机转换（m系列控制伪随机刺激）。以角膜接触镜电极记录视网膜在此刺激下产生的电位，经过计算机处理，所得到的视网膜相应区域的ERG波形曲线，即为mfERG。其反映了视网膜各个微小局部的信号特征，与接受刺激的视网膜锥细胞密度相对应。相当于不同部位视网膜微小局部的传统电生理信号集合，可以在一定范围内确定病变在视网膜的具体部位。

1. mfERG的临床应用与图形　mfERG的临床应用主要在黄斑病变的功能测定、后极部局部病灶区的功能测定以及对药物或手术治疗前后功能恢复的评价。

mfERG由多个局部的ERG组成，而各个局部的ERG波形由N1和P1组成，与全视野a波和b波相接近，N1的峰时为12～15ms，P1的峰时为27～35ms。有关多焦ERG的正常值的文献报道较少，由于各检查室使用的刺激条件不同，仪器不同，选取六边形数不同，分析环的大小不同，正常值也不同，因而需建立自己检查室的正常值。

2. mfERG检查的准备
(1) 充分散瞳（>7mm）。
(2) 应在有适中照明的房间内进行预适应及检查。
(3) 使受检眼位于屏幕中央。
(4) 矫正受检眼的视力，单眼检查，另眼可用黑片遮盖。
(5) 调整托架使眼睛在刺激图形的中心。
(6) 调整刺激器或座位高度使受检者坐得舒适。

3. mfERG检查步骤
(1) 安装眼角膜电极，可选用DPL电极或Jet角膜电极，右眼接1通道，左眼接2通道。
(2) 嘱咐受检者关闭手机；拔掉升降台电源。
(3) 嘱咐受检者睁大眼睛，注视屏幕中央固视点，尽量少眨眼。
(4) 最好先用演示模式，让受检者学习和适应。
(5) 设置程序每4段自动暂停，患者可稍休息。
(6) 检查完毕，取出角膜电极，点眼药水，嘱患者不揉眼；取下皮肤电极，擦净患者头上的残留电极膏。
(7) 参考自己实验室的正常值写出检查报告。
(8) 一般打印2D/3D，必须使用正常参考值；Plot和3D两张图或Plot、3D、象限和环形四张图。

五、眼电图

眼电图（electro-oculogram，EOG）是测量人眼视网膜色素上皮和光感受器细胞之间存在的视网膜静息电位，主要反映视网膜色素上皮功能，也含有神经上皮的功能。

其基本原理：在暗、明适应条件下，被检者眼球随注视灯做左右水平转动，安置于眼的内外眦部的电极记录到静息电位的变化（即电位差），将记录到的几次电位差进行平均后，可得到该时刻（一般以分表示时间）的静息电位值，即眼电图。Arden比值是光峰与暗谷的比值（图22-2-7），作为EOG的主要评价指标。2017年ISCEV国际标准把Arden比值更名为Light Peak:Dark Trough ratio（LP:DT比值）。

EOG的临床应用价值远低于ERG。但有助于定位色素上皮病变和脉络膜病变，如卵黄样黄斑变性（Best病）、脉络膜肿瘤等，均可能出现EOG异常。

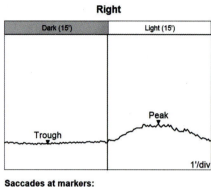
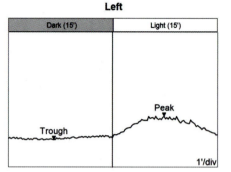

图 22-2-7　EOG 标准波形

第三节　Espion 电生理系统

Espion 视觉电生理系统由美国 Diagnosys 公司生产，同样拥有 ISCEV 所有标准检查，还可进行 PhNR、视杆暗适应恢复、步进扫描 VEP、Double Flash 双闪光、On/Off Response 和 Sweep VEP（客观视力检测，常用于法医鉴定）等。Espion 视觉电生理系统数据智能化，可随时修改检查程序，临床信息系统使用方便简单。由于 Espion 系统与罗兰系统的在理论上和临床应用基本相似，此节仅对操作步骤进行描述。

一、仪器的基本结构及性能

Espion 电生理仪基本结构包括：计算机系统、刺激器、生物电放大器、生物电信号处理、电极（图 22-3-1）。

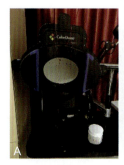
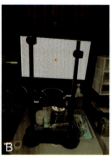
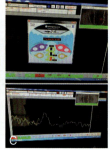
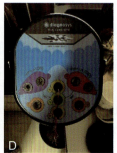
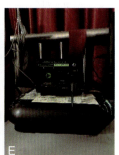

图 22-3-1　Espion 电生理仪基本机构
A. 闪光刺激器；B. 图形刺激器；C. 操控程序电脑主机及屏幕；D. 生物电放大器；E. 生物电信号处理及电源

二、视觉诱发电位

（一）PVEP

检查步骤：

1. 取自然瞳孔。
2. 检查地点位于安静、舒适、黑暗的房间。
3. 酒精清洁患者皮肤，电极膏充分清洁头皮。
4. 作用电极放置中线枕外粗隆上方 2cm 处，参考电极放在鼻根上方 5～7cm 处，地电极置于耳垂。
5. 电极电阻抗测试，一般小于 5kΩ。
6. 行单眼测试，先做视力好的眼睛，用黑色眼罩遮非检眼。
7. 通过矫正屈光状态，使患者感觉刺激图形最清晰，避免因屈光不正对 VEP 的干扰。
8. 采用黑白棋格刺激形态，刺激光强度 $3cd.s/m^2$，通频带 0.3～500Hz；刺激器翻转频率 1.9Hz，叠加 80 次，通频带 0.3～200Hz。
9. 需行 2 次检查，必须要有重复的波形，以确保结果的可信度。
10. 检查结束后，松开绑带，撕下胶布，小心取出皮肤电极，擦净患者头上的残留电极膏，两次重复结果筛选，参考正常值写出检查报告。

（二）FVEP

检查步骤：

1. 取自然瞳孔。
2. 检查地点位于安静、舒适、黑暗的房间。
3. 酒精清洁患者皮肤，电极膏充分清洁头皮。
4. 作用电极放置中线枕外粗隆上方 2cm 处，参考电极放在鼻根上方 5～7cm 处，地电极置于耳垂。
5. 电极电阻抗测试，一般小于 5kΩ。
6. 行单眼测试，先做视力好的眼睛，用黑色眼罩遮非检眼。
7. 过屈光矫正达到观察刺激图形最清晰。
8. 采用 Ganzfeld 刺激器，亮度为 $3cd.s/m^2$，白光刺激频率 1.9Hz，叠加 80 次。
9. 需行 2 次检查，必须要有重复的波形，以确保结果的可信度。
10. 检查结束后，松开绑带，撕下胶布，小心取出皮肤电极，擦净患者头上的残留电极膏，两次重复结果筛选，参考正常值写出检查报告。

三、视网膜电图

（一）ffERG

检查步骤：

1. 复方托吡卡胺滴眼液下方结膜囊滴眼 3 次（每次间隔 5 min），充分扩瞳（瞳孔＞8mm）。
2. 暗适应 40min 后行眼部表面麻醉。
3. 对患者皮肤进行清洁。
4. 阻抗测试确认皮肤清洁效果。
5. 角膜上置角膜接触镜电极，参考电极置于前额正中，接地电极置于耳前。

6. 打开 Ganzfeld 刺激器，刺激光强度 3cd.s/m^2，通频带 0.3～500 Hz。

7. 嘱受检者下颌置于刺激器的下颌托上，双眼注视前方红色固视点。

8. 依次选择暗适应 0.01ERG、暗适应 3.0ERG、暗适应 3.0 振荡电位、暗适应。

9.0ERG，每个刺激一般记录一次即可，最多不能超过 3 次，每次重复闪光刺激之间需间隔相应不等的时间，间隔分别是 2s（暗适应 0.01ERG）、10s（暗适应 3.0ERG 和暗适应 3.0 振荡电位）、20s（暗适应 10.0ERG）。

10. 暗适应反应检查完毕后，点击明适应 3.0ERG，全视野 Ganzfeld 背景光自动开启，10min 计时器自动打开，嘱患者睁开双眼，明适应 10min，在明适应期间角膜电极可摘下。明适应完毕，重新戴好角膜电极，依次检查明适应 3.0ERG 和明适应 30Hz 闪烁光 ERG。

11. 检查完毕，嘱患者向上看，并轻拉下方眼睑，取出角膜接触镜电极，抗生素滴眼液滴眼，清洁患者皮肤电极粘贴区，清洁、消毒角膜电极备用。

12. 要每项检查重复 1 次，从而得到较准确的检查结果以利于后期的整理和分析。

（二）PERG

检查步骤：

1. 为保持调节力，需在不散瞳的条件下进行。

2. 开启照明灯，使环境光线柔和。

3. 纤维电极放置下穹窿部，参考电极置于双眼外眦处，接地电极置于前额。

4. 使用黑白翻转棋盘格，其刺激野大小在 100～160，每个方格的大小约为 40 弧度，黑、白方格间的对比度采用最大的，推荐白色区亮度大于 80cd/m^2。

5. 被检者注视屏幕固视点，如不能保持注视，应在屏幕中央给他一个注视物。

6. 由于刺激需要，应通过屈光矫正达到观察刺激图形最清晰。

7. 推荐双眼记录，因为它更稳定，减少了检查的时间。

8. 噪声测试。

9. 叠加 150 次以获得一条稳定的波形，如噪声大，则需叠加更多次数。

10. 通常每个刺激条件至少应获得两个完整的记录。

11. 所有报告都应包括 P50 和 N95 的振幅与 P50 峰时的测量，筛选出两次记录的最优记录，参考正常值写出检查报告。

四、多焦视网膜电图

多焦视网膜电图（mfERG）检查步骤：

1. 复方托吡卡胺滴眼液下方结膜囊滴眼 3 次（每次间隔 5 min），充分扩瞳（瞳孔＞8mm）。

2. 如患者预先接触强光或行眼底照相、荧光血管造影等影像学检查，则需在普通室光中适应 20min 后行眼部表面麻醉。

3. 对患者皮肤进行清洁。

4. 角膜上置角膜接触镜电极，参考电极置于双眼外眦处，接地电极置于前额。

5. 安置患者坐在舒适的体位，将刺激的图像放在刺激野的中心，通过屈光矫正达到观察刺激图形最清晰。

6. 矫正受检眼的视力单眼检查，另眼可用黑片遮盖。

7. 通频带通常使用 3～300Hz，根据疾病可能引起的损害的大小选择不同的六边形数目的黑白交替图形（37 个、61 个或 103 个）。

8. 数据采集时间为 4～5min，分为 8 个时间段。被检者需在每个时间段（30s）内固视屏幕中央，有较大眼球运动、失去固定或眨眼的节段需重新记录。

9. 检查完毕，小心取下电极，抗生素滴眼液滴眼，清洁患者皮肤电极粘贴区，参考正常值写出检查报告。

五、眼电图

眼电图（EOG）检查步骤：

1. 复方托吡卡胺滴眼液下方结膜囊滴眼 3 次（每次间隔 5 min），充分扩瞳（瞳孔＞8mm），其可更好地控制照明水平。

2. 检查前被检者应在普通光室预适应 15min，避免强光照射或行眼底照相、荧光血管造影等影像学检查。

3. 每眼应用两个皮肤电极，放置每侧眦部，地电极置于前额中部。

4. 检查前教会受试者如何按照指示灯的速度来回看，建议眼球每分钟扫视 10 次，每次扫描 1s，共 10s 其余时间休息。

5. 暗相时关闭刺激球灯，如选定测试为光峰/暗谷的比值时，暗适应时间为 15min；如选定测试光峰/暗适应基线的比值时，则暗适应时间＞40min。

6. 光相时打开稳定刺激光源，记录的时间应达到 EOG 的最大振幅，通常需 15min，如到此时还未出现明显光峰，则延长刺激时间＞20min，由于从暗相转入光相，有些受检者会不适应，特别畏光者，则在由暗转亮时需在 20s 时间内将光的亮度逐渐增加至 $100cd/m^2$ 光的照明亮度应定期进行校正。

7. 写出检查报告，眼电图的报告应包括：瞳孔大小、刺激光的强度、预适应和暗适应的条件、刺激的时间间隔和记录设备放大器等特性。

（马红婕）

主要参考文献

李世迎，阴正勤. 图说视觉电生理. 北京：人民卫生出版社，2019.

吴德正，刘妍. 罗兰视觉电生理仪测试方法和临床应用图谱学. 北京：北京科学技术出版社，2006-2009.

Marmor M F, Fulton A B, Holder G E, et al. ISCEV Standard for full-field clinical electroretinography(2008 update)[J]. Doc Ophthalmol, 2009, 118(1): 69-77.

Mcculloch D L, Marmor M F, Brigell M G, et al. Erratum to: ISCEV Standard for full-field clinical electroretinography(2015 update)[J]. Doc Ophthalmol, 2015, 131(1): 81-83.

Mcculloch D L, Marmor M F, Brigell M G, et al. ISCEV Standard for full-field clinical electroretinography(2015 update)[J]. Doc Ophthalmol, 2015, 130(1): 1-12.

Robson A G, Nilsson J, Li S, et al. ISCEV guide to visual electrodiagnostic procedures [J]. Doc Ophthalmol, 2018, 136(1): 1-26.

第 23 章

同 视 机

同视机（Synoptophore）又名大型弱视镜（Major Amblyoscope）或斜视镜（Tropscope），是从 Worth 弱视镜演变而来的。同视机在临床上主要用于斜视检查与诊断，检查集合和分开的异向运动（融合范围）及立体视功能，可为麻痹性斜视、共同性斜视的诊断及手术治疗提供依据，也用于双眼视功能治疗以及同时视、后像等的弱视训练。

第一节 同视机结构与功能

同视机的主要结构分为主件与附件。主件部分包括左、右镜筒部件，中部部件及底座。附件部分主要包括画片。目前广泛用于临床的有不同厂商的同视机，型号不同，主要参数也有差异，本章主要以日本 Inami 同视机为例来讨论（图 23-1-1，图 23-1-2）。

一、主机部分

同视机主机部分：在底座上有两个金属臂连接两个镜筒，每个镜筒均包括目镜、反射镜及画片夹三部分，镜筒臂的底座上有刻度盘，其上刻有两行刻度，一行为圆周度，另一行为三棱镜度，以指示镜筒转动的角度，两镜筒一般可内转50°、外转40°。镜筒旁有镜筒转动的垂直位置及旋转的刻度，可以显示镜筒上下转动及旋转的角度（图23-1-1，图23-1-2）。

同视机的主要结构是两个镜筒。镜筒可以围绕三个轴做各种方向的运动：围绕垂直轴做内收和外展两个方向的水平运动；图绕水平轴做上下方向的垂直运动；围绕矢状轴内外旋转运动。由于眼球运动根据一定的运动坐标（也称 Fick 坐标）而运动，镜筒做各个方向的运动也是根据 Fick 坐标围绕着眼球旋转中心的位置进行的。

镜筒内装有一个平面反光镜，与视线成45°角，这样能够使两只镜筒分别向左右两个方向弯曲90°。筒的一端装有目镜，另一端装有画片，中间安放一只 +7D 屈光度的球镜使画片置于球镜的焦点上。患者经目镜看到的画片好像来自无限远，其光线是平行的，使患者感觉物像来自正前方。

同视机的两个臂控制着画片的水平运动。两个臂可以单独运动，也可以用锁固定以后做集合或外展的异向运动，还可以做平行运动。通过不同旋钮可以使画片做垂直和旋转运动。医师能够把镜筒调到各诊断眼位进行检查。

机械照明装置有三种功能：

1. 可以改变照明的强弱，强光是用来做后像法检查。

2. 可产生闪烁刺激：即可自由使单眼照明开、关，也可使两眼照明交替开、关，同时开与关的频率可有数种。

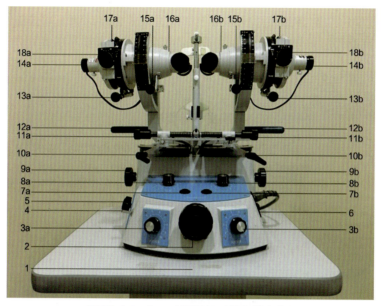

图 23-1-1　Inami 同视机（朝向检查者）

1. 升降台；2. 颚台升降手轮；3a/3b. 左右闪烁频率调节旋钮；4. 闪烁模式开关；5. 闪烁模式选择旋钮；6. 电源开关；7a/7b. 左右点动闪烁按钮；8a/8b. 左右照明亮度调节旋钮；9a/9b. 瞳距调节手轮；10a/10b. 左右镜臂锁紧手轮；11a/11b. 左右集合发散手轮；12a/12b. 左右镜臂转动杆；13a/13b. 左右目镜筒旋转手轮；14a/14b. 左右发光器座后盖；15a/15b. 左右目镜筒上下转动旋钮；16a/16b. 左右目镜筒；17a/17b. 左右画片盒；18a/18b. 左右画片升降旋钮

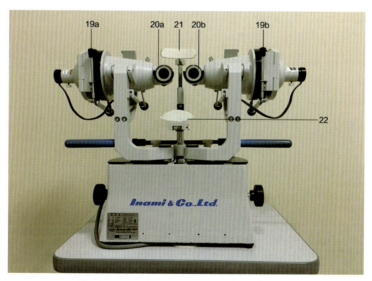

图 23-1-2　Inami 同视机（朝向被检查者）

19a/19b. 左右画片弹跳杆；20a/20b. 左右目镜；21. 额托；22. 下颌托

二、画片

画片（Slide Image）按双眼视觉功能的级别划分为三级。

1. 同时知觉画片（也称一级功能画片） 同时知觉（Simultaneous Perception/Coincidence）是两眼对物像有同时接受的能力，是最低级的融合功能。同时知觉画片用于检查双眼同时知觉，是双眼知觉的一级画片。两张画片为一对，画片的图案都设计在方框的中央。其画片的大小不等，小图案落在大图案之内，两张画片互补，例如犬进入犬舍里（图 23-1-3），老虎站在笼子里，金鱼进入鱼缸里、汽车进入车库里等。

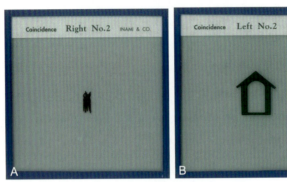

图 23-1-3　同时知觉画片（犬与犬舍）
A. 犬；B. 犬舍

2. 融合画片（又称融像，也称二级功能画片）

融合（Fusion）：大脑能综合来自两眼的相似物像，并在知觉水平上形成一个完整的印象的能力。同时还包含当两眼物像偏离黄斑区，在集合或分开成斜角的情况下，有足够的反射能力仍能维持一个完整物像。

融合范围：能引起融合反应时，视网膜物像移开的幅度。正常人融合范围：辐辏平均为 25°～30°，分开为 4°～6°，垂直分开为 2$^\triangle$～4$^\triangle$，旋转为 15°～25°。成对的融合画片都设计一个在另一画片上不存在的特殊部分称为控制点，两个控制点分别由两只眼看见，图 23-1-4 中控制点分别是"鱼"与"鱼篓"，其中一张缺少鱼篓的画片放在右眼，而另一张缺少鱼的画片放在左眼，两张画片融合后应该是既有鱼又有鱼篓的钓鱼者，一旦患者看不到其中一个控制点，则说明有一眼抑制。

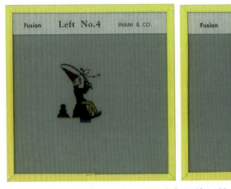

图 23-1-4　融合画片（钓鱼者）

3. 立体视画片（也称三级功能画片） 立体视（Stereoscopic Vision）是建立在双眼同时知觉、融合基础上的一种较为独立的双眼视觉功能。立体感，又称深度感，是由一个物体在视网膜上微小的水平位移，这一水平视差被视觉中枢感知后便会产生深度知觉。此是最高级的双眼单视功能,称之为三级功能。正常人立体视敏度为 40″～50″;有良好立体视者可达 10″ 以下。

立体视画片的特点:两张画片图案完全相同,但其相对的图案中心存在一定的水平微量移开,这一水平视差的大小则决定了不同的立体视差角(图 23-1-5)。

立体视画片是检查三级视功能,即检查立体视觉的。每一对画片的图案存在微小的差异,即存在水平视差,这两张画片会落在视网膜的非对应区域即 Panum 空间,水平视差被视觉中枢感知会产生深度知觉。较复杂的画片看上去会形成不同深度的层面。

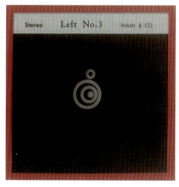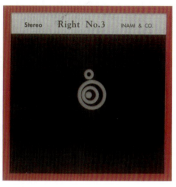

图 23-1-5　立体画片

4. 特殊检查用画片

(1) 检查隐斜用画片:十字画片(图 23-1-6)。
(2) 测定 Kappa 角画片:K 角画片(图 23-1-7)。
(3) 检查视网膜对应用的后像画片:后像画片(图 23-1-8)。

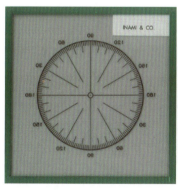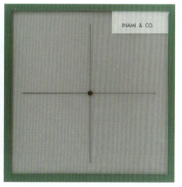

图 23-1-6　十字画片

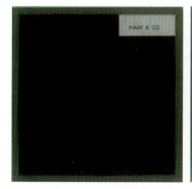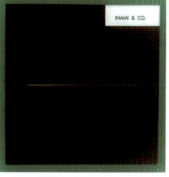

图 23-1-7　Kappa 角画片

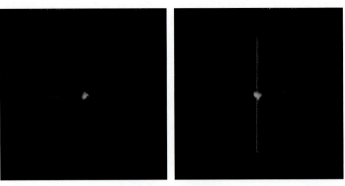

图 23-1-8　后像画片

第二节　检查方法及内容

一、检查前准备

被检查者坐于检查台前,屈光不正者戴矫正眼镜或者不戴矫正眼镜。

检查前的调整:

1. 打开设备开关并确认指示灯工作。
2. 通过松开锁钮开放光学管。
3. 测量患者的瞳孔距离并通过控制钮设定正确的瞳距,使镜筒正对双眼。
4. 通过控制钮调节下颌托的高度,使眼与镜筒等高。
5. 向前或向后调节下颌托的突出度,通过控制钮和调节前额架的高度和突出度,使得患者的眼睛尽可能地贴近目镜。
6. 把以下所有的部位都置于零位置:通过手柄调节水平偏离刻度、垂直偏离刻度、扭转偏离刻度及旋转刻度。

二、检查方法

(一)测量自觉斜视角

1. 用同时知觉画片,如犬与犬舍,老鼠和桥洞,老虎和笼子(图23-2-1),守门员和足球门,金鱼和鱼缸,汽车和车库等。

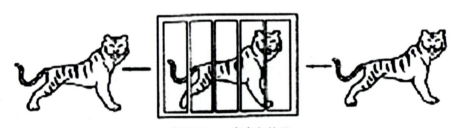

图 23-2-1　老虎和笼子

2. 固视眼镜筒固定于0°处,让被检者推拉斜视眼镜筒把手,直至将老虎装入笼中,此时镜筒壁所指刻度,即为水平自觉斜视角。如两像中一个物像较另一个物像高,则表明一眼有上斜,可旋拨上下转钮,使一画片上升或下降,直到两者位于同一水平,此时筒上的刻度即为其垂直斜视度。如被检者主觉某一画片的图形有一定的倾斜（利用有底线的图片较好，如老虎和笼子等），则表示有旋转斜位，可转动另一组转钮，使画片产生旋转，当患者认为画片已变成水平时，画片旋转的圆周度数，即为其旋转斜视度。

3. 若眼位偏斜为非共同性，则应两眼分别固视测出另眼的斜视角，以健眼固视测出斜视眼的斜视角为第一斜视角，以斜视眼固视测出健眼的斜视角为第二斜视角。此外，分别水平向左向右各15°～20°，上下15°各方位的自觉斜视角。

（二）测量他觉斜视角

1. 用同时知觉画片，如犬与犬舍，老鼠和桥洞，老虎和笼子，守门员和足球门，金鱼和鱼缸，汽车和车库等。

2. 固视眼镜筒固定于0°处，斜视眼镜筒移到和其视线相一致位置（即正对其斜视方向），然后交替开关光源，同时嘱被检者两眼分别固视各自画片，注意观察眼球有无水平运动。调整斜视眼镜筒，直至两眼不再有运动，此时斜视眼镜筒所指的度数为水平他觉视角。如果交替开关光源，眼球有上下运动，则需旋转上下转动控制钮，使斜视眼画片上升或下降，直到两眼不再见有上下运动，即可从刻度上读出垂直方向的他觉斜视角。

3. 如眼位偏斜为非共同性，则应测量第一斜视角以及第二斜视角。此外，非共同性水平斜视，还应测定两眼分别固视时，分别正前方、水平向左向右各15°～20°三个方位的水平斜视角。如为非共同性垂直斜视应再测上下各15°共九个方位的垂直位斜视角。

4. 测出水平斜视正上方、正下方各15°的水平斜视度，可以诊断有无A、V或X现象。

5. 斜视眼如为弱视，视力不良，不能固视画片，或因偏心注视不能用中心窝固视时，可让被检者固视眼在0°处固视画片，左右上下调整弱视眼镜筒，使镜筒光源反射光点正好落在弱视眼角膜中心，此时镜筒壁上的刻度为他觉斜视角。这种情况无法排除Kappa角的误差，有眼球震颤或其他固视动摇情况时，也不能准确地测出他觉斜视角。

（三）AC/A检查

应用一级画片测定自觉斜视角或他觉斜视角，记录其三棱镜度数，然后双眼前均插入-3D镜片，重复前述检查并记录，求出其三棱镜的差，除以正3D的调节，就可以得出其AC/A的值。AC/A检查时需要注意必须配戴矫正眼镜，放松调节，复查三次取均值。

（四）测定融合与融合范围

用融合画片，即一对相似又有控制点的画片，如两画片为同样的小猫，但一猫有尾巴无蝴蝶，另一猫无尾巴有蝴蝶，蝴蝶与尾巴即为控制点。

将画片放在两镜筒内，让被检查者移动镜筒，使两眼画片重合并具有所有控制点，如成为一个有蝴蝶、有尾巴的小猫，此为融合。然后拧紧控制钮将两臂锁住，使两臂能产生等量的同方向、辐辏（集合）或分开转动、直到两像不再继续重合（两画片分离或一眼控制点消失）为止，此最大的辐辏与分开点间的幅度即为融合范围。正常融合范围辐辏可达到25°～30°（儿童略小），分开为4°～6°，垂直分离为$2^\triangle$～$4^\triangle$，旋转为15°～25°。

（五）检查立体视

用立体视画片，即一种特殊的融合画片，分为偏心画片及远近画片。

偏心画片可为两个水桶图形的画片，各有内外两圆，外圆两片等大且连有相同的把手，而内圆两画片也等大，但一侧画片向右方偏位，另一侧画片以同等距离向左方偏位。

远近画片为两画片有多个相同而又具不同视差的画像组成。

检查时，两眼同时各看一画片，如看水桶画片，当两外圆相重合时，内圆则为两眼视网膜非对应点所感知，被两眼融合成一个具有立体感的水桶，表明立体视功能存在，否则，为无立体感。此外，用随机点立体图也可做立体视测定。

（六）测量 Kappa 角（K 角）

Kappa 角（K 角）是瞳孔中心与视轴之间的角度。此角度常有可能足够大而表现出斜视征象或不足以表现斜视，因此有必要对其进行评估。事实上它也是不可以被测量的，但可以通过使用特别的画片得到近似平均值。

用特殊的画片，该片有一水平线，其正中央为 0，向一侧等距离排列字母 A、B、C、D……，向另一侧等距离排列数字 1、2、3、4……或者水果、花等图形。将此画置于一眼的镜筒内，让该眼注视画片中心 0 处，如此时镜筒的角膜反光点恰好正在瞳孔中心，则其无 K 角。如角膜反光点在角膜中心的鼻侧，则其为正 K 角。如角膜反光点在角膜中心的颞侧，则其为负 K 角。对有 K 角者，让其依次注视画片上的字母或数字，直到角膜反光点移到瞳孔中心时，记录其相应数字，即为 K 角度数。邻近的字母及数字以 1°为分隔，因此如果患者在注视刻度 6 时角膜反光位于中心，那么他的 K 角为 6°。一眼测量完毕，另一眼也需要进行相同步骤的测量。

临床常见为正 Kappa 角，若正 Kappa 角较大，外斜者显得斜度更大，内斜者显得斜视度较小。采用角膜映光点测量斜视度时必须考虑此值。

（七）十字画片

1. 用于隐斜的检查

（1）双眼视野分开，以消除融合反射的作用。

（2）可让患者通过左、右镜筒观看十字画片。

（3）将所有手轮归零位，使两镜筒出射光轴保持平行。

（4）读出"十"字中心坐标值即为隐斜的度数，并可判断出内隐斜或外隐斜。

2. 应用十字画片在同视机上可以准确记录出旋转性斜视患者的旋转斜度，大部分旋转性斜视患者，存在明显的自觉症状，眼球运动却没有明显异常，应用一般的检查方法无阳性发现，而被忽略，应用十字画片，在同视机上可以准确地检查出旋转斜视度，为诊断和治疗提供帮助。

3. 用于九个诊断眼位检查

（1）将两眼视野分开，以消除融合反射的作用。

（2）可让患者通过左、右镜筒观看十字画片。

（3）将所有手轮归零位，使两镜筒出射光轴保持平行。

（4）让患者将两十字画片坐标线以及"十字"中心点完全重合，观察并记录同视机上刻度值（包括垂直方位与旋转刻度）。

（5）在右侧（双镜筒右转 15°）、左侧（双镜筒左转 15°）、右上方（双镜筒右转 15°，并且上转 15°）、左上方（双镜筒左转 15°，并且上转 15°）、右下方（双镜筒右转 15°，并且下转 15°）、左下方（双镜筒左转 15°，并且下转 15°）等其他眼位上让患者将两十字画片坐标线以及"十字"中心点完全重合，观察并记录同视机上刻度值（包括垂直方位与旋转刻度）。

（6）分析各记录值的相差即可判断出哪一条眼外肌不足。

（八）侧向移动

侧向移动作为融合测试或者视轴校正训练都是很有价值的。插片盒中置入融合系列中的一对幻灯片，光学管设置于偏离角，两个光学管的锁钮置于锁定位置。中心锁钮必须置于放松。光学管即可横向移动，并嘱咐患者跟随图片移动（图 23-2-2）。

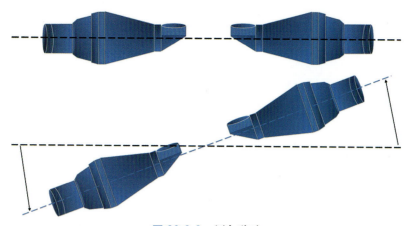

图 23-2-2　侧向移动

（九）聚散度

水平偏向可以在刻度上读取，上边印刻有"ADD"（内收——单目水平向内移动）或者"ABD"（外展——单目水平向外移动）。

将光学管调制于偏离角，并使刻度位于任何零刻度。插片盒内置入一对融合幻灯片。将两个光学管锁钮锁紧并调试中心锁钮。缓慢旋转一个或者两个控制钮从而根据需要使得光学管聚合或分散。

患者所得到的融合聚散角度可由刻度标识，在此刻度时，图片出现"分离"，融合无法继续维持。

垂直聚散度可以通过旋转一个或两个升高或降低控制钮测量。在这两种测量中都需要使角膜反光置于观察之下。

（十）亮度变阻器和手动闪光开关

同视机用于弱视训练和双眼视训练时，可旋转变阻器，变阻器和每个幻灯照明灯都连接。通过控制钮这些变阻器可以依据需要降低灯光的亮度。在某些手术后的病例需要降低到达患者眼睛的光亮度。同时，在进行弱视治疗时可能也有必要降低健康眼的照明亮度并保持弱视眼的最大亮度。两个按钮可以操控微动开关，而且操控时可以不让患者知晓灯光的开与关。也可通过快速闪光用于刺激被压抑眼。

（十一）后像检查

使用特别的后像画片；一个是由带有中心圆形注视点的垂直裂隙，另一个是同样带有中心注视点的水平裂隙。插入后像画片，开最大亮度，观察 15s 后，此时，患者闭上眼睛，就会出现后像，如后像为一"十"字交叉，表明双眼为正常视网膜对应，如后像为"1-"或"-1"，则为异常视网膜对应（图 23-2-3）。

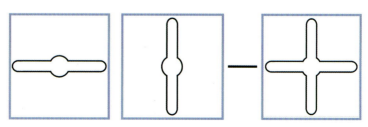

图 23-2-3　后像画片图示

三、检查的注意事项

当患者坐在同视机前检查时,我们应该知道患者的一般情况,这样就可以避免出现诊断方面的错误。例如当遇到显斜与隐斜界限不清楚的患者,同视机检查发现这类患者的双眼视觉严重受损,说明在日常生活中,患者双眼可能经常处于斜视状态。如果医师熟悉情况,能够较好地指导患者进行检查,可以节省时间,且比较容易发现异常状态。

同视机检查时,被检查者状态良好,并被告知检查的意义,让被检查者充分理解图片和检查的过程,避免心理状态干扰检查结果。小儿注意力不集中时,可选用任何引起其注意力的画片,并耐心启发患儿,使其合作。

首先调好患者的下颌托,额托,令患者注视目镜中的画片,调整仪器把所有刻度盘的指针都调到0°,特别要注意垂直和旋转的刻度盘,调整下颌托的高度,使患者的眼睛正好对准同视机的目镜,也便于医师观察患者的眼球运动。目镜的距离要等于患者的瞳距,斜视患者的瞳距是双眼分别处于原在位时的瞳孔距离。两只镜筒内灯光的亮度应该相等或者弱视眼前的灯稍亮一些。检查双眼视异常的患者要注意,患者的头位应该保持正直,特别是那些平时有代偿头位的人,更要注意这一点。下颌既不内收也不上举,使医师便于观察患者的角膜映光点。如果眼镜影响医师观察患者的角膜映光点,可以用拇指稍微向上推眼镜,必要时可以摘掉眼镜,把合适的镜片插入同视机镜片槽内代替眼镜。

同视机的缺点是检查所得内斜视度数要比实际大;而外斜视度数要比实际小。这是因为患者心理上感觉检查画片呈现在近前,诱发了近点集合,尽管同视机设计者为了检查视远斜视角,在两侧镜筒加入 +7D 凸透镜,企图放松调节和集合。

如果医师认为患者可能存在双眼视,例如斜视发病晚,而且是间歇性的。先做主观检查,让患者推拉同视机的操纵杆使主观斜视角与客观斜视角相吻合,医师就可以得出明确的结论。如果两个检查结果不一致,医师应该怀疑患者存在异常视网膜对应或抑制,记下检查结果以便进一步检查分析。

在应用同视机进行视网膜对应关系检查时需要注意以下几点:

1. 自觉斜视角与他觉斜视角的轻度差异,不能认为是异常视网膜对应,至少相差5°才有意义。还有几种情况必须与异常对应加以区别。其中有人自觉斜视角经常有变化,如注视不稳定;固视分离;合并垂直斜位的间歇性外斜视等均可表现为自觉斜视角与他觉斜视角不同。但如果在患者声称二像重合时,马上与他觉斜视角对比注意二者是否一致。如果一致则为斜视角的变化并不是异常视网膜对应。

2. 最好选择黄斑中心凹型同时知觉画片,但在检查对应时应选用大小适当为斜眼所能看清的画片为宜。

3. 融合点是一个点,但交叉点往往是一个小的范围。

4. 垂直异常对应虽然少见,但可以遇到,其检查法与水平相同,即其垂直方向的自觉斜角比他觉斜视角小,但麻痹性斜视有时能控制一部分斜视角不呈显斜,此时自觉斜视角与角膜反射点位置是一致的,异常视网膜对应则不一致,应注意区别这两种情况。

第三节　同视机的临床应用

同视机的主要用途：

1. 检查与诊断　三级双眼视功能检查，即同时视、融合力、立体视；主、客观斜视角检查以及视网膜对应情况；根据不同诊断眼位斜视度的变化规律，了解眼球运动（九个诊断眼位）。

2. 治疗训练　对患者行脱抑制训练，异常视网膜对应矫正训练，弱视治疗，斜视眼的眼肌训练等。

一、在斜视检查中的应用

（一）测量自觉斜视角

用同时知觉画片，如老虎和笼子，将注视眼镜筒固定于0°处，令被检者手持另侧镜筒手柄，将老虎装入笼子中，此时镜筒臂所指的度数即为自觉斜视角。如果两个画片不能重合时，说明无同时视功能，仅仅单眼注视到画片，一般有两种情况，一种可能是由于患者有水平或垂直斜视，目镜的角度与斜视的角度不一致，患者不能看到画片，这时要调整好目镜的角度与患者的斜度相一致，另一种可能是单眼抑制。若不管怎样转动镜筒把手，老虎与笼子画片都不重合，老虎总在笼子的某一侧，则无法测得斜视角，表示视网膜对应缺如，为到处同侧复视。若转动镜筒把手，老虎与笼子渐渐接近，但突然跳到对侧，表示这交叉点处附近像为重合点，但有抑制存在，为交叉抑制。

（二）测量他觉斜视角

将一对同时知觉画片置于左右镜筒光源，如老虎和笼子。双镜筒固定于0°处，交替开/关左右画片的照明灯时，照明一眼不移动，说明是正位眼；若照明一眼由内向外移，则表明有内斜视；把镜筒向集合方向转动，直到关闭一眼的照明灯不出现他眼移动为止，所得的度数称他觉斜视角，镜筒由标记"0"内移属"正"，外移属"负"。若属麻痹性斜视，应分别测左右眼作注视眼时的偏斜角。

（三）同时知觉功能检查及视网膜对应关系的判断

用同时知觉画片进行，测量出自觉斜视角和他觉斜视角，如果相同，说明患者有正常视网膜对应，再进行融合范围及立体视检查；如果不同，说明患者没有正常视网膜对应。自觉斜视角与他觉斜视角相差在5度以下者可认为正常视网膜对应。

判断患者的网膜对应关系：

1. 正常视网膜对应　自觉斜视角为融合点＝他觉斜视角。
2. 企图正常视网膜对应　自觉斜角为交叉点＝他觉斜视角。
3. 和谐异常视网膜对应　自觉斜角为0°融合，他觉斜角＝异常角。
4. 企图和谐异常视网膜对应　自觉斜角为0°左右交叉，他觉斜角＝异常角。
5. 不和谐异常视网膜对应　自觉斜角为融合点，不等于他觉斜视角，异常角小于他觉斜视角。
6. 企图不和谐异常视网膜对应　自觉斜视角为交叉点，不等于他觉斜视角。
7. 对应缺如　有较大的抑制区存在，无法测出其对应性质，多见于外斜视在其双眼同时注视画片时，感觉一个物像总是在另一个物像的同侧，临床习惯上称为到处同侧复视。

8. 单眼抑制　　比较少见，由于抑制很深，完全没有同时知觉存在，无论如何变换角度，患者均不能同时感到两侧画片同时出现，只能看到一侧画片。

（四）融合功能的检查

使用二级画片，检查前，使患者认清两张图形的特点，然后移动镜筒，至两张画片重和，此时将机器锁住，并使之产生两臂等量的辐辏和分开，转动旋钮直到两张画片不再重合，就是其辐辏和分开的最大限度，也就是融合范围，正常融合范围：辐辏平均为 25°～30°，分开为 4°～6°，垂直分开为 2[△]～4[△]，旋转为 15°～25°。

（五）立体功能的检查

使用三级立体视画片，即一种特殊的融合画片，分为偏心画片及远近画片。检查时，两眼同时各看一画片，如看水桶画片，当两外圆相重合时，内圆则为两眼视网膜非对应点所感知，被两眼融合成一个具有立体感的水桶，表明立体视功能存在，否则为无立体感。

（六）九个诊断眼位的检查

对于麻痹性斜视患者，为寻找麻痹肌及亢进肌，应进行九个诊断眼位的检查，由于同视机能使患者头部固定，器械上又装有使镜筒向九个不同注视方向转动的旋钮，所以可以把患者的视线指向任何方向，准确地检查出自觉斜角和他觉斜角。后天性新鲜的麻痹性斜视，依据同视机检查结果，能很快识别麻痹肌。先天性麻痹斜视，由于发病较早，许多病例往往合并续发改变，单纯依据同视机检查结果不能准确判断其麻痹肌或者亢进肌，必须结合眼球运动、复视像、Hess 屏等综合分析，得出合理的诊断。

一般情况下，单纯水平斜视检查三个位置，即正前方、左转 15°、右转 15°，分别记录二眼注视时的斜度。垂直斜视需要进行九个诊断眼位检查，应记录七个注视眼位的水平、垂直及旋转斜度用井字格表示，应同时分别查其二眼注视时的斜度。

（七）A、V 现象的检查

A 现象是指上下各转 25°，内斜上方大，外斜下方大，且上方的斜视度比下方的斜视度相差超过 10°；V 现象是指上下各转 25°，内斜下方大，外斜上方大，上方的斜视度与下方的斜视度相差超过 15°。

一般情况下，应以三棱镜加遮盖所测三棱镜度数为依据，由于同视机检查属于特定环境的检查，受辐辏的影响，内斜视所测结果往往偏大，外斜视所测结果往往偏小，但同视机使用方便，易于掌握，许多学者也较多应用此方法进行 A、V 现象的检查。

（八）AC/A 检查

AC/A 比率是指引发调节性辐辏的调节力与其所诱发的调节性辐辏的三棱镜度数的比率，正常值平均为 3～5。应用一级画片测定自觉斜视角或他觉斜视角，记录其三棱镜度数，然后双眼前均插入 -3D 镜片，重复前述检查并记录，求出其三棱镜的差，除以正 3D 的调节，就可以得出其 AC/A 的值。AC/A 检查时需要注意必须配戴矫正眼镜，放松调节，复查三次取均值。

二、在弱视检查和治疗中的应用

同视机治疗是弱视训练及矫正视功能的重要方法。内容包括：①消除斜视眼的抑制状态；②扩大融合范围；③矫正异常视网膜对应。除外，还可以抑制的检查。

如果不用调节力的情况下训练辐辏与分开只转动镜筒角度，目镜前不用加镜片，如在调节固定的情况下训练辐辏与分开，则目镜前插入凹透镜或凸透镜以启动或迟缓调节。

(一)脱抑制训练

同视机训练有许多方法,通过近代视觉心理学和视觉电生理学的研究,加深了人们对这些治疗方法的认识,视网膜感受器对运动视标和亮度变化的视标非常敏感,也就是说刺激图像的亮度不断变化,例如:时隐时现或一闪一灭,或者刺激图像不断地上下或左右运动;围绕抑制眼的黄斑上下或水平移动画片,这两种形式都会增强图像对抑制眼黄斑的刺激,按照以上观点可以把同视机训练方法划分为两类:一类闪烁刺激法,亮度不断变化;另一类是动态刺激法,画片不断运动。

1. **闪烁刺激法** 选用同时知觉画片,例如拖拉机和房子。把两侧镜筒摆在客观斜视角上,双眼正位时摆在0°,使两镜筒灯光亮度不断变化,变化方式有以下几种:交替点灭,一侧(即视网膜黄斑抑制的眼)点灭或同时点灭。自动闪烁频率开始较低,以后逐渐提高。抑制眼前的画片亮度应该比对侧眼高一些,使两眼前的画片亮度存在一定差别,这样也有利于脱掉抑制。三种点灭方式可以交替使用,也可单独使用。反复训练能获得同时知觉,重新建立正常视网膜对应。

2. **动态刺激法** 这类方法包括捕捉法、进出法、侧向运动法。

(1) 捕捉法。医师操纵一侧镜筒,画片是拖拉机,患者操纵一侧镜筒,画片是房子。当拖拉机进入房子以后,医师稍微移动镜筒,拖拉机开出房子,患者再把拖拉机放入房子。反复训练,患者的动作会越来越快,说明同时视功能逐渐恢复。

(2) 进出法。与捕捉法相似,把两镜筒放在客观斜视角上,患者健眼注视一侧镜筒里的笼子并固定,一只手移动另一侧镜筒,画片为老虎,把老虎放出笼子,重复进行。随视功能的改善,动作越来越迅速。

(3) 侧向运动法。在客观斜视角放上两张画片融合以后,把同视机锁住,中央开关打开,使两个镜筒能够左右方向做平行运动。让患者在保持融合的情况下追随镜筒做共同性运动,这样既训练融合功能,也能训练双眼协调的共同性运动,克服眼球运动的轻度非共同性。

(二)融合功能训练

当两只眼的黄斑获得同时知觉以后,要进行融合功能训练。开始选用较大的画片,如带有黄斑抑制点的画片。

1. **辐辏训练** 患者将两张融合画片融合以后,把两侧镜筒锁住,中央开关也锁住,转动水平旋钮,使镜筒做慢速的辐辏运动,两只眼也随之做辐辏运动,患者感觉融合画片逐渐变小、变远而且变模糊,最后,两张画片突然分开移向两侧。这样重复训练,集合性融合范围会不断扩大。为了增加调节促进辐辏功能,在同视机上可以加1~3个屈光度的负镜片,提高训练效果。

2. **散开训练** 散开训练与辐辏训练一样都是扩大融合范围的训练手段,但是散开训练比较困难。训练方法与辐辏训练相似。让镜筒做散开运动,双眼集中精力注视融合画片,直到两画片分开为止,反复训练。采用黄斑融合画片训练后,可以改为立体画片进行同样的训练巩固两眼中心凹的融合能力,扩大运动性融合范围。进行上述黄斑刺激和中心凹刺激,一旦黄斑抑制解除以后,融合功能便可以建立。

(三)异常视网膜对应的矫正训练

将两张相同画片放在患者的自觉斜视角处,正好与其异常视网膜对应情况一致,促进异常视网膜对应的建立和巩固;将两张相同画片放在他觉斜视角处,刺激两眼黄斑,将促进正常视网膜对应的建立和巩固。

同视机治疗画片的选用及给予刺激的方式:

1. 不同物像刺激两眼黄斑　将引起混淆，从而引起和促进异常视网膜对应。

2. 不同物像刺激一眼黄斑和斜眼的假黄斑　破坏异常视网膜对应，从而促进正常视网膜对应。

3. 相同物像刺激两眼黄斑　促进正常视网膜对应。

4. 相同物像刺激一眼黄斑和斜眼的假黄斑　促进异常视网膜对应。

5. 一般训练时间　每次半小时，6～12次训练为限。

禁忌证：小斜视角、有融合范围的病例。因为矫正其异常视网膜对应反不如巩固它对患者的生活与工作更有利。

（四）抑制的检查

同视机的优点是可以根据斜视角精确地选择不同的视标。同时知觉、平面融像和立体视（即一级、二级和三级）视标可以用于评估患者的感觉融像能力。如果患者有二级融像，就可以测量其聚散范围、另外还可以评估抑制的范围和程度。

抑制的检查时，首先将同时知觉视标放在同视机上，两眼的照明相等。如果有一个视标看不见，说明有抑制，考虑抑制区的大小，同时知觉画片的视标大小不同，在测量抑制大小范围的时候也不同，有些画片用于黄斑抑制的检查，也有些画片用于周边抑制的检查。

另外一种同时包括周边和中心抑制线索的是二级画片即平面融像画片，视标还是被放在同视机的主观斜视角上，两眼照明相等，正常融像时应该看到单个小虫、它有四只翅膀身上有三个点，任何点的缺失都说明有中心抑制，而翅膀的缺失则说明有周边抑制，如果发现抑制，可以通过改变视标的相等照明来评估其程度，减弱优势眼视标的亮度直到患者看到抑制眼的缺失的线索，这时两眼照明的区别越大，抑制就越强，使抑制视标闪烁或移动也可以对抑制的程度提供线索。评估后，记录抑制区的范围和深度。

当使用三级立体视画片时，应再次把视标放在患者的主观斜视角上。如果没有立体视，应怀疑有抑制。然而，有些患者有立体视盲，即某种类型的立体视能力先天缺失，这与抑制无关。

（李　桥）

主要参考文献

六六视觉斜弱视暨同视机应用研讨会—温州医学院眼视光学院. 眼视光杂志, 2002, 4(1):9.

陶俊. 间歇性外斜视术后应用同视机训练队双眼视功能变化的疗效观察. 中国斜视与小儿眼科杂志, 2015, 3:29-31.

王锦义, 冯雪亮. 不同立体视觉检查方法的比较. 中华眼视光与视觉科学杂志, 2019, 21(8):602-607.

张容菡, 付晶. 斜视对双眼视觉功能的影响及术后康复. 国际眼科纵览, 2018, 42(3):179-183.

第 24 章

Hess 屏

第一节 概述

Hess 屏是眼科临床必备的检查器械之一,它是 W.R.Hess(1909—1916)在 Hirshberg(1874)和 Landolt(1881)的工作基础上创制的,后来 Ohm(1921)和 Sattler(1927)又做了进一步改进。此屏在检查眼位时很有价值,它不仅能做定性的判定,而且能进行定量的测量,检查两眼球运动时神经兴奋的相对状态,可查出功能不足及功能过强的眼肌,为斜视的诊断和治疗提供客观的依据,主要用于麻痹性斜视的定性与定量检查、协助诊断,并为麻痹性斜视患者的手术设计提供必要的数据。

Hess 屏检查原理是:利用红绿镜片互补的原理使双眼注视分离,以眼黄斑中心凹投射方向的差别判断功能不足及亢进的眼外肌。

Hess 屏具有如下优点:

1. 能分别测出第一偏斜位和第二偏斜位时的眼位。
2. 能区分麻痹性斜视和痉挛性斜视。
3. 测量值精确,并可用图表方式做永久性的记录。
4. 操作简便,易于掌握,测量迅速省时。
5. 设备简单,造价低廉。

因此,这是一种临床上很值得推广的眼肌检查法。

第二节 Hess 屏系统及检查操作

Hess 屏系统由 Hess 屏体、遥控器、绿光斑投照器、红绿滤光眼镜和记录图纸组成(图 24-2-1～图 24-2-3)。

Hess 屏系统如图 24-2-1 所示:电控制的 Hess 屏是一米见方的金属屏,由横、竖各 13 条线(直线和弧线)描绘于灰黑色屏幕上构成。任何相邻两条横线条和两条竖线条之间所夹的角度恒等于 5°的眼位偏转。0°、15°和 30°的横、竖线条的交点用红点标明。由距中心注视点 15°的 9 个点连成一个内方框;由距中心注视点 30°的 9 个点连成一个外方框。内外方框的 9 个点都是可控制的红灯注视点,代表眼球转动 15°和 30°时双眼的 9 个诊断眼位。Hess 屏仪器相关附件如图 24-2-2 所示:电源插线、左右眼红绿滤光眼镜各一副、遥控器、绿光斑投照器。红绿滤光眼镜使双眼分视,遥控器控制 Hess 屏线条交点的点亮和关闭,绿光斑投照器投射出绿色光斑。

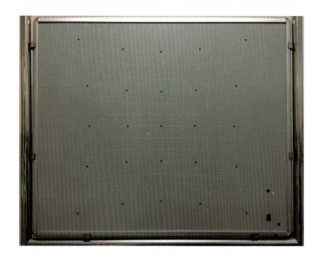

图 24-2-1　Hess 屏体

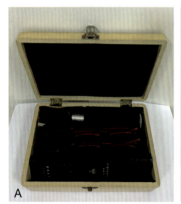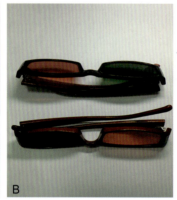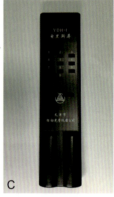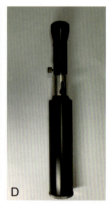

图 24-2-2　Hess 屏仪器相关附件

A. 附件盒（包括电源插线）；B. 红绿滤光眼镜（上：检查右眼，下：检查左眼）；C. 遥控器；D. 绿光斑投照器

Hess 屏检查在暗室内进行（图 24-2-3），检查距离为 50cm，被检眼与屏的中心红点等高。Hess 屏上有 9 个红色灯光标记的图形，其每边长 7.5cm，红色灯光可分别点亮与关闭（检查者用遥控器控制）。被检者戴红绿滤光眼镜，检查者依次开、关 Hess 屏上每个点的红灯，令被检者手持绿光斑投照器投射出绿色光斑，指出 Hess 屏上红色指示灯位置，使绿光点与红光点重合。因红绿互为补色关系，戴红色镜片眼只能看到红色灯光目标，而绿光斑投照器投射出绿色光斑只被戴绿色镜片的另一眼所看到。对 15°及 30°范围的红色标记处皆进行检查，并将其所指的位置记录在 Hess 屏记录图纸上（图 24-2-4）。一眼检查完后，将两眼红绿眼镜颜色交换后，再检另一眼，并在 Hess 屏记录图纸上记录绿色投照点的位置。双眼 9 个点检查完毕后，在 Hess 屏记录图纸上将所记录的 9 个点连成方框，与正常 9 个点的位置比较。如果其右眼位与左眼位一致，则绿色光斑与红点重合，如果不重合，则表明两眼位不一致。

当眼的注视点沿着 Hess 屏任一横线条移动时，此眼球在垂直方向的偏转角度保持不变。例如眼沿着中心点上方 15°的横向曲线改变其注视时，尽管此曲线在周边向上翘，但此眼向上偏转角度恒为 15°。同样，当眼的注视点沿着 Hess 屏任一竖向线条移动时，此眼球在水平方向的偏转角度保持不变。当左眼戴红色镜片，注视左上方横、竖各为 15°的线条交点（红点）时，表示左眼上转 15°，同时外转 15°。如此时绿色光斑在红点的左上方相邻的 20°横、竖线条交点上，则表示右眼位向上转 20°，向内转 20°，比左眼位向上和向左各多转了 5°。

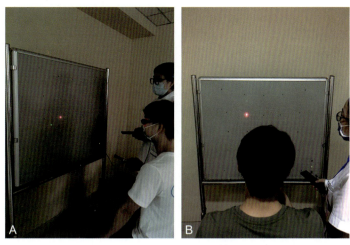

图 24-2-3 Hess 屏检查
A. Hess 屏检查（侧面）；B. Hess 屏检查（正面）

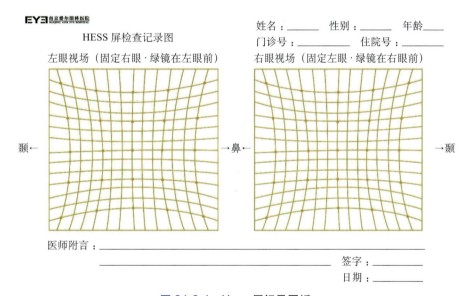

图 24-2-4 Hess 屏记录图纸

第三节 结果判读与临床应用

一、Hess 屏图纸分析

有眼球运动障碍时，其图形表现为麻痹肌作用方向变小，图形小的眼为麻痹眼，即原发性偏斜（是指麻痹性斜视者，当非麻痹眼注视时所显示的偏斜度），图形大的眼为继发性偏斜（指当麻痹眼注视时所显示的偏斜度）。根据 Hering 法则，麻痹眼注视时，麻痹肌的配偶肌将过度收缩。因此，继发性偏斜大于原发性偏斜，表现在 Hess 屏图形上则麻痹眼图形变小，健眼图形变大。眼位偏斜度数最大的方位即为麻痹肌所在处，或为眼球运动受限明显处。水平肌的功能状态可在左右注视位上表现出来，垂直度或旋转度可在左上、左下、右上、右下位置上表现出来（图 24-3-1～图 24-3-6）。

因此，图纸结果分析时，先观察双眼方框的大小，方框小的一侧为麻痹眼。再观察麻痹眼方框中 9 个点的位置变化。如果检查点比正常点的位置内缩，为该方向肌肉功能不足；如果检查点比正常点的位置向外扩大，为该方向肌肉功能亢进。可以依照眼球运动的 6 个诊断眼位查找麻痹肌。对 A-V 现象可以通过正上方点和正下方点的位置变化判断。

注意：有异常视网膜对应以及单眼有抑制的患者不适宜用本方法。

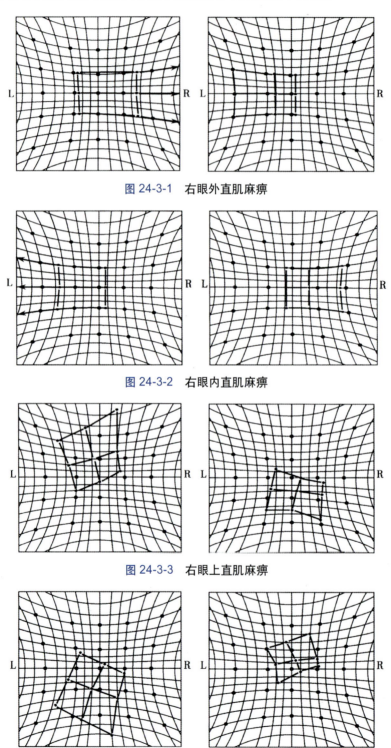

图 24-3-1　右眼外直肌麻痹

图 24-3-2　右眼内直肌麻痹

图 24-3-3　右眼上直肌麻痹

图 24-3-4　右眼下直肌麻痹

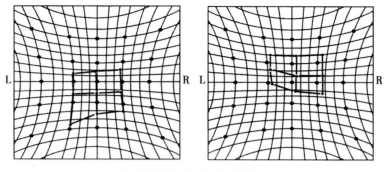

图 24-3-5　右眼上斜肌麻痹

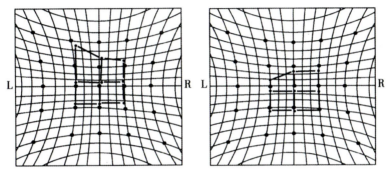

图 24-3-6　右眼下斜肌麻痹

二、Hess 屏的临床应用

Hess 屏可查出功能不足及功能过强的眼肌，为斜视的诊断和治疗提供客观的依据，可做定性与定量检查，为明确诊断、手术设计提供必要的数据。

1. 在研究探讨眼外肌病的发病机制及术式选择提供依据。

外展过强型外斜视：Hess 屏提示外直肌功能增强，手术宜用外直肌减弱术。

集合不足型外斜视：Hess 屏提示内直肌功能不同程度减弱。

基本型外斜视：Hess 屏方框大小大致正常。

2. 对于眼外肌麻痹较轻或者病程久者不易确诊的麻痹性斜视提供诊断及治疗依据。

Hess 屏以红绿镜片分离双眼视野，破坏了大脑的融合功能，有利于轻度麻痹的发现，且不受配偶肌影响。Hess 屏每格宽度为 5°，当某一眼外肌麻痹时，因麻痹肌向其行使作用方向的力量减弱，故 Hess 屏显示麻痹肌点向内移位最明显，移位格数为斜视度数，移位方向与偏斜方向一致。当数条肌肉麻痹时，相应麻痹肌点向内收缩。Hess 屏不但能确诊某条肌肉麻痹，还能定量，有利于手术肌肉的选择。Hess 屏检查也可用于麻痹性斜视手术或药物治疗前后疗效的定量比较。

3. 斜视中共同性及非共同性的鉴别：Hess 屏以红绿镜片分离双眼，分别测出一眼注视时，另一眼的眼位，并且定量，即能分别测出第一偏斜位和第二偏斜位时的眼位，可鉴别出共同性斜视与非共同性斜视。

4. 鉴别先天性斜颈与眼性斜颈：前者一侧胸锁乳突肌发生纤维性挛缩后形成斜颈，故 Hess 屏正常；而眼性斜颈由于眼外肌麻痹所致代偿头位，Hess 屏可显示麻痹肌肉。

5. 判断有无双眼视：斜视患者有无双眼视功能对判断斜视的预后及手术效果至关重要，有双眼视者,患者能同时看到红绿光点,并能将两者重合;无双眼视者有两种表现:一种两眼能同时看到红绿光点,但不能重合;另一种只能看到红色或者绿色光点。

6. 在眶壁骨折中的应用:Hess 屏在眶壁骨折中由于不是单纯的肌肉神经损伤,其图形变化是复杂的。在眶底骨折中,Hess 屏表示的上转运动障碍时,Hess 屏图形上方收缩,这不是上直肌麻痹,而是下直肌、下斜肌由于眶前部骨折,眶内组织出现水肿或部分眶内组织嵌顿于眶部骨折部位造成的限制性运动异常,虽然图形相似但是受累肌肉不同。在下转障碍时,Hess 屏图形下方收缩并不代表下直肌麻痹,由于骨折部位多位于眶底后部,可能下直肌起始部组织或肌肉有损伤,下直肌后部有限制,肌力减弱而出现下转运动障碍。对于上下转运动障碍时,Hess 屏图形上下方均缩小,这可能与骨折部位深,范围广,眶内组织及眼外肌受累广泛有关。

总之,Hess 屏检查主要用于麻痹性斜视的辅助诊断以及疗效的定量比较,对限制性斜视,以及对水平肌、垂直肌、斜肌功能亢进和不足作定性及定量的判断。

(李 桥)

主要参考文献

高玮,赵堪兴. OrbitTM1.8 生物力学模型在非共同性斜视诊断和治疗中的初步应用. 中国实用眼科杂志, 2003, 21(10):742-746.

乔彤,陈偕穗. 成人双眼复视 117 例临床分析. 中华眼视光与视觉科学杂志, 2014, 16(1):48-51.

苏庆,周军,傅涛. Hess 屏面积比与眶底爆裂性骨折患者术后复视的预后评估. 中华眼外伤职业眼病杂志, 2013, 35(1)7-9.

王光霁,施明光,缪晓平. Hess 屏的原理和绘制. 温州医学院学报, 1985, 15(1):36-41.

第 25 章

综合验光仪

第一节 概述

1908 年 De Zeng 研制出了一款检查眼外肌功能的仪器，命名为 Phorometer，中文翻译为眼肌检查仪。之后，通过引入可机械化转换的镜片，加入了屈光检查的功能，所以英文名称变为"Phoropter"，也就是现在普遍称呼的综合验光仪。它不仅仅被用于验光，而且也用于隐斜视、融像等双眼视功能的检测，是眼科与视光检查中不可缺少的基本检查设备。

综合验光仪一般配备有多种镜片（球镜、柱镜、附属和辅助镜片）以及调控、投影系统，在客观检查的基础上，根据患者的主观反应，将不同镜片转至视孔前进行检测。由于综合验光仪将普通镜片箱内几乎所有的镜片都装入了它的转轮系统中，所以在临床操作上比试镜架验光更快捷、准确，通过简单的旋钮，就能很快转换需要的镜片，特别适合于进行复杂的主观验光。

近百年来，随着验光技术和仪器的不断革新和发展，当今的全自动综合验光仪将传统的手动验光仪与电脑控制技术相结合，只需触碰触摸屏上的视标或转动按钮，镜片就可自动增减度数，范围可从 +26.75D ～ -29.00D 变化，极大地提高了视光学检查效率。

第二节 综合验光仪检查

一、仪器简介

本节以日本尼德克（NIDK）公司生产的 RT-5100 全自动综合验光仪为例，讲述综合验光仪的基本结构和操作方法（图 25-2-1）。

（一）综合验光仪的组成与特点

综合验光仪包括验光机头和验光程序控制箱两部分。验光机头相当于传统试镜架的功能，通过操作可转换各种镜片；验光程序控制箱包括按键面板和显示屏，通过操纵验光机头以及相连的视标演示装置，可实现对验光仪和视标的共同控制。

综合验光仪验光范围广，操作简单，功能齐全。验光过程和功能检查项目都只需通过面板按键和触屏来完成，还可以使用仪器设置的验光程序完成验光。验光结果可传至电脑保存并打印。

综合验光仪虽然是目前国际上公认的主要的、标准的验光设备。但对患者的主观反应依赖性较高，对于年龄较小或者较大、智力障碍等无法精确配合的患者而言，客观性的电脑验光或

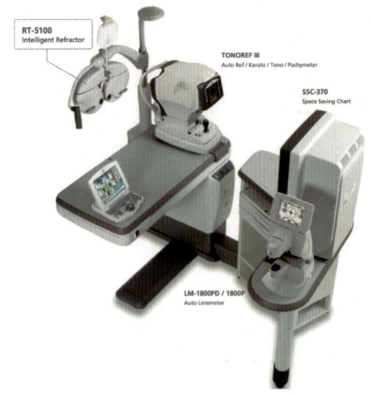

图 25-2-1　尼德克 RT-5100 全自动综合验光仪

者检影验光更适合他们。其次，由于综合验光仪的体积较大，放置在患者面前容易诱发器械性近感知调节，部分影响最后检查结果的准确性。另一方面，镜片的"后顶点距离""镜片倾斜角"等因素会导致验光仪的检查度数可能与真正需要的眼镜度数存在一定差异，尤其是高度屈光不正的患者，这就要求在综合验光仪验光后，需要再利用试镜架进行精确和调整，以取得最满意的效果。

（二）验光机头的部件名称和功能

验光机头的结构（图 25-2-2，图 25-2-3）

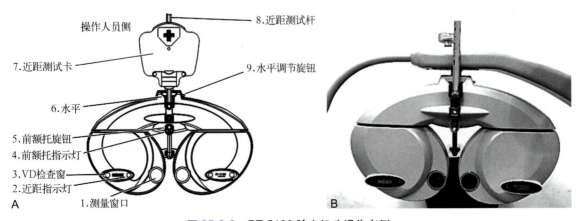

图 25-2-2　RT-5100 验光机头操作者侧

A. RT-5100 验光机头操作者侧线条图；B. RT-5100 验光机头操作者侧实体图

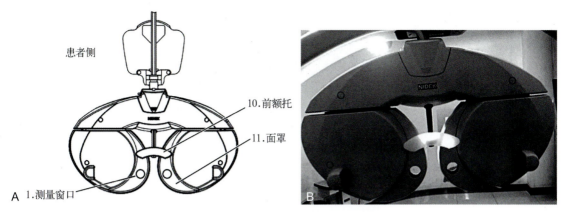

图 25-2-3 RT-5100 验光机头患者侧

A. RT-5100 验光机头患者侧线条图；B. RT-5100 验光机头患者侧实体图

1. 测量窗口　患者透过窗口观察视力表。
2. 视近灯　照亮近距测试卡。
3. VD 检查窗　检查患者的 VD（顶点距离 = 角膜顶点到镜片的距离）。
4. 前额托检测灯　患者前额接触到前额托时指示灯会不亮，以确认患者是否接触前额托。
5. 前额托旋钮　前后移动前额托可调节 VD（顶点距离）。
6. 机头水平　确认验光机头是否在水平位置。转动水平调节旋钮，直至空气气泡位于水平的中央。
7. 近点测试卡　用于近视试验，如附加度数。
8. 近距测试杆　患者眼睛到近距测试卡的距离，用 cm 来表示。
9. 水平调节旋钮　调节验光机头的水平情况。验光机头最多可向左或向右倾斜 2.5°。
10. 前额托　验光期间，患者前额会与此部件接触。每次验光之前需清洁此部件。
11. 面罩　验光期间，患者面部会与此部件接触。每次验光之前需清洁面罩。

（三）验光控制箱的部件名称和功能

控制箱见图 25-2-4。

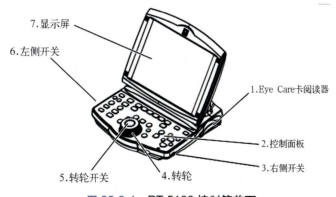

图 25-2-4 RT-5100 控制箱前面

1. Eye Care 卡阅读器　通过 Eye Care 卡读取客观数据。
2. 控制面板（图 20-2-5）

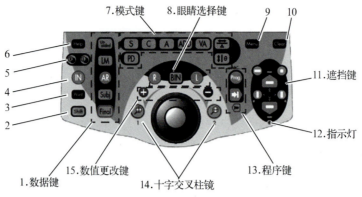

图 25-2-5　RT-5100 控制箱上控制板

3. 右侧开关　显示"其他设置"[C+/-]、[ID No.]、[年龄]窗口。
4. 转轮　更改测量数值。顺时针转动数值变为负值。逆时针转动数值变为正值。
5. 转轮开关　切换所选择的模式 S、C、A、VA，根据转轮中央开关参数设置情况而发生变化。
6. 左侧开关　显示"视标控制"关闭灯、视力表灯、视近灯、关闭链接、水平、炫光窗口。
7. 显示屏（图 25-2-6）　显示 S（SPH）、C（CYL）、A（AX1S）数据和呈现的视力表。

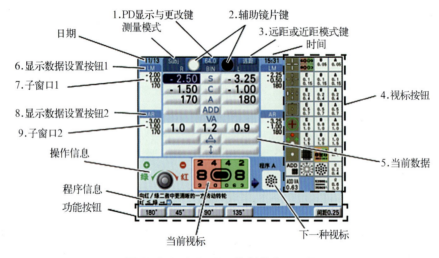

图 25-2-6　RT-5100 控制箱上显示屏

二、操作前准备

1. 仪器准备
（1）消毒综合验光仪上前额托、面罩、测试窗口部位。
（2）验光机头水平调节。
（3）打开左右眼的测量窗口。
2. 检查者与患者准备
（1）综合验光前先给患者行电脑验光获取客观验光结果。
（2）让患者安坐于检查椅子上，如有戴眼镜者取下原眼镜。
（3）调整座椅高度及眼位高度，使患者坐姿舒适。

（4）调整患者瞳距、顶点距离，使患者双眼位于视窗中心。

（5）根据患者客观验光结果调整验光机头上的各项数据（球镜、柱镜、轴位）。

（6）先测量右眼，后测量左眼，单眼检测时遮盖非检测眼。

三、验光步骤

RT-5100 全自动验光仪包括两种标准程序（程序 A 和程序 B），用于矫正远和近用验光数据和处方使用。本次以程序 A 作为例子。

在显示屏上输入患者客观验光数据、瞳距、裸眼视力、原镜数据及矫正视力。嘱患者额头贴在前额托上，此时前额托指示灯熄灭。设置为远距模式，关闭左眼辅助镜片键，开始右眼视远主觉验光。

（一）初始 MPMVA（maximum plus to maximum visual acuity）

目的是找到初始的最大正球镜或最小负球镜度数的最佳视力。

1. 将患者视力以每 +0.25DS 逐步雾视，使至视力下降到 0.3～0.5。

2. 在患者眼前逐渐增加 -0.25DS 或减少 +0.25DS 镜片，确保检查视力会提高一行，并鼓励患者努力辨别下一行更小的视标。

3. 增加或减少球镜度数，不能使患者获得视力提升时，结束初始 MPMVA。

4. 初始红绿试验：用于测试球镜欠矫或过矫（图 25-2-7）

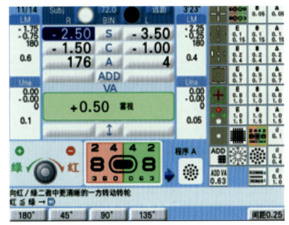

图 25-2-7　红绿视标

（1）在显示屏上点红绿视标图，患者看到为红绿色背景的视标。

（2）嘱患者注视获得的最佳视力上一行的红绿视标。

（3）让患者先看绿视标，再看红视标，再回看绿视标。比较红绿视标哪个更清楚。

（4）如果红色视标清楚，减去 +0.25DS 或增加 -0.25DS；如果绿色视标清楚，增加 +0.25DS 或减少 -0.25DS。

（5）重复（3）、（4）步骤，调整到红绿视标一样清楚。如果不能一样清晰，则加 ±0.25DS 变为绿色清晰为标准。

（二）交叉柱镜检查

用交叉柱镜片精确、客观验光以获得的镜片度数和轴向。

1. 使用患者最佳矫正视力的上一行视标或斑点状视标。

2. 放置一片十字交叉柱镜镜片，翻转十字交叉柱镜测量散光轴。

3. 翻转 ⊙ 和 ⊙ 时问患者哪个视标更清晰。患者答 ⊙ 清楚时逆时针转动转轮；⊙ 清楚时，顺时针转动转轮。

重复以上步骤，直至两幅斑点视力表同样清晰为止，以此确定散光轴位（图 25-2-8）。

4. 点显示屏上的 C，十字交叉柱镜镜片变化为测量散光度数。

5. 再次翻转 ⊙ 和 ⊙ 时问患者哪个视标更清晰，患者答 ⊙ 清楚时逆时针转动转轮，散光量减少 0.25DC，清楚时顺时针转动转轮，散光量增加 0.25DC。

重复以上步骤，直至两幅斑点视力表同样清晰为止，以此确定散光量（图 25-2-9）。

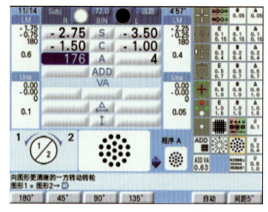

图 25-2-8　测量散光轴

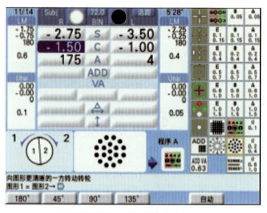

图 25-2-9　测量散光量

（三）MPMVA

要考虑患者的景深因素，终点的标准不一样。

1. 再次雾视右眼，将视力降到 0.3～0.5。

2. 逐渐增加 -0.25DS 或减少 +0.25DS 镜片，确保每次度数的变化能使患者辨认下一行更小的视标。

3. 终点的确认：红绿试验或视标"更小或更黑"。

4. 右眼的球镜、柱镜、轴位数据显示在显示屏上。

5. 显示屏上点 L，右眼被遮盖，左眼打开，按照右眼相同步骤进行检查。

（四）双眼平衡检查

目的是将"双眼的调节刺激等同起来"。

1. 将双眼去遮盖，同时雾视视力到 0.5～0.8。

2. 显示屏上点 后，偏振滤光片被置于测量窗口，右眼为 135°，左眼为 45°（图 25-2-10）。

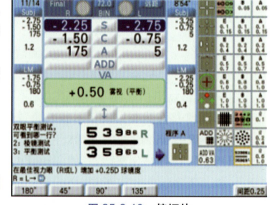

图 25-2-10　偏振片

3. 患者双眼融像功能打破，将看到上下两行数字视标，此时问患者上下哪一行数字清晰，上行清晰，按逆时针转动转轮增加 +0.25D。下行清晰，按逆时针转动转轮增加 +0.25D。

4. 重复询问患者，直至双眼同样模糊。不能同样模糊，保留主导眼的清晰视觉。

5. 去掉偏振片，恢复双眼融像功能。

6. 双眼 MPMVA：以增加 0.25D 的频率，使双眼视标达到同样的清晰。

7. 终点的确认：红绿试验或视标"更小或更黑"。

8. 记录：显示屏上显示左右眼球镜、柱镜、轴位、矫正视力、瞳距，综合验光结束（图 25-2-11）。

（五）近用视力测试（近附加或老视度数）

1. 点显示屏上近距，验光仪机头会聚，瞳距更改为近用瞳距。

2. 拉下近距测试杆，将近用测试卡设置在患者所需的工作距离（通常为 35～50cm）。

3. 显示屏和近用测试卡上同时选用十字栅格视标，测试栏呈现在 ADD 处。十字交叉柱镜被置于测量窗口。

4. 嘱患者看水平和垂直线，问"那条线更清晰，水平的还是垂直的，或两条线一样清晰？"。

5. 水平线清晰逆时针转动转轮增加 +0.25D，直至水平和垂直线同样清晰。如果患者诉垂直线变清晰，再减少 +0.25D，直到水平线和垂直线同样清晰。并得到试验性附加。

6. 去掉十字交叉柱镜，再精确近附加度数，用正负相对调节检测结果，相加除以2，加入试验性附加。

7. 嘱患者看近用视力卡字母表，根据阅读习惯做相应的调整，最后确定最佳近用度数（图 25-2-12）。

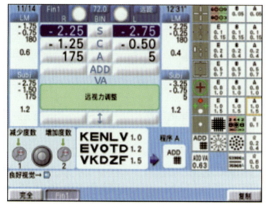

图 25-2-11　数据记录

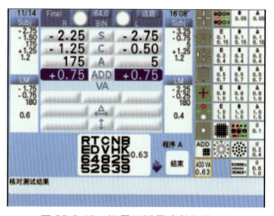

图 25-2-12　远用及近用度数记录

四、检查的注意事项

1. 验光时调暗照明亮度。
2. 在患者心情放松、坐姿舒适下进行验光检测。
3. 患者瞳距、眼位高度要调整正确。
4. 患者双眼放置在测量窗口，观察顶点距离应在 12mm，不同的顶点距离会影响屈光度数。
5. 验光时观察测量窗口不要被水汽、油脂遮盖，遮盖时用柔软镜布擦拭干净。
6. 在不使用仪器时，将防尘罩盖在验光头上，避免测量镜片变脏降低测量精度。

第三节　结果判读与临床应用

一、检查结果表达与判读

检查结束后应记录每只眼的球镜度数、柱镜度数、轴向以及矫正视力，并注明是远距或者近距处方。球镜单位为 DS，远视用"+"表示，近视用"-"表示；柱镜单位为 DC，用"-"表示，柱镜度数与轴向之间用"×"连接；远距为"D"，近距为"N"，老视近附加用"ADD"表示。举例：OD -2.75DS/-2.00DC×175=1.2@D；OD-3.00DS/-1.00DC×175=1.0@D Add：+1.50D。

二、综合验光仪的临床应用

（一）屈光不正检查与配镜

综合验光仪在屈光状态检测的应用广泛，最主要用于远用屈光不正和近用老视的处方确定，也可为角膜接触镜验配提供参考，当屈光度大于 4.00D 时，需注意顶点距离换算。不同年龄和屈光状态的验光方法不一样，由于综合验光仪强调患者的精细主观反应，对于婴幼儿、学龄前儿童和年老患者，首选检影和电脑验光，不适合综合验光仪验光。对伴随斜弱视、低视力的患者，由于他们的视力和视觉灵敏度不高，可能也无法实现综合验光仪的精确测量，需要结合其他验光方法和临床经验进行综合判断。

（二）特殊眼部屈光状态的检测

1. **屈光手术前后检查**　不同于配镜矫正屈光不正，屈光手术是不可逆的眼部处理方式，因此与之相关的验光尤为重要。屈光手术验光与基本的验光流程大致相同，但需严格注意特殊的屈光情况。若发现调节痉挛的患者，需要结合睫状肌麻痹验光以及复光进一步确定屈光度数，以免发生手术过矫。对于 40 岁以上要求行屈光手术的患者，需要测量调节幅度以及近距离老视阅读附加检测，最后确定手术所要保留的屈光度数。

2. **白内障术后/人工晶状体眼检查**　白内障超声乳化手术的普及使得白内障患者的视力和生活质量得到大幅度提升。临床上部分患者的人工晶状体屈光度计算不准确或者术源性散光可带来术后残余屈光问题的困扰，可通过综合验光仪确定处方进行矫正。若白内障手术选择单焦点人工晶状体，术后存在老视问题，需要佩戴合适的老花镜以辅助近距离阅读；若选择多焦点人工晶状体，可能需要在综合验光仪上做离焦曲线来了解患者的术后视觉效果。

一般建议白内障术后早期验光时间为术后 1 个月，因为术后 1 个月角膜切口基本愈合，眼部刺激症状明显减轻或消失，术后散光降低并趋于稳定，术后 3～6 个月完全稳定。恢复期间可根据患者自身情况和需求选择佩戴过渡眼镜，在完全稳定之后再验配精确的眼镜。对于婴幼儿为防止弱视产生也可在术后 1 周配镜。

（三）双眼视功能检测

综合验光仪检查提供的处方可以提高患者的视力，但日常生活中若需要看得更清晰、持久、舒适，那么就与双眼视功能有着密不可分的关系。正常的双眼视功能拥有更大的视野、更精细的定位功能和更好的运动协调性。综合验光仪可以精确检测患者远近眼位（Vangrafe 法、马氏杆法）、调节功能（正负相对调节、调节幅度）、集合功能（AC/A、远近融像）和感觉性融像（Worth4 点）等，了解患者的双眼视功能情况，有助于分析视功能异常原因，明确诊疗方案以及评估视觉训练的效果。

（曾庆延　马　苗　江　露）

主要参考文献

瞿佳. 眼视光学理论和方法. 3 版. 北京：人民卫生出版社，2018.
齐备. 实用验光学. 北京：中国轻工业出版社，2014.
杨智宽. 临床视光学. 2 版. 北京：科学出版社，2014.
Nancy B Carlson, Daniel Kurtz. Clinical Procedures for Ocular Examination. 3 ed. New York: McGraw-Hill Medical, 2003.